DER KLINIKER

E. Gerfeldt / Sozialhygiene

DER KLINIKER

Ein Sammelwerk für Studierende und Ärzte

Herausgegeben von

Professor Dr. I. Zadek

GRUNDRISS DER SOZIALHYGIENE

VON

PROFESSOR DR.

EWALD GERFELDT

MINISTERIALRAT

ABTEILUNGSLEITER IM SOZIALMINISTERIUM NORDRHEIN-WESTFALEN

PRÄSIDENT DER AKADEMIE FÜR STAATSMEDIZIN DÜSSELDORF

1951

WALTER DE GRUYTER & CO.

vormals G. J. Göschen'sche Verlagshandlung · J. Guttentag, Verlagsbuchhandlung

Georg Reimer · Karl J. Trübner · Veit & Comp.

Berlin W 35

GRUNDRISS DER SOZIALHYGIENE

VON

PROFESSOR DR.
EWALD GERFELDT
MINISTERIALRAT
ABTEILUNGSLEITER IM SOZIALMINISTERIUM NORDRHEIN-WESTFALEN
PRÄSIDENT DER AKADEMIE FÜR STAATSMEDIZIN DÜSSELDORF

MIT 49 ABBILDUNGEN UND VIELEN ÜBERSICHTEN

1951
WALTER DE GRUYTER & CO.
vormals G. J. Göschen'sche Verlagshandlung · J. Guttentag, Verlagsbuchhandlung
Georg Reimer · Karl J. Trübner · Veit & Comp.
Berlin W 35

Printed in Germany. — Satz: Walter de Gruyter & Co., Berlin W 35
Druck: Hermann Wendt G. m. b. H., Berlin W 35

Geleitwort

Die deutsche akademische Jugend hat es wahrlich nicht leicht. Das Kriegs- und Nachkriegselend hat sie aus der eingefahrenen Bahn geworfen und jegliches Studium außerordentlich erschwert. Die Mehrzahl der Studenten muß die Mittel zum Studium selbst aufbringen; viele stehen bei zermürbender Tages- und Nachtarbeit in schwerem Existenzkampf, manch einer ist nach Jahr und Tag zum Aufgeben des Studiums gezwungen. Fehlschläge entmutigen sie indessen nicht, es gibt kaum Klagen, keinerlei Resignation. Imponierend ist die klare, nüchterne Erkenntnis der eigenen Situation und die realistische Einstellung zu den Problemen der Umwelt, prachtvoll die Aufgeschlossenheit der Studenten, ihr Fleiß und Wissensdurst, die sich in den Vorlesungen und Kursen offenbaren, erhebend der Mut und Stolz, mit denen sie das Leben anpacken und in die Zukunft schauen.

Die finanzielle Not wirkt sich auch auf die Beschaffung des Unterrichtsmaterials aus. Namentlich die Mediziner können ihren Bedarf an wichtigen Büchern aus eigner Kraft nicht decken. Im akademischen Unterricht stößt man bei den Studenten der höheren klinischen Semester auf Lücken ihres Wissens, die durch Mangel an Lernstoff entstanden sind.

Um diesem Übel zu steuern, habe ich schon im Jahre 1946 den Plan gefaßt, sämtliche klinische Disziplinen zusammenfassend zur Darstellung zu bringen. Erfahrene Kliniker und hervorragende Theoretiker sollten den Kandidaten der Medizin in kurzen, aber erschöpfenden Abhandlungen die Grundlagen ihrer Spezialgebiete vermitteln. Ausführliche Literaturangaben wurden bei Seite gelassen, verwirrende Auseinandersetzungen über Streitfragen und ungelöste Probleme übergangen oder höchstens gestreift, die modernen Forschungsresultate dagegen gebührend berücksichtigt. Damit dürften die einzelnen Kapitel auch für den Praktiker von Bedeutung sein, der sich über dieses oder jenes Fachgebiet einen Überblick verschaffen will. Selbstverständlich legten die Mitarbeiter bei der Abfassung ihrer wissenschaftlichen Beiträge den größen Wert darauf, den Charakter von Kompendien strikt zu vermeiden.

Die Ungunst der Zeiten hat der Verwirklichung des ursprünglichen Planes, das Gesamtwerk in regelmäßig erscheinenden Einzelheften herauszubringen, entgegengearbeitet und die Drucklegung der Lieferungen verzögert. Um so mehr freuen sich mit allen Autoren Herausgeber und Verlag über die bevorstehende Veröffentlichung des Sammelwerkes, das an aktuellem Interesse nicht verloren hat.

Allen beteiligten Kollegen möchte ich für ihre mühe- und verständnisvolle Mitarbeit verbindlichst danken.

Möge „der Kliniker" einen erfolgreichen Weg nehmen und dem medizinischen Nachwuchs wie den praktischen Ärzten in ganz Deutschland Nutzen bringen!

Berlin, Frühjahr 1951. I. Zadek.

Vorwort

Die mit dem Eigenschaftswort „sozial" verbundenen Begriffsbildungen werden im täglichen Sprachgebrauch vielfach mit einer Wertnote versehen, die einen affektiven Sinn hervorhebt und uns in der abgekürzten Formel eines „sozialen Verständnisses" begegnet. Als Wissenschaften werden die sozialen Disziplinen jedoch nicht beschwert durch ein subjektives Sentiment, sondern wollen die kausalen Wechselwirkungen der inter- und überindividuellen Beziehungen ergründen, verändern und verwenden. In dieser Auffassung erweitert sich auch die „Sozialhygiene" zu einer „Hygiene der Gesellschaft", indem sie nach den Grundsätzen der exakten Individualhygiene verfährt, aber die physiologischen Bedingungen von Nahrung, Arbeit und Wohnung ausdehnt zu den soziologischen Wirkungskreisen von Anteil, Leistung und Gesellschaft, so daß der Anteil an den Gütern und Vorzügen einer Gemeinschaft gesichert wie auch die Leistung in der Gesellschaft gewahrt bleibt. Die reziproke Bedingtheit von Körperbild und Milieudynamik, von Anlage und Umwelt erscheint im körperlichen Äußeren und in der seelischen Äußerung, zeigt sich in der Formung von sozialen Gruppen und ist im Wirkungsablauf so umkehrbar, daß sie therapeutisch verwendet werden kann.

In ihrer Berührung und Überschneidung mit anderen Fachgebieten von Medizin und Geisteswissenschaften bricht die Sozialhygiene aber nicht in deren Aufgaben ein. Sie beschäftigt sich nicht mit den spezifisch individuellen Belangen, sondern erforscht und verwertet die kollektiven Verknüpfungen mit Gruppen und Gesellschaftskreisen. Sie begnügt sich auch nicht mit den Anforderungen einer sozialen Fürsorge und will nicht in Beihilfen und Unterstützungen erstarren. Als exakte Wissenschaft soll sie den ätiologisch-kausalen Ursachen von sozialpathologischen, sozialhygienischen und soziologischen Erscheinungen nachgehen, um zu Gesetzmäßigkeiten und Prognosen zu gelangen. Sie steckt sich als Ziel, das Leistungsprodukt zu erhöhen und statt einer maximalen Überlastung die optimalen Bedingungen für ein Optimum an Schaffensfreude zu bieten. In dieser sozialen Therapie hat sie sich auf die soziologischen Probleme der Gegenwart einzustellen.

In der Erkenntnis weitreichender Zusammenhänge von Gesundheit und Krankheit, Erfolg und Versagen, Wohlbefinden und Leiden mit den allgemeinen Lebensbedingungen liegt die Bedeutung der Sozialhygiene, in die einzuführen dieser Grundriß sich bestrebt.

Düsseldorf, März 1951

Ewald Gerfeldt

Inhalt

A. Die Grundlagen

I. Kapitel

Die Bedeutung der sozialen Hygiene für Volk und Arzt

Aus kleinen Anfängen haben sich die menschlichen Gesellschaftsformen zu Stadtstaaten, Landschaftskulturen, Territorialverbänden und Kontinentalmächten entwickelt. Sie stehen jetzt vor der Entscheidung, sich zu einer Weltgemeinschaft zusammenzuschließen. Dieser Prozeß der Verschmelzung ging nicht ohne Gewalttätigkeiten vor sich. So weit wir die Linie der Menschheit zurückverfolgen können, finden wir erschütternde Spuren von Grausamkeit. Die Werkzeuge der Kämpfe gaben den Stufen von Gesellschaftsform und Kultur den Namen: wir sprechen von Steinzeit, Bronze- und Eisenzeit. Aber es fehlen gemeinsame ethische und soziale Merkmale. In allen Stadien der Kultur erkennen wir, daß die Technik einen weiten Vorsprung vor der Ethik hatte, daß es leichter war, zu hassen und zu töten, als zu lieben und zu helfen. Die Disziplinen mit quantitativen Gesetzen eilten denen mit sozialen und geisteswissenschaftlichen Grundlagen voraus.

Der Vorrang der messenden, sog. exakten Wissenschaften hing jedoch nicht vom Belieben der Menschen oder ihrer Vorliebe für Technik, Mathematik, Physik und Chemie ab, sondern war erkenntniskritisch begründet. Auf den Fundamenten einer Wissenschaft konnte eine andere aufbauen und den Anstoß für weitere Stufenfolgen geben. Diese Auffassung von einer Rangordnung der Wissenschaften geht auf den Positivismus von Auguste Comte zurück. In seiner „Positiven Philosophie" stellt er die Fundamentalwissenschaften auf und entwirft eine Reihe, in der jede Disziplin von der vorangehenden abhängig, von der folgenden aber unabhängig sein sollte. Seine Klassifikation wurde von Herbert Spencer erweitert. Er nennt in aufsteigender Folge: Mathematik, Physik, Chemie, Biologie, Psychologie und Soziologie.

Die Mathematik läßt sich ohne Beziehung zur stofflichen Welt darstellen. Die Physik und Astronomie bedienen sich der Mathematik ohne der Chemie zu bedürfen. Die Chemie wiederum benützt physikalische Erkenntnisse, wie Wärme und Elektrizität, kann aber lebende Organismen entbehren. Die Biologie baut auf Physik und Chemie auf, befaßt sich aber noch nicht mit psychologischen Vorgängen. Die letzten beiden Wissenschaftszweige, Biologie und Psychologie tragen zu den Erkenntnissen der Soziologie bei, die sich mit den Einzelgliedern der Gemeinschaft wie mit ihren Gruppen und ihrer Summe befaßt. Die so gestaffelten Wissenschaften werden für den durchschnittlichen Menschen immer komplizierter, aber auch anregender und für die Gestaltung seines Lebens bedeutungsvoller.

Die Experimental-Wissenschaften haben aus ihrer quantitativen Forschungsweise abstrakte, intellektuelle Begriffe und Systeme aufgestellt, die zunächst als Arbeitshypothesen gedacht waren, sich aber oft als intuitive Vorausahnungen der Wirklichkeit bewährten. Sie gestatteten Voraussagen und führten zu folgerichtigen

Entdeckungen an den theoretischen Lücken des Systems. Es wurden nicht nur durch mathematisch-physikalische Berechnungen postulierte Gestirne und Elemente im chemischen System entdeckt, sondern auch der sechseckige Kohlenstoffring im Röntgenmuster bestätigt.

Auch die Biologie ist aus dem Stadium der Beobachtung herausgetreten und rückt in die Reihe der quantitativen Wissenschaften ein, indem sie auf biophysischem, biochemischem und genetischem Gebiet die Arbeitsweise der experimentellen, exakten Wissenschaften anwendet. Die Psychologie wächst über die Methodik der physiologischen Psychologie hinaus und hat mit der zuerst von Pawlow angewandten vergleichenden Psychologie und dem besonderen Studium des menschlichen und tierischen Verhaltens neue Gebiete erschlossen. Eine weitere Vertiefung brachte die Psychoanalyse, die nicht nur unverständliche Reaktionen im täglichen Leben löste, sondern auch in der Anthropologie und Kulturbiologie eine Anzahl sozialer Einrichtungen und Auffassungen, wie Totem und Tabu deuten konnte.

Die Soziologie zeigt noch kein einheitliches Bild. Ein Teil der Sozialwissenschaften, zu denen u. a. die Bevölkerungslehre, die Volkswirtschaft, die Wirtschaftsgeographie und -politik, die Finanzwissenschaft, die Kulturbiologie und die soziale Hygiene gehören, hat die Wunschträume abgeschüttelt, die sich in der Konstruktion von phantasievollen Gesellschaftsordnungen im Stile der Utopia von Thomas Morus offenbarten, und hat die Methoden der exakten Wissenschaften übernommen. Die sinngemäße Übertragung der analytischen Dynamik führt zu den biodynamischen Grundkräften, und es ist zu erwarten, daß abstrakte Begriffe gewonnen werden, die einheitliche Ergebnisse vorbereiten sollen.

In den letzten dreißig Jahren hat die soziale Hygiene an Bedeutung für Volk und Arzt ständig zugenommen. Ihre praktische Ausübung als „*Gesundheitspflege in der Gesellschaft*" ist jedoch so alt wie unsere Kenntnis der soziologischen Strukturen. Sie reicht bis in das graue Altertum zurück und beruhte auf empirischen Erkenntnissen von den gesundheitsschädlichen und -förderlichen Einflüssen der Umgebung auf den Menschen. Für die Orientalen und Mittelmeervölker war sie der Ausdruck ihres natürlichen Gemeinschaftsgefühls. Ihr ganzes Leben spielt sich vor aller Augen in der sonnigen, freundlichen Landschaft ab, das Haus wird nur zur Nachtruhe und zum Schutze gegen die Unbill der Witterung aufgesucht. Der Einzelne lebt nicht zurückgezogen, einsam und für sich in seiner Klause, sondern braucht seine Umwelt, seine Nachbarn, seine Landsleute als Resonanz und unentbehrliches Milieu. In ihm erlebt und spiegelt er sich, genießt er sein Leben wie ein selbstgespieltes Schauspiel auf der natürlichen Bühne seiner Heimat, nach Beifall und Kritik richtet er sein Handeln ein. Er nimmt aber auch lebhaften Anteil am Wohl und Weht seiner Nachbarn. So ist es kein Wunder, daß die Hygiene der Gemeinschaft von den asiatischen Kulturvölkern sorgfältig gepflegt wurde. Von Hammurabi, Asoka und den Chinesen kennen wir detaillierte Anweisungen. Die Römer tasteten bei der Ausdehnung ihres Weltreiches diese Eigenarten nicht an, sie übernahmen sie vielmehr und bauten sie in ihre weltpolitischen Planungen ein. Aber die Politik erhielt den Primat, das soziale Leben mußte sich fügen. Als es im ausgehenden Reiche der Cäsaren unnütz wurde, sich mit Aufgaben der Gesellschaft zu befassen, erfanden die Philosophen ihre spekulativen Systeme, nach denen der Individualismus gepflegt wurde und jeder Einzelne versuchen konnte, auf seine eigene Weise das größtmögliche Maß an Glück und Zufriedenheit zu erlangen.

Damit verfiel auch die soziale Hygiene. Ihre bescheidenen Reste wurden vom Sturm der Völkerwanderung weggefegt und lebten in den germanischen Staaten zunächst nicht wieder auf. Erst die Nöte der Kreuzzüge mit der Einschleppung exotischer Krankheiten zwangen wieder zu einer Besinnung und Rückschau. Man schuf Leprosorien und Quarantänestationen vor den Toren der gefährdeten Heimatstädte, um die Bevölkerung zu schützen. Mit dem Aufblühen der italienischen Staaten der Renaissance erstarkte auch die öffentliche Gesundheitspflege wieder. Die Universitäten und Hochschulen pflegten die „Medicina publica" als Lehrfach und gaben sie an die medizinischen Bildungsstätten Europas weiter.

Die jüngste Vergangenheit und die Gegenwart gaben der sozialen Hygiene einen gewaltigen Auftrieb. Sie entwickelte sich zwangsläufig dort von selbst, wo sich Menschen auf engem Wohnraum zusammendrängen müssen. Auf dünn besiedelten Arealen, wo sich die Menschen kaum berühren und eine Gesellschaft sich nur als loses Gemeinschaftsgefühl bildet, ist sie entbehrlich. Die Enge aber verschärft den Kampf ums Dasein, bringt Not und Sorgen, verpflichtet und verbindet aber auch zu gegenseitigem Beistand.

Der Wohn- und Lebensraum, der schon im Frieden knapp war, wurde durch die Ströme der Flüchtlinge und Umsiedler weiter eingeengt. Die *Siedlungsdichte* Deutschlands je qkm stieg von 140 Einwohnern im Jahre 1938 auf 185 Einwohner nach der Volkszählung vom 29. Oktober 1946. Gemessen an der Eigenproduktion von Nahrungsmitteln gehört Deutschland mit einem *Sättigungsgrad* von 231% zu den am dichtesten bewohnten Ländern der Erde.

Unsere absterbende Wirtschaft hat die Lebenshaltung auf ein Minimum herabgedrückt. Alle Reorganisationen der Verwaltung und alle politischen Wiederbelebungsversuche setzen voraus, daß unsere soziale Haltung und die Hygiene unserer Gesellschaft wieder gesund werden. In einer solchen Lage von Gesellschaft und Wirtschaft haben auch die medizinische Wissenschaft und die ärztliche Kunst aufgehört, eine weltabgeschiedene Oase individueller Zufriedenheit zu sein. Es gibt heute wohl keinen einzigen Krankheitszustand mehr, der nicht weitreichende sozialmedizinische und sozialhygienische Verknüpfungen aufwiese. Der in des Tages Last und Ärgernissen stehende Arbeiter, Handwerker und Angestellte kennt sie genau, sie werden ihm auf Schritt und Tritt, oft bis zur Verzweiflung bewußt. Auch der Arzt muß sie in jeder Lebenslage beherrschen, will er sich nicht von seinen Patienten beschämen lassen, wenn er eingestehen muß, daß er ihnen nicht raten und helfen kann.

In ihren Fundamenten stimmen die *soziologischen Auffassungen* der Gegenwart überein. Im Beginn der Kulturen und in den Urkulturen ist der Grund und Boden als Niemandsland ungeteiltes Gemeingut. Jedes Mitglied des Stammes übernimmt den Anteil, den es für sich und die Seinen braucht, bestellen oder nutzen kann. In den Sippengemeinschaften sind die Hufen wegen der intensiveren Bodenbestellung kleiner, in den Clangemeinschaften für den Bedarf als Jagdrevier und Weideland größer. Bis in die Gegenwart hat sich die Verwaltung von Ländereien als Gemeineigentum erhalten. Es begegnet uns in den Gehöferschaften, Haubergsgenossenschaften und Nutzungsgemeinden in Westfalen und im Bezirk von Trier. In größerer Ausdehnung kommt es in den Dorf- und Feldgemeinschaften des „Mir" in Rußland, der Hauskommunion oder der Sadruga bei den Südslawen und in der Dessa auf Java vor.

Wenn aber ein Anteil durch Wetterschlag, Tierseuchen, Krankheiten in der Familie oder andere Unglücksfälle heimgesucht wird, dann bietet er nicht mehr den notwendigen Lebensunterhalt. Hier scheiden sich die Wege der soziologischen Systeme. Die Irrationalisten sehen in dem hereingebrochenen Mißgeschick ein persönliches Verschulden. Sie argumentieren mit der Verschiedenheit der Menschen, mit ihrer Klugheit und Torheit, ihrem Fleiß und ihrer Faulheit, ihrer Genügsamkeit und Verschwendung. Der Strebsame und Begabte mehrt seinen Anteil, seine Erfolge und erwirbt bewegliches, persönliches Eigentum als Frucht seiner Arbeit. Damit bekommt er auch die mißratene Hufe des anderen in seine Hand, erweitert seinen Einfluß und hebt sein Ansehen. Der Erfolglose aber büßt Besitz, Einfluß und schließlich seine Freiheit ein. Die Rationalisten bestreiten die Möglichkeit einer solchen Entwicklung als unlogisch und unsozial, weil der vom Unglück Verfolgte keinesfalls von der Gemeinschaft im Stiche gelassen werden könne, sondern jeder Einzelne verpflichtet sei, ihm zu helfen. Glück und Reichtum seien nicht zwangsläufig mit Klugheit und Fleiß verbunden, wie die tägliche Erfahrung zeige; es gäbe auch Armut bei Klugheit und Überfülle bei Torheit. Gelehrte Sklaven hätten in den Staaten des Altertums die Erziehung der Vornehmen geleitet und die Entwicklung der Kultur gefördert. In der Gegenwart fluteten Millionen von Flüchtlingen und Umsiedlern heimat- und besitzlos umher, aber es werde niemand verkennen wollen, wie groß unter ihnen die Zahl hochwertigster Kräfte sei.

So stehen sich die Prinzipien vom Gemeineigentum und vom Privateigentum schroff gegenüber. Beide Systeme wollen ihre Zweckmäßigkeit oder Berechtigung mit ihren Argumenten beweisen.

Die natürliche Eigentumstheorie führt die Rechtmäßigkeit von Sondereigentum auf ein in der göttlichen Einrichtung beruhendes Urrecht des Menschen zurück. Erst auf der materiellen Grundlage vermöge sich der Mensch als sittliches Wesen zu vervollkommnen. Nach HOBBES müsse ohne Privateigentum der „Krieg aller gegen alle“ um die Sachwerte entbrennen. Die natürlich-ökonomische Theorie des Aristoteles sieht im Privateigentum das Mittel, das den Menschen zur Arbeit anspornt. Die Okkupationstheorie leitet das Eigentum von der ersten Besitzergreifung oder Vererbung her, während die Arbeitstheorie den Standpunkt vertritt, daß der Mensch durch die Arbeit seine Persönlichkeit auf die Lebensgüter überträgt und dadurch auf sie ein ebenso natürliches Anrecht habe, wie auf seine eigene Person. Die Vertragstheorie von Grotius will das Eigentum durch den Abschluß eines Vertrages zwischen den Mitgliedern der Gesellschaft begründen. In Fortführung dieses Gedankens stellt die Legaltheorie von A. Wagner fest, daß das Eigentum eine Einrichtung des geltenden Rechtes sei und sich außerhalb der geltenden Rechtsordnung gar nicht begründen lasse.

Zur Berechtigung des Gemeineigentums wird angeführt, daß die Urchristen in Gütergemeinschaft lebten und diese Form die gottgewollte Eigentumsordnung sei. Der utopische Sozialismus nach BABEUF, SAINT-SIMON, FOURIER und PROUDHON verwirft das Privateigentum, weil sein Besitzer dadurch über die Früchte der Arbeit eines anderen verfügen könne. Nach dem wissenschaftlichen Sozialismus sind die in der Hand der Gemeinschaft sozialisierten Produktionsmittel wirksamer als im Besitze einzelner.

In der weiteren Entwicklung klafft die Lücke zwischen Besitzenden und Besitzlosen immer stärker und krasser. Je enger der Lebensraum ist, desto größer wird die Zahl derer, die ihre Arbeitskraft an die Produzenten verkaufen müssen, ohne einen eigenen Besitz zu erwerben. Sie kann auf 95 bis 97%, ja sogar bis nahezu 99% der gesamten Bevölkerung anwachsen. Durch die ungleiche Verlagerung von Einkommen und Eigentum wird die natürliche Lebenskurve des Arbeiters vorzeitig abgebogen. Der Warencharakter der Arbeitskraft behindert den „natürlichen Rhythmus und die natürliche Entwicklung mit dem Lebensalter“, weil im rationalisierten Arbeitsprozeß die anpassungsfähige Wendigkeit der Jugend wertvoller ist als die erfahrene Ruhe des gereiften Mannes. Das atemraubende Tempo des materiellen Fortschritts erhöhte den Lebensstandard der Bevölkerung nur ungleichmäßig, löste die moderne Gesellschaft in soziale Gruppen auf und führte die Gefahr der Desintegration, der Aufsplitterung herauf. Die soziale Spannung weckte die ganze Skala des Ressentiments von dumpfer Verzweiflung bis zu sprungbereitem Aufbegehren.

Auch vorsichtige Kritiker und bedächtige Reformatoren warfen früher dem Staate vor, daß er in der Vergangenheit die Fürsorge für Arbeiter, Handwerker und berufslose Volksklassen unterließ und sie isoliert und schutzlos „der Herzlosigkeit und Habgier ihrer Herren überließ, die vermöge ihrer Monopolstellung in Produktion und Handel der ungeheuren Menge von Proletariern geradezu ein sklavisches Joch aufzwangen", so daß die Menschen in Nachfrage und Angebot der Arbeitskraft auf dem Arbeitsmarkt „zwei Klassen, sozusagen zwei Kampffronten" bildeten. (Enzyklika Leos XIII. „Rerum novarum 9, III 159 und Enzyklika von Pius XI." „Quadragesimo anno" S. 65.) Eine ungerechte Verteilung von Besitz und Einkommen ist aber umso bedenklicher und unverständlicher, weil durch die Arbeit der Werktätigen die Güter beschafft werden, „welche die materielle Grundlage des Gemeinwohles bilden" und den „Wohlstand der Völker" darstellen. Die soziale Fürsorge ist somit die Erstattung des gerechten Anteiles an den entsprechenden Leistungen, die Einlösung einer geschuldeten Pflicht, nicht aber ein Gnadengeschenk oder Almosen, das der Staat aus reinem Wohlwollen oder freier Großmut den Arbeitern hinwerfen darf.

Der *Vorrang des sozialen Moments* erschöpft sich aber nicht in der Schaffung von Gütern, die nach den natürlichen Hilfsquellen, der Produktionstechnik und der gesellschaftlichen Organisation des Wirtschaftslebens geboten werden können, sondern umfaßt auch alle geistigen Werte, weil Menschenwürde und Naturrecht sie in gleichem Maße erfordern.

Damit ist aber keine willkürliche Wertgleichheit aller Individuen gemeint. Ein Sozialismus, der auf dem Postulat einer Gleichheit aller Menschen aufbauen, die Eigenart der Einzelwesen unterdrücken und sie nur als Summanden einsetzen wollte, müßte sich bald selbst aufgeben und das Gefüge der Gesellschaft lösen. Die Glieder der Gemeinschaft sind ungleich und dienen in ihrer Selbständigkeit dem Ganzen freier und umfassender, verdienen aber auch in ihrer Eigenpersönlichkeit durch die Gemeinschaft gefördert, nicht aber als Wirtschaftselemente aufgerieben zu werden. Aus dieser Wechselwirkung von Persönlichkeit und Gemeinschaft ziehen beide Teile ihren Nutzen: dort eine werthafte Reife der Persönlichkeit, hier eine Entfaltung und Festigung der Gemeinschaft.

Die Gefahr der Desintegration der Gesellschaft und einer sozialhygienischen Einbuße an wertvollen Kräften verlangt von der überkommenen Ordnung eine elastische Angleichung an die veränderten Verhältnisse und Bedürfnisse. Die Rettung des „sozialen Friedens" und der „sozialen Gesundheit" beruht auf zwei Grundpfeilern: der sozialen Gerechtigkeit und der Schaffung eines menschenwürdigen Daseins. Jene verteilt Pflichten und Rechte nach den natürlichen Anlagen und Fähigkeiten, verhütet aber auch, daß die Menschen in „verschiedenen Welten" leben, sich nicht verstehen und infolge ungerechter Verteilung der lebensnotwendigen Güter auch an den geistig-sittlichen Ansprüchen Mangel leiden. Die Schaffung eines menschenwürdigen Daseins umschließt den gerechten Lohn, die Sicherung der Existenz und den Anteil an Produktionsmitteln, Produktionsgütern, Grund und Boden. Die Lehren der jüngsten Vergangenheit haben den europäischen Völkern offenbart, daß eine auch nur bescheidene Existenzsicherheit nicht gewährleistet ist durch eine angemessene „Vermögensbildung aus dem Lohn". Nur eine gesunde Bodenständigkeit und ein Anteil am Gemeinbesitz vermag einen wirksamen Schutz gegen alle Wechselfälle des Schicksals zu bieten.

Die Vielheit der *soziologischen Formen* und damit der sozialhygienischen Aufgaben hat sich in der Gegenwart auf zwei grundlegende, aber auch gegensätzliche Auffassungen reduziert. Die Sippen-Gesellschaften haben auf der Bodenkultur des Tieflandes eine irrationale Weltanschauung entwickelt, in den Clan-Gemeinschaften dagegen erwuchs aus dem Kodex des Hirten- und Jägerlebens im Steppen- und Wüstenraum eine rationalistische Gesellschaftsordnung. Hier liegt der Akzent auf dem Individuum, dort auf der Vereinigung. Der Irrationalismus wertet den Einzelnen als Glied des Ganzen in der Kette der Geschlechter, der Rationalismus jedoch erkennt in den Individuen die Bausteine der Gesellschaft, die ihm gleichsam als Erzeugnis der einzelnen Lebewesen erscheint.

Die Biodynamik äußert sich entsprechend der physiologischen Wirkung von *Stoffwechsel*, *Energiewechsel* und *Formwechsel* als Tendenzen zur *Erhaltung*, *Entfaltung* und *Gestaltung*. Daraus erwachsen die drei grundlegenden soziologischen Beziehungen von *Anteil*, *Arbeit* und *Gesellschaft*. Aus dem Verhalten des Individuums in ihnen erkennt man seine soziale Einstellung.

Im Anteil zeigt sich die Ausweitung der Persönlichkeit. Sie umschließt die Pflicht zur Gemeinschaftsleistung und das Anrecht auf Teilnahme am gemeinsamen Boden, seinem Ertrag und am gerechten Lohn. Die Arbeit umfaßt die Sicherung des Nahrungsspielraumes für sich und die Familie, wie auch den Anspruch auf einen Beruf in seiner objektiven und subjektiven Auffassung. Die Gegenleistung ist die Einfügung in die Gesellschaft mit ihren Pflichten und Rechten. Aus dem Verhalten der Menschen, aber auch der Nationen gegen diese drei Aufgabenkreise ergibt sich die soziologische und sozialhygienische Diagnose.

Je größer die Differenz zwischen wirtschaftlicher und soziologischer Struktur ist, desto komplexer werden auch die sozialbiologischen und sozialhygienischen Bindungen, Beziehungen und Wechselwirkungen zwischen Individuum und Gemeinschaft. Dies haben wir wie auch ganz Europa, in geringerem Ausmaße aber auch die ganze bewohnte Welt aus den gewaltigsten Erschütterungen, die jemals über die Menschheit hereinbrachen, in einem früher nicht für denkbar gehaltenen Anschauungsunterricht erfahren. Alte Werte zerrannen in Staub und Asche, neue Wertmaßstäbe werden gesucht. Das einzige Gut, das Millionen von Menschen gerettet haben, ist der Wille zum Leben und zur Gesundheit. Die Hygiene der Umwelt hat in Deutschland einen gewaltigen Rückschlag erlitten. Wohnungen sind zerstört, Wasserleitungen gebrochen, Kanalisationen verschüttet, Kleidung und Wäsche verschlissen, das Grundwasser ist gefährdet, die Ernährung auf die Hälfte bis zum Drittel des Minimums gesunken, die Sauberkeit beeinträchtigt, die Heizung der Wohnungen und das Kochen aufs bedrohlichste eingeschränkt, der Altersaufbau der Bevölkerung umgestellt und unbiologisch, ein Sechstel der Einwohner entwurzelt und die Leistungsfähigkeit auf 40% der Vorkriegszeit gefallen.

Gegen dieses Ausmaß von Umstellung und Umgestaltung in der Gesellschafts- und Umgebungshygiene tritt die Individualhygiene in der Gegenwart zurück. Die Not rüttelt an den Grundlagen des Lebens und seiner Erhaltung. Hier geht es um das Recht zu leben, um die Pflicht zu leben und um den Anteil an den Gütern des Lebens. Wenn die Gesellschaft ein in sie hineingeborenes Individuum aufnimmt, es nicht zurückweist, ausweist oder seine Geburt verhindert, dann erwirbt das neue Mitglied ein Anrecht auf seinen Anteil am Gemeingut. Individuum und Gemeinschaft gehen gleichsam einen stillschweigenden Gesellschaftsvertrag auf Gegenseitigkeit ein, durch den Leistung und Genuß, Arbeit und Schutz geregelt werden. Ausweisungen und Verbannungen sind in der Gegenwart praktisch nicht möglich oder außerordentlich beschränkt, da alle Staaten ihre Grenzen hermetisch abgeschlossen haben und nur unter bestimmten Bedingungen öffnen. Das Individuum ist daher an sein Nest, an sein Volk, an seinen Staat, an seinen Gesellschaftsraum gebunden. Ein gemeinschaftswidriges Verhalten erfordert jedoch den Schutz der Mitmenschen. Die Ausmerzung im Sinne von Vergeltung und Abschreckung ist eine Umschreibung der ursprünglichsten Ausbrüche von Furcht und Rache, trifft aber nicht den Grundgedanken; es ist eine gar zu bequeme Analogie, wenn man sagt, ein wildes reißendes Tier tötet man ja auch in der Notwehr ohne Gerichtsspruch. Die Individuen sind verschieden nach Entwicklung, Leistung, Auffassung, Beeinflußbarkeit und Reaktionsweise im Wechselspiel mit der Umwelt, und so ist der Gedanke der Erziehung und der Ausschaltung ohne Todesurteil wohl begründet, wie die Praxis anderer Länder beweist, wo Hinrichtungen abgeschafft und durch andere Sicherungsmaßnahmen ersetzt sind.

Die für die Gesellschaft aus den biodynamischen Wirkungen von Erhaltung, Entfaltung und Gestaltung aufkommenden Gefahrenmomente entspringen soziologisch der Siedlungsdichte, der Arbeitsteilung und dem Bevölkerungsaufbau.

Eine starke *Siedlungsdichte*, die das Produktionsmaß des Wohnraumes übersteigt, verringert den Anteil des Individuums am Gemeingut. Sie setzt damit den Lebensstandard herab und gefährdet den einzelnen wie auch die Gemeinschaft durch alle Begleitumstände des vergrößerten Kontaktes, wie Infekte, Nahrungsmangel, Gefährdung der Wasserversorgung, Überflutung mit Abwässern und Abfallstoffen, Beeinträchtigung durch Staub und Rauch, Mangel an Sonnenlicht, Aufkommen von Mangelkrankheiten u. a. Die *Arbeitsteilung* verändert das Anrecht auf Arbeit, fördert ein nicht immer nötiges oder sozialgesundes Spezialistentum, läßt Fähigkeiten verkümmern und ungenutzt, leistet einer Hilflosigkeit in ungewohnten Lebenslagen Vorschub, begünstigt Domestikationserscheinungen und ruft infolge der stürmischen, einer hygienischen Absicherung vorauseilenden Entwicklung der Technik zahlreiche Berufskrankheiten hervor. Die Beziehungen des Individuums zur Gesellschaft werden durch eine Veränderung im *Altersaufbau* umgestaltet. Die jugendlichen Impulse weichen der Bedächtigkeit des Alters, die Lasten werden ungleichmäßig verteilt und ein Essentialismus des praktischen Verhaltens vorbereitet.

Die soziale Hygiene ist nun bemüht, die Bestrebungen der allgemeinen Hygiene herauszuheben aus der Ebene des Individuellen in das Niveau der überindividuellen Gesellschaft, aber auch ihre Aufgaben und Ziele zu erweitern. Nach unserem Altmeister Flügge ist die Hygiene „der Teil der medizinischen Wissenschaft, welcher sich mit der gewohnheitsmäßigen Umgebung des Menschen beschäftigt und diejenigen Momente in derselben zu entdecken und zu beseitigen sucht, welche Störungen im Organismus zu veranlassen und seiner Entwicklung zu höchster Leistungsfähigkeit entgegenzuwirken imstande sind". Sie befaßt sich demgemäß mit der Krankheitsverhütung, der Verbesserung der Gesundheit, der Vergrößerung der Leistungsfähigkeit und der Mehrung der Volkskraft. In diesem Bereich umfaßt die individuelle Hygiene den Teil, dessen Forderungen der einzelne Mensch erfüllen soll und kann, um das Optimum der physikalisch-biologischen Erfordernisse in seinem Lebensraum zu erreichen.

Die soziale Hygiene hingegen nimmt sich aller vorhandenen Zustände in ihrer Wirklichkeit und unendlichen Vielgestaltigkeit an, prüft die von menschlichen Gesellschaften und Gruppen in ihren verschiedenartigen Wohnräumen überhaupt ertragenen und erträglichen Maxima und Minima des biologischen und sozialen Milieus, analysiert den sich darbietenden Lebensstandard und die Leistungsfähigkeit, stellt den Status praesens dar und präzisiert die soziale Diagnose. Sie leitet daraus aber nicht einen optimalen Zukunfts-Status ab, hält sich vielmehr in gleichem Maße von einer Komforthygiene wie von einer Luxusmedizin fern. Die descriptiven Grundlagen der sozialen Medizin werden in analytischer Arbeit erweitert, indem die kausalen Zusammenhänge und die konditionelle Konstellation der Umgebung erforscht werden. Das Ziel ist die mit einer sozialen Prognose verknüpfte sozialhygienische Therapie von Zuständen und Strukturen, die nicht allein wandlungsfähig, sondern in hohem Maße entwicklungsfähig sind. Die Aufgabe bietet in der Regel zwei Lösungen, deren zweite die konsequente Fortsetzung der ersten ist: eine prophylaktische für Gegenwart und nahe Zukunft sowie eine evolutionistische für die fernere Zukunft der Gesellschaft. Darum erstreckt sich die sozialhygienische Prognose auf lange Zeiträume bis zu Generationen, während die individuelle Hygiene vorwiegend der Gegenwart oder nahen Zukunft dienen will. Das Ziel ist sinngemäß kein statisches Optimum, sondern eine biodynamische, elastische, anpassungsfähige, Wechselfällen gewachsene Leistungsfähigkeit der menschlichen Gesellschaft und ihrer Gruppen. Zu diesem Zwecke vergleicht sie die Ergebnisse eines Lebensraumes mit den internationalen Befunden anderer Völker, Länder und Klimate, um die Spannweite der biologischen Verträglichkeit festzustellen.

Gegenstand der sozialen Hygiene oder Gesellschaftshygiene sind somit alle gesundheitlichen Erscheinungen, bei denen die Gesellschaft oder doch mindestens die Beziehung des Individuums zur Gesellschaft stärker im Vordergrund steht als das Einzelwesen. Dadurch wird auch die *Methodik der sozialen Hygiene* gekennzeichnet. Sie ist analytisch, indem sie den biodynamischen Antrieben nachgeht und den Wirkungsbereich in Kultur und Zivilisation zu erfassen sucht. Ihre pragmatische Funktion ergibt sich aus der weiten Spanne zwischen Maximum und Minimum der Lebenshaltung ohne Fixierung eines Optimums. Die evolutionistische Tendenz berücksichtigt die Entwicklungsfähigkeit gesellschaftlicher Zustände, die Rückwirkung individueller Erscheinungen auf die Gesellschaft wie auch gesellschaftlicher Umsetzungen auf die Individuen und die Nachwirkungen auf spätere Generationen. Der Vergleich quantitativer Relationen und gleichartiger Beobachtungen setzt bei der Prüfung veranlassender Konstellationen und auslösender Anlässe die Anwendung von Statistik und Wahrscheinlichkeitsrechnung voraus. Die verschlungenen, oft unübersichtlichen Beziehungen sozialbiologischer Vorgänge führen dabei zu komplexen Formeln, die einer Kontrolle durch die sozialhygienischen Hilfswissenschaften bedürfen.

Mit vollem Bewußtsein orientiert sich daher die wissenschaftliche Sozialhygiene an den Geisteswissenschaften und den Sozialwissenschaften. Daraus ergibt sich folgende Gliederung:

I. Die allgemeine Sozialhygiene oder allgemeine Gesellschaftshygiene.
   Sie ist der Teil der öffentlichen Hygiene, der sich befaßt
   1. mit den Einflüssen der sozialen und kulturellen Umwelt auf die Gesundheitsverhältnisse,
   2. mit der Beseitigung der erkannten Schäden.

II. Die soziale Physiologie und soziale Pathologie,
   die sich mit der biologischen oder unbiologischen Wirkung der Antriebe sowie ihrer kausalen und konditionellen Bindung beschäftigen.

III. Die soziale Fürsorge, die Sozialversicherung und Gesundheitsfürsorge,
   die mit ihren Mitteln Schäden in der Gegenwart beseitigen oder verhüten wollen.

IV. Die öffentliche Gesundheitspflege, Medizinal- und Gesundheitsverwaltung,
   die mit verwaltungsrechtlichen und gesetzlichen Maßnahmen normativ und ausgleichend wirken will.

V. Die soziale Psychologie oder Psychologie der Gesellschaft, die als im Anfangsstadium begriffene Wissenschaft solche seelischen Anlagen und Funktionen erforschen will, die der Entstehung und Erhaltung von Gemeinschaften dienen.

Dazu gehören:

1. die sozialen Triebe, Instinkte und Gefühle,
2. die Entwicklung des sozialen „Wir-Bewußtseins", die Erlebnisse und Erfahrungen, die zur Wahrnehmung des „anderen" führen, die Entstehung, Natur und Wesenheit einer Gemeinschaft, die psychischen Wechselwirkungen und der geistige Verkehr von Menschen,
3. die Rückwirkung der von den Menschen selbst mitgeschaffenen gesellschaftlichen Einrichtungen (wie Gesetze, Verbände, Schutzgemeinschaften) auf den einzelnen Menschen und
4. die Psychologie der sozialen Schichtungen, des Standes, des Berufs, der Masse, von Mode, Sitte, Gruß, Mitbewegung, Carpenter-Effekt u. a.

Sie steht zwischen Psychologie und Soziologie, berührt sich aber auch in manchen Gebieten mit der Völkerpsychologie. Ihre praktischen Aufgaben sind: Förderung der Gesetzgebung, namentlich auf dem Gebiete des Steuerausgleichs, der Wohlfahrtspflege und Sozialversicherung, Ausbau der sozialpolitischen Gesetzgebung aus Gründen der Menschlichkeit und Verhüten eines weiteren Absinkens des Verantwortungsbewußtseins.

VI. Die soziale Ethik,
die in Erweiterung der individuellen Ethik das Handeln des Menschen für die Gemeinschaft zum Gegenstande hat.

VII. Die Sozialstatistik,
die sich darstellt als Moralstatistik, Bildungsstatistik, Wirtschaftsstatistik, politische Statistik, Bevölkerungsstatistik, Statistik der sozialen Schichtungsverhältnisse und Arbeitsstatistik.

VIII. Die Sozialwissenschaften,
wie Soziologie, Kulturpolitik, innere und äußere Politik, Sozial-, Wirtschafts- und Verwaltungsgeschichte, Bevölkerungslehre, Wirtschaftsgeographie, Wirtschaftspolitik, Sozialpolitik und Finanzpolitik.

IX. Die Kulturbiologie,
lie sich mit der Lebensgestaltung in Zeit, Raum und Gesellschaft durch die biodynamischen Grundkräfte des Menschen befaßt.

Die „soziale Umwelt" wird aus der „natürlichen Umwelt" gestaltet durch die Gesamtheit der Einflüsse, die mit zunehmender Kultur und erweiterter Technik auf den Menschen einwirken und desto größer zu sein pflegen, je stärker die gesellschaftliche Bindung des Menschen wird. Sie lassen sich in eine Reihe von Hauptfaktoren zerlegen, deren Wechselspiel in Gegensatz und Ausgleich zu erforschen ist. Solche Momente sind Arbeit und Beruf, Wohnung und Kleidung, Ernährung und allgemeine Lebensführung, Familie und Verbände, Umwelt und Veranlagung, Erholung und Freizeit.

Das Ziel der Sozial- oder Gesellschaftshygiene ist das größtmögliche Wohlbefinden der größtmöglichen Zahl von Menschen. Sie erstrebt eine „positive Gesundheit" als einen Zustand physischer und psychischer Anpassung an eine optimale Umwelt. In der Wechselwirkung von Individuum und Gesellschaft soll der Genuß des höchsten Gesundheitszustandes erreicht werden, der eines der Grundrechte jedes menschlichen Wesens ist ohne Unterschied von Rasse, Religion, politischer Anschauung, wirtschaftlicher Lage und sozialer Stellung.

II. Kapitel

Medizinische Gesellschafts- und Bevölkerungslehre

Die soziologische Bewährungsprobe einer Gemeinschaft, also ihre Krisenfestigkeit, läßt sich an der Erfüllung der sozialhygienischen Erfordernisse erkennen. Ihnen dienen die drei biodynamischen Grundtendenzen der Erhaltung, Entfaltung und Gestaltung, die jedem Lebewesen eigen sind. Die Kraft der Erhaltung ist der Lebens- und Behauptungswille, der sich physiologisch im Stoffwechsel offenbart. Das Entfaltungsstreben will den Lebensraum sichern und bedient sich dazu des Energiewechsels. Der Drang zur Gestaltung umfaßt die Gesellschaftsbildung und ist durch den Formwechsel ein Wachstum über das individuelle Maß. In ihrer soziologischen Auswirkung zeigen sich diese Tendenzen als Siedlungsdichte, Arbeitsteilung und Bevölkerungsaufbau.

Diesen drei Momenten entspringen auch die sozialhygienischen Gefahren. Unter der *Siedlungsdichte* versteht man die auf einem Quadratkilometer lebende Zahl von Menschen. Dieser quantitative Index ist eine rein sachliche, tatsächliche Feststellung ohne qualitative Note. Er läßt nur indirekte Schlüsse auf die Beschaffenheit des Wohnareals zu. Den Wert für die menschliche Gesellschaft drückt dagegen der Sättigungsgrad eines Gebietes aus. Er setzt seine Produktionskraft an Unterhaltsmitteln in Beziehung zur Maximalzahl der Wohnbevölkerung und ist ein Prozentualbetrag. Demnach sind Länder mit einem Index unter 100 untervölkert, solche mit einem Index über 100 dagegen übervölkert.

Die *Arbeitsteilung* ist Ursache und auch Folge jeder soziologischen Entwicklung. Sie ist somit ein förderliches biologisches Prinzip, das in der gesamten organischen Welt der Lebewesen zu finden ist. Eine übermäßige Arbeitsteilung jedoch begünstigt die Aufsplitterung in ein kleinliches Spezialistentum und beschleunigt das Auftreten von Domestikationserscheinungen mit ihrer Hilflosigkeit in ungewohnten Lebenslagen.

Der *Bevölkerungsaufbau* oder die Struktur einer Gesellschaft stellt das Fazit ihrer wirtschaftlichen, soziologischen und gesundheitlichen Entwicklung dar. Seine Beurteilung hat die Verteilung von Alter und Geschlecht, von Arbeitskraft und Leistungsfähigkeit, von Asozialität und Kriminalität zu berücksichtigen. Bei Überalterungen der Gemeinschaften wird die jüngere Generation über Gebühr beansprucht und der Lastenausgleich erschwert.

Die aus diesen Konstellationen entstehenden sozialhygienischen Gefahren haben ihre Ursache in dem Gegensatz zwischen Individuum und Gesellschaft sowie in der Verschiedenheit der Persönlichkeiten und Charaktere.

Durch seine Geburt wird jeder Mensch in eine präexistierende, scharf umrissene Gesellschaftsform eingeführt, die seinen eigenen Willen einengt, einen Anspruch auf seine Leistungen erhebt und ihn in seiner geistigen und sozialen Haltung durch die Ideen der Gemeinschaft prägt. Je nach der Veranlagung offenbaren sich die individuellen Beziehungen bald als Abstand bis zur Vereinsamung, bald als Aufgehen in der Gemeinschaft bis zur völligen Preisgabe der Persönlichkeit. Damit wird die Bindung an das gemeinsame Nest bald loser, bald enger. Dieser Ausgleichsprozeß, in dem der Einzelne und die Gemeinschaft um den Vorrang streiten, geht niemals ohne Zwiespalt und ohne Kämpfe ab. Daher kommt es, daß sich besonders in Zeiten der Spannungen das Individuum gleichzeitig als passiv und aktiv, als Bedrückter und Bedrücker, als Verfolgter und Verfolger, als Gerichteter und Richter, als Betrogener und Betrüger fühlt. Es lehnt sich gegen Zwang und Bindungen auf und merkt doch, daß es gezwungen und gebunden ist, es hat das Verlangen, der Gemeinschaft zu entfliehen und vermag sie doch nicht zu entbehren ohne sich selbst aufgeben zu müssen. Die soziale Hygiene und soziale Medizin hat hier die Aufgabe, die Polaritäten zu lösen und die zentrifugalen Kräfte konzentrisch abzufangen, indem sie einen Ausgleich der wirtschaftlichen, gesundheitlichen und psychischen Schwierigkeiten durch rationelle Maßnahmen herbeizuführen sucht.

In der Anwendung wissenschaftlicher Methoden steht hierbei die Sozialbiologie und Sozialhygiene noch in den ersten Anfängen. Eine aufgeschlossene, freie Gesellschaftsordnung bedarf vor allem der sozialen Gerechtigkeit, nämlich einer gerechten Verteilung der Güter, eines gerechten Maßes an Arbeit und Lohn sowie eines gerechten Systems der Versorgung und des Aufstieges. Mit Bergson kann man eine solche freie Gesellschaft auch eine offene im Gegensatz zur geschlossenen Gesellschaft bezeichnen. Diese schließt ab, begrenzt, schränkt ein, ist konservativ und trachtet das Errungene zu erhalten, ordnet daher den Einzelnen nach dem Bestande des erreichten Wissens, nicht aber nach der Tendenz zum Fortschritt ein. Das Ziel der offenen Gesellschaft dagegen liegt in der Zukunft; sie sieht in der Forschung ein produktives Mittel zum Fortschritt, nicht aber einen Zwang zum Autoritätsglauben.

Unter einer sozialen Gerechtigkeit im sozialhygienischen Sinne kann keinesfalls eine nivellierende Gleichheit verstanden werden. Denn die Menschen sind nun einmal verschieden ,wie die tägliche Erfahrung zeigt. Sie sind verschieden innerhalb des eigenen Volkes, wie sie auch verschieden sind in den geographisch und klimatisch abgegrenzten Landschaftsgürteln der Erde und unter den verschiedenen Rassen der Menschheit.

Der eine Mensch ist klug, fleißig, strebsam, ehrgeizig, sparsam und bescheiden, der andere dagegen schwerfällig, faul, bequem, gleichgültig, verschwenderisch und anspruchsvoll. Der Nordländer gibt sich anders als der Südländer, der Europäer führt sein Leben anders als der Chinese oder der Araber. Die Hochkulturen unterscheiden sich in ihrer Tiefe und Fülle von den Ur- und Naturkulturen, in einzelnen Zügen, wie auch in grundsätzlichen Auffassungen.

Die tägliche Beobachtung lehrt aber auch, daß kaum zwei Menschen einer nationalen Gemeinschaft in ihren Wahrnehmungen und Urteilen völlig übereinstimmen. Der gleiche Vorgang löst bei einer Gruppe von Individuen so verschiedene Reaktionen aus, daß die Schilderungen nicht nur in Begleitumständen, sondern in den Grundzügen voneinander abweichen, wie die Psychologie der Zeugenaussage immer wieder festzustellen in der Lage ist. Im einzelnen werden als Ursachen solcher Verschiedenheiten körperliche und seelische Unterschiede gefunden: Differenzen im Bau und in der Funktion der Sinnesorgane mit akustischen, visuellen, geruchlichen und taktilen Typen, Einflüsse von Hormonen, Fermenten, Giften und anderen, in winzigen Dosen wirkenden Stoffen, Erziehung und Milieu, Gewohnheit und Übung, Neigungen und Charakteranlagen, Aufmerksamkeit und Ermüdung, Affekte und Affektprojektionen, Wünsche und Strebungen, Assoziationen, Reflexionen, Stimmungen und Stimmungsfärbungen.

Alle diese Unterschiede sind auf eine gemeinsame Formel zurückzuführen, nämlich auf verschiedene Stadien der ontogenetischen und phylogenetischen Entwicklung. Während der langen, kosmischen Zeiträume werden von den Individuen der gleichen und verschiedenen Arten oder Rassen unterschiedliche und unterscheidbare Stufen erreicht, sodaß wir nach den Prinzipien der Streuung in der Wahrscheinlichkeitsrechnung innerhalb einer Spezies oder Gesellschaft frühe und späte Formen neben einer Fülle von Mittelgliedern der mannigfaltigsten Variationen erwarten müssen und auch finden. Die Unterschiede offenbaren sich somatisch und vor allem psychisch. Innerhalb eines Lebenskreises müssen daher Niveaudifferenzen auftreten, die oft sehr beträchtlich sind und die sozialen Gegensätze verschärfen.

Oberhalb und unterhalb der mittleren Linie einer sozialen Struktur wird sich stets eine Reihe von Typen nachweisen lassen, die uns als Geisteskranke und Psychopathen, Rechtsbrecher und Verbrecher, Asoziale und Antisoziale, Bummler, Bettler und Landstreicher, Egoisten und Geizhälse, Sonderlinge und Einsiedler, Revolutionäre und Bohemiens, Talente und Genies bekannt sind.

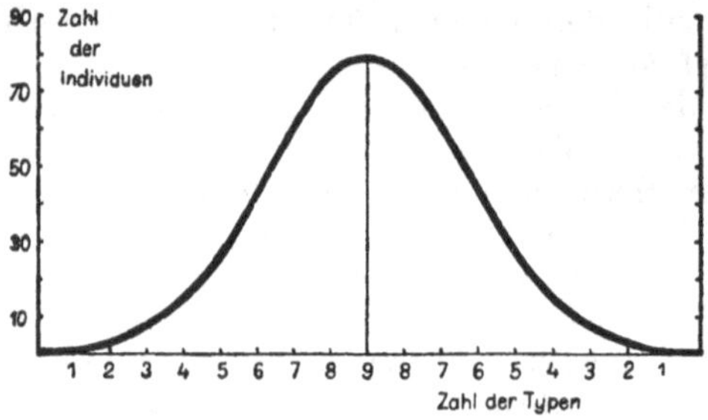

Abb. 1. Variationskurve.

Den Bestand einer solchen Fülle von Typen ermöglicht erst die Festigung des Gemeinschaftslebens. In einem einfachen, nicht überzüchteten, durch Herkommen und Instinkt entwickelten Gemeinschaftswesen sind die asozialen und antisozialen Formen nicht existenzfähig, sondern werden biologisch ausgeschaltet, wenn sie sich nicht mit ihrer ganzen Persönlichkeit einzuordnen vermögen. Das Individuum wird durch das soziale Milieu geprägt, aber auch getragen. Erst dieses bietet ihm die Gelegenheit, einzelne Seiten seiner Veranlagung, seiner Charakteranlage, seines Temperaments und seiner Fähigkeiten zu erproben und zu entfalten.

Geht man den Ursachen für diese Unterschiede nach, dann gelangt man zu exogenen und endogenen Momenten. Zu jenen gehört der Einfluß des Milieus, des verschiedenartigen Wohnraumes mit allen seinen besonderen Faktoren. Aus kleinen Familienrudeln schlossen sich die Menschen zu Stadt-Staaten zusammen, die sich zu Landschaftsverbänden erweiterten, bis sie den ihnen von der Natur gebotenen Raum erfüllten. In diesem, von natürlichen Grenzen, von Bergen, Flüssen, Sümpfen und dichten Wäldern umschlossenen „natürlichen Wohnraum" mit seinen geographischen, orographischen, physikalischen, klimatischen und biologischen Eigenarten entwickelten sich die Völker in eigengesetzlicher Weise. Sie konnten sich aber nur dann verschieden entwickeln, wenn ihre körperlich-geistigen Anlagen bildsam, plastisch, modellierbar waren. Diese endogene Fähigkeit brachten sie aus ihrer Evolution mit. Auf ihrem Entwicklungswege im Laufe von 600000 bis 650000 Jahren wirkten mannigfaltige Faktoren gestaltend und modifizierend ein. Nicht jedes Lebewesen und nicht jedes Individuum erreichte während dieser Äonen die gleiche Stufe; sie unterschieden sich allmählich so voneinander, wie wir sie jetzt kennen. Auch in der Gegenwart wirken noch weitere Abwandlungen fort, die sich in die Begriffe von Zivilisation und Arbeitsteilung zusammenfassen lassen. Entwicklung und Milieu haben selbst in einheitlich erscheinenden Völkern zahlreiche Unterschiede und Typen entstehen lassen.

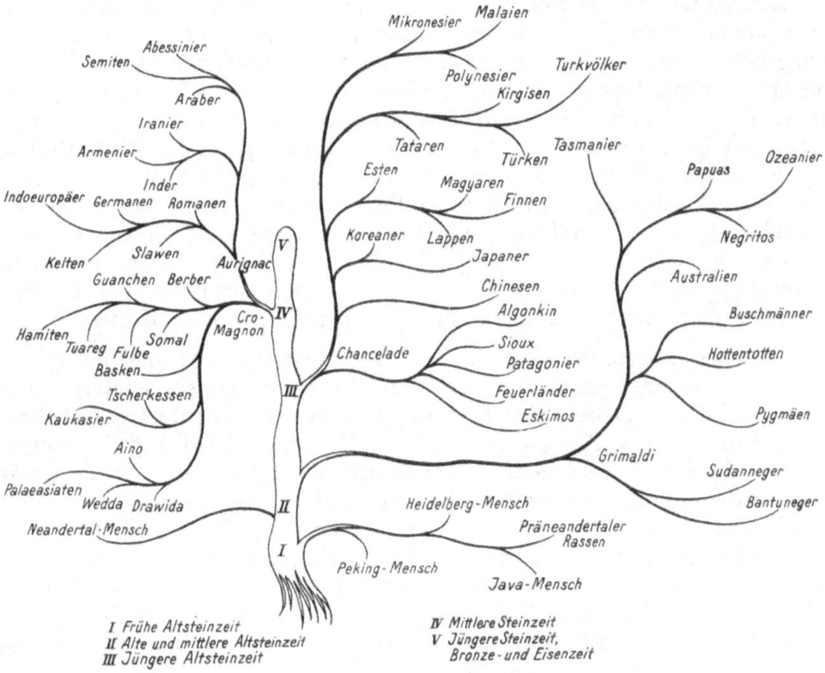

Abb. 2. Stammbaumschema der Menschenrassen.

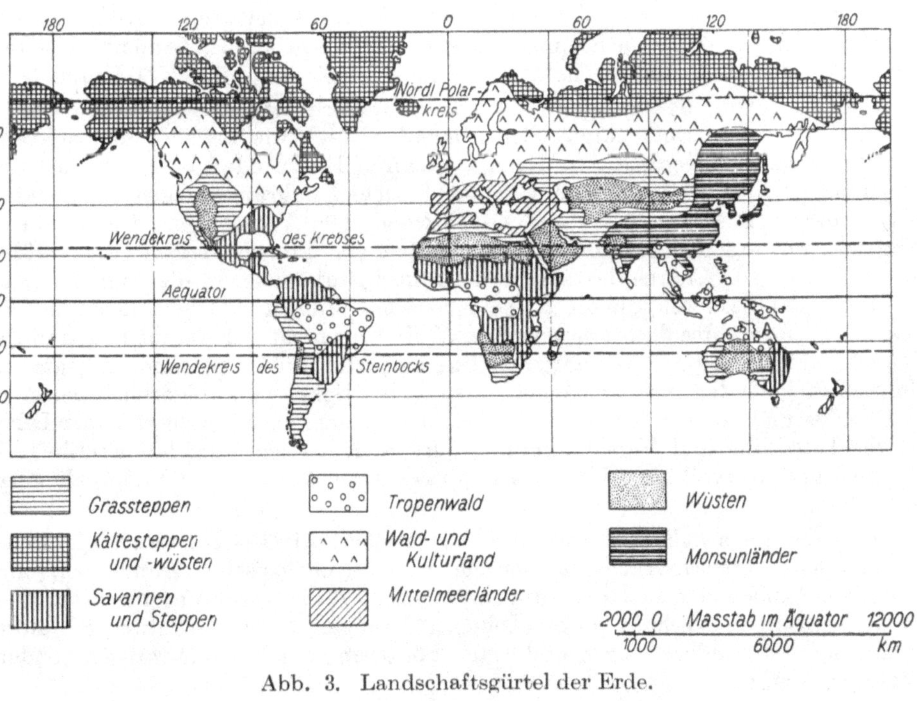

Abb. 3. Landschaftsgürtel der Erde.

Die *menschlichen Wohnräume* der Erde unterscheiden sich als Landschaftsgürtel in kennzeichnender Weise voneinander. Mit den fünf Klimaten stimmen sie nur in groben Umrissen überein, weil sie nicht allein durch das Klima, die Summe der atmosphärischen Erscheinungen, sondern auch durch die natürlichen, biologischen Kräfte der Landschaft wie Bodenform, Bodenart und das gesamte organische Leben bestimmt werden. Sie folgen vom Äquator zu den Polen aufeinander in unregelmäßig gestalteten, in der Grundform aber gürtelförmigen Zonen als tropische Regenwaldländer, tropische Halbtrockengebiete, die sogenannten Savannen und Steppen, als wendekreisnahe Trockengebiete, nämlich die Wüsten und Salzsteppen, als subtropische Regenländer des Mittelmeergebietes, als Monsunländer, als Steppen der subtropischen und gemäßigten Zone, als Waldländer und Kultursteppen der gemäßigten Zone und als Kältesteppen oder Kältewüsten.

Diesen biologisch wohlcharakterisierten Nahrungsräumen passen sich Menschen und Tiere ausgezeichnet an. Es ist daher nicht zu verwundern, sondern vielmehr zu erwarten, daß die Gebiete der Anbau- und Kulturformen von Ackerbau, Viehzucht, Garten- und Plantagenwirtschaft, Hackbau, Jagd und Fischerei mit den Landschaftsgürteln fast genau übereinstimmen und sogar die Ausbreitung der Lebensauffassungen und Weltbilder flächengetreu beeinflussen. So kommt es, daß auch die Kulturreiche der Menschen auf der Erde durch die Abgrenzungen der Landschaftsgürtel bestimmt werden: die arischen Kulturgebiete, zu denen die romanische, germanische, osteuropäische und westslawische Kultur gehören, fallen mit dem nördlichen Wald- und Kulturland zusammen, die orientalische Kultur hat sich in den Wüsten des ostkontinentalen Festlandsblocks entwickelt, die ostasiatische Kultur hat ihren Sitz in den Monsunländern.

In den tropischen Regenwaldländern der Äquatorialgebiete sind Urwaldmenschen und -tiere nur klein bis zwerghaft, gewandt im Klettern und Kriechen. Dagegen ist die Steppe und die Savanne das Paradies der großen Lauftiere und hochbeinigen Menschen. Die Steppenbewohner sind die geborenen Läufer und Reiter. Die Patagonier unternehmen „Erholungsspaziergänge“ von mehr als 60 Kilometern.

Die Erforschung der endogenen Ursachen für solche exogen ausgelösten Unterschiede führte zur Entwicklung der Eugenik. Durch die tägliche Beobachtung konnte festgestellt werden, daß die Kinder ihren Eltern oder ihren Vorfahren in vielen Zügen glichen oder ähnlich waren. Auf solche Erfahrungstatsachen gründeten Plato und Graf Campanella ihre volkshygienischen Vorschläge. Die moderne Eugenik fußt auf den grundlegenden Arbeiten von Francis Galton (1822 - 1911) einem Vetter von Charles Darwin. Nach seiner Auffassung ist die Eugenik „das Studium aller Faktoren, die die Rasseneigenschaft künftiger Generationen zu verbessern oder zu verschlechtern vermögen.“ Er wies nicht nur darauf hin, daß die Eheschließungen einer besonderen Aufmerksamkeit bedürfen, sondern legte im Jahre 1905 auch dar, welche soziologischen Schwierigkeiten durch erblich belastete Verbrecher und Schwachsinnige hervorgerufen würden. Die Grundlage seiner Lehre ist die Erhaltung und Vervollkomnung der im Erbgefüge gesunden Familie. Als geeignet und wertvoll bezeichnet er alles, was sich im Aufbau eines Volkes als nützlich erweist.

Die in der Folge vielfach aufgestellten eugenischen Leitsätze erörtern hygienische, soziologische, wirtschaftliche, steuerliche und psychologische Grundlagen. Ihre Vorschläge lassen sich in vier Gruppen einteilen: 1. die Verhütung des Geburtenrückganges, 2. die Verhütung von Keimschädigungen, 3. die Verhütung der Fortpflanzung von Minderwertigen und 4. die Förderung der Fortpflanzung besonders tüchtiger Menschen.

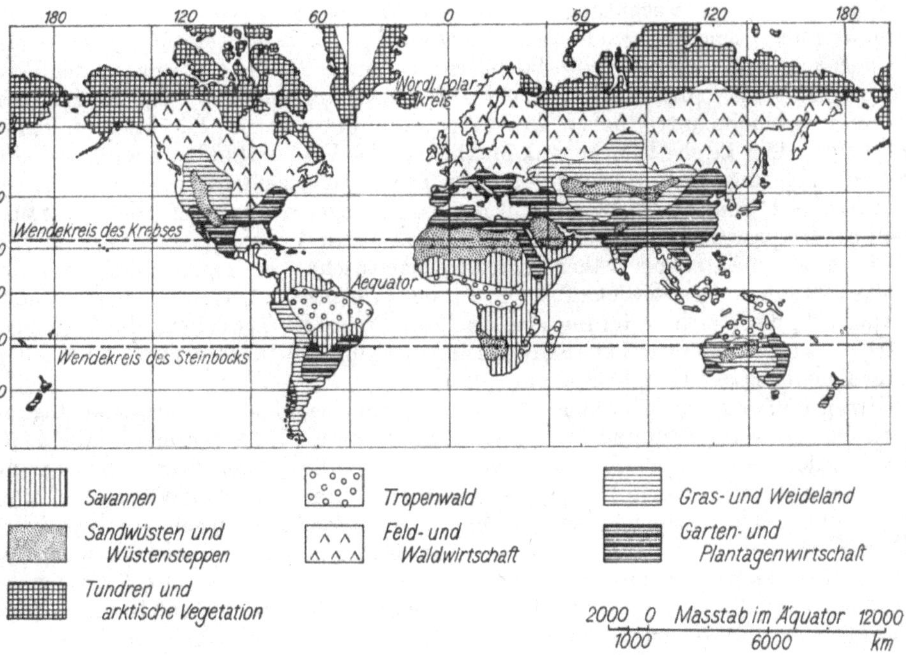

Abb. 4. Vegetations- und Anbauformen der Erde.

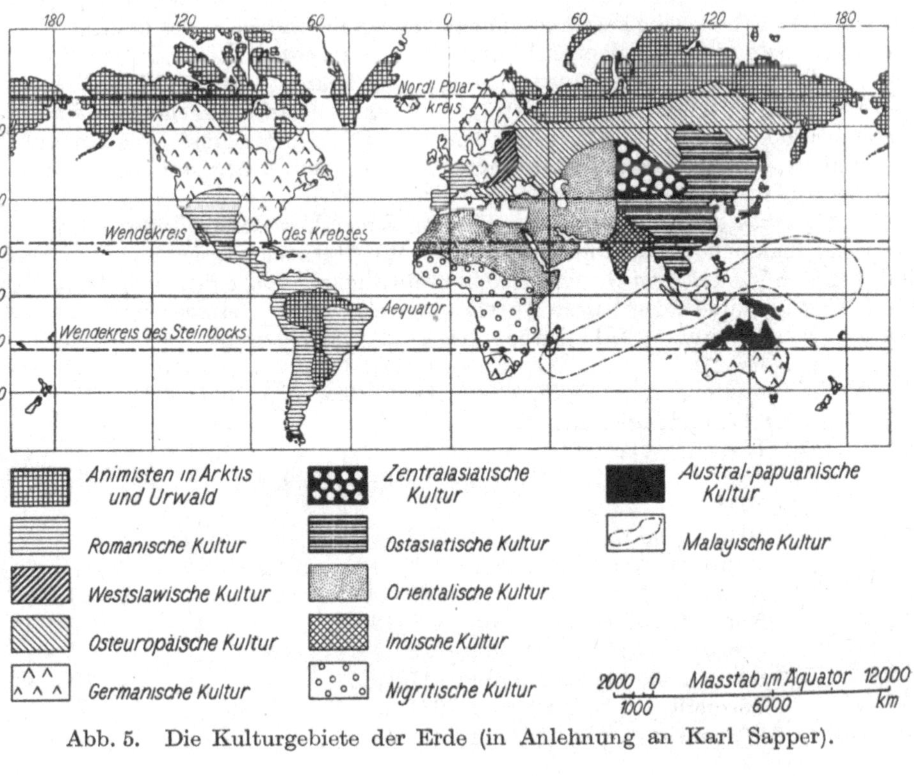

Abb. 5. Die Kulturgebiete der Erde (in Anlehnung an Karl Sapper).

Das Gesetz zur Verhütung erbkranken Nachwuchses vom 14. Juli 1933 ist keine originale Schöpfung des Nationalsozialismus, sondern eine fast wortgetreue Wiederholung eines besseren Vorbildes. Schon am 2. Juli 1932 wurde in der Zeitschrift „Eugenik" der „Entwurf eines Sterilisierungsgesetzes" des Preußischen Landesgesundheitsamtes nebst Leitsätzen des Preußischen Landesgesundheitsrates unter dem Titel:„Die Eugenik im Dienste der Volkswohlfahrt" veröffentlicht, die eine freiwillige Sterilisierung vorsahen. Dieser Gesetzentwurf wurde im dritten Reich kopiert, aber durch die Einführung des Zwanges so verändert, daß die ganze Welt an der praktischen Durchführung Anstoß nahm.

Etwa ein Jahrzehnt früher legte das sächsische Landesgesundheitsamt am 7. Mai 1924 ihre „Lex Zwickau", die von dem sächsischen Arzt Dr. Boeters entworfen war, der Reichsregierung vor. Auch dieser Gesetzentwurf sah die freiwillige Sterilisierung Geisteskranker, Schwachsinniger und Verbrecher aus Veranlagung unter Erhaltung der Keimdrüsen vor.

Einen umfassenden Überblick über die vor dem nationalsozialistischen Regime geltenden Anschauungen und die als wirksam bekannten Faktoren bieten die „Leitsätze der deutschen Gesellschaft für Rassenhygiene", die auf der Hauptversammlung in München im Oktober 1922 aufgestellt wurden. Unter kritischer Würdigung aller sozialbiologischen, soziologischen und experimentellen Grundlagen wird (in Ziffer 27) der Schluß gezogen, daß „die Zeit für zwangsmäßige Unfruchtbarmachung geistig Minderwertiger und sonst Entarteter als noch nicht gekommen" anzusehen sei, aber doch die Unfruchtbarmachung krankhaft Veranlagter auf ihren eigenen Wunsch oder mit ihrer Zustimmung" als „wünschenswert" bezeichnet werden müsse.

Die zwangsmäßige und meist harte Durchführung des nationalsozialistischen Gesetzes zur Verhütung erbkranken Nachwuchses hat bei der deutschen Bevölkerung starke Erbitterung hervorgerufen und in viele Familien herbes Leid gebracht. Das Gesetz galt nach den eigenen Worten des enttäuschten Verfassers nur für den Teil der Bevölkerung, der keinen genügenden Rückhalt an der NSDAP hatte, während deren Mitglieder und Amtsträger für sich und ihre Angehörigen eine besondere Handhabung beanspruchten. Auch endgültige Beschlüsse wurden durch unmittelbares Eingreifen höchster Parteistellen außer Kraft gesetzt, wenn ein besonderer Günstling geschützt werden sollte.

Ein *Überblick über die Gesetzgebung* in der Eugenik anderer Länder zeigt, daß Zwangsmaßnahmen überall abgelehnt werden. Wo Sterilisierungsgesetze vorhanden sind, beruhen sie auf dem Grundsatz der Freiwilligkeit und eigenen Zustimmung. Solche Gesetze mit freiwilliger Sterilisierung gehen in einigen USA-Bundesstaaten bis auf das Jahr 1911 zurück. Sie sind vorhanden:

in Norwegen . . . . . vom 1. 6. 1934,
in Schweden . . . . . vom 18. 5. 1934 und 2. 11. 1934,
in USA-Bundesstaaten:
Idaho . . . . . . von 1925/1929,
Jowa . . . . . . von 1911/1915/1929,
Minnesota . . . . von 1925,
Mississippi . . . . von 1928,
Montana . . . . . von 1923,
Nebraska . . . . . von 1929,
North Carolina . . von 1929/1933,
Oregon . . . . . . von 1923,
South Dakota . . von 1917/1927,
Vermont . . . . . von 1931,
Wisconsin . . . . von 1913/1919.

Eheverbote mit Strafandrohungen bestehen für Epileptiker, Geisteskranke, Idioten, Geschlechtskranke, Schwerverbrecher, Trunksüchtige, Kranke mit vorgeschrittener Lungentuberkulose u. a. in Connecticut, Ohio, Michigan und Washington.

Die Forschung der Gegenwart hat drei grundlegende Erkenntnisse hervorgebracht: die Fixierung der Gene an die Kernschleifen, die überragende Bedeutung des rezessiven, durch Erbanlagen beider Elternteile bedingten Erbganges und die Beeinflußbarkeit der Gene durch äußere Enflüsse, wie Gifte, Krankheiten und Röntgenstrahlen.

Die älteren Auffassungen stellten die Arbeitshypothese auf, die Erbanlagen für die einzelnen phänotypischen Merkmale müßten in den Chromosomen wie an einer Perlenschnur aufgereiht vorgestellt werden. Die neueste Experimentalforschung hat diese Vermutung bestätigt und gefunden, daß die Gene den Viruskörperchen ähnlich sind. Wie diese werden sie durch exogene Einflüsse und Eingriffe beeinträchtigt oder angeregt. In der Pflanzenzüchtung hat man bedeutungsvolle Erfolge erzielt. Durch Mitose-Gifte wie Colchicin konnte die Kernteilung verzögert oder verhindert werden, sodaß Riesenzellen entstanden. Das Größenwachstum der so behandelten Pflanzen nahm gewaltig zu und führte zu ertragreicheren Nutzungen. Die gegenwärtig in großem Stile unternommenen Versuche dürften für die Volks- und Welternährung ausschlaggebend werden. Ebenso werden in der Erbbiologie die Wirkungen anderer Agentien und von Strahlen erforscht. Die bisherigen Ergebnisse führen immer weiter ab von einer zwangsweisen Sterilisierung.

Dies ist umso bedeutungsvoller, als der rezessive oder überdeckte Erbgang zur gleichen Erkenntnis geführt hat. Auch mit den Zwangsmaßnahmen konnte er nicht ausgeschaltet werden, weil sonst viele Menschen in Deutschland hätten sterilisiert werden müssen. Diese Erfahrung mußte man vor Menschengedenken in Siam machen. Der Kaiser von Siam hatte sich vorgenommen, sein Volk von erblich belasteten Verbrechern und Geisteskranken zu säubern und ließ sie alle über die Klinge springen. Als er sich aber nach 50 Jahren zum Sterben legte, hatte er in seinem Reiche genau so viele Irre und Rechtsbrecher wie beim Antritt seiner Regierung.

Eine Beurteilung der geistigen Fähigkeiten allein nach körperlichen Merkmalen, wie sie im dritten Reiche geübt wurde, stempelte die Menschen in den Karteien für die Dauer ab und versah sie mit einer Wertnote, die garnicht festgestellt werden konnte; denn der Erbgang geistiger Anlagen ist noch viel zu wenig bekannt. Wenn es nach dem Nationalsozialismus gegangen wäre, dann hätte Beethovens Vater sterilisiert werden müssen, und die Welt hätte eines der gewaltigsten Genies entbehrt, an dessen Schöpfungen noch jetzt Riesensummen verdient werden.

Als eugenische Ziele werden in der Gegenwart bald die Qualität, bald auch die Quantität des Nachwuchses gefordert. Die Auffassungen werden in weitem Maße durch die Folgerungen bestimmt, die sich aus dem Sättigungsgrad eines Wohngebietes ergeben. Dichtsiedelnde Völker verlangen nur nach Qualität, während in dünnbesiedelten Räumen die Quantität nicht vernachlässigt werden kann. So stehen sich auch hier zwei Gesellschaftsformen gegenüber. In der Gegenwart bemüht man sich, die soziologischen und sozialhygienischen Gegensätze auszugleichen und eine Gesellschaftsform völlig neuer Prägung zu entwickeln, in der die persönliche Freiheit mit einer Planwirtschaft, die Demokratie mit sozialer Gerechtigkeit verbunden ist.

III. Kapitel

Soziale Axiologie und soziale Psychologie

Die Polarität zwischen Einzelwesen und Gesellschaft führt dazu, daß das Individuum seine Freiheit von Bindungen so weit wie möglich erhalten oder ausdehnen möchte, während die Gesellschaft auf eine allgemeinnützliche Eingliederung Wert legt. Soziologisch und sozialpsychologisch äußern sich diese beiden Kräftepole als Egoismus und Altruismus. Eine Synthese der gegensätzlichen Strebungen zur sozialen Persönlichkeit ist nur auf einer ausgleichenden, mittleren Linie zwischen Individuum und Gesellschaft möglich. Eine exzentrische Entwicklung führt auf der einen Seite zum paranomen, gesellschaftswidrigen oder gesellschaftsfeindlichen Verhalten, auf der anderen Seite über das katanome Verhalten zur Hyponomie bis zum Verlust der Eigenpersönlichkeit. Asozialität und Antisozialität beeinträchtigen aber den Aufbau und Fortschritt einer Gesellschaft nicht minder wie eine Domestikation zum Herdenwesen.

Der Zusammenschluß der Einzelwesen zu Gesellschaften und Gemeinschaften könnte danach als ein freiwilliger Verzicht auf Ungebundenheit und nicht als biologische Notwendigkeit erscheinen. Man wäre berechtigt zu fragen, ob die Gesellschaft nicht lediglich eine Summe, ein Aggregat von Einzelpersönlichkeiten wäre und müßte die Priorität des Individuums vor der soziologischen Bindung anerkennen. Aber es sind nirgends Andeutungen zu finden, die den Menschen als Einzelgänger auftreten lassen. Alle immanenten Antriebe, insbesondere der Spieltrieb, der Geselligkeitstrieb und der Sexualtrieb sprechen vielmehr gegen eine persönliche Isolierung und für die Gesellschaft als biologische Erscheinung.

Gleiche oder ähnliche Vorgänge sind auch in der Tierwelt zu beobachten. Vereinigen sich ungleichartige Tiere zu Zweckverbänden, dann spricht man von *Assoziëtäten*. Sie werden zusammengeführt durch gemeinsame Wohnstätten und Winterquartiere, durch gemeinsame Futterplätze und Gefahrenabwehr. Ein eindrucksvolles Beispiel dafür ist die Waldgemeinschaft der Waldtiere, die einer großen Familie ähnlich ist. Auf einen Warnruf des Wachttieres geht die ganze Gesellschaft in Deckung. Den Zusammenschluß gleichartiger Tiere zu Lebensgemeinschaften nennt man *Sozietäten*. Bei den staatenbildenden Insekten, wie den Bienen, Ameisen und Termiten ist durch Arbeitsteilung und Ausbildung von Spezialtypen die Freiheit des Einzelwesens so weit eingeengt, daß es außerhalb des gemeinsamen Nestes nicht lebensfähig ist und zugrundegeht.

Aus dem natürlichen Verhalten der Tiere in freier Wildbahn, aus ihrem Sozialinstinkt, ihrer gegenseitigen Hilfe und ihren Gemeinschaftsjagden lernte der Mensch die Vorzüge einer katanomen Einfügung in die Rechtsnormen der Gesellschaft kennen und werten. Die sich dabei abspielenden Vorgänge lehrt uns die Axiologie in ihrem besonderen Zweig der sozialen Wertlehre.

Jedes Werten ist ein Messen, und zwar ein Vergleichen mit einer Konstanten. Geht man vom Wertsubjekt, also dem wertenden Menschen aus, dann dient als Maßstab des Wertes die aufgewandte Mühe und Arbeit, die nötig war, um den erstrebten Erfolg zu erreichen. Diese Auffassung setzt eine Arbeit gleich der anderen, vernachlässigt aber die bestehenden Unterschiede, da die Leistung eines Feinmechanikers nicht mit der eines Grobschmiedes, die eines Gelehrten nicht mit der eines Tagelöhners verglichen werden kann. Eine Wertung nach dem Wertobjekt, dem Ziele des menschlichen Strebens, bietet noch größere Unterschiede. Innerhalb einer Gemeinschaft und Nation sind Inhalt, Richtung und Intensität des Strebens so mannigfaltig wie die Menschen selbst. Sie werden noch vielgestaltiger im Vergleich mit anderen Völkern.

Es bleibt somit als dritter Maßstab noch die Wertbeziehung übrig. Sie bezeichnet das Wechselverhältnis zwischen Wertsubjekt und Wertobjekt. Versteht man darunter die „tragende Idee" eines Volkes oder insbesondere einer Nation dann nähert man sich wiederum dem Gedanken des Wertobjektes. Um aber zu allgemein gültigen Wertlegungen zu gelangen, die ein Abschätzen und Messen der wandelbaren Wertobjekte und Wertbeziehungen möglich machen, muß man auf die *biodynamischen Tendenzen* zurückgehen, die bei Tieren und Menschen den Zusammenschluß erzwingen. Dieses tertium comparationis finden wir in den Antrieben, die man bisher unter dem unklaren Sammelbegriff der Instinkte oder bestenfalls der Triebe zusammenfaßte.

Sie haben sich aus den vitalen Bedürfnissen entwickelt und sind den bewußten psychischen Qualitäten überlegen. Diese sind entwicklungsgeschichtlich die jüngeren Organfunktionen und darum noch nicht so weit präzisiert wie die atavistischen Antriebe, die autoritär, unbeirrbar, zuverlässig ablaufen, während die Denk- und Willensprozesse dazu dienen, auszuwählen und zu verzögern.

Die Antriebe sind den Erfordernissen des Lebens bis in die kleinsten, feinsten Einzelheiten angepaßt und verlaufen unbewußt als Psychoreflexe. Obwohl ihre Präzision im allgemeinen geradezu im Gegensatz zum Bewußtsein steht und sie bei allen Individuen des gleichen oder gleichartigen Lebensraumes auch gleichsinnig spielen, können sie doch durch Übung verfeinert oder durch Vernachlässigung abgeschwächt werden. Sie besitzen somit nur eine relative Konstanz. Aber dies ist eine Eigenart aller biologischen Prozesse. Die praktische Verwendbarkeit wird dadurch nicht beeinträchtigt, weil wesentliche Änderungen nur im Verlaufe langer Zeitperioden, d. h. vieler Generationen auftreten können.

Die sozialpsychologische Diagnose geht bei der Analyse der Antriebe zurück auf die *drei biodynamischen Grundenergien* von Erhaltung, Entfaltung und Gestaltung. Die Erhaltung oder Selbsterhaltung eines Individuums äußert sich physiologisch im Stoffwechsel, psychologisch in der von einem Lustgefühl begleiteten Erkenntnis des Selbstwertes und der Subjektivität. Der Anspruch auf Erhaltung des Lebens in seinem individuellen und soziologischen Gehalt gründet sich auf die Antriebe von Ernährung, Reinlichkeit und Schmuckfreude. Die so einfachen und klar erscheinenden Begriffe umfassen eine ganze Reihe von bedeutungsvollen Fragen und schwierigen Aufgaben.

Die *Nahrungssicherung* im sozialhygienischen und sozialpsychologischen Sinne setzt nicht nur die zuverlässige, unbeirrbare Vorsorge für eine quantitativ und qualitativ angemessene Ernährung voraus, berücksichtigt nicht nur ihre volkswirtschaftlichen und geophysikalischen Voraussetzungen, sondern beschäftigt sich auch mit den verschiedenen Ernährungsgewohnheiten und Nahrungsbedürfnissen in den einzelnen Klimaten und Ländern. In kühlen Zonen bevorzugt man Fleisch und Fett, in warmen Gebieten dagegen Körnerfrüchte, Beeren und Obst. Die Art der Ernährung wirkt aber auch auf die seelische Verfassung zurück und beeinflußt die Wahrnehmungen, Vorstellungen und Strebungen.

Der *Antrieb zur Reinlichkeit* wurde bewußt zuerst in kultischen Waschungen und Bädern gepflegt. In symbolischer Analogie wurde mit der körperlichen Erfrischung auch eine geistige Erneuerung verknüpft. Besonders eindrucksvoll ist dafür die Inschrift über dem Eingang zum Tempelgebiet in Delphi: „Ἦ", d. h. „Bist Du rein?". Denn von den Pilgern forderte die Pythia:

„Reinen Herzens betritt den Tempel des lauteren Gottes,
Wenn Du die Glieder genetzt im kastalischen Quell!"

Diese Übertragung der objektiven körperlichen Reinheit auf die subjektive seelische Lauterkeit erweitert sich psychologisch vom Objektivismus der Wahrnehmung zum Subjektivismus der Auffassung. Im Tempelkult war der Schritt zur Übertragbarkeit von Krankheiten und ihrer Deutung als Strafen nicht schwer. Die dadurch angeregte Prophylaxe und Therapie ging aber eigene Wege und fand die ätiologischen Beziehungen zwischen Sauberkeit und Krankheitsübertragung.

Ergänzt wird der Abwehrsinn der Reinlichkeit durch die positive Wertung in der *Schmuckfreude*. Sie ist bei Menschen und Tieren der Ausdruck einer Gemütsbewegung und seelischen Haltung, der Ausdruck eines inneren und äußeren Wohlbefindens. Die gehobene Stimmung und frohe Laune zeigt sich im bunten Festtagskleid und im Gesang. Andererseits wirkt eine Nachahmung von Zeichen der Zuversicht, wie es straffe Haltung, Bräuche, Riten, Grußformen und andere Ausdrucksmittel sind, suggestiv so auf die innere Haltung ein, daß ein wirkliches, seelisches Erlebnis eintritt. Die praktische Anwendung dieser als Carpenter-Effekt bekannten Erscheinung beobachtet man beim Kriegs- und Tempeltanz, durch den ein Rausch, eine Ekstase oder Verzückung herbeigeführt werden soll.

Die soziale Psychologie bedient sich der Analyse derartiger Erscheinungen, um die Qualität des Anlasses mit der Kongruenz oder Inkongruenz der Stimmungslage, der Affektivität, ihrer Echtheit, Kraft und Produktivität zu vergleichen oder Anlaß und Ausdruck aufeinander abzustimmen.

Für die soziale Ethik und soziale Hygiene ergibt sich daraus die Forderung nach sozialem Frieden und sozialer Gerechtigkeit, sozialer Gesundheit und einem menschenwürdigen Dasein. Die Wertung erfolgt nach den Fähigkeiten und Bedürfnissen, also nicht nach der These: „Jedem das Gleiche", sondern nach dem Postulat: „Jedem das Seine" oder in der klassischen Prägung von KARL MARX: „Jeder nach seinen Fähigkeiten, jedem nach seinen Bedürfnissen." Wenn die Gesellschaft ein in sie hineingeborenes Wesen aufnimmt, es nicht abweist oder seine Aufzucht verhindert, dann geht das neue Individuum mit der Gesellschaft gleichsam einen stillschweigenden Gesellschaftsvertrag ein.

Erst nach der Sicherung des Lebensraumes und der Lebenshaltung kann sich die Aktivität des Menschen entfalten, die ihr physiologisches Korrelat im Energiewechsel hat. Die aufgespeicherten Kräfte und Affekte finden in den bisherigen Aufgaben keine entspannende Entlastung. Es tritt eine Unzufriedenheit, ein Unlustgefühl auf, die einen erweiterten Wirkungskreis suchen ohne die *Selbsterhaltung* zu gefährden. Zwischen Affektbeherrschung und Contenance sowie Ausgriff und Tapferkeit wird die Entfaltung der Persönlichkeit erstrebt. Jedes Wesen will sein Leben sichern und bedient sich dazu der antriebsmäßigen Schutztendenzen von Flucht und Abwehr. Auch die stärksten Tiere weichen zunächst einer gewitterten oder drohenden Gefahr aus. Erst wenn die Fluchtdistanz zu gering geworden ist, stellen sie sich zur Abwehr oder gehen zum Angriff über. Schwächere Tiere stellen sich tot oder schützen sich durch Mimikry. Auch beim Menschen äußern sich die gleichen Antriebe: passiv als Ausweichen, Verbergen, Zurückhaltung und in den mannigfaltigen Möglichkeiten psychologischer Mimikry, aktiv als Streitbarkeit, Forsche, Schroffheit und Ellenbogentechnik.

Die Selbstverteidigung, wie sie der Jäger- und Hirtenkodex nach den biodynamischen Gesetzen der freien Wildbahn entwickelt hat, wird in geschlossenen Staaten und unter der Zivilisation reduziert, und zwar einerseits zur Jurisdiktion als Urteilsspruch der Gemeinschaft, andererseits zur Bewährung durch Leistung.

Für die soziale Psychologie ist es nicht gleichgültig, ob man das Recht menschlicher Individualität als moralische, sozial-ethische Norm zur Lösung von Konflikten zwischen Rechten und Pflichten freier Persönlichkeiten auslegt und demgemäß auch das Völkerrecht als zwingende Maxime für alle Individuen der verschiedensten Nationen aufgefaßt wissen will - oder ob man das internationale Recht nur als subjektiven Ausdruck eines Machtwillens der Stärkeren gelten lassen will, sodaß die Bürger nur den Gesetzen ihres eigenen Staates zu folgen haben. Ein Wägen mit zweierlei Maß wird als ungerecht empfunden und veranlaßt eine aktive oder passive Selbsthilfe.

Die in jedem Energiewechsel auftretenden Spannungsdifferenzen lösen gleichzeitig den Bewegungsdrang oder *Wandertrieb* sowie die *Neugier* aus. Sie sind psychologisch als eine aus der Selbstbehauptung resultierende Erkenntnis des eigenen Wertes zu deuten und offenbaren sich biodynamisch in Wanderungen. Diese dienen zwei gesonderten, aber doch miteinander verknüpften Zwecken: einmal einer Sicherung des sich mit der Nutzung verändernden Nahrungsspielraumes, sodann einer Befriedigung der Neugier, die gern wissen möchte, was jenseits der Grenzen geschieht, welche Völker dort wohnen, was sie treiben und wie sie leben. In dieser Ausdrucksform ist die Neugier der Beginn der wissenschaftlichen Forschung.

Mit neuen Erkenntnissen und erprobten Fähigkeiten versucht das Individuum, die Umwelt seinen Bedürfnissen und Strebungen anzupassen oder sich in ihren Zwang einzufügen, sie zu erweitern und zu gestalten. Dies wird physiologisch erreicht durch den Formwechsel. Dieser ist nichts anderes als ein Wachstum über das individuelle Maß hinaus. Bei den einfach organisierten Lebewesen ist es sichtbar in der Veränderung und Vergrößerung der Gestalt als der Vorstufe zur Teilung und Vermehrung. Dieser Vorgang ist bei den komplizierter gebauten Organismen zu einer Abspaltung von Keimzellen verändert, deren Vereinigung der Generationsprozeß ist.

Psychologisch wird die Bildung eines anderen, neuen Wesens als „Du-Erkenntnis" empfunden und als Leistungsdifferenz offenbar. Der Gestaltungswille muß sich sodann mit einer Vielheit von ähnlichen, aber doch verschiedenartigen Individuen auseinandersetzen.

Dies besorgt der *Spieltrieb*, der schon in einem frühen Entwicklungsstadium bei Menschen wie bei Tieren einsetzt. Er ist der Mittler zwischen dem Bewegungsdrang. der schaffen will, und der Neugier, die den Gesichtskreis zu erweitern drängt. Aus der ich-gebundenen Kinderzeit leitet er unmerklich über in die Jahre der tätigen, verantwortungsbewußten Sozialpersönlichkeit mit ihrem „Wir-Gefühl". Für das Kind ist sein Spiel kein müßiger Zeitvertreib, um eine gähnende Langeweile auszufüllen, sondern eine ernste Arbeit, die bis zur Vollendung oder Ermüdung fortgesetzt wird. Nach einer Erholungszeit wird dann eine andere, neue Kräftegruppen beanspruchende Tätigkeit aufgenommen. Aus Probierbewegungen formen sich schließlich Erfahrungen, Kniffe und Verkürzungen, die zu selbständigen Konstruktionen anregen. Auf diesen Beobachtungen beruhen die pädagogischen Anregungen von Rousseau und Montessori, aber auch die älteren Vorbilder von Comenius und seinen Nachfolgern.

Das natürliche Anlehnungsbedürfnis führt ungefähr gleichaltrige Gespielen zusammen, weckt den sozialen Gemeinsinn und schleift individualistische, egoistische Kanten ab.

Wenn der Spieltrieb auch an den *Geselligkeitstrieb* anknüpft und ihn anregt, so ist er mit ihm doch nicht identisch; denn es gibt genug intelligente Kinder, die stundenlang allein spielen können, ohne sich zu langweilen oder zu ermüden, weil sie ihre gesamte Umgebung einschließlich der leblosen Gegenstände mit ihrer Phantasie beleben und sich mit ihr unterhalten. Aber unter dem Einfluß des Geselligkeitstriebes wird jedes Spiel frischer und anregender. Gleichzeitig erwachen die sozialen Antriebe, deren Sublimierung über die Gesellschaftsform entscheidet.

Mit dem erwachenden Geselligkeitstrieb gewinnt das Individuum seine Einstellung zur Gemeinschaft und der wechselseitigen Verpflichtung in Leistung und Gegenleistung, im Geben und Empfangen. Im Wechselspiel von Individuum und Gesellschaft wird sich der Einzelne aber auch seiner Fähigkeiten und seiner Aufgabe sowie seiner Leistungsgrenzen bewußt. Auch hierin war das Tier der freien Wildbahn dem Menschen Vorbild und Meister. Von ihm lernte er, wie man die eigenen, für einen überindividuellen Vorsatz unzureichenden Kräfte vermehrt, indem man Helfer und Bundesgenossen sucht. So veranstalten Raubtiere, die sich sonst befehden, wie Löwen, Dingos und Hyänen, Gemeinschaftsjagden auf Wild, das dem Einzelnen entgehen müßte. Das Umstellen und gegenseitige Zutreiben, also eine Arbeitsteilung, ist auch dabei so geläufig, wie beim menschlichen Jäger.

Innerhalb seines Gesellschaftskreises ordnet sich der Mensch je nach Veranlagung und Temperament bei katanomem, gesellschaftsfreundlichem Verhalten entweder selbstbewußt oder gleichberechtigt oder dienend ein. Nach dieser hypernomen, homonomen oder hyponomen Einstellung empfindet er die Gemeinschaft als hinderlich, förderlich oder übermächtig. Aus der Erkenntnis von Leistungsdifferenzen ergeben sich sinngemäß die Arbeitsteilung, der soziale Aufstieg und das soziale Abgleiten.

Der mit zunehmender Reife sich regende *Sexualtrieb* sichert die Fortpflanzung, Ehe und Familie. Primär knüpft er bei Tieren und Menschen an das Anlehnungsbedürfnis und den Spieltrieb an. Die Werbung ist daher ursprünglich unsexuell. Es entscheidet die Neigung, das gemeinsame Milieu und Streben, die gleiche soziale Lage, das gegenseitige Gefallen, die Hilfe und das Geborgensein. Die Ehe ist in dieser Auffassung zunächst einmal eine Lebens- und Leistungsgemeinschaft, nicht aber bloß eine Einrichtung zur Art-Erhaltung. Folgerichtig definiert somit das Römische Recht: „Die Ehe ist die Vereinigung eines Mannes und einer Frau, die eine einheitliche Lebensweise enthält.“ Im Gegensatz dazu sieht das Preußische Landrecht ebenso wie KANT vom Standpunkt des Privatrechts in der Ehe einen bloßen Vertrag zum gegenseitigen Geschlechtsgenuß, zur Kinder-Erzeugung und zur Alimentation. Da Sexualmotiv und Fortpflanzung auch ohne Ehe erfüllt werden können, wie dies Plato in seiner Politeia in genialem Wurf darstellt, begründen sie noch keine Ehenotwendigkeit.

Mannigfaltig wie im Tierreich sind die Eheformen auch bei den Menschen. Gruppen-Ehen, in denen Brüder gemeinsame Frauen und Schwestern gemeinsame Männer haben, finden wir als sogenannte Punalua-Ehe auf Hawaii, die man als die schönste und die glücklichste Insel auf Erden bezeichnet. Aus dem Familienrudel mit dem pater familias als Oberhaupt und der darin üblichen Promiskuität entstand die Polygamie oder Vielehe. Sie wird als Polyandrie bei den Eskimos und in Indien angetroffen, als Polygamie in Afrika, Asien, in der Südsee wie auch bei den Juden und den altgermanischen Völkern. Das Konkubinat als Zwischenstufe zur Vielweiberei ist in China, Japan, Hinterindien und Indonesien verbreitet.

Die Einehe oder Monogamie ist fast überall üblich, auch bei polygamen Völkern, und zwar besonders in den unbemittelten Volksschichten. Typisch ist sie auch bei den Pygmäen und Pygmoiden in Afrika und Südasien. Als besondere Formen der Monogamie beobachtet man Verwandten- und Geschwister-Ehen, Kinder-Ehen, aber auch Erb-Ehen oder Levirats-Ehen, wie bei den Juden, Afghanen, Drusen,

Persern und Indern. Ihnen liegen besondere, charakteristische soziologische, insbesondere sozialhygienische und sozialpsychologische Auffassungen zugrunde. Aus den Motiven der Neuzeit entstanden die Bezeichnungen von Neigungsehen und Vernunftehen, denen sozialpsychologisch vor allem die wirtschaftliche Sicherung unterstellt wurde.

Bei den Kulturvölkern hat man immer wieder feststellen können, daß bei aller höchstzulässigen Freiheit für das Individuum und bei völliger rechtlicher Gleichheit von Mann und Frau die Ehe doch nicht das Individuum allein berührt, sondern es weit stärker als der Geselligkeitstrieb in vielseitiger Verflechtung an die Gesellschaft knüpft. Ehe und Familie entwickeln und stärken im Menschen die Eigenschaften und Züge, die sein Verhalten in der Gesellschaft bestimmen, insbesondere das Gefühl der Solidarität, des Altruismus und der Verantwortung für das öffentliche Wohlergehen. Ansätze für eine solche Auffassung der Ehe bemerkt man schon bei den Natur- und Früh-Völkern in ihren Vorschriften über Endogamie und Exogamie, d. h. die Wahl der Frau aus dem eigenen oder einem fremden Stamm.

Trotz aller Krisen und Reformbestrebungen hat sich die Ein-Ehe immer wieder als das festgefügte Fundament der Gesellschaft erwiesen. Von allen Versuchen, einem abartigen Sexualismus zur gesellschaftlichen Anerkennung zu verhelfen, sind nicht mehr als einige Wortbegriffe und Reminiszenzen übriggeblieben. In ihrer biodynamischen Wirkung manifestieren sich die Antriebe von Formwechsel und Gestaltung als Bildung von Sippenverbänden und Clanen, von Männer- und Frauenbünden. Sie sind im Leben der Völkergesellschaften die Grundlagen ihrer kulturellen Entwicklung.

In ihren *gesellschaftspsychologischen Ausdrucksformen* zeigen Selbstwerterlebnis, Affektspannung und Sozialerlebnis alle Register des polaren Gegensatzes zwischen Einzelwesen und Gemeinschaft. Das Selbstwerterlebnis offenbart sich in der Skala von Selbstaufopferung über Eitelkeit, Überheblichkeit und Prahlsucht bis zur abgeklärten Weltweisheit einsamer Größen. Die Affektspannung umschließt die Genügsamkeit und den ängstlichen Fleiß, den Sarkasmus und den Bluff, die Vorsicht, Umsicht und Klugheit. Das Farbenspiel des sozialen Erlebens schillert von plumper Einfalt bis zu posenhaftem Nimbus, von byzantinischer Liebedienerei bis zu unerschrockener Offenheit, vom Cant bis zur Tücke, vom Mitleid bis zur Brutalität.

Die konstruktiven Kräfte der Apperzeption, Rezeption und Konzeption sind erst weitere Stufenfolgen, die sich auf den biodynamischen Antrieben aufbauen. Sie äußern sich sozialpsychologisch im Gestaltungswillen, der sich aus Tradition und Erbe neue Aufgaben sucht, im Gestaltungszwang, der fremde Werte zu eigenen, adoptierten Erlebnissen formt, sowie in der schöpferischen Gestaltung, die, wie der Künstler und Forscher, neue Werte schafft.

Faßt man das Ergebnis zusammen, dann ist die soziale Psychologie oder die Psychologie der Gesellschaft die in Entwicklung begriffene Wissenschaft, die solche seelischen Anlagen und Funktionen erforschen will, die der Entstehung und Erhaltung von Gemeinschaften dienen. Dazu gehören:

1. Die sozialen Antriebe, Instinkte und Gefühle,
2. die Entwicklung des sozialen Wir-Bewußtseins, die Erlebnisse und Erfahrungen, die zur Wahrnehmung des „anderen" oder des „Du" führen, die Entstehung, Natur und Wesenheit einer Gemeinschaft, die psychischen Wechselwirkungen und der geistige Verkehr von Menschen,
3. die Rückwirkungen der von den Menschen selbst mitgeschaffenen gesellschaftlichen Einrichtungen, wie Gesetze und Zwangsgemeinschaften auf den einzelnen Menschen sowie
4. die Psychologie der sozialen Schichtungen, des Standes, des Berufs, der Masse, von Mode, Sitte, Gruß, Mitbewegung, Carpenter-Effekt u. ä.

Die soziale Psychologie steht zwischen Individual-Psychologie und Soziologie, berührt sich aber auch in manchen Gebieten mit der Völkerpsychologie. Ihre praktischen Ziele sind der Ausgleich sozialer Spannungen, die Verhütung einer Desintegration der Gesellschaft und die Hebung des Verantwortungsbewußtseins. Damit führt sie zur sozialen Ethik, die sich mit dem individuellen Handeln des Menschen für die Gemeinschaft beschäftigt.

Abb. 6. Biodynamische und konstruktive Kulturkräfte

Wirkung	physiologisch	biologisch	psychologisch	dynamisch
Biodynamische Kräfte Erhaltung	Stoffwechsel	a) Nahrungstrieb b) Reinlichkeitstrieb c) Schmuckfreude	Lustgefühl a) Wahrnehmungen Vorstellungen Strebungen b) Lauterkeit Objektivität c) Selbstwerterkenntnis Subjektivität	Wanderungen
Entfaltung	Energiewechsel	a) Selbsterhaltung Flucht und Angriff b) Wandertrieb c) Neugier	Unlustgefühl a) Affektspannung und Affektbeherrschung Contenance Tapferkeit b) Unzufriedenheit Umschau Erfahrung c) Forschungsdrang	Beschwörung und Blutzauber
Gestaltung	Formwechsel	a) Spieltrieb b) Geselligke'tstrieb c) Sexualtrieb	Leistungsdifferenz a) Anlehnungsbedürfnis b) Hyponomie Homonomie Hypernomie c) Assoziationen Sozietäten	Männer- und Frauenbünde, Sippen und Clane
Konstruktive Kräfte Apperzeption	Modifikation, Umwelteinfluß	a) Erbe b) Tradition c) Eigenauflage	Gestaltungswille	Siedlung und Kolonisation
Rezeption	Kombination, Verschmelzung	a) Aufgabenzuwachs b) Rezeption c) Adoption	Gestaltungszwang	Adoption, Formung
Konzeption	Mutation, Umwandlung	a) Ausgestaltung b) Umgestaltung c) Neugestaltung	Schöpfung	Bündnisse, Fortschritt.

IV. Kapitel

Lebensstandard und Lebensraum

In einfachster Weise wird der den Lebewesen zur Verfügung stehende Lebensraum durch Wanderungen erschlossen. Sie werden nicht nur von Insekten unternommen, sondern auch von Vögeln, Säugetieren, Fischen und von Menschen. Ausgedehnte Migrationen über weite Strecken beobachtet man bei Schmetterlingen, Libellen, Heuschrecken und den Larven der Heerwurmtrauermücke (Sciara militaris), die in Schwärmen, Scharen und Zügen über das Land herfallen. Die Renntiere Nordamerikas und Nordasiens legen auf der Nahrungssuche weite Wege zurück, und die großen Lauftiere der Steppen Asiens und Afrikas durchstreifen ihr Gebiet unablässig. In Südafrika waren die alles verheerenden, regelmäßig wiederkehrenden Fahrten der Springböcke außerordentlich gefürchtet. Die Reisen der Zugvögel im Frühling und Herbst führen auf regelrechten Zugstraßen von den Standquartieren im Norden zu den Überwinterungsplätzen im Süden. Zur Laichzeit gehen die Aale ins Meer hinaus, während die Lachse zu den Quellbächen der Ströme aufwärts wandern.

Auch die Anthropoiden ziehen nahezu täglich von Ort zu Ort und verweilen nur dort, wo sie die ihnen zusagende Nahrung finden. Da sie mehr verschwenden, als verbrauchen, ist das Rastgebiet bald ausgeplündert, und die Familie zieht weiter. Zur Nacht richten sie sich auf Bäumen aus Zweigen und Blättern ein einfaches Nest her, das sie am nächsten Morgen verlassen.

Auch der Mensch folgte auf der Suche nach Nahrung den sich unter den Einwirkungen des Klimas verändernden Grünflächen und den dadurch bedingten Wanderungen der Tiere. Die Reviere der Jäger und Fischer wurden vom Reichtum und Wechsel an Wild und Fischen bestimmt. Auch die Anfänge des Ackerbaues gestatteten nur eine kurze Seßhaftigkeit. Da man Düngung und Fruchtwechsel nicht kannte, ließ man den ermüdeten Acker liegen und zog weiter, um ein neues Landstück zu bestellen. Aus dem Zwange zur Suche nach Nahrung entwickelte sich der Drang zur Tätigkeit und der Antrieb zur Wanderung, der im Laufe der Zeit zu einer unbewußten, die Lebenshaltung regelnden Kraft wurde.

Den Anlaß zu solchen Wanderungen, die über weite Gebiete mit unbekannten Gefahren führten, gaben Nahrungsmangel oder Hunger. Die Ursachen für Zustände der Not sind in Naturkatastrophen, Veränderungen des Klimas sowie Verfolgungen durch stärkere Feinde zu suchen. Dann begaben sich ganze Völker oder Volksstämme auf den Weg, bis sie einen neuen Wohnraum mit ausreichenden oder besseren Lebensbedingungen fanden oder auch untergingen.

In jedem Stadium der menschlichen Kultur wird die ausreichende Lebenshaltung, der Lebensstandard, bestimmt durch ein angemessenes Verhältnis von Bevölkerungsdichte zur Größe des vorhandenen Lebensraumes und seiner Ergiebigkeit. Jäger- und Fischervölker siedeln schon zu dicht, wenn jede Familie 10 qkm, jeder Einzelne 1 qkm nutzen kann. Auch Hirtenvölker brauchen große Landflächen, um die Weiden wechseln und ausruhen lassen zu können. Der Ackerbauer konnte schon dichter an seinen Nachbarn rücken, und die Industrievölker nutzten jeden Zoll Bodens aus.

Die „Bodenfrage" wird somit nicht erst in der Neuzeit durch die Industriekultur aufgeworfen, sondern ist so alt, wie die Menschheit. Jedes Zeitalter, jede Geschichtsepoche und jede Krise hatte ihre eigene Bodenfrage und suchte sie auf eigene Weise zu lösen. Die ältesten Versuche sind die Wanderungen. Es sind immer die gleichen Vorgänge, auch wenn sie anders benannt werden und Entdeckungen, Kolonisationen, Siedlungen, Auswanderungen oder Eroberungen heißen. In der ganzen Kolonialgeschichte tritt in schillernder Verschiedenheit immer wieder die Enge der Heimat als Ursache für das Streben nach neuem Wohnraum auf. Aus den Erfahrungen der Griechen, Phönizier und Römer formte sich das Lebensgesetz der Antike, das nur einen Teil der Menschen zu Genuß, Freude und Freiheit berief, dem anderen aber Mühen, Entsagung und Abhängigkeit aufbürdete. Auch die erlauchtesten Geister des Altertums, ein Aristoteles, Plato und Xenophon lehrten die Auffassung von der schicksalhaften Struktur der Wirtschaft, die in alle Welt getragen wurde und das ganze Mittelalter beherrschte. Nach Aristoteles gibt es Menschen, „die von Natur Sklaven sind". „Denn Sklave von Natur ist, wer Eigentum eines anderen sein kann und es deshalb auch ist, und wer an der Vernunft nur soweit teilhat, daß er zwar ihre Stimme vernimmt, sie aber nicht selbst besitzt." Die körperlichen Arbeiten werden als unwürdig eines freien Bürgers erklärt, weil sie nach Plato aus den Menschen „elende Tagelöhner, namenlose Unglückliche" machen und nach Xenophon „den Körper entstellen".

Gleichwohl fehlte es nicht an gegenteiligen Auffassungen. Der Redner Alkidamas, ein Schüler des Sophisten Gorgias, ermunterte die von Epameinondas in Messenien angesiedelten spartanischen Heloten in seiner Ansprache: „Gott hat alle Menschen freigelassen; die Natur hat niemand zum Sklaven gemacht". Solche Ansichten setzten sich aber nicht allgemein durch, und auch das Christentum mußte sich in seiner praktischen Soziologie mit den rechtlichen Zuständen abfinden, wie aus den Briefen des Apostels Paulus an Timotheus (I 6, 1—2) und Philemon (13—18) hervorgeht. Die erste wirksame Bresche für die soziologische Freiheit legte erst die französische Revolution. Sie erklärte die Gleichheit aller Bürger und die Freiheit der Arbeit, wollte die Würde des Menschen heben, hob die Geburtsprivilegien, die Fundalrechte und die Zünfte auf, konfiszierte die großen Güter, beseitigte die indirekten Steuern und setzte eine gleiche Grundsteuer fest. Der Ausfall der Staatseinkünfte und die Wertlosigkeit des Assignaten führten jedoch zum Staatsbankrott, den der Jakobiner Babeuf (1762—1796) mit der These erklären wollte, die Revolution sei nicht konsequent genug gewesen, sie habe nur politische, aber keine sozialen Ziele verfolgt. Darum verlangte er, daß der Naturzustand wiederhergestellt und das persönliche Eigentum aufgehoben werden müsse, weil erst dann die Mißstände in der menschlichen Gesellschaft aufhören könnten. Die Natur habe jedem Menschen ein gleiches Recht auf den Genuß aller Güter gegeben, aber auch die Verpflichtung zur Arbeit auferlegt. Die Arbeiten und Genüsse müßten gemeinschaftlich sein, die Ungleichheit wäre zu beseitigen, damit das gemeinsame Glück wiederhergestellt werden könne.

Fast zur gleichen Zeit verlangte Godwin in England in seiner Schrift über die politische Gerechtigkeit die Aufhebung der Regierungen, der Religionen, des Eigentums, der Ehe und aller darauf beruhenden Einrichtungen, weil alles Unheil von der Unvollkommenheit der politischen Institutionen und den Gebrechen der Regierungen käme.

In Malthus (1766—1834) erstand diesen Auffassungen ein heftiger Gegner. In seinem zunächst anonym erschienenen „Essay on the principles of population" (1798) findet er, daß die Übel der gesellschaftlichen Einrichtungen nur belanglose, oberflächliche Erscheinungen seien, während die tieferen Gründe in den Gesetzen der Natur und vor allem in den sexuellen Leidenschaften beruhten. Sie seien die letzte Ursache für das Übermaß an Bevölkerung. Darum habe das Menschengeschlecht die Tendenz, sich schneller zu vermehren als die Unterhaltsmittel. Während die Bevölkerung in geometrischer Progression zunehme, vermehrte sich die Nahrung nur in arithmetischer Reihe. „Das Menschengeschlecht strebt beständig danach, sich über die Unterhaltsmittel hinaus zu vermehren", schreibt er im 1. Kapitel des I. Buches. „Da aber kraft des bestehenden Naturgesetzes, das die Nahrung zur Erhaltung des Menschenlebens fordert, die Bevölkerung in Wirklichkeit niemals über das niedrigste zum Leben nötige Maß von Nahrungsmitteln hinaus wachsen kann, so liegt in der Schwierigkeit, die nötige Nahrung zu erlangen, eine stete Hemmung der Volksvermehrung". Nur den im Gefolge des Elends auftretenden Seuchen verdanke die Gesellschaft immer wieder die Herstellung des Gleichgewichts.

Nach diesem unabwendbaren Naturgesetz, das Malthus so fest begründet ansieht, wie eine „unbezwingbare Festung", werden die meisten Menschen auf der untersten Stufe der Lebensführung festgehalten. Jeder Versuch einer wirklichen sozialen Besserung muß in ganz kurzer Zeit, „in noch nicht 30 Jahren" in sein Gegenteil umschlagen.

Die Entwicklung in der Natur schien diese Folgerungen zu beweisen. Die Tier- und Pflanzenwelt zeigt eine so gewaltige Überproduktion, daß bei ungehemmter Vermehrung ein ganzer Erdteil beispielsweise von den Nachkommen eines Kaninchenpaares oder von den Sämlingen einer Pflanze in kurzer Zeit erfüllt werden müßte. Charles Darwin bezeichnete seine Lehre von der natürlichen Auslese und dem Kampf ums Dasein als „Malthus-Doktrin, größtenteils mit zehnfacher Kraft auf das ganze Tier- und Pflanzenreich angewendet". Die ganze Natur liegt im Krieg, ein Individuum mit dem anderen oder mit der äußeren Natur. Alle Lebewesen vermehren sich in geometrischer Reihe, während die Nahrungsmenge für jede Art durchschnittlich konstant bleibt. Wenn acht Vogelpärchen bei zweimaliger Brutzeit jährlich nur vier Junge aufzögen, dann gäbe es bei gleichbleibenden Bedingungen in der für einen Vogel kurzen Lebenszeit von 7 Jahren bereits 2048 Vögel. Auch der Mensch vermehrt sich schnell; er verdoppelt sein Geschlecht bei langsamer Aufzucht in 25 Jahren und könnte es noch rascher, wenn er seine Nahrung leichter steigern könnte. Da eine solche Vermehrung ganz unmöglich ist, müssen hemmende Faktoren wirksam sein. Die Vögel ziehen tatsächlich weniger Junge auf und kommen auch vorzeitig durch Unglücksfälle um. Frost und Hitze, Nässe und Dürre sowie zahlreiche Feinde und Gefahren in der Natur vernichten fortwährend zahlreiche Lebewesen, damit für die übrigbleibenden genug Raum und Nahrung vorhanden ist. Dies gilt in gleicher Weise für Pflanzen, Tiere und Menschen.

Da aber die Menschen durch ihre Leidenschaften und ihre Unvernunft dem gesellschaftlichen Fortschritt widerstreben, fordert Malthus Schutzmaßnahmen gegen Übervölkerung und Elend: keine Almosen, keine Unterstützung, weder durch Private noch durch Gemeinden oder Staat, weder auf längere noch auf kürzere Zeit. Die Mildtätigkeit sei ein Selbstbetrug und ein Betrug an andern, denn sie vermehre nur die Trägheit und die Zahl der Unglücklichen. Nichts vermehre sich so sehr wie das Elend; und Leute, die nichts zu verlieren haben, bekümmerten sich in der Regel nur wenig um das Los ihrer Nachkommen. Übervölkerung führe zu gehäuften Verbrechen und Lastern sowie zu Elend jeder Art. Daher solle man eine Eheschließung nur denen gestatten, die ein hinreichendes Vermögen nachweisen könnten.

Nach den Lehren von MALTHUS und DARWIN reicht die Nahrungsmenge in der Welt und in ihren einzelnen Kontinenten niemals aus, um alle entstehenden Lebewesen und Menschen zu erhalten. Es entbrennt daher ein fortwährender „Kampf ums Dasein", den nur solche Individuen bestehen, die dafür am besten ausgestattet sind. Sie bleiben am Leben, während alle anderen untergehen müssen. So will es die „natürliche Auslese". Die tägliche Beobachtung zeigt jedoch, daß Tiere und Menschen sich nicht immer bekämpfen, sondern sich ebenso oft, wenn nicht sogar häufiger, gegenseitig helfen. Einen ausgeprägten sozialen Instinkt findet man im ganzen Tierreich, selbst dort, wo man ihn nicht vermuten würde, wie bei den Adlern. Tierfreundschaften begegnet man nicht nur bei Individuen der gleichen Art, sondern auch unter verschiedenen Arten und sogar unter sonst erbitterten Gegnern. In Zeiten gemeinsamer Gefahr hört jede Fehde auf, und die Waldgemeinschaften der verschiedenartigsten Tiere gleichen einem großen verabredeten Schutzbündnis.

Man wird aber nicht verkennen dürfen, daß die reichen Beobachtungen DARWINS den Wert der stetigen Übung beweisen, wie dies vor ihm schon LAMARCK gezeigt hatte. Während jedoch DARWIN den Zwang zur Gestaltung und Veränderung in die Umwelt verlegt, sucht LAMARCK seine Ursache in den Lebewesen selbst. Das Ergebnis ist aber jedesmal eine Anpassung an die veränderten Lebensbedingungen oder Lebensgewohnheiten.

Schlüssige Beweise für eine solche Entwicklung lassen sich natürlich während eines kurzen Menschenlebens nicht erbringen. Einen Einblick in eine verkürzte Entwicklungsreihe gewähren aber Beobachtungen auf entfernten Inseln. Auf ihnen ging das Leben wie auf einer abgeschlossenen Welt seinen eigenen Gang.

So ist Neuseeland reich an seltsamen Tieren. Wie auf anderen einsamen Inseln gibt es auch hier Kurzflügler der verschiedensten Vogelfamilien, die das Fliegen verlernten. Ihre Flügel verkümmerten oder gingen infolge von Inaktivitätsatrophie verloren. Sie wurden nicht gebraucht, weil das glückliche Eiland eine Fülle von Nahrung am Boden bot und Raubtiere gänzlich fehlten. Ohne Nachstellungen durch Feinde entwickelten sich der Schnepfenstrauß Kiwi, der Eulenpapagei Kakapo, das Maorihuhn oder die Wekaralle, der straußartige Koloßvogel Moa und der schwanenähnliche Taubenvogel Dronte oder Dodo. Sie alle verlernten das Fliegen. Dies ging so lange gut, bis die Europäer kamen und mit ihnen eine Anzahl von Raubtieren wie Katzen, Hunde, Ratten, Wiesel, Hermeline und Frettchen. In kurzer Zeit waren die hilf- und wehrlosen Vögel vernichtet, soweit sie nicht von den Menschen geschützt wurden.

Ähnlich erging es den Menschen auf der östlich von Neuseeland liegenden Chatham-Insel. Auf ihr wohnten die Mo ioris, die mit den Maoris stammverwandt sind. Sie leiten beide ihre gemeinsame Herkunft von einem unbekannten Heimatland Hawaiki ab, müssen sich aber schon frühzeitig getrennt haben. Auf Kanoes siedelten die Morioris nach der Chatham-Insel aus und fanden hier die denkbar günstigsten Lebensbedingungen. Die Natur bot üppige Nahrung, das Meer war reich an Fischen, und der Frieden wurde durch keinen Feind gestört. Das Volk vermehrte sich rasch, erfüllte die Insel, wurde bequem und weichlich, sorglos und friedfertig. Als die Insel im Jahre 1790 durch die Brigg „Chatham" entdeckt wurde, war das Schicksal der Morioris besiegelt. Ein Walfängerschiff brachte im Jahre 1828 nicht nur Infektionskrankheiten mit, die unter der empfänglichen Bevölkerung schlimm hausten, sondern auch Maoris von Neuseeland. Diese schilderten bei ihrer Heimkehr die glückliche Insel Chatham in den leuchtendsten Farben und riefen zur Auswanderung auf. Im November 1835 zwangen sie die Besatzung der Brigg „Rodney" in Port Nicholson auf Neuseeland, einen Trupp von 900 Mann überzusetzen. Es hätte den etwa 2000 Mann starken Morioris nicht schwer fallen dürfen, sich der schwächeren Schar von

Eindringlingen zu erwehren und sie zu vertreiben. Aber sie waren nicht kriegsgewohnt und wurden leicht von den kühnen Maoris überwältigt. Diese nahmen das Land in Besitz, teilten es auf, richteten ein grausames Blutbad unter den Morioris an und machten den Rest der Einwohner zu Sklaven. Im Januar 1901 gab es nur noch etwa ein Dutzend reinblütiger Morioris, die europäische Sitten und Bräuche angenommen hatten.

Bei allen solchen tiefgreifenden Veränderungen in Struktur und Lebenshaltung der Völker treffen wir auf Migrationsvorgänge. Dies gilt auch für den Beweis, den Malthus für die Richtigkeit seiner *Progressionsreihen* anführte. Er wies auf die Vereinigten Staaten von Nordamerika hin, legte seinen Berechnungen die erste stürmische Entwicklung zugrunde und verallgemeinerte sie. Er übersah aber, daß es die Wachstumszeit einer jugendlichen Nation und Kultur auf einem unendlich ergiebigen Boden war mit fast unbegrenzter Betätigungsmöglichkeit für alle Menschen und einer starken Einwanderung. In der Zeit von 1790 bis 1890 entwickelte sich die Bevölkerung in einer Progression von 1:2:4:13:21. Nach dem ersten Jahrhundert trat aber eine Beruhigung ein, und in der Zeit von 1870 bis 1926 verlief die Entwicklung im ruhigen Strome von 1:1,6:2,3:2,6:3,0. In der gleichen Zeit wuchsen die Anbauflächen im Verhältnis von 1:10:22 und sodann von 1:2.25.

Jahr	Einwohnerzahlen		Anbauflächen		Progression seit 1870	
	in Millionen	Verhältnis	in 1000 qkm	Verhältnis	Einwohner	Anbaufl.
1790	3	1	80	1		
1800	6	2				
1830	12	4				
1870	39	13	800	10	1	1
1890	63	21			1,6	
1910	91	30			2,3	
1920	105	35			2,6	
1926	117	39	1800	22	3,0	2,25

Einer analogen Entwicklung der Menschen begegnen wir auch in anderen Ländern und in anderen Epochen der Geschichte. Als Griechenland für seine Bewohner zu eng wurde, legte es Kolonien an den Gestaden des Ägäischen und Schwarzen Meeres, in Lybien, auf Sizilien, in Unteritalien und Spanien an und wurde zur Magna Graecia. Die Zahl der Einwohner Athens betrug zur Zeit des Perikles 20000 freie Famillien d. h. mit Sklaven rund 200000 Köpfe und ist trotz der umfangreichen Auswanderungen auf nunmehr 500000 gestiegen. Zur Zeit des Kaisers Augustus schätzte man die Einwohnerzahl Europas auf 40 Millionen; heute beträgt sie fast 540 Millionen. Trotz einer fast vierzehnfachen Zunahme lebt heute ein Arbeiter oder Angestellter mit bescheidenen Ansprüchen komfortabler als ein begüterter Römer um die Zeitenwende. In England schätzte Gregor King, ein Vorläufer von Malthus, die Einwohner zu seiner Zeit um 1710 auf 5 ½ Millionen und sagte besorgt voau, sie würden bei ungehemmtem Wachstum im Jahre 3500 bis auf 22 Millionen ansteigen. Kaum hundert Jahre später zählte England im Jahre 1801 schon 9,87 Millionen und weitere hundert Jahre später, im Jahre 1901, bereits 41 Millionen Einwohner, ohne daß die Befürchtungen eingetroffen wären. Im Deutschen Reiche nahm die Bevölkerung während des 19. Jahrhunderts um mehr als das doppelte zu, die landwirtschaftliche Produktion im Pflanzenbau aber um das vierfache. In Europa, den Vereinigten Staaten von Nordamerika und in den Kolonien wuchs von 1840—1888 das Areal des Ackerbodens um 65% von 492 Millionen Acres auf 807 Millionen, die Körnerernte um 125% von 4 Millionen Bushels auf 9 Millionen, die Bevölkerung aber nur um 70%.

Die Menschheit der Erde vermehrte sich in den letzten 200 Jahren um das 3,6-fache und allein im vergangenen Jahrhundert um das doppelte. Seit dem Jahre 1750 zeigte das Wachstum in Abständen von je 50 Jahren eine Progression von 1:1,66:2,58:3,69, wie aus den staatlichen Zählungen und Schätzungen hervorgeht.

Die Weltbevölkerung betrug:

im Jahre 1750 rund 600 Millionen Menschen
im Jahre 1800 rund 873 Millionen Menschen
im Jahre 1840 rund 1000 Millionen Menschen
im Jahre 1870 rund 1343 Millionen Menschen
im Jahre 1900 rund 1551 Millionen Menschen
im Jahre 1910 rund 1686 Millionen Menschen
im Jahre 1920 rund 1770 Millionen Menschen
im Jahre 1925 rund 1900 Millionen Menschen
im Jahre 1930 rund 2013 Millionen Menschen
im Jahre 1940 rund 2216 Millionen Menschen.

Die Ernten an Körnerfrüchten wuchsen seit dem Jahre 1900 dekadenweise von 375,6 auf 474,9 auf 378,9 und auf 654,7 Millionen Tonnen. Die Viehbestände der Welt an Rindern, Büffeln, Schweinen, Ziegen und Schafen betrugen im Jahre 1924 insgesamt 1106 Millionen Stück, vermehrten sich auf 1643 Millionen Stück im Jahre 1937 und verringerten sich auf 1479 Millionen Stück im Jahre 1947. In der gleichen Zeit hielt sich die Zuckerproduktion mit etwa 20 Millionen Tonnen etwa auf der gleichen Höhe, während die Kartoffelernten von 148,47 Millionen Tonnen leicht anstiegen und den Betrag von 166,0 Millionen Tonnen erreichten. Für die Körnerfrüchte ergibt sich eine Progressionsreihe von 1:1,26:1:1,74, während sich die Weltmenschheit in der gleichen Zeit seit 1900 in einer Folge von 1:1,08:1,4:1,43 vermehrte. Die Bevölkerung nimmt demnach genau so in arithmetischer Reihe zu wie die Produktion an Nahrungsmitteln, nur sind die Ernten der Welt gegen Störungen jeder Art, insbesondere gegen Witterungseinflüsse empfindlicher, als die Menschen und ihre Progressionsreihen. Die arithmetische Produktionsreihe zeigt eine flache Wellenbewegung, während die Bevölkerungsreihe trotz der Dezimierungen durch Kriege, Hunger und Epidemien eine größere Stetigkeit erkennen läßt.

Malthus stützte sein Bevölkerungsgesetz auf zwei Prinzipien: 1. das Gesetz der Bodenverschlechterung und 2. das Gesetz der sinkenden Erträge. Beide hängen ursächlich miteinander zusammen. Er behauptete, daß überall zuerst der beste Boden bearbeitet werde, weil die Kultivierung des minderen Bodens, zu der die Menschen übergehen müssen, mehr Zeit und Arbeit erfordere. Deshalb müsse die ursprüngliche Durchschnittsproduktion allmählich und in gleichem Maße abnehmen, wie die Kultur sich ausdehne. Der von einer begrenzten Fläche gewonnene Ertrag sei nicht nur endlich beschränkt, sondern es müsse jede Steigerung durch einen Aufwand von unverhältnismäßig mehr Arbeit und Kapital erkauft werden, lange bevor die äußerste Grenze der Ertragssteigerung erreicht werde.

Gerade für die Vereinigten Staaten von Nordamerika, die Malthus als Beweis anführt, wies der amerikanische Nationalökonom Henry C. Carey (1793—1879) die umgekehrte Entwicklung nach: die spärlichen Siedler bestellten zunächst den leichteren, wenn auch weniger fruchtbaren sandigen Boden und erst bei steigender Bevölkerung, zunehmender Arbeitsteilung und verbesserter Technik den schweren, aber ertragreicheren Boden.

Die Entwicklung in einzelnen Staaten und Ländern, in den Kontinenten und in der ganzen Welt hat die Voraussagen von MALTHUS und seinen Schülern nicht bestätigt. Die Produktion ist mit der wachsenden Bevölkerung gestiegen. Den inneren kausalen Zusammenhang hat MALTHUS selbst geahnt, als er (im 16. Kapitel des III. Buches) aussprach: „Ein verbessertes Kultursystem kann beim Gebrauch besserer Geräte für lange Zeit die Tendenz einer ausgedehnten Kultur und einer großen Kapitalzunahme, verhältnismäßig geringere Erträge zu liefern, mehr als ausgleichen". Kurze Zeit vor seinem Tode gab er zu, daß die Bevölkerung eines Landes infolge physischer und moralischer Einflüsse immer nur mit der Menge der Produkte steige und daß er in seiner Beweisführung den Bogen wohl zu stark überspannt habe. Den tieferen Zusammenhängen ist er aber nicht nachgegangen.

Erst der Neuzeit blieb es vorbehalten, die *biologischen Zusammenhänge von Lebensraum und Bevölkerungszunahme* zurückzuführen auf die Formel von Nahrungsspielraum und Lebenshaltung. Die Siedlungsdichte, die angibt, wie viel Menschen auf einem Quadratkilometer wohnen, enthält nur eine quantitative Feststellung, enthält sich aber eines qualitativen Urteils. Um dieses zu erhalten, muß man das Nahrungsbedürfnis der Menschen in eine prozentuale Beziehung zur Produktionskraft des Bodens setzen. Dann ist die Ernährungsquote (E) als Höchstmenge der in einem Lande selbst erzeugten Lebensmittel im Verhältnis zur Siedlungsdichte (S) gleichwertig einem Prozentualbetrage von 100 zum gesuchten Sättigungsgrade (G) nach der Formel $E:S = 100:G$. Der Sättigungsgrad eines Gebietes ist dann $G = \frac{S \times 100}{E}$. Ist er kleiner als 100, dann ist ein Land untervölkert, während ein Index von mehr als 100 angibt, daß das Gebiet übervölkert ist. Der Vergleich einiger Staaten miteinander ergibt folgendes Bild:

Übervölkerte Länder:		*Untervölkerte Länder:*	
Schweiz	231	China	92
Deutschland	231	Polen	87
England	179	Vorderindien	82
Österreich	165	Ungarn	82
Norwegen	138	Frankreich	81
Japan	131	Spanien	79
Italien	113	Bulgarien	63
		Schweden	60
		Europäisches Rußland	50
		Mandschurei	33
		USA.	23
		Niederländisch-Indien	20
		Sibirien	11
		Argentinien	7
		Kanada	6
		Australien	5
		Brasilien	4

Der Vergleich des Sättigungsgrades in den verschiedenen Ländern läßt erkennen, daß die übervölkerten Staaten Industriegebiete und auf Einfuhr von Nahrungsmitteln angewiesen, während die untervölkerten Staaten Agrargebiete mit Ausfuhr ihrer Erzeugnisse sind. Für die übervölkerten Länder ist jedoch die Einschränkung zu machen, daß ihr überhöhter Sättigungsgrad teilweise auch durch ausgedehnte Karstgebirge mit einer Einengung der Siedlungsflächen hervorgerufen sein kann wie in der Schweiz, in Italien und Griechenland. Grundsätzlich ist aber der Nahrungsspielraum in den locker besiedelten Ländern ohne Industrie so groß, daß sie als Vorratskammern der Welt gelten.

Ein **Ausgleich der Nahrungsmittel** von Land zu Land, von Volk zu Volk durch Tauschhandel war von jeher üblich, aber auch nötig; denn das eine Gebiet barg im Überfluß Güter, die dem anderen fehlten. Deutschland konnte vor dem 1. Weltkriege nur 78—80% seines Versorgungsbedarfs aus eigener Produktion befriedigen; der fehlende Betrag von 20—22% mußte eingeführt werden. Nach dem 2. Weltkriege sank die Erzeugung im Lande bei einem angenommenen Durchschnittsmaß von 2650 Kalorien mit 25% animalischen Anteils (anstatt mit 30% im Frieden, je Kopf und Tag auf 55—60%. Der Einfuhrbedarf wurde aber verhältnismäßig größer) weil die Siedlungsdichte von 140 Einwohnern je Quadratkilometer im Jahre 1938 auf 185 nach der Volkszählung vom 29. Oktober 1946 zugenommen hat.

Auch das europäische Festland war schon vor dem letzten Weltkriege auf die Welternten angewiesen. Es konnte nach den Statistiken der Jahre 1935 bis 1938 seinen Nahrungsbedarf aus eigener Erzeugung nur zu höchstens 92% decken. Aber die Ernährungsgewohnheiten förderten einen Ausgleich der verschiedenen Bedürfnisse leichter als in Deutschland, weil unter dem Einfluß des Klimas und seiner physiologischen Auswirkungen der Verbrauch von Fleisch, Fisch und Fett von Nordwesten nach Südosten abnimmt, der Genuß von Zerealien und insbesondere Getreide dagegen zunimmt: (Abb. 7).

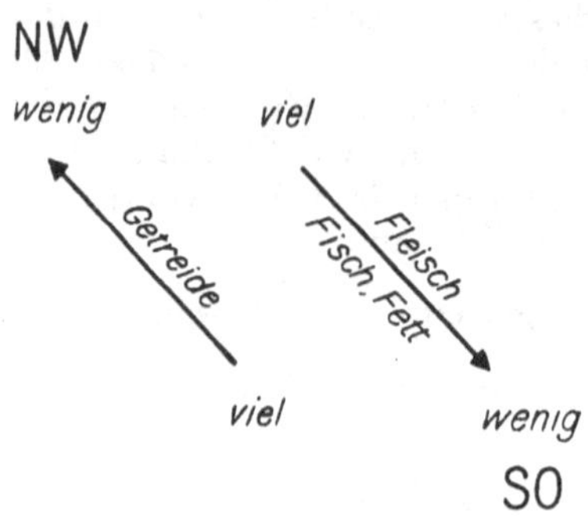

Abb. 7. Erklärung im Text.

Der Handelsausgleich trägt auch dazu bei, daß Lohn und Verdienst dem internationalen Niveau angeglichen werden, wenn nicht durch besondere Einschränkungen die Bildung einer Binnenwährung begünstigt wird. Über ihren Wert entscheidet nicht die ziffernmäßige Höhe, sondern ihre Kaufkraft. Der Lohn wird damit zum **Reallohn**, aus dem zu erkennen ist, welches Quantum von Subsistenzmitteln dafür gekauft werden kann Diese Beziehung ist aber nötig, wenn man den Lebensstandard zutreffend beurteilen will. Im Jahre 1850, also vor rund hundert Jahren, erhielt (nach Schulze-Delitzsch ein Baumwollarbeiter für seinen Wochenlohn angeblich 85 Pfund Fleisch oder 320 Pfund Weizenmehl. Der Kaufwert der Reichsmark betrug im Vergleich dazu im Januar 1948 und bis kurz vor der Währungsreform vom 20. Juni 1948 auf dem „Schwarzen Markt" und im freien Handel für 3 Pfund Roggenbrot 20 RM, für ein Pfund Fleisch 40—60 RM, für ein Pfund Butter 220 RM und für Bohnenkaffee 410 RM. Ein Arbeiter mit einem hohen Stundenlohn von 1,70 RM oder einem Wochenlohn von etwa 80 RM verdiente danach 1⅓ bis 2 Pfund Fleisch oder 12 Pfund Roggenbrot. Auch wenn man einwendet, der Kaufwert von 1850 sei um 50% zu hoch geschätzt worden, ergibt sich immer noch ein Rückgang des Reallohnes um 95%.

Die geringe Bewertung der Arbeit führte zu einer Abnahme des Angebots an Arbeitskräften in geregelter Vermittlung und zu „Kompensationen" in Naturalien, also zu einer latenten Teuerung und Verschlechterung der Lebenshaltung. Wenn trotzdem keine Erhöhung der Sterbeziffer eintrat, so beruht dies nach den statistischen Erfahrungen darauf, daß die Auswirkungen nicht sofort, sondern erst nach 1—2 Jahren und später zu erwarten sind, worauf besonders Quetelet hingewiesen hat. Nicht die zufällig und vorübergehend eingetretene Notlage, sondern ein anhaltendes Elend ist die Ursache für die Verringerung der Lebensfähigkeit im Kampf ums Dasein. Dieser regelt das Angebot an Arbeitskraft, nicht aber die Nachfrage und auch nicht die Fortpflanzung, die erst nach geraumer Zeit wirksam werden kann. Das Entscheidende ist vielmehr die Besserung des Gesundheitszustandes, die Verlängerung der Lebensdauer und damit die Abnahme der Sterblichkeit. Diese Faktoren sind nicht nur wichtiger als die Zunahme der Geburtenziffer, sondern sie wirken auch unmittelbar und sofort. Eine Bevölkerungszunahme ist aber nur möglich, wenn sich gleichzeitig auch die Subsistenzmittel vermehren. Die Entwicklungsgeschichte der Menschheit bestätigt immer wieder eine gesetzmäßige Wechselbeziehung zwischen Volksvermehrung und Produktionsverbesserung, indem die Menschenzahl sich nach dem Quantum der erzeugten Güter richtet und auf die Dauer eine ursächliche Parallelität in der Zu- und Abnahme eintritt. Vorübergehende Katastrophen, wie Hungersnöte, Seuchen, Kriege und Revolutionen reißen wohl schmerzliche Lücken in die Reihen der Bevölkerung, aber schon nach kurzer Zeit fährt die Entwicklung dort wieder fort, wo sie unterbrochen wurde. Im Jahre 1710 raffte die Pest in Preußen den dritten Teil der Bevölkerung hin. Aber schon im folgenden Jahre 1711 verdoppelte sich die Zahl der Heiraten, und die Geburten stiegen plötzlich von 26000 auf 32000.

Je mehr die Bevölkerung zunimmt, desto größer wird die Produktion. Zunächst werden neue Nahrungsgebiete durch Auswanderung und Kolonisation erschlossen. Dann kommt eine Steigerung des Güteraustausches hinzu, die mit einer Verbesserung der Transportwege und -mittel einhergeht. Der nächste Schritt ist die Gewinnung von Land durch Rodung von Wäldern, Trockenlegung von Sümpfen und Wasserflächen, Anlandung von Boden an der Meeresküste sowie Urbarmachung von Heide und Trockenland. Schließlich steigert eine Melioration des Bodens und eine Intensivierung der Bearbeitung die landwirtschaftlichen Erträge im Maße der technischen

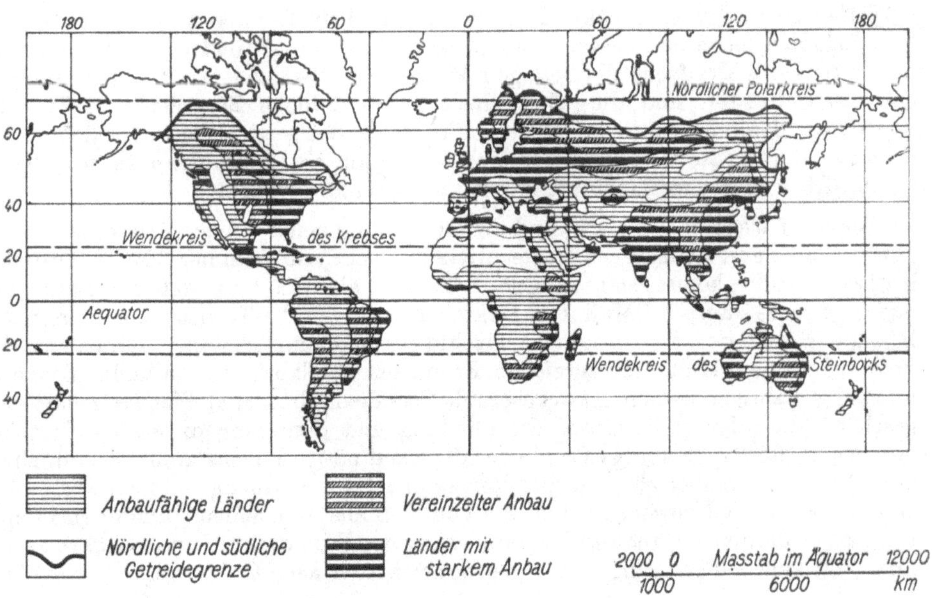

Abb. 8. Anbaugebiete der Erde.

Fortschritte. Durch systematische Beobachtung der natürlichen Lebensprozesse werden die optimalen Wachstumsbedingungen für Pflanzen und Tiere geschaffen, so daß die Statik der Ertragsfähigkeit abgelöst wird von einer Dynamik der Kultursteigerung.

Die Erde ist noch weit davon entfernt, übervölkert zu sein. Nach Abzug von 47 Millionen Quadratkilometern an Kälte- und Trockenwüsten steht der Menschheit ein Wohnareal von 102 Millionen Quadratkilometern zur Verfügung. Im Jahre 1940 wurde die Erde von 2¼ Milliarden Menschen bewohnt. Die Siedlungsdichte je Quadratkilometer der Ökumene betrug somit 21,7 Menschen. Heut dürfte die Zahl der Menschen auf 2,5 Milliarden gewachsen sein. Für die Siedlungsdichte bedeutet dies nur einen geringen Anstieg auf 24,5 Menschen je Quadratkilometer.

Wirklich bewohnt und für die Ernährung planmäßig nutzbar gemacht ist aber nur $^1/_5$ der Ökumene, während Wald und Steppe noch erschlossen werden sollen.

Von den durch die Menschheit besiedelten Wohngebieten der Erde sind

in	bebautes Land in %	Wald in %	Steppe in %	Ödland in %
Europa	44	30	6	20
Asien	20	30	20	30
Australien und Ozeanien	11	14	38	37
Nordamerika	15	37	17	31
Südamerika	21	45	23	11
Arktis und Antarktis	—	—	—	100
zusammen	20	30	20	30

Weite Gebiete der Erde, nämlich die Steppen und ein Teil der Waldgebiete können dem Ackerbau noch erschlossen werden, so daß Siedlungs- und Nahrungsraum für mindestens das Dreifache der jetzigen Menschheit gewonnen wird. Mit Ausnahme der Trockenwüsten sind dies Zentralasien, das südliche Zentralafrika, Zentral-Australien, das nordwestliche Nordamerika sowie das zentrale und südliche Südamerika. Der größte Teil dieser Räume sind dünn besiedelte Steppen und Grasländer. Aber auch Urwaldgebiete müssen noch gerodet werden.

Die Melioration von Land und die Gewinnung neuer Anbaugebiete hat in der letzten Zeit neue, bedeutende Fortschritte gemacht. Im Sommer 1946 stellte eine britische Studienkommission in Ost- und Zentralafrika fest, daß im Laufe der nächsten sechs Jahre 1,3 Millionen Hektar des Tanganjika-Territoriums, von Nord-Rhodesien und des Kenya-Landes erschlossen und zunächst zur Förderung der Fettproduktion mit den ertragreichen Erdnüssen bepflanzt werden können. Später ist ein zweijähriger Bebauungswechsel mit Cerealien, Gras- und Viehwirtschaft vorgesehen. Nach der Melioration, Erschließung und Sanierung dieses Landstriches von der Größe Mecklenburgs stände der dringend nötige Lebensraum zur Aufnahme von Bevölkerungsüberschüssen zur Verfügung. So wird in der ganzen Welt fortgesetzt neues Land gewonnen, und die von Malthus und seinen Anhängern in spätestens 300 Jahren befürchtete Übervölkerung der Erde rückt in unabsehbare Ferne. Der Wille zum Leben zwingt der Erde immer wieder neue Gaben ab.

V. Kapitel

Vererbung und Umwelt

Die nach einem Ausgleich strebende Polarität von Individuum und Gesellschaft reicht auf der Stufenleiter der Entwicklung, der Evolution, zurück bis zu den Gegensätzen von Erbanlagen und Umwelteinflüssen. Jene werden als das konservative, diese als das variable Element angesehen. Aber bei näherer Prüfung verwischen sich die Grenzen dieser auf den ersten Blick so scharfen Kontraste. Die tägliche Beobachtung zeigt, daß die Kinder ihren Eltern mehr oder minder gleichen wie auch sich von ihnen erheblich unterscheiden können. Weder Tiere noch Pflanzen zeigen absolut feststehende, konstante Merkmale, die sie ohne Veränderung auf ihre Nachkommen übertragen. Auch in den menschlichen Familien läßt sich ohne Schwierigkeiten nachweisen, daß sich ihre Mitglieder in einzelnen persönlichen Zeichen und Zügen voneinander unterscheiden. Ebenso oft wird man aber auch feststellen können, daß ein Kind dem Vater oder der Mutter, mitunter jedoch auch einem der Großeltern wie aus dem Gesicht geschnitten gleicht. Es müssen somit zwei verschiedene Faktoren wirksam sein. Der eine gibt die Ähnlichkeit der Eltern weiter und ist die *Erbanlage*, der andere bewirkt eine Veränderung und ist in der *Umwelt* zu suchen.

Am einfachsten begegnet uns das Problem der Vererbung bei den einzelligen Protisten. Eine Amöbe trennt sich nach voraufgegangener Kernteilung in zwei Tochterzellen, die sich vollkommen gleichen, aber auch kleinere Abbilder der Mutterzelle sind, bis sie im Wachstum auch den Größenunterschied ausgeglichen haben. Die jungen Amöben sind dann qualitative und quantitative Fortsetzungen der Eltern, teilen sich wiederum und pflanzen die lebende Substanz fort. Wir nennen diesen Vorgang die Kontinuität des Plasmas. Die Mutterzelle hört zwar auf, als Individuum fortzubestehen, lebt aber in den Tochterzellen weiter, stirbt nicht, sondern vermehrt sich fort. Dies ist das Bild der sog. Unsterblichkeit der Protisten.

Bei den höheren Pflanzen und Tieren wird die Fortpflanzung weniger übersichtlich. Auch sie beginnen ihr Leben als Einzelzelle, nämlich als befruchtetes Ei oder Zygote, gleichen also den einzelligen Protisten. Wie diese teilen sie sich fortgesetzt. Aber die neuen Zellen lösen sich nicht von einander, sondern bilden vielzellige Verbände, die sich zu den verschiedenen Geweben differenzieren. Die einzelnen Zellen verlieren die Fähigkeit zum selbständigen Leben, und wenn ihre Teilungs- und Vermehrungskraft erschöpft ist, altert das ganze Gewebe und stirbt ab. Nur eine Zellart entwickelt sich anders als die Körperzellen des Somas, nämlich die Keimzellen. Sie bilden keine Verbände, bleiben Einzelwesen, behalten ihre Beweglichkeit, spezialisieren und differenzieren sich nicht wie die Somazellen, teilen sich unter Bildung selbständiger, gleichartiger Zellen und lösen sich früher oder später vom Körper. Wie die Protisten vermögen sie sich zu vereinigen und ihre Fähigkeit zur Teilung zu erneuern. Es bilden sich die Zygoten oder befruchteten Eier, aus denen die neuen Individuen entstehen.

Die Eier vieler Tiere gleichen einander in hohem Maße. Würde man die Eizellen von hundert verschiedenen Säugetieren vermischen, dann wäre es schwer oder oft unmöglich, sie mit Sicherheit voneinander zu unterscheiden. Und doch entwickelt sich aus jedem dieser so ähnlichen Eier ein anderes Lebewesen, das den Eltern gleicht. Die Ähnlichkeit erstreckt sich nicht nur auf die allgemeine Form, sondern wiederholt auch individuelle Merkmale und Charakterzüge.

Die Präformationstheorie nahm daher an, daß in jedem befruchteten Ei die ganze Reihe der Nachfahren in immer kleiner werdenden Miniaturbildern vorgeformt und inandergeschachtelt sei. Die Erkenntnis der Entwicklungsvorgänge führte dann aber zur Evolutionstheorie, die nur eine Differenzierung von gleichartigen Zellen und Geweben sowie von Anlagen und Reaktionsvorgängen gelten ließ. Die neue Forschung hat einen Ausgleich zwischen diesen beiden Ansichten gebracht. Sie wies nach, daß einzelne Teile des erwachsenen Organismus bestimmten, umschriebenen Abschnitten des Eies entsprachen. Dieses kann daher nicht völlig undifferenziert sein, wenn auch diese Art der Präformation nur im Gefüge besteht.

Wenn das befruchtete Ei unter gleichen oder ähnlichen Bedingungen heranreift wie sie die Eltern hatten, dann entsteht auch eine mehr oder minder große Ähnlichkeit zwischen Kindern und Eltern. Experimentell läßt sich aber ohne Schwierigkeiten nachweisen, daß die Umweltbedingungen einen tiefen Einfluß auf den Entwicklungsgang ausüben. Setzt man dem Wasser, in dem sich die befruchteten Eier des Zierfisches Fundulus heteroclitus entwickeln sollen, eine Spur von Magnesiumchlorid zu, dann bekommen die jungen Fischchen nur ein einziges Auge auf der Mitte des Kopfes anstatt von zwei seitlich stehenden. Die Hühnereier brauchen zur Entwicklung eine angemessene Brutwärme, die man auch durch künstliche Mittel erzielen kann. Bei den höheren und Säugetieren wird sie in gleichmäßiger Form durch die Körperwärme im Leibe erreicht. Auch die angemessene Ernährung durch das mütterliche Blut entspricht der Dotternahrung. Eine Änderung dieser Entwicklungsbedingungen durch Infektionskrankheiten, wie Syphilis, oder durch Gifte, wie Alkohol, wirkt störend und verändernd ein.

Es ist also nicht leicht, zwischen Erbanlagen und Umwelteinflüssen zu unterscheiden, die den Gang der Entwicklung bestimmen. Bei der Umwelt muß nicht nur das äußere Milieu mit seinen Umgebungsfaktoren berücksichtigt werden, sondern auch die „innere Umwelt", die vom Körper aus wirkt. Es muß auch angenommen werden, daß viele Faktoren, die im Keimplasma vorhanden sind, erst wirksam werden, wenn die Entwicklung des Organismus von außen angeregt worden ist.

Die Kontinuität des Keimplasmas müßte somit an die Keimzellen gebunden sein; denn diese bleiben undifferenziert und unbegrenzt lebensfähig, während sich die Teilungsfähigkeit der differenzierten Körpergewebszellen allmählich erschöpft. Wir wissen aber, daß der Zustand dieser Differenzierung *nicht unveränderlich fixiert*, sondern unter biologischer Notlage reversibel ist, sodaß auch eine „Entdifferenzierung" von Körpergewebszellen eintritt. Sie behalten somit einen potentiellen Anteil ihrer germinativen Fähigkeit, die es ihnen ermöglicht, unter bestimmten Bedingungen die Aufgaben der Keimzellen von neuem zu übernehmen.

Eine solche unmittelbare, undifferenzierte Fortsetzung der elterlichen Organismen kommt am vollkommensten bei der ungeschlechtlichen Vermehrung vor. Will man in der Pflanzenzüchtung erwünschte Spielarten von Holzgewächsen, Blumen, Obst und Gemüse unverändert erhalten, dann benutzt man Stecklinge, Pfropfungen, Okulationen und ähnliche Arten von Ablegern. Aber auch niedere und höhere Tiere vermögen eingebüßte Körperteile aus ihren differenzierten Körperzellen zu ersetzen.

Ein Regenwurm wächst wieder nach, wenn er einen Teil seines Leibes durch Vogelbiß oder Spatenstich verloren hat. Krabben regenerieren ein abgetrenntes Glied, Eidechsen ihren Schwanz, den sie bei schnellem Lauf zur Erhaltung des Gleichgewichts brauchen. Das ersetzte Organ ist mitunter an einer leichten Schmächtigkeit oder Unregelmäßigkeit zu erkennen.

Sogar das Geschlecht mancher Tiere ist inkonstant. Eine natürliche *Geschlechtsumwandlung* oder *Geschlechtsumkehr* tritt von selbst bei den Wirbellosen ein. Das gleiche Individuum durchläuft nacheinander verschiedene Geschlechtsphasen. Dies zeigt sich auch in der äußeren Gestalt. Das Tier ist als Männchen klein und sehr beweglich, als Weibchen aber groß, plump und unbeweglich oder langsam. Solche Umwandlungsperioden beobachtet man bei den Myzostoma-Arten, die als wurmartige Schmarotzer auf Haarsternen leben, bei der Schneckengattung Crepidula und der Asselart Danalia curvata.

Unter den Wirbeltieren ist der Geschlechtsdimorphismus bei Schwertträgern und Fröschen zu finden. Ältere Weibchen des Schwertträgers (Xiphophorus), einer Knochenfischgattung aus der Familie der Zahnkarpfen, verwandeln sich mitunter in fortpflanzungsfähige Männchen und erhalten dann ebenfalls die männlichen Attribute, nämlich die schwertartig verlängerte Schwanzflosse und das Gonopodium als Befruchtungsorgan.

Bei manchen Froschrassen sind zunächst alle Individuen weiblich, aber noch fortpflanzungsunfähig. Später verwandelt sich die Hälfte der Tiere in Männchen, sodaß mit dem Eintritt der Geschlechtsreife gleichviel Männchen und Weibchen vorhanden sind.

Eine solche relativ konstante Sexualproportion beobachtet man bei vielen Tieren. Meist kommen auf 100 Weibchen auch 100 Männchen. Aber es treten auch andere Geschlechtsverhältnisse auf. So entfallen beim

Kuckuck: 50 Männchen auf 100 Weibchen,
Schlammbeißer: 11 Männchen auf 100 Weibchen,
Kalmar (einer Gattung der Tintenfische): 17 Männchen auf 100 Weibchen,
Schlehenspinner: 800 Männchen auf 100 Weibchen.

Auch experimentell läßt sich das Geschlechtsverhältnis verändern. Bei weißen Mäusen stieg die Zahl der Männchen unter dem Einfluß von Alkoholinjektionen von 80 auf 122, durch Yohimbin auf 120.

Die in engen Grenzen konstante *Sexualproportion beim Menschen* wurde in den meisten Ländern statistisch festgestellt und beträgt etwa 106 Knabengeburten auf 100 Mädchengeburten. Mit zunehmendem Alter tritt ein Ausgleich ein, so daß mit etwa 15 - 20 Jahren beide Geschlechter gleichstark vertreten sind. Dann erfolgt eine Umkehrung. Das weibliche Geschlecht beginnt zu überwiegen, weil die Sterblichkeit der Männer durch Arbeit, Unfälle, Trunksucht, Ausschweifungen und Krieg größer ist. Nach „männermordenden" Kriegen hat man in der folgenden Friedensperiode als Ausgleichserscheinung wiederum eine stärkere Zunahme der Geburten von Knaben beobachtet.

Als *Alterserscheinung* tritt eine *Geschlechtsumwandlung* von mehr oder minder starker Ausprägung bei Vögeln ein, besonders bei Hennen, weiblichen Fasanen und Enten, aber auch bei Rindern. Sie zeigt sich im äußeren Habitus, dem Federkleid und im Gestus. Auch bei älteren Mädchen und Frauen sieht man gelegentlich unter dem Einfluß ihrer Lebensführung, ihres Denkens und ihrer Tätigkeit eine Virilität bis zur Ausprägung eines Bartanfluges.

Bei den höheren Tieren ist jedoch die Differenzierung der Zellen und Gewebe des Somas im allgemeinen irreversibel, und zwar schon in einem frühen Entwicklungsstadium. Entfernt man das Keimgewebe operativ im Embryonalzustande, wie es Weismann zeigte, dann tritt kein Austausch oder Ersatz ein, sondern es bleibt eine Sterilität zurück. Die *Vererbungssubstanz* oder die *Erbmasse* muß daher in den Keimzellen zu suchen sein, und zwar entweder im Protoplasma oder im Zellkern oder in beiden. Die zierlichen und doch so auffallenden Veränderungen der Mitose am Zellkern lenkten die Aufmerksamkeit zunächst auf diese Vorbereitungen zur Zellteilung. Im Kern suchte man daher vor allem die Ursache der Erblichkeit. Dazu hatte man auch guten Grund, weil die Spermatozoen kaum oder nur wenig Protoplasma besitzen und fast ganz aus Kernsubstanz bestehen. Dem relativ massigen Protoplasma der Eizelle billigte man nach Analogie der Vogeleier die Aufgabe eines Nährdotters zu.

In den sich bei der Kernteilung bildenden Schleifen und Keulen, den Chromosomen, sieht man den Sitz der Vererbungssubstanz, das Vererbungssubtrat. Sie bilden sich aus dem im Zellkern verteilten Chromatin, das sich verdichtet, derber, deutlicher und intensiver färbbar wird. Dann ordnen sich die Chromatinfäden und -bälkchen zu Chromosomen, deren Zahl für jede Organismenart konstant ist. Bei der *Reduktions- und Reifeteilung* vermindern sie sich in jeder neuen Geschlechtszelle um die Hälfte, die somit nur den halben Chromosomensatz einer Körperzelle behält und erst dann eine reife Geschlechtszelle ist. Während die Körperzellen diploid sind, werden die Geschlechtszellen haploid. Ein derartiger halber Chromosomensatz wird „Genom" genannt.

Die Halbierung der Chromosomenzahl in den Geschlechtszellen ist notwendig, da bei der Befruchtung die Kerne der männlichen und weiblichen Geschlechtszelle verschmelzen und der diploide Chromosomenbestand wiederhergestellt wird. Ohne eine Reduktion müßte sich die Zahl der Chromosomen bei jeder Befruchtung immer weiter erhöhen.

Der diploide Chromosomensatz ist für jede Organismenart konstant. Am kleinsten ist er mit 2 beim Pferdespulwurm (Ascaris megalocephala), am größten mit 168 beim Salinenkiemenfuß (Artemia). Der Mensch hat ein Sortiment von 24 Chromosomen, genau so wie die Schnirkelschnecke, der Lachs, der Salamander, der Frosch und die Maus, aber auch wie die Lilie, Nieswurz, Pfingstrose und der Sturmhut. Vergleiche in der Erblichkeit können aber aus übereinstimmenden Chromosomenzahlen nicht gezogen werden; denn auch nahe verwandte Arten haben häufig recht ungleiche Chromosomenzahlen, so daß Bastardierungen oft sehr schwierig sind.

Im Verlaufe der Kernteilung halbieren sich die Chromosomen in der sog. Äquationsteilung der Länge nach. Es entstehen je zwei Tochterchromosomen, die auseinanderrücken, um schließlich wieder zwei Tochterkerne zu bilden. Die Auflockerung und Verschmelzung ist aber nicht von einer völligen Auflösung und Durchmischung der Chromosomensubstanz begleitet, sondern sichert in gleicher räumlicher Anordnung den einzelnen Chromosomen ihre Individualität. Sie setzen sich also bei ihrer Bildung immer aus dem gleichen Chromatinmaterial zusammen, das sich nach jeder Längsteilung durch Wachstum, das sog. „proportionale Kernwachstum" wieder auf das Doppelte ergänzt. Die Chromosomen sind also innerhalb der selbständigen Keimzelle wiederum selbständige Körper mit eigener Individualität, eigenem Wachstum und eigener, sich in der Längsteilung offenbarender Vermehrung. Sie bestehen weiterhin aus kleinen biologischen Einheiten, den Chromiolen oder Genen, die gleichfalls fähig sind zu wachsen und sich zu vermehren.

Auch nach der Befruchtung und der Vereinigung von Eikern und Samenkern zum Furchungskern behalten die väterlichen und mütterlichen Chromosomen ihre Selbständigkeit, ihre „Gonomerie". Bei den folgenden Kern- und Zellteilungen erhält jede neue Zelle den gleichen Anteil an väterlichem und mütterlichem Chromatin.

Aber es ist nicht immer nötig, daß ein mütterlicher und ein väterlicher Chromosomensatz verschmelzen müssen, wenn ein neues Individuum entstehen soll. Ein unbefruchtetes Seeigel-Ei, das künstlich zur Entwicklung angeregt wird, bringt eine normale Larve hervor, obwohl es nur einen haploiden Chromosomensatz, nämlich das mütterliche Genom enthält. Auch die Versuche von Boverie und Godlewski lassen sich nicht mit der Anschauung vereinbaren, die in dem Kern und den Chromosomen allein die Vererbungssubstanz sieht. Mit subtilen Methoden entfernten sie den Kern eines Seeigel-Eies und erhielten so eine kernlose Eizelle oder einen kernlosen Eiteil. Es gelang ihnen eine Befruchtung durch Echinus-Spermien mit anschließender Entwicklung zur normalen Seeigel-Larve. Godlewski glückte es sogar, kernlose Eifragmente von Echinus mit Spermien des Haarsternes (Antedon) trotz ihrer Artverschiedenheit zu befruchten und eine Entwicklung von Larven bis zum Gastrulastadium zu erzielen. Alle Tiere zeigten den mütterlichen Typ, obwohl sie nur das väterliche Genom empfangen hatten.

Zur Entwicklung eines neuen, selbständigen Individuums ist also nicht eine Verschmelzung von Eikern und Samenkern, somit eine Verdoppelung des durch den Reifungsprozeß halbierten Chromosomensatzes nötig, sondern es genügt ein einfacher Chromosomensatz, ein Genom, und zwar entweder ein mütterliches oder ein väterliches. Jedes von ihnen enthält allein alle „Anlagen" oder Wirkstoffe, die zur Erzeugung eines vollwertigen Wesens notwendig sind.

Die Ausprägung des weiblichen Geschlechtstyps bei der Entwicklung eines befruchteten kernlosen Eies spricht für die von Walker aus den Versuchen von Godlewski entwickelte Theorie, daß die *Chromosomen* nur die *Träger des Individualcharakters* sind, während alle Merkmale, durch die Art, Gattung, Rasse und Familie gekennzeichnet werden, durch das Zellprotoplasma übertragen werden. Die Erforschung dieser „*plasmatischen Vererbung*" steckt noch in ihren Anfängen. Aber die bisherigen Ergebnisse haben die Auffassung erschüttert, nach der die Kernsubstanz allein Träger der Vererbung ist.

Bei der Vereinigung der Genome zweier Kerne werden die väterlichen und mütterlichen Eigenschaften, die in den Chromosomen vorhanden sind, kombiniert. Dieser Vorgang, der zwei Eigenschaftskomplexe zu dem neuen einheitlichen Eigenschaftskomplex des Kindes verschmilzt, wird „Amphimixis" genannt.

Die Hypothese zwingt zu der Annahme, daß die einzelnen Chromosomen einer Zelle nicht gleichwertig sind, sondern verschiedene Erbfaktoren oder Gene enthalten, daß aber die männlichen und weiblichen Chromosomen einander homolog sind. Die tausendfältigen Erbfaktoren müssen sämtlich in den wenigen Chromosomen vorhanden sein. Man nimmt an, daß jedes Chromosom aus virusartigen Körperchen, den Chromomeren oder Chromiolen, besteht, die als Träger der einzelnen Erbfaktoren mit den Genen übereinstimmen. Sie werden linear angeordnet vorgestellt, so daß die Chromosomen einer aufgereihten Perlenschnur von Genen gleichen.

Zu dieser Vorstellung führen die Beobachtungen der „*Faktorenkoppelung*" und des „*Faktorenaustausches*". Viele Merkmale werden stets gemeinsam vererbt. So sind blauäugige Katzen stets taub, und schwarze Taufliegen (Drosophila melanogaster) haben immer Stummelflügel im Gegensatz zu den hellfarbigen mit normalen Flügeln. Die korrespondierende und benachbarte Anordnung der Eigenschaften in den Genen erklärt den Zusammenhang oder die „Koppelung“ bei den Kreuzungs- oder Bastardierungsversuchen.

Auch die Ausnahmen von der Regel der Faktorenkoppelung lassen sich durch das Prinzip des „Faktorenaustausches“ zwanglos erklären. Während der Paarbildung und Konjugation der Chromosomen bei der Reduktionsteilung überkreuzen sich die beiden Chromosomen in der Mitte oder im Gebiete ihrer oberen oder unteren Hälften. Je nach der Lage der Berührungsstelle erfolgt eine Verschmelzung und ein Bruch, bei dem die getrennten Teile übers Kreuz neue Verbindungen mit einem Austausch der Gene oder Faktoren eingehen. Anschaulich wird der Vorgang auch als „Überkreuzung“ bezeichnet.

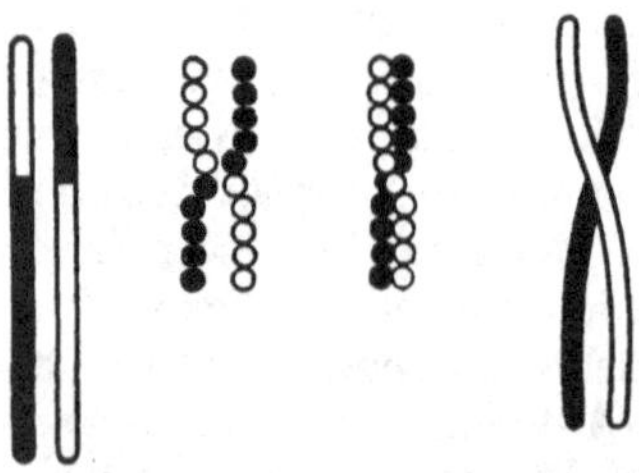

Abb. 9. Faktorenaustausch

Zwei Faktoren werden nach dieser Vorstellung umso leichter voneinander getrennt werden können, je weiter sie in der Perlenschnur des Chrosomoms voneinander entfernt sind. Der beobachtete Austauschwert ergibt einen Maßstab für die relative Entfernung der Faktoren im Chromosom. Bei der Taufliege Drosophila gelang es in zahllosen Bastardierungen, diese Austauschwerte der gekoppelten Erbfaktoren zu bestimmen und aus den Ergebnissen für jedes Chromosom eine „Chromosomenkarte“ zu entwerfen, in die alle Gene oder Erbfaktoren in ihren gegenseitigen Abständen eingetragen wurden.

Das „Gesetz von der Reinheit der Gameten“ oder Geschlechtszellen wird durch den Prozeß des Faktorenaustausches eingeschränkt, indem die selbst in der Konjugation erhaltene Selbständigkeit oder Gonomerie der Chromosomen teilweise aufgegeben wird. In den Keimzellen der Bastarde können sich aber die ausgetauschten Faktoren wieder trennen, es kommt zum „Aufspalten“ der miteinander vermischten Eigenschaften.

Die Erbfaktoren oder Gene sind als virusartige Körper zu denken, die in den Entwicklungsvorgang des Organismus eingreifen und den Ablauf der Reaktionen so leiten, daß schließlich die bestimmten Merkmale oder Eigenschaften erscheinen. Dieses „Reaktionssystem“ wird wahrscheinlich durch Hormone gelenkt, die sich in den Gonaden bilden und in winzigen Dosen wirken, wie dies von der Regulation der Lebensvorgänge im erwachsenen Organismus bekannt ist. Weitere Aufklärungen dürfen wir wohl von der physiologischen Chemie erwarten. Über die Hormone dürfte auch die Erklärung für die Wirksamkeit exogener Einflüsse zu finden sein.

Die *Erbfaktoren und Gene* sind somit keine unmittelbaren Überträger, in denen die Merkmale und Eigenschaften schon präformiert vorhanden sind, sondern sind potentielle, der Entwicklung bedürftige Kräfte oder *Energieträger*. Sie sind Reaktionsketten, deren Ablauf durch äußere Einwirkungen oft mehr oder weniger stark abgeändert werden kann, sodaß das Resultat, das erwartete Merkmal oder die erhoffte Eigenschaft abweichend vom parentalen Zustand ausfallen kann. Trotz der gleichen Erbfaktoren und des gleichen Genotypus kann daher die äußere Erscheinung, der Phänotypus, verschieden werden, weil die Summe der Erbfaktoren, d. h. die Erbmasse oder das Erbgut Umstimmungen erfahren hat.

Auch die menschliche Erblehre hat sich mit diesen Erfahrungen vertraut gemacht. Sie untersucht darum nicht nur die erblichen Eigenschaften des Menschen, sondern erforscht auch den Anteil der erblichen Anlagen und der unvererblichen Umwelteinflüsse auf die normalen und pathologischen Eigenschaften in physischer und psychischer Beziehung. Dabei bedient sie sich der biologischen Stammbaumforschung und der Zwillingsforschung.

VI. Kapitel

Erblichkeit beim Menschen

Aus Stammbaumforschungen und statistischen Vergleichen leitete FRANCIS GALTON (1822—1911) regelmäßige Wechselbeziehungen zwischen den Merkmalen von Eltern und Nachkommen ab, und zwar zunächst und im besonderen für die menschliche Körpergröße. Dabei ergab sich, daß die Nachkommen dem Grade nach weniger vom Typus abweichen als die Eltern, daß sie jedoch nach derselben Richtung abweichen. Diese statistischen Regelmäßigkeiten erhielten später durch das Experiment eine andere Deutung. Durch seine Forschungen über „Erblichkeit", „Entwicklung "und „natürliche Vererbung", die er in den Jahren 1869 bis 1889 veröffentlichte, wurde er der Begründer der Eugenik, der „Lehre von der guten Stammesherkunft".

Zum Studium der Erblichkeit beim Menschen lassen sich Experimente oder Züchtungsversuche nicht oder nur unzulänglich vornehmen. Es mußten daher die natürlichen Stammbäume erforscht und mit Beobachtungen bei Zwillingen verglichen werden. Bei einer Reihe individueller Einzelmerkmale und insbesondere krankhafter Anlagen ist die Erblichkeit erwiesen und konnte in vergleichenden Versuchen an Tieren und Pflanzen erprobt werden. In welcher Weise jedoch die zahlreichen Erbanlagen, aus denen sich die somatische und psychische Gesamtpersönlichkeit entwickelt, zusammenwirken, kombinieren und modifizieren, darüber sind wir noch vielfach im unklaren. Innerhalb des Gesamtbildes der Persönlichkeit kennen wir aber die *Erbregeln* vieler normaler und abnormer Merkmale.

Die erbliche Bindung einer Eigenschaft oder einer Krankheit erkennt man ausschließlich an ihrer statistischen Häufung innerhalb eines Verwandtschaftskreises oder einer Familie, vor allem aber bei Zwillingen. Die eineiigen Zwillinge (EZ) stimmen in allen Erbanlagen überein und haben daher auch stets gleiches Geschlecht. Sie sind meist einander so ähnlich, daß sie von Fremden nicht auseinandergehalten werden können. Die zweieiigen Zwillinge (ZZ) verhalten sich nach Ähnlichkeit und Erbanlagen wie gewöhnliche Geschwister und sind auch eben so oft verschieden im Geschlecht, also Pärchenzwillinge (PZ). Stimmen gewisse Zwillingsmerkmale überein, dann sind sie konkordant, sind sie verschieden, dann nennt man sie diskordant. Aus der häufigen Konkordanz bestimmter Merkmale bei eineiigen Zwillingen im Vergleich zu ihrem Auftreten bei zweieiigen Zwillingen kann auf eine erbliche Auslösung geschlossen werden.

Wenn sich Nachkommen und Eltern völlig gleichen, dann ist anzunehmen, daß die Kinder die gleichen Parental-Anlagen empfangen haben. Sie sind dann homozygot oder gleicherbig. Dagegen braucht eine Verschiedenheit nicht gegen eine homozygote Veranlagung zu sprechen, da äußere Einflüsse, Umwelt und Krankheit Veränderungen hervorgerufen haben können. Eine vollkommene Übereinstimmung der Erbanlagen, eine „Reinerbigkeit", kommt aber nur bei reingezüchteten Tierarten und selbstbestäubenden Pflanzen vor, niemals aber beim Menschen.

Diese unterscheiden sich stets in ihren väterlichen und mütterlichen Erbanlagen, sie sind also heterozygot oder mischerbig, so daß auch die Filialgeneration mischerbig wird.

Eine ganze Reihe von Merkmalen und Eigenschaften, insbesondere aber von krankhaften Anlagen, vererbt sich beim Menschen nach den sog. „MENDELschen *Regeln*". Solche Beobachtungen liegen vor für die Haarform, Haar- und Hautfarbe, Nasen- und Lippenform, Ohrbildung, Körpergröße und andere somatische Kennzeichen, aber auch für die Konstitution, insbesondere die Asthenie, für Mißbildungen, Hautleiden, Krankheiten der Sinnesorgane, innere und vor allem Stoffwechselkrankheiten sowie Nerven- und Geisteskrankheiten.

Die MENDELschen Erbregeln haben auf die Erbforschung keinen besonderen Einfluß ausgeübt. Sie wurden von dem Augustinerabt GREGOR MENDEL im stillen Klostergarten von Brünn an Pflanzenhybriden in umfassenden Kreuzungsversuchen entwickelt und in den Jahren 1865 und 1869 in einer lokalen Zeitschrift veröffentlicht. In diesem ländlichen Erbbegräbnis blieben sie unbekannt und unbeachtet. Auf anderem Wege und mit anderen Mitteln wurden sie im Jahre 1910 unabhängig voneinander durch CORRENS, DE VRIES und TSCHERMAK neu entdeckt.

Sie bestehen aus drei Thesen oder Formeln: der Gleichheitsregel, der Spaltungsregel und der Unabhängigkeitsregel. Die Gleichheitsregel faßt die Erfahrungen an homozygoten, reinerbigen Generationen in der Feststellung zusammen, daß die Nachkommen reinerbiger Eltern ebenfalls reinerbig sind. Bei heterozygoter Konjugation zeigen die Nachkommen entweder das dominante (überdeckende) Merkmal oder eine intermediäre Mischung der beiden verschiedenen Elterneigenschaften. In der Spaltungsregel wird gesagt, daß bei dominanter Vererbung die Filialgeneration zu 75% das dominante und zu 25% das rezessive (überdeckte) Merkmal zeigt. Das dominante und rezessive Merkmal treten also im Verhältnis von 3 : 1 auf. Bei einer Fortzüchtung spaltet sich das dominante Merkmal wieder in 75% dominante und 25% rezessive Merkmale. Jene sind wiederum nur zu 25% reinerbig und zu 75% mischerbig, so daß sie in der nächsten Generation eine weitere gleiche Aufspaltung zeigen. Deutlicher wird die Spaltungsformel sichtbar bei intermediären Bastarden. In der Filialgeneration erscheinen die beiden verschiedenen Merkmale zu je 25%, während bei 50% wieder intermediäre Formen auftreten. Die Spaltungsformel von 3 : 1 löst sich weiterhin in das Verhältnis von 1 : 2 : 1 auf.

Nach der Unabhängigkeitsregel vererben und kombinieren sich die Erbanlagen frei und unabhängig voneinander, wie dies nach der Anordnung der Gene in den Chromosomen zu erwarten ist.

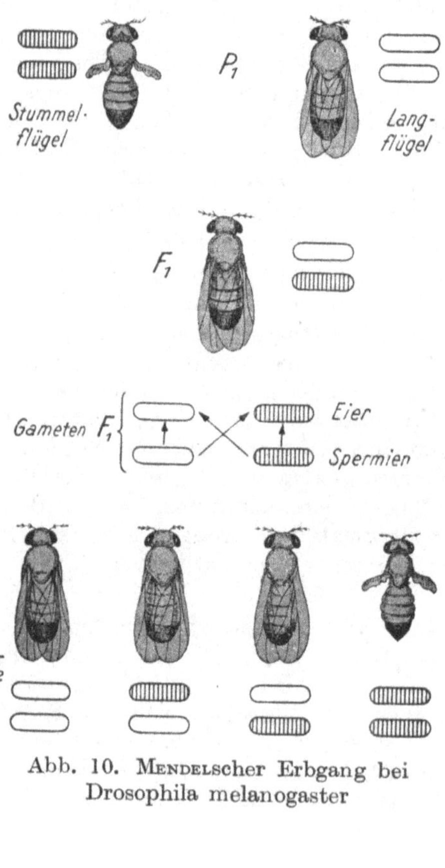

Abb. 10. MENDELscher Erbgang bei Drosophila melanogaster

Auf kurze Formeln gebracht sagen die drei MENDELschen Regeln:

1. Reinerbige Eltern haben eine völlig gleiche, mischerbige Nachkommenschaft mit den dominanten Merkmalen der Eltern (Gleichheitsregel);
2. bei Rückkreuzung der Filialgeneration spalten die Merkmale auf, und zwar
   a) bei dominant-rezessivem Verhalten im Verhältnis von 3 : 1,
   b) bei intermediärem Verhalten im Verhältnis von 1 : 2 : 1 (Spaltungsregel);
3. die Erbmerkmale kombinieren sich frei und unabhängig voneinander (Unabhängigkeitsregel).

Die MENDELschen Regeln haben keine allgemeine, uneingeschränkte Gültigkeit, sondern sind zahlreichen Ausnahmen unterworfen. Nur aus der Beobachtung vermag man zu ersehen, ob die Merkmale in dieser Weise alternierend aufspalten. Bei mehreren, der gleichen Spaltungsformel unterliegenden Merkmalen ergeben sich die mannigfaltigsten Kombinationsmöglichkeiten, wenn sie voneinander unabhängig sind. Haben sie aber eine korrelative Beziehung zueinander, dann treten sie verbunden auch bei den Nachkommen auf. Nur bei der Kreuzung von Zuchtrassen sind die MENDELschen Regeln zu beobachten. Dagegen zeigen Kreuzungen natürlicher Rassen und insbesondere natürlicher Arten zahlreiche Abweichungen.

Auch für den Menschen gelten sie nur mit Einschränkungen. Eine *dominante Erblichkeit* wird beobachtet bei der HUNTINGTONschen Chorea, der Myotonia congenita, der Nachtblindheit, der Zystinurie und in einzelnen Familien auch beim Diabetes. Als *rezessiv vererbliche Krankheiten* treten auf: gewisse Formen der Taubstummheit, die FRIEDREICHsche Ataxie, die genuine Epilepsie, die Alkaptonurie und die Schizophrenie.

Bei Dominanz in einer Familie ist festzustellen, daß stets ein Elternteil, die Hälfte der Geschwister und die Hälfte der Kinder krank sind. Die Rezessivität zeigt sich darin, daß die Eltern und Kinder des Probanden meist frei sind, aber durchschnittlich ein Viertel seiner Geschwister krank ist und eine Blutsverwandschaft der Eltern häufiger auftritt, als dem Durchschnitt entspricht.

Als besondere Form der rezessiven Erblichkeit tritt die *geschlechtsgebundene Heredität* auf. Dazu gehören vor allem der DALTONismus (die Rotgrünblindheit) und die Hämophilie (Bluterkrankheit). Die Krankheitsanlage wird von der phänotypisch gesunden Mutter auf die Söhne übertragen. Bei weiblichen Nachkommen tritt der DALTONismus nur in ½% der Bevölkerung auf. Der kranke Vater gibt seine Anlage über die gesunden Töchter auf die Hälfte von ihren Söhnen weiter. Die Hämophilie wird sogar ausschließlich bei Männern beobachtet. Die Anlage kann nie vom Vater auf den Sohn übertragen werden. Alle Söhne eines kranken Mannes und alle ihre weiteren Nachkommen sind gesund. Dagegen überträgt die gesunde, aber eine Krankheitsanlage führende Frau als Konduktorin die Anlage auf sämtliche Töchter.

Danach lassen sich die wichtigsten Vererbungsmöglichkeiten krankhafter Anlagen in einer Übersicht zusammenfassen. Es muß aber nachdrücklich hervorgehoben werden, daß die Erblichkeit beim Menschen nicht in allen Fällen klar nachzuweisen ist. Vor allem verändern die zahlreichen, mannigfaltigen Einflüsse der Umwelt den Gang der Vererbung. Aus der Tabelle ist das Erkrankungsrisiko im dominanten, rezessiven und geschlechtsgebunden-rezessiven Erbgang zu ersehen. Sie läßt sich aber auch auf andere, nicht krankhafte Erbmerkmale anwenden, wenn man die Bezeichnungen „krank“ und „gesund“ durch die Angaben „vorhandenes Merkmal“ und „fehlendes Merkmal“ ersetzt.

Die Hauptmöglichkeiten des Erbgangs krankhafter Erbanlagen.

Erbgang	Dominant		Rezessiv		Geschlechtsgebunden rezessiv	
Erbformeln	DR = krank RR = gesund		DD = gesund DR = gesund RR = krank		DD = gesunde Frau, RR = kranke Frau DR = ges. Frau (Überträg.) D— = gesunder Mann, R— = kranker Mann	
Ehegruppen	Erbformel der Eltern	Erscheinungsbild der Kinder	Erbformel der Eltern	Erscheinungsbild der Kinder	Erbformel der Eltern	Erscheinungsbild der Kinder
Gesund × gesund	RR × RR	Sämtlich gesund	DD × DD DD × DR DR × DR	Sämtl. gesd. Sämtl gesd. 75% ges. 25% kr	DD × D— DD × D—	Sämtlich gesund Söhne: 50% ges. 50% kr. Töchter: alle ges.
Krank × krank	DR × DR	75 % krank + 25 % gesund	RR × RR	Sämtlich krank	RR × R—	Sämtlich krank
Gesund × krank: Vater krank, Mutter ges.	RR × DR	50 % kr. + 50 % ges.	DD × RR DR × RR	Sämtl. ges. 50 % ges. + 50% kr.	DD × R— DR × R—	Sämtl. gesund 50% gesund + 50% krank
Gesund × krank: Vater ges., Mutter kr.					RR × D—	Alle Söhne kr. alle Töchter ges.

Abb. 11.

Es gibt nicht allzu viele Erbanlagen, die sich konstant oder unveränderlich offenbaren, unbeeinflußt von den Entwicklungsbedingungen und Lebensverhältnissen des betreffenden Menschen. Man kann sagen, daß die „umweltwandelbaren Gene" an Zahl die „umweltfesten" bei weitem übersteigen. Die exogenen Einflüsse können entweder während der Gestationsperiode auf den jungen Keim oder nach der Geburt auf das Kind oder schließlich noch im späteren Alter auf den Heranwachsenden einwirken. Die Gene legen also ein Merkmal nicht fest, sondern enthalten lediglich die Fähigkeit für eine Entwicklungsrichtung und bestimmen ihre Grenzen. Die gesamten Einflüsse der Umwelt entscheiden über die einzuschlagende Entwicklungsrichtung und das Ziel. Auf eine kurze Formel gebracht heißt dies: *die Gene bestimmen, was sich entwickeln kann, aber erst Gene und Umwelt zusammen, was sich tatsächlich entwickelt.*

Zu den dominant erblichen und umweltfesten Anlagen werden vielfach die Eigenschaften der Blutgruppen gerechnet. Auf ihrer Konstanz beruht ihr Beweiswert in Vaterschaftsprozessen, in denen nachgewiesen werden soll, ob ein Kind aus einer bestimmten Beiwohnung stammen kann oder ob der als Erzeuger in Anspruch genommene offenbar nicht der Vater ist. Für Erbgang und Kombinationsmöglichkeiten der Blutgruppen gilt folgende Tabelle:

Vererbung der Blutgruppen und Blutfaktoren.

Eltern	Mögliche Kinder	Mögliche Genotypen der Eltern durch Familienuntersuchung feststellbar
O + O	O	O + O
O + A	O A	OO + AA OO + AO
O + B	O B	OO + BB OO + BO
O + AB	A B	OO + AB
A + A	O A	AA + AA AO + AA AO + AO
A + B	O A B AB	AA + BB AO + BB AA + BO AO + BO
A + AB	A B AB	AA + AB AO + AB
B + B	O B	BB + BB BO + BB BO + BO
B + AB	A B AB	BB + AB BO + AB
AB + AB	A B AB	AB + AB
M + M	nur M	
N + N	nur N	
M + N	nur MN	
MN + M	M und MN	
MN + N	N und MN	
MN + MN	M und MN und N	
P + P	P und p	
P + p	P und p	
p + p	nur p	
Rh + Rh	Rh und rh	
Rh + rh	Rh und rh	
rh + rh	nur rh	

Die drei Blutgruppen ABO werden durch drei homologe oder allele Gene A, B und O vererbt. Die Gene A und B sind dominant über O, können sich aber miteinander kombinieren. Die Erbanlage O tritt nur dann auf, wenn im Erbbild noch eine zweite gleiche Erbanlage vorhanden ist, so daß die Gen-Formel OO lautet. Menschen mit den Anlagen AA oder AO gehören zur Blutgruppe A, solche mit den Anlagen BB oder BO zur Blutgruppe B und solche mit den Anlagen A und B zur Blutgruppe AB. Bei den Kindern können somit nur die Erbanlagen auftreten, die auch bei den Eltern vorkommen.

Auch die *Blutfaktoren* M, N und P, das Blutkörperchenmerkmal Rh und die Präzipitine des Blutserums sind erblich. Es wird angenommen, daß sie wohl auch umweltfest sind. Bei etwa 85% der in Amerika und Deutschland untersuchten Menschen wurde eine agglutinable Eigenschaft der Blutkörperchen festgestellt, die mit einem durch Einspritzung von Rhesusaffenblut bei Meerschweinchen (und anderen geeigneten Versuchstieren) gewonnenen Immunserum nachgewiesen wird. Kontrolluntersuchungen an EZ-Zwillingen und ZZ-Zwillingen sprechen für eine Vererbung des Rh-Merkmals durch zwei allele Gene mit Dominanz des vorhandenen Rh über die mit „rh“ bezeichnete fehlende Eigenschaft. Die Präzipitine, die sich im Blutserum gelöst finden, vermögen Stoffwechselprodukte von Bakterien und andere zur Immunisierung benutzte Eiweißarten körperfremder Herkunft, wie Tierblut sowie Organextrakte von Gehirn, Linse, Glaskörper, Milz, Lungen, Herz usw., niederzuschlagen. Es gelingt, mit ihnen selbst geringfügige Spuren von artfremdem Eiweiß nachzuweisen.

Bei allen serologischen Eigenschaften des Blutes, den Antitoxinen, Bakteriolysinen, Opsoninen, Bakteriotropinen, Agglutininen und Zytolysinen ist aber im Verhältnis zur Erblichkeit eine „*Parallel-Induktion*" zu berücksichtigen und nach biochemischen Grundsätzen zu prüfen. Gleiche Merkmale bei Kindern und Eltern können ebenso wie gleiche Krankheiten infolge gleichartiger äußerer Bedingungen auftreten, wie Klima, Wohnung, Ernährung und gleicher Lebensbedingungen. Auf diese Weise ist z. B. der Kropf in den Alpenländern zu erklären. Es liegt dann eine nur scheinbare Vererbung oder Pseudo-Heredität vor.

Auch kongenitale Einflüsse müssen zuvor ausgeschlossen werden. Einwirkungen auf die schwangere Mutter alterieren auch das Kind. Röntgenbestrahlungen, Gifte, Nierenerkrankungen und Infektionen wie Typhus, Grippe und Syphilis gefährden auch die Frucht und rufen bei ihr Krankheit oder Degeneration hervor. Es liegt dann aber keine Erblichkeit, sondern eine „*Fruchtschädigung*" vor. Eine Unterscheidung solcher exogener Momente von erblich bedingten Faktoren ist aber nicht immer leicht, vielfach sogar unmöglich. Dies gilt besonders dann, wenn vorher gesunde Generationsorgane und insbesondere die Keimdrüsen betroffen werden, so daß eine sog. „*Keimschädigung*" eintritt. Es bleibt dann zwar die Befruchtungsmöglichkeit erhalten, aber es werden schwächliche oder minderwertige Kinder geboren.

Auch die *sexuelle Determinierung* scheint erblich bedingt zu sein. Es gibt Familien, in denen vorwiegend Mädchen, und andere, in denen mehr Knaben geboren werden. Doch muß man sich hier noch mehr davor hüten, eine Parallel-Induktion und den individuellen Zustand der Eltern zu übersehen. Die Kontinuität des Keimplasmas, das in gleicher Weise den Kern wie das Protoplasma betrifft, wurde bei der Geschlechtsbestimmung von führenden Forschern mit einem maßgeblichen Einfluß bewertet. Nach der Scheidung in zwei Teile, nämlich einen ontogenetischen oder Personalteil des Keimplasmas, der zum Aufbau des neuen Individuums dient, und einen phylogenetischen oder Germinalteil, werden die neuen Keimzellen mit Kern und Protoplasma ausgestattet und im Körper der Eltern gespeichert.

Die sexuelle Determinierung, d. i. die Entscheidung über die Entwicklung des Keimes zu einem männlichen oder weiblichen Wesen, kann in allen Phasen des Germinalzustandes erfolgen. Bei der progamen Geschlechtsbestimmung sind schon die unbefruchteten Eizellen eindeutig unterschieden. Aus den großen Eiern entstehen Weibchen, aus den kleinen dagegen Männchen, z. B. bei den Blattläusen und dem Meereswurm Dinophilus apatris. Die syngame Differenzierung wird durch das Fehlen oder den Eintritt einer Befruchtung entschieden. Bei der Biene entstehen aus den befruchteten Eiern weibliche Tiere, die sich je nach der Ernährungsweise in Königinnen oder in verkümmerte Arbeiterinnen entwickeln, aus den unbefruchteten Eiern aber männliche Tiere. Bei metagamer (oder epigamer) Geschlechtsbestimmung wird das Geschlecht erst nachträglich durch äußere Faktoren bestimmt. Durch experimentelle Änderung der exogenen Einflüsse gelang es auch, die geschlechtliche Differenzierung willkürlich zu beeinflussen. Niedere Tiere entwickelten sich unter dem Einfluß von Wärme, Licht und Mästung zu Weibchen, bei Kälte, Dunkelheit und Hunger aber zu Männchen.

Es kann nicht bestritten werden, daß dem Protoplasma ein wesentlicher Anteil an der sexuellen Differenzierung zukommt, und sie nicht allein durch den Kern determiniert wird. Meist ist die Geschlechtsbestimmung ein Vererbungsvorgang, bei dem Beschaffenheit und Vereinigung beider Geschlechtszellen entscheiden. Bei vielen Tieren, besonders bei Würmern und Insekten, fand man, daß sich Männchen und Weibchen durch den Chromosomenbestand ihrer Zellkerne unterscheiden. Er ist bei beiden Geschlechtern entweder an Zahl oder an Form verschieden. Besonderen Heterochromosomen als den Geschlechtschromosomen stehen die anderen Autochromosomen gegenüber.

Bei der Bildung der Geschlechtszellen wird durch die Reduktionsteilung eine ungleiche Zahl von Chromosomen auf die Eier und Spermatozoen verteilt. So haben bei der Heuschrecke Anasa tristis die weiblichen Keimzellen 22 Chromosomen, die männlichen aber nur 21; nach der Reduktionsteilung sind in den Eiern 11, in den Samenzellen dagegen teils 10, teils 11 Chromosomen vorhanden, nämlich 10 Autochromosomen und 1 Heterochromosom. Je nach der Vereinigung nach der Befruchtung zu einem diploiden Satz von 21 oder 22 Chromosomen entsteht ein Männchen oder ein Weibchen.

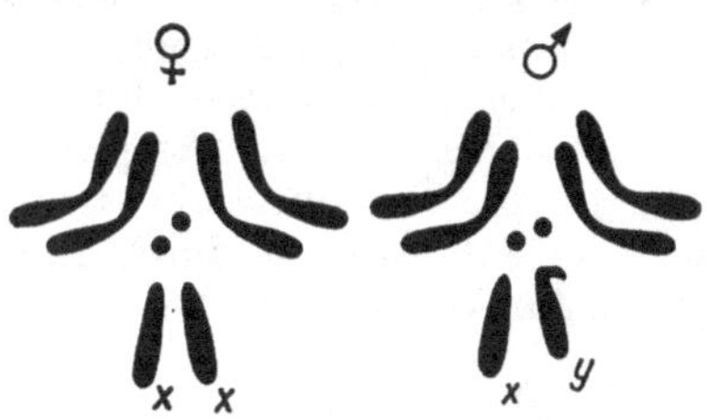

Abb. 12. Geschlechts-Chromosomen X u. Y bei Drosophila ampelophila.

Unterscheiden sich die Geschlechtschromosomen in ihrer Form voneinander, dann werden sie als X- und Y-Chromosom bezeichnet. Die Verschmelzung von zwei X zu XX ergibt ein weibliches Individuum, die Vereinigung von X und Y zu XY aber ein männliches Wesen. Die Geschlechtsbestimmung durch besondere Erbfaktoren, die sich in den Chromosomen wie auch im Protoplasma befinden können, gilt für Pilze, Moose, höhere Pflanzen, viele Tiere und wahrscheinlich für alle getrenntgeschlechtlichen Organismen.

Noch schwerer zu beurteilen ist die *Vererbung geistiger Eigenschaften*, obwohl sie wie die körperlichen übertragen werden. Dies liegt daran, daß die Übergänge und Kombinationsmöglichkeiten geistiger und seelischer Anlagen sehr zahlreich sind und daß die Grenze zwischen Erbanlagen und Umwelteinflüssen durch Milieu und Erziehung schwerer zu ziehen ist, als bei den somatischen Merkmalen. Hier entscheidet die Ansprechbarkeit des Einzelnen, seine „Empfänglichkeit" für äußere Einflüsse, dargebotene Erziehung und den Erwerb von Kenntnissen.

Viele Einzelbeobachtungen und Untersuchungsreihen haben die Erblichkeit bestimmter Begabungen erwiesen. Es ist unter Berücksichtigung gleicher Bedingungen festzustellen, daß die durchschnittlichen Schulzeugnisse von Großeltern, Eltern und Kindern übereinstimmen. Zu gleichen Ergebnissen kommt auch die Berufsberatung bei der Feststellung der Familientradition und der Eignung für einzelne Berufsarten. In Amerika konnte Woods zeigen, daß die Wahrscheinlichkeit, mit einem berühmten Manne verwandt zu sein, für einen gleichfalls bekannten Mann hundertmal größer ist, als für einen Durchschnittsamerikaner. In Deutschland ist das prägnante Beispiel der schwäbische Dichterkreis, dessen einzelne Mitglieder fast sämtlich miteinander verwandt waren.

Das Wechselspiel zwischen Veranlagung und Umwelt läßt sich in seinen verwickelten Beziehungen auf die kurze Formel bringen: *die Veranlagung vermag sich nur soweit auszuwirken, als es die Umwelt zuläßt, die Umwelt hingegen kann nur soweit einwirken, als die Veranlagung ihr entgegenkommt.*

In gleicher Weise ist die *Entstehung der Konstitution* eines Menschen zu verstehen. Die Anlagen, die das Individuum von seinen Vorfahren übernommen hat, werden durch die Milieu-Einflüsse von Erziehung, Ernährung, Krankheit, Immunität, Allergie, Arbeitsschäden und Lebensweise geformt. So entstehen die verschiedenen Körper- und Leistungstypen, aber auch die unterschiedlichen Anfälligkeiten gegen Infektionskrankheiten. Wer eine solche „erbliche Belastung" im Sinne der Anfälligkeit erhält, empfängt auch ein größeres Risiko, der für ihn gefährlichen Infektion zum Opfer zu fallen. Er erkrankt also leichter, als ein nicht ausgesprochen Anfälliger, der erst bei einer massiveren Ansteckung erkranken würde. aber er erkrankt auch nur dann, wenn er der Ansteckungsgefahr ausgesetzt ist,

Die Vererbung von körperlichen und geistigen Eigenschaften und Merkmalen der Vorfahren auf die Nachkommen beruht auf der Kontinuität des Keimplasmas, da die Keimzellen die unmittelbare Fortsetzung der Parental-Generation, also der Eltern und Voreltern ist. Die individuellen Eigenschaften kehren unverschmolzen bei der Filialgeneration wieder, und selbst unbedeutende Eigentümlichkeiten treten bis in kleinen Einzelzügen bei ihr wieder auf, wie Warzen und Muttermäler, Mienenspiel und Gesten, Sprechweise und Gangart, Gewohnheiten und Neigungen.

Diese Wiederholung der Eigenarten nennt man die „konservative Erblichkeit". Sie sichert in der Erbfestigkeit die Erhaltung der Arten und Rassen. Die phylogenetische Entwicklungsgeschichte von Pflanzen, Tieren und Menschen lehrt aber, daß es nur eine relative Konstanz ist, die im Laufe der Jahrtausende durch Einwirkung auf die Keimzellen und die dadurch bedingte Idiokinese vielfache Veränderungen erfährt.

Die Häufung von *Erbanlagen für bestimmte Begabungen* in manchen Erbstämmen oder sozialen Kreisen vermehrt die Möglichkeiten für günstige Kombinationen, so daß die Berufs- und Leistungsauslese unaufhaltsam Art, Anzahl und Verteilung der Erbkombinationen innerhalb einer Bevölkerung verändert. Diese Erkenntnis ist für die Entwicklung der Kultur von ungeheurer Bedeutung. Die Schaffung angemessener sozialer und soziologischer Umweltbedingungen ist geradezu eine systematische Erziehung zur Entfaltung erwünschter und zur Einschränkung unerwünschter Anlagen. Dann ist die Erblichkeit nur zum Teil Schicksal, zum größeren aber Aufgabe.

VII. Kapitel

Mutation und Fortschritt

Die „konservative Erblichkeit" als Ursache einer Konstanz von Arten und Rassen stützt sich auf zwei inhaltlich und folgerichtig zusammenhängende Annahmen: Das Gesetz von der Kontinuität des Keimplasmas und das Gesetz von der Reinheit der Gameten. Beide unterstellen eine Unveränderlichkeit des Erbgutes, da ja die Keimzellen die direkten Abkömmlinge des elterlichen Keimstoffes sind, der sich in den ontogenetischen Personalteil und den phylogenetischen Germinalteil scheidet.

Schon bei der Prüfung des Gesetzes von der Reinheit der Gameten mußte die Einschränkung gemacht werden, daß sich beim Faktorenaustausch Faktorenketten lösen und in den parentalen Chromosomen umsetzen, so daß die geforderte Reinheit der Gameten teilweise verloren geht. Die tägliche Beobachtung zeigt, daß die Kinder ihren Eltern und Großeltern fast ebenso oft gleichen wie unähnlich sind. Jede Auszählung eines nach Häufigkeit oder Maß bestimmbaren Merkmals bei einer größeren Zahl von Personen läßt erkennen, wie veränderlich es ist, und daß die postulierte Konstanz nur relativ ist, wie alle biologischen Vorgänge. Stellt man in Beobachtungsreihen z. B. die Größe, das Gewicht, die Haarform, die Haar- und Augenfarbe, die Erkrankungsformen und andere individuelle Merkmals fest, dann findet man, daß die gewonnenen Zahlen innerhalb fester Grenzen um einen bestimmten Mittelwert schwanken. Unterhalb oder oberhalb davon nimmt die Zahl der Beobachtungen oder Repräsentanten gesetzmäßig ab.

Zur graphischen Darstellung benutzt man ein Koordinatensystem, in dem die Ordinate die Zahl der geprüften Individuen, die Abszisse aber die festgestellte Merkmalshäufigkeit darstellt. Man gewinnt dann eine charakteristische, symmetrische Kurve in der Form einer Parabel. Die größte Häufigkeit stellt den Scheitelpunkt dar, von dem die Frequenz nach rechts und links gleichmäßig absinkt. Diese Varia-

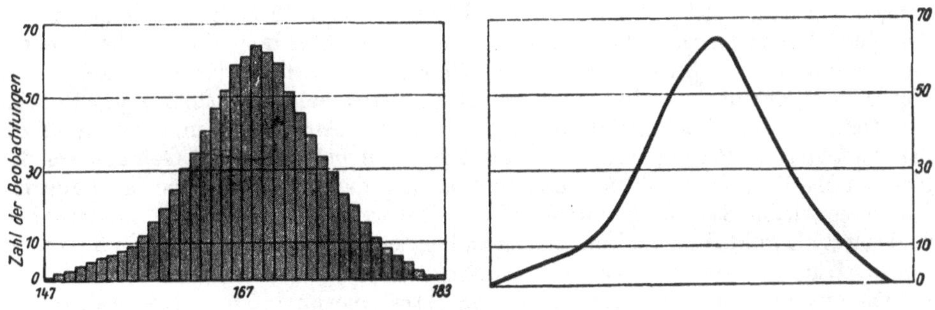

Abb. 13. Körpergrößenverteilung in der Bevölkerung.

tionskurve gleicht aber nur bei einfacher Variation eines Merkmals der GAUSSschen symmetrischen Wahrscheinlichkeits- oder Binomialkurve. Nach ihrer Verwendung in der Biologie wird sie auch als GALTONsche oder QUETELETsche Kurve oder Ogive genannt. Mehrgipflige oder flachgipflige Kurven, sog. Livi-Kurven, deuten jedoch darauf hin, daß ein ungleichartiges Material vorliegt oder die in die Beobachtung einbezogenen Individuen verschiedenen Arten oder Rassen angehören.

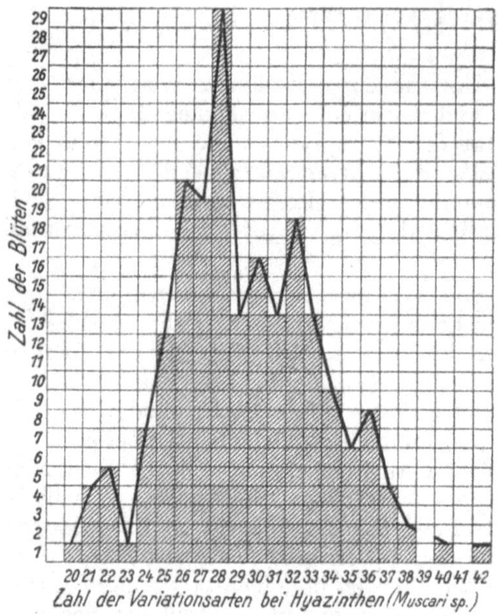

Abb. 14. Unregelmäßige Variationskurve.

Die Abänderungen und Abweichungen vom Typus der Eltern oder der Art werden als Variationen bezeichnet und durch Änderungen der Entwicklungsfaktoren hervorgerufen. Das Erscheinungsbild, der Phänotypus eines Individuums ist die Resultante aus den beiden Faktorengruppen von Konstitution und Lebenslage. In der Konstitution offenbart sich der Genotypus, soweit er nicht durch das äußere und innere Milieu modifiziert wird. Ob eine Variation erblich wird oder nicht, wird dadurch bestimmt, ob das Keimplasma sich ändert oder nur das Soma beeinflußt wird. Eine Veränderung ist also erblich, wenn die Konstitution und damit der Genotypus sich ändert, sie bleibt aber Individual-Merkmal und ist nicht erblich, wenn die Lebensfaktoren allein die Körperzellen verändern.

Als solche Lebensfaktoren, die Variationen hervorzurufen vermögen, wurden erkannt: Mangel an Nahrung, Veränderung ihrer Zusammensetzung, Licht, Feuchtigkeit, Temperatur, Wirkungen von Strahlen, chemische, Stoffe, insbesondere Gifte sowie Infekte durch Bakterien und Virusarten.

Die auftretenden Variationen können in drei Formen auftreten: als *Kombinationen*, *Modifikationen* und *Mutationen*. Die Kombinationen entstehen nach Kreuzungen ungleicher, heterozygoter Eltern. Die Erblichkeit ihrer Merkmale entspricht den Mendelschen Regeln. Die Modifikation entsteht unter dem Einfluß der Lebenslage und des Milieus. Sie ist also exogen bedingt, verändert nur das Soma, aber nicht die Keimträger und ist daher nicht erblich. Sie tritt bei weitverbreiteten Pflanzen des Tieflandes als Lokalvariation im Gebirge auf. Alpenpflanzen erhalten unten den veränderten Bedingungen des Standortes ein ganz anderes Gepräge als die gleichen Tieflandsarten. Bringt man sie aber aus der Höhenlage ins Tal, dann erhalten sie wieder das Erscheinungsbild der Tieflandspflanze. Solche Abänderungen sind somit als fluktuierende Variationen zu bezeichnen und gehören zu den Modifikationen. Unter Mutationen versteht man plötzlich einsetzende spontane Abänderungen aus unbekannter Ursache. Wegen ihres unerwarteten Auftretens werden sie auch als Sprungvariationen bezeichnet. Die neu aufgetretene Eigenschaft ist vererbbar. Mit Sicherheit läßt sich dies aber nur in reinen homozygoten Linien nachweisen.

Die im allgemeinen häufiger als bisher angenommenen Mutationen legen die Annahme nahe, daß innerhalb der Kontinuität des Keimplasmas *durch Umlagerungen neue Erbmerkmale* entstehen können. Diese Konversionstheorie läßt es noch dahingestellt sein, ob die Veränderungen im Kern, im Zellplasma oder in beiden eintreten. Es ist sehr wohl möglich, daß dabei Additionen und Subtraktionen von Genen vorkommen, daß einzelne besondere vorhanden sind oder andere fehlen und daß Verschiedenheiten der Kombinationen vorliegen. Diese Varianten bestimmen aber die Art der Entwicklung. Im Gegensatz zur konstanten Erblichkeit und ihrem Verlauf bezeichnet man die Abwandlung als progressive Vererbung, wobei aber unentschieden bleiben muß, ob tatsächlich eine Progression oder bloß eine Alteration vorliegt. Sie wird gern zur Züchtung erwünschter Rassen von Haustieren und Kulturpflanzen benutzt. Dabei zeigte sich, daß die Erblichkeit oft mit einer Neigung zu weiterer Abänderung in gleicher Richtung verbunden war, namentlich wenn eine Inzucht mit sorgfältiger Auswahl der Varietäten angewandt wurde. Man hat daher mit größerer Berechtigung die progressive Erblichkeit als akkumulative Erblichkeit bezeichnet.

Zu dieser Auffassung berechtigt auch die Beobachtung von Veranlagungen, die bei den Kindern ausgeprägter auftreten als bei den Eltern und Großeltern, so daß die Kinder bessere Leistungen erreichen als ihre Vorfahren. Diese Erscheinung läßt zwei Möglichkeiten der Deutung zu: entweder eine Steigerung der Erbeigenschaften oder eine bessere Förderung durch die Umwelt; beide Faktoren können auch gemeinsam wirken. Es stehen sich somit zwei Ansichten gegensätzlich, aber doch nicht unversöhnlich gegenüber.

Nach der Keimplasmatheorie, die in den Keimzellen die direkten und reinen Abkömmlinge des elterlichen Keimstoffes sieht, können nur germinale, nicht aber somatogene oder erworbene Eigenschaften vererbt werden. Dagegen vertritt die plasmatische Theorie die Überzeugung, daß dem Zellplasma mindestens eine Mitwirkung bei der Erblichkeit zugesprochen werden muß. Sie stützt sich dabei auf neuere Versuche an Pflanzen und Tieren, besonders an Schmetterlingen und Amphibien, aber auch auf Beobachtungen am Menschen, vor allem bei der sog. „erblichen Belastung" und der Erblichkeit der Lebensdauer.

In dem Begriff der *erblichen Belastung* sind zwei akkumulative Erscheinungsformen für ein neues Auftreten von körperlichen und geistigen Eigenschaften enthalten. Man versteht darunter zunächst einmal die Vererbung einer konstitutionellen Empfänglichkeit, z. B. für Tuberkulose, Geisteskrankheiten und Stoffwechselstörungen, wie Gicht, Zuckerkrankheit und Fettsucht. Die erbliche, genotypische Anlage wird dabei durch Umwelteinflüsse ausgelöst, verstärkt oder auch behindert. Sodann ist noch die Vererbung kranker Keimzellen gemeint, also die Entstehung von Krankheiten, die auf einer durch exogene Keimschädigung im Leben der Eltern hervorgerufenen Anlage beruht, wie bei Alkoholismus, Syphilis, Giftsuchten und Strahlenschädigungen.

Bei neu auftretenden Erbeigenschaften sind nun zwei Erscheinungen zu beobachten, die im Sinne der Konversion und Akkumulation zu deuten sind. Einzelne Merkmale der Vorfahren treten bei späteren Generationen an gleicher Stelle und erst im gleichen Alter auf. Diese *homotope und homochrone Erblichkeit* sieht man beim frühzeitigen Ergrauen der Haare und vielen kleinen Einzelmerkmalen, aber auch bei Körper- und Geisteskrankheiten. Sehr oft treten diese Erscheinungen jedoch bei jeder späteren Generation immer früher auf, so daß eine „beschleunigte Erblichkeit" vorliegt, die mit exogenen Einflüssen allein nicht erklärt werden kann.

Auch die *Lang- und Kurzlebigkeit* beruht auf Erbfaktoren. In manchen Familien wird eine von Generation zu Generation zunehmende Lebensdauer beobachtet, in anderen dagegen sterben die Mitglieder immer früher. Es ist anzunehmen, daß sich besondere lebensfeindliche Anlagen, die Todesfaktoren, entwickeln, die eine Tendenz zur Steigerung zeigen. Beim Vorliegen von Letalfaktoren erfolgt der Tod schon im Embryonalstadium, bei Subletalfaktoren erst in späteren Jahren. Aber auch dabei kann festgestellt werden, daß die böse Erbschaft von jeder folgenden Generation immer früher angetreten wird.

Die Erblichkeit erworbener Eigenschaften oder somatogener Erscheinungen kann nicht aus einer grundsätzlichen Einstellung geleugnet oder behauptet werden. Es gehören zur Klärung des Problems nüchterne, unvoreingenommene Beobachtungen. Am häufigsten wird gegen die Vererbung erworbener Eigenschaften eingewandt, daß sich Verstümmelungen durch Traumen, Narben nach Verletzungen oder funktionelle Schwächen infolge mangelnder Übung nicht auf die Nachkommen vererben. Die Amputation eines Beines, der Schmiß im Gesicht und die Muskelschwäche eines Bürobeamten tritt bei seinen Kindern nicht auf. Aber bei der „Verhornung der Hand- und Fußflächen" sind die Auffassungen bereits geteilt. Die einen nehmen eine Pseudo-Heredität bei einem Fortwirken gleichartiger Umwelteinflüsse an, die anderen haben in Beobachtungen von Generationen die gleiche Dominanz der Erblichkeit beobachtet wie bei der Habsburger Lippe und dem hämolytischen Ikterus.

Für eine Erblichkeit erworbener Eigenschaften sprechen eine Reihe von Beobachtungen und Züchtungsergebnissen aus der Pflanzen- und Tierwelt. Der gewöhnliche Pfirsich, der im Herbst seine Blätter abwirft, entwickelte sich in einigen Trockengebieten zu einem immergrünen Baum, behielt aber sonst die Eigenschaften des Pfirsichs bei. Bei Mäusen und Ratten gelang es, durch Einwirkung von Wärme eine vererbbare Änderung ihrer Struktur zu erzielen. Die Blindheit und der Pigmentmangel von Tiefsee- und Höhlentieren muß sich im Laufe von Generationen aus sehenden und pigmentierten Vorfahren entwickelt haben, da es auch jetzt noch derartige Exemplare jüngerer Zeit gibt.

Auch die *Sprache des Menschen* bietet einen Hinweis auf die Erblichkeit neu erworbener Eigenschaften. Das Kind bringt sein Sprachvermögen nicht mit auf die Welt, es muß vielmehr seine Muttersprache genau so erlernen, wie eine fremde Sprache. Daher kommt es auch, daß Kinder, die in frühester Jugend und vor dem Erlernen des Sprechens ins Ausland kommen, die Sprache des Gastlandes leichter erlernen als ihre weniger geübte Muttersprache. Die Tiere dagegen bringen ihre Sprache bei der Geburt schon mit, sie verständigen sich genau so ungezwungen miteinander auch wenn sie vorzeitig von ihrer Mutter getrennt und unter Menschen aufgezogen werden. Sie bringen ihre Sprache genau so mit, wie ihre Lebensgewohnheiten, Instinkte und Antriebe. Sie brauchen nicht erst zu lernen, wie man auf den Beinen steht und läuft, wie das Nest oder die Höhle gebaut wird, wie man sich verbirgt und welche Nahrung zuträglich ist. Auch der Mensch bringt bei der Geburt eine stattliche Erbschaft von atavistischen, eingeschliffenen, zuverlässig wirkenden Antrieben und Psychoreflexen mit, die ihm das Leben erst möglich machen. Aber die Sprache erhält er aus der Evolutionszeit nicht mit, sie gehört zu den jungen Errungenschaften genau so wie das kritische Denken und das bewußte Wollen.

Wenn auch Transplantationsversuche, insbesondere von endokrinen Drüsen, keine eindeutigen Ergebnisse brachten, so wiesen sie doch auf die besondere *Bedeutung der Hormone für die Vererbung* hin. Die Versuche stehen noch in den ersten Anfängen. Es geht aber schon jetzt aus ihnen hervor, daß die in winzigsten Dosen wirkenden Inkrete auf die Keimzellen einen großen Einfluß ausüben und sowohl das Verhalten des Zellplasmas als auch die Kernteilung zu verändern vermögen. In der Pflanzenzucht sind auf diese Weise schon beachtenswerte Erfolge erzielt worden.

Im Zusammenhang mit diesen physiologischen Erfahrungen gewinnt die bisher nur noch historisch gewertete Theorie des Mnemismus oder Mnemonismus, die von BLEULER und SEMON vertreten wurde, eine besondere Bedeutung. Sie sieht in der Mneme, dem Körpergedächtnis, eine Grundfunktion aller lebenden Substanz. Jede somatische und psychische Tätigkeit wird, unmittelbar oder mittelbar durch die Mneme bewirkt. Daher sind vitale und psychische Funktionen wesensgleich. Auch die Vererbung beruht auf einer Mneme-Wirkung. Alle Reize hinterlassen im Protoplasma einen dauernden Eindruck, ein Engramm. Dieses wird bei einer Wiederholung des Vorganges leichter reproduziert, so daß mit der Zeit schwache oder andersartige Reize ausreichen, um die vom Originalreiz ausgelöste Wirkung zu erneuern. Die Summe aller Engramme ist der Engrammschatz oder die Mneme des Organismus. Da sie auch auf die Keimzellen übergeht, erhalten diese die Fähigkeit, erworbene Eigenschaften zu vererben. Diese Lehre wird verständlich, wenn als physiologisches Substrat die Hormone eingefügt werden, die ja nicht nur auf die körperlichen, sondern auch auf die seelischen Vorgänge einwirken.

Im allgemeinen dürften massive Sprungvariationen bei der Entstehung neuer Arten nicht allzu häufig vorkommen. Die experimentellen Mutationen sind bei der Beweisführung nur mit großer Kritik zu verwenden, weil starke und obendrein rasche Veränderungen meist eine Störung der Organisation hervorrufen, so daß die Individuen eher geschädigt als angeregt werden. Zugleich gehen dabei manche Merkmale, Anlagen und Fähigkeiten verloren, so daß man mit mehr Recht von „Verlust-Mutationen" als von „progressiver Erblichkeit" sprechen kann.

Dagegen führen kleine Mutationen, die solche Störungen vermeiden, sog. „Schritt-Mutationen" zur Entstehung neuer Formen und Arten, aber nur dann, wenn sie sich in gleicher Richtung so oft wiederholen, bis eine größere Variation entstanden ist. Mehrfache Mutationen müssen jedoch in gleicher Richtung als sog. „gerichtete Mutationen" erfolgt sein, bis sie Selektionswert haben. Sie können recht wohl auftreten, wenn ein Umweltfaktor gleichmäßig, langsam und milde über viele Generationen in konstanter Weise einwirkt, wie dies im Laufe der Jahrhunderte und Jahrtausende der Erd- und Entwicklungsgeschichte möglich ist. Über die Hormone wirken Klima, Kälte, ultraviolette Strahlung und Nahrung in feinster Abstimmung auf alle Lebewesen mit Einschluß der Menschen ein und bestimmen ihre Entwicklungsgeschichte. Die Paläontologie zeigt, daß für viele Tierreihen eine gradlinige Entwicklung anzunehmen ist. Bei dieser „orthogenetischen Evolution" erhalten einzelne Merkmale im Laufe der Generationen aus äußerer und innerer Ursache, durch Ektogenesis und Autogenesis, infolge einer Addition der Varianten eine bestimmte Ausprägung, wie sie bei den Einhufern und den Dekapoden nachgewiesen wurde. In Zukunft ist eine stärkere Beachtung der orthogenetischen Entwicklung, auf die bereits der Mnemismus hinwies, nötig, da die Erblehre bisher die Regellosigkeit der Mutationen allzu stark betonte.

In Verfolg des Gedankens einer gradlinigen Entwicklung ging FRANCIS GALTON mit seinen Anhängern den umgekehrten Weg wie GREGOR MENDEL. Dieser beobachtete die Aufspaltung der parentalen Merkmale in den Filialgenerationen, GALTON dagegen löste die gesamte Erbschaft einer Filialgeneration in die Beiträge der Eltern auf. Er kommt daher zu einem anderen Ergebnis als MENDEL. Die beiden Resultate widersprechen sich jedoch nicht, sondern ergänzen sich. Seine Feststellungen faßte GALTON in die Erbregel zusammen: „Die beiden Eltern tragen zu der gesamten Erbmasse der Nachkommen im Durchschnitt die Hälfte oder (0,5) bei, die vier Großeltern ein Viertel oder $(0,5)^2$, die acht Urgroßeltern ein Achtel oder $(0,5)^3$ usw. Infolgedessen läßt sich die Summe der parentalen Beiträge ausdrücken durch die

Reihe: $(0,5) + (0,5)^2 + (0,5)^3 +$ usw., die gleich 1 ist und den Betrag der ganzen Erbschaft ausmacht".

Sinngemäß ergibt sich aus dieser GALTONschen Erbregel eine ähnliche Schlußfolgerung wie die MENDELsche Spaltungsregel, aber sie betont weit stärker die ungünstigen Momente. PEARSON leitete aus GALTONS Erbregel sein „Gesetz der Filial-Regression" ab. Er folgerte, daß die Hälfte der Eigenschaften von den unmittelbaren Eltern stamme, die andere aber von den weiteren Vorfahren. Wenn die Eltern oder ein Elternteil dem Bevölkerungsdurchschnitt entsprechen, strebt ein Teil der Nachkommen der vererbbaren neuen Abweichung zu, aber der Einfluß der Vorfahren drängt zur Mittelmäßigkeit oder zum Rückschritt zurück. Dies besagt: der Sohn eines außergewöhnlichen Vaters wird wieder mittelmäßig, während der Sohn eines degenerierten Vaters der Last einer elterlichen Krankheit entgeht.

Prognostische Schlüsse sind also nur mit der nötigen Reserve und Kritik möglich. Von einer zwangsmäßigen Durchführung der Erbregeln sind wir noch recht weit entfernt. Wir können wohl beraten, aber nicht zwingen. Aber wir dürfen in der Genetik nicht zurückbleiben. Die neuen Forschungsformen der Strahlengenetik und der Chemogenetik sind berufen, weiteres Licht in noch unerforschte Tiefen zu bringen. Jene untersucht den Einfluß von Strahlen aller Art, von Licht und Schall auf die Erbanlagen, diese die Wirkung von chemischen Agentien und Keimgiften, von Spaltpilzen und ihren Stoffwechselprodukten. Die Eugenik soll die Völker nicht trennen, sondern versöhnen und ihnen helfen; sie soll beitragen zum Fortschritt der Menschheit und zur Förderung des ethischen Bewußtseins.

VIII. Kapitel

Soziale Pathologie der Infektionskrankheiten

Seit den gewaltigen Erfolgen der bakteriologischen Ära, die im Jahre 1876 mit den Forschungen von LOUIS PASTEUR und ROBERT KOCH einsetzte, haben sich große Teile der Ärzteschaft und der Bevölkerung an die Auffassung gewöhnt, in den Krankheitserregern die einzige Ursache für die Entstehung der Krankheiten und Seuchen zu sehen. Die alte Kontagiumlehre wurde zur Lehre von den belebten spezifischen Krankheitserregern umgestaltet. Nach den klassisch gewordenen Forderungen von ROBERT KOCH mußte ein Parasit drei Bedingungen erfüllen, wenn er als spezifische Ursache einer Krankheit anerkannt werden sollte: 1) er mußte in jedem einzelnen Falle der gleichen Erkrankung anzutreffen sein, 2) er durfte bei keiner anderen Krankheit als zufälliger und nichtpathogener Schmarotzer vorkommen und 3) er mußte nach Züchtung in Reinkultur imstande sein, das gleiche, typische Krankheitsbild hervorzurufen.

Der mächtige Fortschritt dieser Lehre von den spezifischen Erregern bestand darin, daß nicht mehr die klinische Beobachtung, sondern der sicht- und züchtbare oder sonstwie aufspürbare Parasit die Diagnose entschied. Erkennung und Bekämpfung der Infektionskrankheiten wurden jetzt durch die Ätiologie bestimmt. Darin lag jedoch auch eine versteckte Gefahr. Aber es dauerte geraume Zeit, bis man sie entdeckte.

Man darf nicht etwa glauben, daß die vorbakteriologische Zeit die Ursache der übertragbaren Krankheiten nur in miasmatischen Dünsten des Erdbodens oder chemisch differenten und isolierbaren Bestandteilen der Atmosphäre sah, wozu die noch heute übliche Bezeichnung der Malaria, der „mala aria" oder „schlechten Luft", für das Wechselfieber verleiten könnte. Man sah in Epidemien auch nicht ausschließlich eine Gottesgeißel, eine Strafe böser Geister oder die Rache von Dämonen für die Untaten der Menschen, sondern faßte unter diesen weiten Begriffen eine ganze Reihe von komplexen Ursachen wirtschaftlicher, sozialer und politischer Natur zusammen, die man in ihre einzelnen Bestandteile noch nicht zerlegen konnte.

Die *Übertragung* von Mensch zu Mensch und die *Ausbreitung* zu Endemien und Epidemien war von altersher durch sorgfältige Beobachtungen bekannt, namentlich bei den verbreitetesten und gefürchtetesten Seuchen von Aussatz, Pest und Syphilis. Eine sorgfältige Anleitung zur Differentialdiagnose des Aussatzes gibt MOSES bereits um 1500 v. Chr. im 3. Buch, 13. Kapitel seines Pentateuchs und schließt Absonderungs- und Desinfektionsvorschriften an.

Im Mittelalter gehörte der Aussatz seit dem 13. Jahrhundert in Deutschland zu den weitverbreiteten Krankheiten. Der Lepröse wurde wegen seiner Kontagiosität vom Verkehr mit Gesunden ausgeschlossen, von einer Ärztekommission beurteilt und dann praktisch für bürgerlich tot erklärt. Er erhielt ein ihn kennzeichnendes Gewand, Schutzhandschuhe, die Lazarusklapper, mit der er seine Nähe anzeigen mußte, sowie ein Fäßchen für Getränke und einen Korb für Speisen. So durfte er betteln gehen. Frühzeitig erfolgte aber auch eine Absonderung in Aussatzspitälern. Die älteste Anstalt dieser Art war das Leprösenhaus in Melaten vor den Stadtmauern Kölns, das bereits am Ende des 12. Jahrhunderts bestand. Mit der Diagnose „Lepra“ wurden somit zwei für das Schicksal des Kranken entscheidende Maßnahmen ausgelöst: seine Absonderung und seine Versorgung. Mit beiden wurde erreicht, daß die Krankheit im 17. Jahrhundert aus Europa so gut wie ganz verschwunden war.

Noch furchtbarer wütete die Pest in Europa. Da sie immer wieder in Schüben auftrat und von 1349 bis 1666 fast ohne Unterbrechung eine „stehende Seuche“ war, kannte man ihre Symptome und Verlaufsformen sehr genau. Eine furchtbare Pandemie, die im Jahre 1346 von Indien ausging und sich mit dem Schiffsverkehr von Asien und Nordafrika in den Jahren 1347 bis 1350 über fast alle Länder der damals bekannten Welt ausbreitete, forderte in Europa von etwa 105 Millionen Bewohnern rund 25 Millionen oder fast ein Viertel. Wenn solche nachträglichen Berechnungen auch mit der notwendigen Zurückhaltung aufzunehmen sind, so steht doch fest, daß in Deutschland dieses „Groß Sterbent“ erschreckende Opfer verlangte. In Münster starben damals 11000 Menschen, in Trier 13000, in Colmar 6000 und in Wien 40000. In Frankfurt a. M. wurden in 72 Tagen rund 2000 Einwohner weggerafft.

Der Bevölkerung bemächtigte sich eine Panikstimmung, die sich je nach der psychischen Einstellung in drei Formen äußerte. Die einen wollten ihre gezählten Tage noch genießen und ergaben sich zügellosen Schwelgereien, schamlosen Orgien und wüsten Ausschweifungen. Die anderen wollten Gottes Zorn und Strafe abwenden, taten Buße und erschöpften sich in „Totentänzen“ und Geißlerfahrten. Die dritten suchten nach einer irdischen Ursache der Epidemie und glaubten sie in einer tückischen Vergiftung der Brunnen durch Juden entdeckt zu haben. Sie riefen zu wilden Judenverfolgungen auf, übersahen aber, daß die Pest auch dort herrschte, wo es keine Juden gab und daß auch Juden an der Pest erkrankten und starben.

Die umfangreichen praktischen und theoretischen *Abwehrmaßnahmen* gingen vom Gesundheitsrat der Republik Venedig aus. Gestützt auf Erfahrungen im Auslande, erließen die Provveditori alla Sanita am 20. März 1348 ein Sanitätsstatut, das für die Regelung des gesamten Gesundheitswesens in Europa zum Vorbilde diente. Es untersagte die Einreise aus verpesteten Gegenden, ordnete die Einrichtung von Quarantänehäusern zur Absonderung kranker und krankheitsverdächtiger Menschen sowie verseuchter Waren an, führte Gesundheitspässe ein und begründete die theoretisch-wissenschaftlichen Grundlagen für die Bekämpfung der Pest.

Dadurch angeregt und durch die guten Erfolge der Venetianer ermuntert, entstanden in allen Ländern Studienkommissionen, die nach den Erfahrungen strenge Schutzvorschriften aufstellten. Jeder Erkrankte war verpflichtet, sich in ärztliche Behandlung zu begeben. Ein bayerisches Mandat vom 5. September 1615 bedrohte jeden mit Todesstrafe, der aus einem gesunden in einen infizierten oder aus einem infizierten in einen gesunden Ort sich begab und wieder zurückkehrte oder aus einem infizierten und gesperrten Haus sich in ein gesundes begab. Die Hinrichtung durch den Strang sollte erfolgen, auch wenn der Übeltäter eine Krankheitsübertragung nicht verursacht hatte. Öffentliche Zusammenkünfte der Bürger, Schauspiele, Gastereien, Besuch von Trinkstuben, Jahrmärkten, Schulen, Kirchen und Badehäusern sollten unterbleiben, damit man das Pestgift nicht empfange und nicht verbreite.

Aber auch die *Zusammenhänge zwischen Armut und Seuchenverbreitung* wurden erforscht und dargelegt. Der Bremer Physikus Johann Ewich verlangte in seiner „Pestilentzordnunge“ von 1583 die Unterhaltung der Armen während einer Epidemie auf Kosten der Gemeinde, damit sie nicht als Bettler den Krankheitsstoff von Haus zu Haus verschleppten. Er forderte auch die Reinhaltung der Straßen und der Luft, die Vernichtung der Tierleichen, die Kennzeichnung der Pesthäuser, die Einrichtung von Isolierhäusern, eine sachgemäße Bestattung und die Verlegung der Friedhöfe vor die Stadt.

Mit noch rigoroseren Maßregeln bekämpfte man die Syphilis, die als Blattern, wilde Warzen, scabies, mala franzosa, morbus gallicus, pestilentia scorra, grande gorre oder lues venera während des 15. und 16. Jahrhunderts zu einer öffentlichen Gefahr geworden war. Die Schutzmaßnahmen, die durch das Wormser Edikt von 1495 angeregt wurden, lehnten sich an die bisherigen Erfahrungen bei Aussatz und Pest an. Ortsfremde Kranke und Dirnen wurden aus den Städten ausgewiesen, einheimische Kranke in Blattern- oder Warzenhäusern abgesondert, besondere Blatternärzte angestellt und ihnen die Behandlung und Begutachtung von Syphiliskranken übertragen, aber auch eine Anzeigepflicht für Ärzte eingeführt, die der Stadtbehörde den Namen des behandelten Syphilitikers anzugeben hatten, damit sie von den Badeanstalten ferngehalten werden konnten.

Der Erfolg dieser Mühen zeigte sich schon am Ende des 15. und zu Beginn des 16. Jahrhunderts. Der Verlauf der Seuche wurde milder, und die Syphilis hatte im 17. Jahrhundert bei weitem nicht mehr die große Bedeutung wie vorher.

Aus den Beobachtungen, die in Auswirkung der eingehenden Seuchengesetze Kaiser Karls VI. vom Jahre 1713 für Bayern und vom Jahre 1714 für Österreich gesammelt wurden, ergab sich die Unterscheidung der endemischen oder landeigenen Krankheiten, die „immerfort einheimisch" sind, von den epidemischen, die „nur zu gewissen Zeiten als Wirkung vorübergehender allgemeiner Ursachen erscheinen". Unter den Einflüssen wurden Beruf und Alter hervorgehoben. Wenn es nicht möglich sei, die „allgemeinen Ursachen und die Gelegenheit zur Ansteckung" zu erforschen und zu beseitigen, müsse man wenigstens versuchen, die Wirkungen zu mildern.

In Erweiterung dieser Lehrsätze von E. B. G. Hebestreit, vom Jahre 1791 stellte der Kliniker C. Liebermeister im Jahre 1865 fest, daß sich die kontagiösen Krankheiten um so mehr verminderten, je mehr die Kultur und damit die Einrichtung zweckmäßiger Schutzmaßregeln fortschreite und sich ausbreite. „Alle schweren Störungen des Kulturzustandes dagegen, namentlich Kriege, Hungersnoth, übermäßige Zusammenhäufung von Menschen, überhaupt soziales Elend jeder Art schaffen wieder günstige Bedingungen für die Ausbreitung von Volkskrankheiten".

Diese Erfahrung machte man in der Vergangenheit ebenso häufig wie in der Gegenwart. Alle Umwälzungen auf wirtschaftlichem und sozialem Gebiet führen zu Teuerung, Nachlässigkeit, Schmutz, ungenügender Körperpflege, körperlicher Überanstrengung, seelischer Belastung, unzureichender Ernährung und Ansammlung zahlreicher infektionsfähiger Menschen. *Katastrophen, Hunger, Krieg und Seuchen gehören daher sozialpathologisch zusammen.* Sie haben durch Massensterben und Elend zahlreiche Feldzüge entschieden und die kulturelle Entwicklung der Menschheit bestimmt.

Die attische Seuche oder Pest, die während des ersten peloponnesischen Krieges von 430 bis 429 v. Chr. in Athen wütete, raffte 4700 streitbare Männer mit dem Oberbefehlshaber Perikles hin. Infolgedessen verlor Athen den Krieg und mit ihm die Hegemonie in Griechenland. Pest, Malaria, Typhus, Cholera, Fleckfieber und Pocken dezimierten auch andere Heere und die von ihnen heimgesuchte Bevölkerung. Die Kreuzzüge wären anders verlaufen, wenn Seuchen nicht in so großem Umfange ausgebrochen wären. In den Römerzügen der deutschen Kaiser des Mittelalters richtete die Malaria während der kritischen Sommermonate Katastrophen an. Der sog. englische Schweiß (sweating sickness), eine mit hohem Fieber, Schlafsucht und Schweißausbruch einhergehende Infektionskrankheit, machte im hundertjährigen Kriege der roten und weißen Rose das englische Heer kampfunfähig und entschied den Bürgerkrieg. Die Seuche wurde aber auch in London eingeschleppt und veranlaßte später mehrere Epidemien in England, aber auch auf dem europäischen Kontinent mit vielen Opfern. Während der Napoleonischen Kriege wurden die Gefallenen nach Zehntausenden, die von Ruhr und Fleckfieber Hingerafften aber nach Hundertausenden gezählt. Das Heer Napoleons, mit dem er den Feldzug gegen Rußland im Jahre 1812 eröffnete, bestand aus 500000 Mann. Es verlor durch Krankheiten allein 200000 Mann. Ähnliche Beispiele lassen sich aus dem nordamerikanischen Bürgerkrieg (1861—1865), dem russisch-türkischen Krieg (1877—1878), dem spanisch-amerikanischen Krieg (1898) und dem südafrikanischen Krieg (1899—1901) anführen. Die Verluste durch Seuchen waren allein beim Heer in der Regel erheblich höher als die durch Waffenwirkung. Dabei ist die enorme Beteiligung der Zivilbevölkerung noch nicht berücksichtigt. Die Opfer durch übertragbare Krankheiten übersteigen meist um das Doppelte bis Fünffache die Verluste durch Waffen.

Aus diesen Beobachtungen geht hervor, daß zur vollendeten Infektion der Parasit allein noch nicht genügt. Es müssen noch eine Anzahl von Bedingungen erfüllt werden, damit er eindringen und wirken kann. Der Standpunkt des Konditionismus, der in den Krankheitserregern die entscheidende Ursache sehen will und damit die Bedingtheit des Naturgeschehens betont, ist durch die Auffassung von der *Kausalität* abgelöst worden; denn der Konditionismus konnte die Feststellung gesunder Keimträger, die im Gegensatz zur behaupteten Konstanz der Erreger stehende Variabilität und Anpassungsfähigkeit der Keime an ihr Milieu sowie die Periodizität der Seuchengänge nicht erklären. Die kausale Erklärung zieht hierzu die Konstitution und Reaktionsweise des befallenen Wirtes sowie den Einfluß der Umgebung heran. Die Krankheitskeime selbst wirken nur als Reiz und werden nur unter annähernd gleichbleibenden Bedingungen zu Erregern einer spezifischen oder typischen Krankheit. Wechseln aber die Bedingungen, dann ändert sich auch die Wirkung oder sie bleibt aus.

Gerade in der Gegenwart haben diese Auffassungen eine Erneuerung und einen weiteren Ausbau erfahren. Mensch und Keime gehen eine *Symbiose* ein, aus der ein gegenseitiger Vorteil entstehen soll. Das Individuum erfährt durch die Ansiedlung und Tätigkeit der Parasiten eine Stärkung seiner Abwehrkräfte oder physiologischen Fähigkeiten, der Parasit erhält für sich ein günstiges Lebensmilieu, das zu zerstören nicht seine Absicht sein kann.

Die besonderen, für die Infektiosität von Krankheitskeimen ausschlaggebenden Voraussetzungen lassen sich in eine *individuelle*, eine *zeitliche* und eine *örtliche Disposition* zusammenfassen. Die individuelle Disposition berücksichtigt Alter, Geschlecht, Konstitution, Ernährung, Beruf und soziale Lage. Örtliche und zeitliche Disposition erklären die Einwirkung von Klima und Witterung, die Verschiedenheiten in den Tropen und der gemäßigten Zone, die jahreszeitlichen Schwankungen mancher Seuchen, die Begünstigung von Kontaktübertragung und Tröpfcheninfektion beim Zusammenrücken im Winter, die Steigerung der Empfänglichkeit für Erkältungskrankheiten in der kalten Jahreszeit und für Darminfektionen im Sommer, die Ausbreitung von exogenen Erregern in Boden, Grundwasser, Nahrungsmitteln und anderer Medien, die Vegetationsorte von Zwischenwirten und Überträgern wie Nagetieren und Insekten sowie die Wirkung von Transportmitteln und sozoliogischen Zuständen.

Nach den Erfahrungen in Vergangenheit und Gegenwart wird das Auftreten von Infektionskrankheiten, insbesondere in epidemischer Ausbreitung durch drei Momente bestimmt: *durch die Empfänglichkeit der Individuen, die Virulenz der Erreger und das soziale Milieu.* Alle drei gleichzeitig und nicht etwa nacheinander wirkenden Komponenten sind in weitem Umfange variabel. Die individuelle Anfälligkeit ist, wie wir im täglichen Leben und in der klinischen Beobachtung immer wieder feststellen können, so verschiedenartig, wie die Unterschiedlichkeit der Menschen nach Körperbau, Temperament und Leistung. Die Virulenzunterschiede der Parasiten haben in den letzten Jahren zur Festlegung verschiedener Stämme geführt. Aus den Beobachtungen von Widerstandsfestigkeit gegen manche regelmäßig angewandten Medikamente, wie die Sulfonamide bei Gonorrhoe, geht hervor, daß sich die Infektionskeime gegen eine Änderung ihrer Lebensbedingungen zu schützen wissen. Man vergaß nur zu leicht, daß auch sie Lebewesen sind, die sich verändern, anpassen und wehren. Die Vielgestaltigkeit des sozialen Milieus wird vor allem durch die Siedlungsdichte und den Altersaufbau einer Bevölkerung bestimmt. In weitläufig bewohnten Gebieten werden andere Infektionskrankheiten mit andersartigem Verlauf beobachtet, als in engbevölkerten Räumen. In diesem weiten Sinne kann man eine soziale Bedingtheit bei allen Infektionskrankheiten feststellen. Im engeren Sinne werden aber nur die Verhältnisse in den Kulturgebieten mit sozialer Struktur miteinander verglichen.

In ruhigen Zeitläufen mit konstanten Lebens- und Umweltbedingungen sind auch die sozialen Voraussetzungen gleichartig, und damit können sich auch die Krankheitserreger symbiotisch zu einer relativen Konstanz einstellen. Die variable Größe reduziert sich dann zur Verschiedenheit der individuellen Disposition. Ändern sich aber die Prämissen, dann ändert sich auch die Seuchenlage. Dies haben wir gegenwärtig während der Kriegs- und besonders der Nachkriegszeit eindrucksvoll erfahren müssen. In der Vorkriegszeit hielten sich *Morbidität* und *Letalität* der gewohnten Infektionskrankheiten in begrenzten Bahnen. Im Durchschnitt der Jahre 1925 bis 1933 betrug im Deutschen Reiche

	die Morbidität auf 10000 Einwohner	die Letalität in % der Erkrankungen
an Diphtherie . .	4,8 —11,7	5—7
„ Scharlach . .	6,5 —19,2	1
„ Genickstarre .	0,1 — 0,15	48—54
„ Ruhr	0,38— 0,78	3—8
„ Typhus . . .	0,52— 2,0	10—12
„ Paratyphus .	0,44— 0,52	3,0—3,6

Ein Vergleich mit dem Vorkriegsjahr 1938 und den Nachkriegsjahren 1945 in der Nordrheinprovinz sowie 1946 und 1947 im Lande Nordrhein-Westfalen läßt erkennen, daß während des Jahres 1945 in der Nordrheinprovinz die Erkrankungen an Diphtherie, Ruhr, Typhus und Paratyphus um das 6- bis 10 fache, also gewaltig zunahmen, ohne daß die im Reichsdurchschnitt beobachtete Letalität sich veränderte. In den beiden folgenden Jahren 1946 und 1947 stieg im Lande Nordrhein-Westfalen die Morbidität an allen Infektionskrankheiten leicht an. An dieser Zunahme waren aber nur Typhus und Paratyphus beteiligt, während die Erkrankungen an Diphtherie und Scharlach um die Hälfte bezw. ein Viertel abnahmen.

Im einzelnen zeigt die Übersicht über die Morbidität und Letalität in der Nordrheinprovinz im Jahre 1945 eine

	Morbidität auf 10000 Einwohner von	Letalität in % der Erkrankungen von
an Diphtherie . .	36,33	5,5
„ Scharlach . .	6,01	0,9
„ Genickstarre .	0,17	31,0
„ Ruhr	6,65	4,1
„ Typhus . . .	12,28	9,8
„ Paratyphus . .	4,06	3,8

und eine Morbidität auf 10000 Einwohner im Lande Nordrhein-Westfalen in den Jahren

	1938 von	1946 von	1947 von
an allen Infektionskrankheiten	5,9	6,8	6,9
„ Diphtherie	3,0	2,6	1,5
„ Scharlach	1,8	0,4	0,4
„ Typhus	0,02	0,4	0,37
„ Paratyphus	0,04	0,13	0,24

Die *volkswirtschaftlichen Schäden* durch diese Krankheiten lassen sich nur in großen Umrissen abschätzen. Sie können eingeteilt werden in Aufwendungen an unmittelbaren und mittelbaren Behandlungskosten sowie in Verluste an Kräften und Leistungen. Im Jahresdurchschnitt von 1925 bis 1934 wurden durch die vorgenannten 6 Infektionskrankheiten 116630 Menschen im Deutschen Reiche befallen. Es starben daran 4925 oder 4,22%. Im Mittel der gleichen Zeit starben jährlich an Tuberkulose aller Organe 50860 Kranke. Die direkten und indirekten Behandlungskosten sind bei vorsichtigster Berechnung mit 10 Goldmark je Kopf der Bevölkerung im Jahre anzusetzen, sodaß für das Deutsche Reich mit rund 65 Millionen Einwohnern ein Aufwand von 650 Millionen Goldmark entstand. An ihm beteiligten sich die Versicherungsträger und Zahlungspflichtigen mit 80%, das Reich mit 20%. In Wirklichkeit dürften aber die Kosten viel höher sein, da ein beträchtlicher Teil der Beiträge aus privaten Mitteln nicht veranschlagt werden kann. Den Verlusten an Kräften und Leistungen kann ein Versicherungsbetrag von 55000,— Goldmark für jedes Individuum zugrunde gelegt werden. Die Summe dieser durch den Tod verursachten Kapitalisierungsbeträge ist den Aufwendungen für Behandlungen hinzuzuzählen.

Verwendet man diese vorsichtigen Erfahrungsdaten, dann ergeben sich für das Land Nordrhein-Westfalen in der Gegenwart ganz gewaltige Ausgaben und Verlustkonten. Sie betragen jährlich:

a) an Behandlungskosten für die genannten 6 Infektionskrankheiten bei 12 Millionen Einwohnern	120 Millionen Goldmark
b) an Behandlungskosten für 10000 Kranke mit offener Lungentuberkulose je 1000 Goldmark	10 Millionen Goldmark
c) an Kur- und Behandlungsaufwendungen für Geschlechtskranke	6 Millionen Goldmark
zusammen:	136 Millionen Goldmark.

Dazu kommen noch die jährlichen volkswirtschaftlichen Verluste:

d) durch Todesfälle an den 6 genannten Infektionskrankheiten mit durchschnittlich 1292 im Jahr und an Tuberkulose aller Organe mit durchschnittlich 2460 im Jahr, zusammen 3752 im Versicherungsbetrage von je 55000 Goldmark	206 Millionen Goldmark
e) durch Invalidität, Tod, Nachkrankheiten, erhöhte Anfälligkeit, Fortpflanzungsunfähigkeit und Geisteskrankheiten infolge von Geschlechtskrankheiten	60 Millionen Goldmark
zusammen:	266 Millionen Goldmark.

Die Gesamteinbuße durch die wichtigsten Infektionskrankheiten ist für das Land Nordrhein-Westfalen somit auf 402 Millionen Goldmark zu berechnen.

Die Entwicklung der Infektionskrankheiten in der Gegenwart ist zwar nicht so bedrohlich, wie die Entvölkerung ganzer Landstriche durch Seuchen und Hunger im Gefolge von Kriegen und Katastrophen der Vergangenheit, durch die 20, 30 und 50 Prozent der Einwohner weggerafft wurden, sie läßt aber doch erkennen, daß die übertragbaren Krankheiten im Lande Nordrhein-Westfalen während des ersten Nachkriegsjahres 1945 um das 6- bis 20 fache der Vorkriegszeit zugenommen und ihre Schrecken nicht verloren haben. Sie sind immer noch Faktoren geblieben, die den Gang der Geschichte und der kulturellen Gestaltung maßgeblich beeinflussen und das Schicksal eines Volkes bestimmen können.

Eine in die Augen fallende *Bindung an die soziale Lage* der Menschen läßt sich bei den akuten Infektionskrankheiten weniger leicht nachweisen, als bei den chronischen. Die Analyse des gegenwärtigen Standes in unserem Lande erweist eine stärkere Beteiligung der armen oder verarmten Bevölkerungsschichten bei Erkrankungen und Todesfällen an Darminfektionen, im besonderen an Ruhr, Typhus, Paratyphus und Lebensmittelvergiftungen. Dabei wird die Ausbreitung gefördert durch Mangel an Sauberkeit, unzureichende Ernährung, ungenügende Zubereitung der Speisen, Mangel an Kohle, Wärme, heißem Wasser, Wäsche und Seife sowie durch die Überfüllung dürftiger Wohnungen oder Kellerlöcher. Eine häusliche Krankenpflege ist meist nicht möglich, eine rechtzeitige Aufnahme in Krankenhausbehandlung wegen Überfüllung der Anstalten behindert. Dagegen ist eine wesentliche soziale Bindung bei Diphtherie und Scharlach nicht zu erkennen.

Die Verbreitung und der Verlauf der *chronischen Infektionskrankheiten*, insbesondere von Tuberkulose und Geschlechtskrankheiten unterscheidet sich in wesentlichen Zügen vom epidemiologischen Gang der anderen, akuten Infektionen. Während diese vorwiegend als Schmutz- und Schmierkrankheiten aufzufassen sind, lassen sich Tuberkulose und Geschlechtskrankheiten nur sozialpathologisch und sozialpsychologisch verstehen. Die Bindung der Tuberkulose an das soziale Milieu drückt sich in den Beziehungen zur Armut, Wohnungsenge mit bedrohlichem Kontakt, Unterernährung und mangelnder Pflege aus. Die Geschlechtskrankheiten waren früher „Kavalierskrankheiten" und wurden stärker bei den Angehörigen gehobener Schichten und in wohlsituierten Kreisen beobachtet. Heute prägt die soziale Not das Bild der Geschlechtskrankheiten. Verlust der Eltern, Fehlen einer geregelten Häuslichkeit, Mangel an geordneter Tätigkeit, Verlockungen des schwarzen Marktes mit seinem leichten, großen Verdienst, schlechtes Beispiel und reichliche Gelegenheit, schlüpfrige Vergnügungen, Tabak und Alkohol sind einige Marksteine auf dem Wege durch die soziale Pathologie der Geschlechtskrankheiten. Das Hauptkontingent der Kranken ist daher in fingierten oder Scheinberufen zu finden, bei Hausangestellten, berufslosen Selbständigen, Witwen und Berufslosen. Dagegen sind angespannte Tätigkeit und guter Verdienst gleichbedeutend mit einer niedrigen Erkrankungsziffer, insbesondere bei Handwerkern, Gasthauspersonal, Angehörigen von Bühne und Film sowie akademischen Berufen. Der starke soziale Einschlag offenbart sich auch in der erschreckenden Beteiligung der Jugendlichen an Gonorrhoe und Syphilis. Sie betrug im Jahre 1947 bei den männlichen Minderjährigen 13%, bei den weiblichen sogar 21% aller Neuerkrankungen.

Die Gefahr von Pandemien hat zu der Erkenntnis geführt, es müsse ein internationaler Seuchenschutz, der bisher auf besondere Gebiete beschränkt war, in umfassender Weise ausgebaut werden. Die wichtigste Maßnahme ist die *Vorbeugung*. Sie ist bedeutender und wirksamer als alle Desinfektionen nach erfolgter Übertragung der Krankheit. Die Schutzmaßnahmen in der sozialen Pathologie und sozialen Hygiene sind eine umfassende Besserung der wirtschaftlichen Lage, des sozialen Standards, der Wohnungen, der Ernährung, der Wasserversorgung, der Abwasserbeseitigung, der Reinigung und des Badewesens. Ein brauchbarer, mitunter jedoch als anzüglich empfundener Indikator für den Eintritt der Besserung ist der Verbrauch an Seife. Er ist mit 9 bis 11 kg je Kopf und Jahr am höchsten in den Wald- und Kulturlandschaften der nördlich-gemäßigten Zone. Dann folgen mit 4 bis 5 kg die Mittelmeerländer und mit 2 bis 3 kg die Savannen und Grassteppen. Den geringsten Verbrauch haben mit weniger als 1 kg bis herab zu 0,1 kg die Monsunländer, vor allem Vorder- und Hinterindien sowie China. Mit diesen Landschaftsgürteln stimmt auch die kulturelle Ausbreitung in weitem Umfange überein, womit wiederum der Zusammenhang zwischen sozialer Lage und Ausbreitung der Infektionskrankheiten begründet ist.

IX. Kapitel

Soziale Hygiene des Berufs

Am wirksamsten und nachhaltigsten wird das Leben des Einzelnen wie das der Gesellschaft gestaltet durch die *Arbeit.* Sie ist begründet im Bewegungsdrang und im Spieltrieb, die begleitet werden von einer Affektspannung und einem Anlehnungsbedürfnis an gleichartige, gleichgestimmte Individuen. Ihr Ziel ist die Selbsterhaltung sowie die Sicherung und Verbesserung des Nahrungsspielraumes. Darin sind zwei soziologische Motive enthalten: Das *Streben nach Befriedigung* und die *Erkenntnis von Leistungsunterschieden.*

Im „natürlichen Milieu", das durch die Wirksamkeit des Menschen noch nicht gestaltet wurde, gehen Spiel und Arbeit auch beim Erwachsenen ohne merkliche Grenze ineinander über. Wie beim Kinde wird eine Beschäftigung bis zur Vollendung oder Ermüdung fortgesetzt, solange sie noch von einem Lustgefühl begleitet wird. Ist dieses Stadium erreicht, dann tritt eine Ruhepause ein oder es wird eine andere Tätigkeit aufgenommen, die unbeanspruchte Kräfte und Fähigkeiten erfordert. Auch die Nahrungssicherung und Vorratswirtschaft wird durch die gleichen Motive bestimmt. Immer sind es Anreiz, Abwechslung und Sättigung, die den Rhythmus von Bewegung und Ruhe, Spannung und Erschlaffung unterhalten.

Die Siedlungsdichte solcher Lebensräume liegt unter dem vollen Sättigungsgrad, läßt es daher zu, daß die darin wohnenden Menschen ihren eigenen Antrieben und Stimmungslagen folgen können. Der äußere Zwang in den Gebieten von Ackerbau, Viehzucht und Jagd geht nur von der Witterung, vom Wechsel der Jahreszeiten und dem Wildwechsel aus. Er erstreckt sich aber auf größere Zeitperioden und wird nicht in rhythmischer Folge auf einen Tag oder wenige Tage zusammengedrängt. Daher war und ist es auch so schwer, die Naturvölker an eine geregelte, planmäßige Arbeit zu gewöhnen, die in ihrer abwechslungslosen Gleichförmigkeit stets mit Unlust und Ermüdung einhergeht. Der freie Mensch, der über sich und seine Zeit bestimmen durfte, verabscheute sie, lehnte sie als seiner unwürdig ab und überließ sie den Sklaven. Da diese aber nur aus Furcht vor Strafe arbeiteten und vermehrte Anstrengungen ihnen keinen Lohn einbrachten, waren ihre Leistungen sehr ungleichmäßig und wenig ertragreich.

Nur bei Aufgaben, die über Kraft und Vermögen des Einzelnen hinausreichen, stellt sich genau so wie bei den Tieren der freien Wildbahn auch bei den Naturvölkern die *Gemeinschaftshilfe* ein. Sie beruht auf der Wahrnehmung von Leistungsdifferenzen und führt entsprechend den verschiedenartigen Fähigkeiten zur Ausbildung unterschiedlicher Fertigkeiten und Leistungsformen, die sich bis zur Ausprägung charakteristischer Leistungstypen steigern können. Die *Arbeitsteilung* ist daher auch bei den Naturvölkern anzutreffen. Auf ihr beruht auch die Bildung von sog. „Altersklassen". In ihnen erfolgt der Zusammenschluß nach Aufgaben und Leistungen. Den größten Einfluß übt die Altersklasse der jungen Männer und Krieger von 25 bis 30 Jahren aus. Sie wird beraten von der Klasse der Alten, dem

„Altersrat“, der auf Grund seiner Leistungen und Erfahrungen besondere Vorrechte genießt. Solche Bünde entscheiden über die Erfolge des Einzelnen, gewähren Anerkennungen, Auszeichnung und Rang, bestimmen über Geburtsadel und verleihen entscheidende Posten. Damit dienen sie auch geselligen und gesellschaftlichen Zwecken, befinden jedoch auch über die soziale Stellung des Einzelnen nach seinem Wert und seiner Leistung für die Gesellschaft.

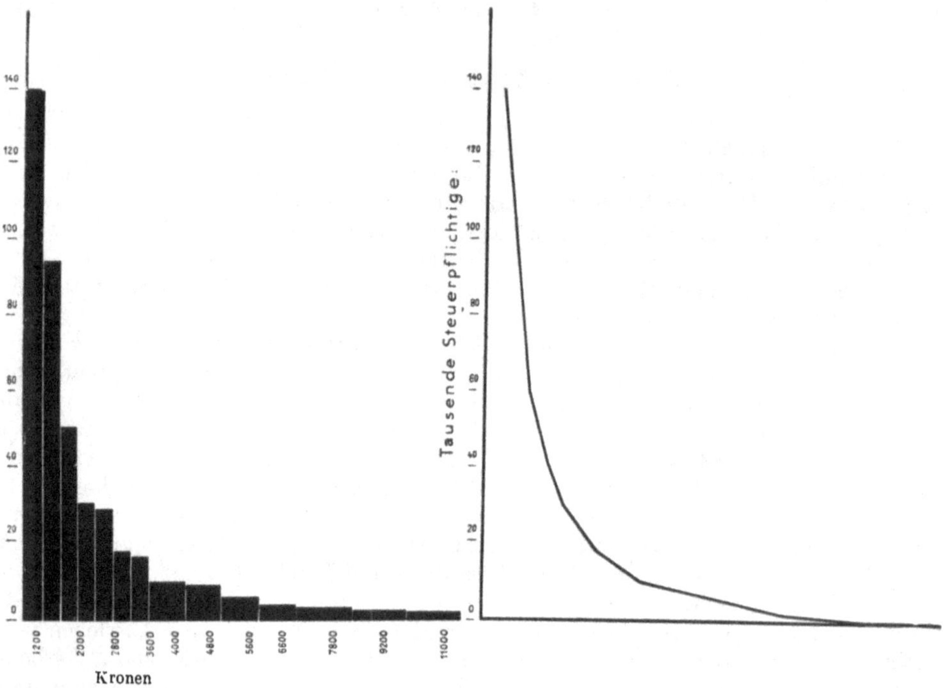

Abb. 15. Gliederung der Einkommenpflichtigen Wiens nach der Höhe der veranlagten Steuer im Jahre 1913.

Bei den Naturvölkern und in den Urkulturen ist ein ausreichender Lebensstandard für jedes Mitglied der Gemeinschaft gesichert, weil jeder Einzelne nach seinen Kräften und Fähigkeiten zum Gemeinwohl beitragen muß, wenn er sich nicht aus der Gemeinschaft ausschließen will. Es gibt daher Unterschiede an Leistung und Einfluß, aber keine Unterschiede von Reichen und Armen. Auch in den Kulturen des Altertums gab es eine Armut nur sporadisch und vorübergehend.

Eine Proletarisierung der Bevölkerung ist erst seit der *Industrialisierung* eingetreten. Sie führte zu einer engen Verdichtung arbeitsuchender Menschen auf kleinem Raum. Die übervölkerten Gebiete konnten ihre große Einwohnerzahl nicht mehr ernähren und waren auf die Einfuhr von Lebensmitteln angewiesen. Die Konkurrenz der Arbeitskräfte führte zu einer weiteren Arbeitsteilung und *Spezialisierung*, zu einem Überangebot an Menschen und einem Absinken des Wertes von Arbeitskraft und Leistungen.

Dies zeigte sich in einem rapiden Anschwellen der Menge von Einwohnern mit geringem Einkommen und einer Vereinigung großer Verdienstspannen in der Hand einer kleinen Oberschicht. Nach der Preußischen Statistik von 1851 hatten ein Einkommen

unter 100 Talern	72¼%	der Bevölkerung,
von 100—200 Talern	16¾%	der Bevölkerung,
von 200—400 Talern	7¼%	der Bevölkerung,
von 400—1000 Talern	3¼%	der Bevölkerung,
über 1000 Talern	½%	der Bevölkerung

oder in anderer Zusammenfassung

ein niedriges Einkommen	96¼%	der Bevölkerung,
ein mittleres Einkommen	3¼%	der Bevölkerung,
ein hohes Einkommen	½%	der Bevölkerung.

Eine leichte, aber nicht grundsätzliche Verschiebung in der „Verteilung der physischen Zensiten und ihres Einkommens nach Einkommensgruppen" trat in Preußen in den Jahren 1918 und 1919 ein. Es hatten

ein niedriges Einkommen	77,58%	der Steuerzahler,
ein mittleres Einkommen	21,77%	der Steuerzahler,
ein hohes Einkommen	0,65%	der Steuerzahler.

Dieses Verhältnis besserte sich vor dem Kriege nach dem Stande von 1938 zu Gunsten der Mittel- und Unterschicht, sank aber nach den Feststellungen der Agrarsozialen Konferenz von Nordrhein im Jahre 1947 wieder auf das vorher geschilderte Niveau ab. Danach war

der Anteil	im Jahre 1938	1947
der Unterschicht	60%,	77%,
der Mittelschicht	38—39%,	fast 23%,
der Oberschicht	1—2%,	sehr dünn.

Darin war das krisenempfindliche Proletariat beider Erhebungsjahre mit 50% vertreten, belief sich also im Jahre 1938 auf 30%, im Jahre 1947 auf 38,5% der Gesamtbevölkerung Deutschlands. Es rechnen dazu das Industrie- und Landproletariat, die Flüchtlinge und Ausgebombten. Die Entwicklung ist aber noch nicht abgeschlossen, da die Verschärfung der Wirtschaftslage das Heer der Armen vermehrt. Damit steigen auch Unzufriedenheit und soziale Spannungen mit allen ihren aus der Geschichte bekannten Gefahren. Die Naturen, die nichts zu verlieren, aber alles zu gewinnen haben, entziehen sich den Schwierigkeiten nicht etwa durch den Freitod; denn die Zahl der Selbstmorde im Lande Nordrhein-Westfahlen hat trotz aller gegenteiligen Behauptungen nicht zugenommen, sondern erreichte mit 1,2 auf 10000 Einwohner im Jahre 1947 noch nicht einmal den Reichsdurchschnitt von 1,7 je 10000 Einwohner im Jahre 1938. Am leichtesten verzagten nur die höheren Jahrgänge im Alter von mehr als 60 Jahren, die nichts mehr zu hoffen wagen. Ihr Anteil beträgt 34% aller Selbstmorde.

Bisher wurde die bedrohliche Lage von Wirtschaft und Arbeitsmarkt durch drei Erscheinungen verdeckt:

1. den noch vorhandenen Geldschleier, der den wirklichen Kapitalschwund verhüllte und das Abgleiten weiterer Schichten des Mittelstandes ins Proletariat verzögerte. Die „Währungsreform" hat alle Illusionen zerstört und die kahle Besitz- und Eigentumslosigkeit offenbart;
2. die Überbesetzung von Behörden- und Verwaltungsstellen mit einer Überfremdung durch Arbeitskräfte aus anderen Berufszweigen, insbesondere aus Industrie und Handel;

3. die scheinbare Anerkennung von Bildung und Leistungen, die aber infolge des Mangels an Einstellungsplätzen und Aufstiegsstellen immer unwahrscheinlicher wird, je deutlicher die Überalterung der deutschen Bevölkerung erkannt wird und je zäher die infolge des Überangebots an älteren Arbeitskräften eingenommenen Schlüsselpositionen behauptet werden.

Die Leistungseinbuße des deutschen Volkes nimmt ständig zu. Bis zum Jahre 1920 belief sich die Zahl der Erwerbstätigen unter der Gesamtbevölkerung der europäischen Staaten und der USA zwischen 40 und 54%. Dieser Anteil wird mit 57% auch jetzt noch annähernd gehalten, da in Deutschland 100 Erwerbsfähigen 75 Erwerbsunfähige oder -untätige gegenüberstehen. Es ist aber nur möglich, weil Deutschland etwa 10% seines Bestandes durch Gefallene, Schwerverletzte und Verluste in der Zivilbevölkerung eingebüßt hat. Die Zahl der männlichen Arbeitskräfte sank von 22 Millionen im Jahre 1939 auf 16—17 Millionen im Jahre 1946. In gleichem Sinne verringerte sich auch die individuelle Leistungsfähigkeit. Sie ging nach dem Durchschnitt der Beobachtungen um 60% auf einen Betrag von 40% der Vorkriegszeit zurück.

Wenn der deutsche Lebensstandard wieder steigen soll und das deutsche Volk auf dem Weltmarkt konkurrenzfähig werden will, dann müssen die Leistungen wieder gehoben werden. Dies erfordert eine sorgfältige Berufsauslese, die den rechten Mann an den rechten Platz bringt, unbeeinflußt durch Konnexion und Nepotismus. Gerade hier stehen sich Theorie und Praxis oft genug in verständlicher, darum aber doch nicht begründeter menschlicher Eitelkeit gegenüber, wenn mindere Begabungen zum Schaden der Gesellschaft an unverhältnismäßig große Aufgaben gestellt werden.

Die Ärzte haben hier eine Mission von nicht zu überschätzender Tragweite zu übernehmen. Sie dürfen nicht beiseite stehen, sich einer Mitarbeit in Berufsberatung und Berufswahl versagen oder sie gar in andere Hände abgleiten lassen. Ohne eine entscheidende Prüfung durch den Arzt ist ein Erfolg nicht zu erwarten. Die Methodik wird abgesteckt durch eine Kenntnis der Korrelation zwischen Beruf und Proband, von somatischer und psychischer Eignung für die erwartete Aufgabe, von Arbeitsfreude und Arbeitstempo, von Anlage und Übung, Fähigkeit und Fertigkeit.

Das Fundament einer sachgemäßien und erfolgreichen Berufsberatung ist die „*Berufskunde*". Sie faßt mit Hilfe der Berufsanalyse alle Kenntnisse zusammen, die einzelne Berufe an die geistigen und körperlichen Eigenschaften des Tätigen stellen, sowie alle Bedingungen, die für eine Berufswahl wichtig sind, insbesondere die zu leistende Berufsarbeit, ihre Eigenarten und Gefahren, die Lage des Arbeitsmarktes, die Lohn- und Tarifverhältnisse, die Aufstiegsmöglichkeiten, den Übergang in verwandte Berufe, die Fachschulen und die Fachliteratur. Die Ergebnisse werden in „Berufsbildern" für die einzelnen Berufe zusammengestellt.

Die vielen Berufsgruppen lassen sich für die Zwecke des Arztes nach „Kraftberufen" und „Schwächlingsberufen" ordnen. Nach ihnen richtet sich zunächst die natürliche Berufsauslese. Schwächlinge und Astheniker verlangen nach Berufen mit geringer körperlicher Anstrengung und wechselnder Beanspruchung. Sie werden Uhrmacher, Schneider, Buchbinder, Mützen- und Taschenmacher, Optiker, Mechaniker und Schlosser oder Hausgehilfin, Näherin und Verkäuferin. Robuste und kräftige Menschen dagegen eignen sich zum Schmied, Zimmermann, Bauschreiner, Tischler und Maurer. Sie sind auch widerstandsfähiger gegen ausgesprochene Staub- und Giftarbeit. Auch die Arbeiten in Landwirtschaft und Gärtnerei sind schwere Berufe.

Bei der Beurteilung von Schwächlingen darf eine spätere Entwicklung nicht übersehen werden, damit vernünftige Zukunftsaussichten nicht verbaut werden. Manche Berufe bieten durch die Art ihrer Beschäftigung günstige Wachstumsreize, so z.B. Bauhandwerker, Schmiede, Metzger, Arbeiten in mechanischen Werkstätten. Ungünstig wirken dagegen Zimmer- und Sitzberufe, wie Schneider, Kellner, Präzisionsmechaniker, Schriftsetzer und Büroangestellte.

Kräftige, lebensfrische Berufsanwärter, die nach Bewegung und Anstrengung verlangen, wird man dagegen nicht in Schwächlings- oder Sitzberufe drängen.

Bei Mädchen begegnet man in der Berufsberatung körperlichen und psychischen Eigentümlichkeiten, die eine besondere Berücksichtigung verlangen. Vor Abschluß der Entwicklungszeit erscheint eine regelmäßige Berufstätigkeit überhaupt zweifelhaft, da durch körperliche Anstrengungen und unzureichende Erholung leicht Störungen an den Generationsorganen auftreten können. Bei Menstruationsbeschwerden sollen solche Berufe vermieden werden, die stärkere körperliche Belastung, schweres Heben, Erschütterungen des Leibes und anhaltendes Stehen erfordern. Vorzuziehen sind bei derartigen Zuständen alle Dienste als gelernte Hausangestellte, wie Stubenmädchen, Köchin, Kinderpflegerin. Die Ausbildungszeit in den sog. „Nadelberufen" und als Verkäuferin bringt in den ersten Jahren viel Bewegung und Laufarbeit, ist dadurch zuträglicher als die gebundene Tätigkeit im Büro, Laboratorium und Telefondienst.

Um die Entwicklungsaussichten zutreffend beurteilen zu können, soll darum die Berufsberatung nicht zu früh einsetzen. Die gegebene Zeit ist das *Schulentlassungsjahr*. Bei fragwürdigen Zuständen ist eine Verschiebung um 1—2 Jahre nicht zu umgehen und eine Überwachung der Berufsrekruten durch Fortbildungsschulärzte und Fabrikärzte zu empfehlen.

Die ärztliche Berufsauslese und Berufsberatung hat in gleicher Weise die psychische Veranlagung zu berücksichtigen. Sie ergänzt die Untersuchung des Körpers, der Organe, des Nervensystems und der Sinne. Den Berufsgruppen entsprechen homologe seelische Eigentümlichkeiten, so daß man von *strukturpsychologischen Anlagen der Berufe* spricht. Entsprechend den extrovertierten und introvertierten Leistungstypen, die in der Regel mit den somatischen Charakteristiken der Pykniker und Astheniker verknüpft sind, unterscheidet man eine lebensnahe und eine abstandwahrende Grundhaltung. Übergänge an subjektiver Beweglichkeit lassen sich als labile Grundhaltung mit verschiedener Tönung zusammenfassen.

Robuste und kräftige Naturen mit nüchterner, wirklichkeitsnaher oder abstandwahrender Grundhaltung eignen sich:

a) in den handwerklichen Berufen für die Metall- und Steinbearbeitung, zum Former, Schlosser, Stellmacher, Steinbildhauer, Kürschner, Dachdecker, Seemann, Lokomotivführer;

b) in den geistigen Berufen zum Buchhalter, Kassierer, Bankangestellten, Verkäufer, zum Naturwissenschaftler, Ingenieur, Landmesser, Tierarzt, Apotheker, Förster, Verkehrsflieger und Steuermann.

Dagegen liegt Schwächlingen mit einer einfühlenden, lebensnahen oder subjektivlabilen Grundhaltung die Beweglichkeit ohne Anstrengungen und der Kundendienst. Sie bevorzugen:

a) in den handwerklichen Berufen das Textil- und Bekleidungsgewerbe, das feinere glas-, stein- und holzverarbeitende Handwerk, die Feinmechanik, das Kunstgewerbe und die sog. „Kundenberufe", wie Bäcker, Konditor, Koch, Friseur und Kellner;

b) in den geistigen Berufen die Ein- und Verkaufstätigkeit als Vertreter, Reisender und Organisator, die Geisteswissenschaften, Kunst, Architektur, Journalistik, Reklame, Buchhandel, Film, Rundfunk und Theater.

Ergänzt werden diese somatischen und psychischen Befunde durch die spezielle Eignungsprüfung mittels der Psychotechnik. Sie gibt nur in Verbindung mit den anderen Untersuchungsmethoden brauchbare Ergebnisse. Keinesfalls ist es angängig, die psychotechnischen Resultate allein zu einer Entscheidung zu verwenden. Solche Versuche haben die Psychotechnik vielfach in Mißkredit gebracht. Als ergänzende Methode vermag sie aber gute Dienste zu leisten.

Sie bedient sich als *angewandte Psychologie* zahlreicher Tests und Hilfsapparate, um bestimmte Fähigkeiten festzustellen. Das Tachistoskop wird benutzt, um die Auffassungsfähigkeit für kurzdauernde Gesichtswahrnehmungen zu prüfen, mit dem Optometer bestimmt man die genaueste Augenschärfe, das Chronoskop zeigt die Reaktionszeit mit einer Präzision von 1/1000 sec. an, der Zweihandprüfer offenbart die Geschicklichkeit beider Hände, im Winkelschätzer erkennt man die Fähigkeit zum Bestimmen von Winkelgrößen, das Tremometer dient zur Bestimmung der Ruhe und Sicherheit der Hand. Solcher Apparate gibt es eine große Anzahl, die meist für Zwecke bestimmter Berufsleistungen konstruiert wurden. Besser als solche Schemaproben und abstrakte Proben sind die sog. „Wirklichkeitsproben". Dabei wird der Arbeitsprozeß möglichst naturgetreu nachgeahmt und es wird beobachtet, wie rasch sich der Prüfling in die Tätigkeit hineinfindet. Solche Aufgaben sind Aufmerksamkeitsprüfungen, Zusammensetzproben, Zuschneideproben mit sparsamster Raumverteilung, Drahtbiegeproben und Konstruktionsaufgaben aus Sortierkästen.

Wichtiger ist die Berücksichtigung der Familientradition. Aus ihr gewinnt man begründete Hinweise auf berufliche Neigungen, die auf vererbten Fähigkeiten beruhen. Es ist daher kein Zufall, wenn in ausgesprochen traditionellen Berufen, wie bei Geistlichen, Ärzten, Wissenschaftlern, Künstlern, Lehrern, Seeleuten, Landwirten und Kaufleuten die Kinder zu 30 bis 70% den Beruf des Vaters wählen und auch erfolgreich ausfüllen.

Die sorgfältige Berufsauslese und die Beobachtung dieser Richtlinien für die Berufsberatung bietet der Gesellschaft die beste Gewähr für eine Leistungssteigerung und sichert dem Einzelnen die Berufsfreude und den Erfolg.

Die Prosperität im Volke wird bedingt durch eine günstige Besetzung der produktiven Altersklassen von 15 bzw. 20 bis 60 bzw. 70 Jahren und eine Bevölkerungsvermehrung, weil mit der Zunahme der Geburten und einer Verminderung der Sterblichkeit auch die Menge der Arbeitsleistungen steigt. Dabei ist aber zu berücksichtigen, daß die Leistungsgrenzen durch die klimatischen Bedingungen und die Lebensgewohnheiten innerhalb der Bevölkerung, die Leistungshöhe durch den Gesundheitszustand und die Sterblichkeitsziffer beeinflußt werden.

Die individuelle Arbeitsleistung wird bestimmt durch die in der Neuzeit betonte und geforderte *„Ökonomie der Arbeit"*. Man hatte schon längst erkannt, daß eine zu lange Arbeitszeit die Leistungsfähigkeit herabsetzt, eine Zeitverkürzung dagegen sie wesentlich erhöht. In gleichem Sinne wirken kräftesparende Mechanisierungen und organisatorische Erleichterungen sowie anregende Lohnerhöhungen und Vergünstigungen, sofern ihnen das Prinzip der Ausnutzung fehlt. Vor allem aber hat sich gezeigt, daß die pflegliche und sparsame Behandlung der Menschenkraft sowie ihr zweckmäßiger, angepaßter Einsatz von größtem Vorteil für den Leistungserfolg ist, weil neben den wirtschaftlichen Momenten auch die biologischen und sozialhygienischen Bedingungen wirksam werden. Sie bedienen sich erfolgreich aller Erfahrungen vom Wesen der Übung, der Bahnung und Erleichterung von Impulsen, der Koordinierung des Muskelspiels, der Gewöhnung durch Ausschaltung störender Einflüsse, des Arbeitsrythmus, der Anregung und der Erholungsphasen.

Mit Kritik muß der Wahl von „Modeberufen" und der „Flucht vor der Handarbeit" besonders in der Gegenwart begegnet werden, will man nicht ein akademisches Proletariat herbeiführen, das mit katilinarischem Mißvergnügen beladen ist. Andererseits ist auch zu fragen, wieweit eine Spezialisierung der Berufe getrieben werden soll. In wirtschaftlich ruhigen Zeiten und bei langfristiger Dispositionsmöglichkeit begünstigt eine bis zum äußersten geförderte Spitzenleistung den Erfolg in der Gesellschaft. Sie läßt aber weite Kräfte des Individuums ungenützt, so daß wertvolle Fähigkeiten verkümmern, sicher nicht zur Hebung der Freude am Beruf und zum Vorteil für das Allgemeinwohl. In Zeiten von Krisen und wirtschaftlichen Depressionen wird vom Einzelnen meist eine größere Wendigkeit und eine angemessene Vielseitigkeit erwartet. Dann ist ein überspitztes Spezialistentum in jeder Weise hinderlich.

Eine rationelle Arbeitsökonomie ist nur möglich, wenn die Berufsgefahren eingehend geprüft und verringert werden. Hier stehen wir erst am Anfang unserer Forschungen. Bei den Naturvölkern und im Beginn der Kulturen, in denen die Menschen von einfacher Agrarwirtschaft, von Jagd und Fischfang lebten, herrschten Unfälle als Todesursachen vor. Der Tod überkam die Menschen meist plötzlich und unerwartet inmitten ihrer von zahlreichen Gefahren bedrohten Arbeit und rief sie aus voller Leistungskraft ab. Nur selten erreichten sie ein höheres Alter und starben eines natürlichen Todes.

Die Industriekultur und Zivilisation hat die schleichenden Gefahren ins Unübersehbare vermehrt. Die ersten Erfahrungen wurden in der Kinder- und Frauenarbeit gesammelt, die darum vor mehr als hundert Jahren verboten wurde: in England, wo sich die Mißstände zuerst zeigten, im Jahre 1832, in Preußen im Jahre 1839. Dann kamen die Beobachtungen in den *Gewerbebetrieben*. Die durch Gifte, Strahlungen und strahlende Energien, Luftschwingungen, Erschütterungen, Luftdruck, Staubarten und Parasiten hervorgerufenen „*Berufskrankheiten*" wurden ätiologisch geklärt und in der Sozialversicherung den Unfällen gleichgestellt.

Bei den anderen, der Versicherungspflicht nicht unterliegenden Erkrankungen im und durch den Beruf sind die kausalen Zusammenhänge nur teilweise bekannt. Schneider und Nadelberufe neigen infolge ihrer Konstitution und Arbeitsweise zur Lungentuberkulose, Musiker mit Blasinstrumenten zu Emphysem und Asthma, Gastwirte zu Herzleiden und Diabetes, stehende Berufe, wie Chirurgen, Bäcker, Kaufleute und Kellner zu Varicen und Plattfüßen, Freiluftberufe zu rheumatischen Erkrankungen. Es bleibt aber noch eine Fülle von Forschungsarbeit übrig.

Je ungünstiger die *Wirtschaftslage* und der *Arbeitsmarkt* werden, je schlechter eine geregelte Arbeit entlohnt wird und je teurer die Lebenshaltung wird, desto stärker werden anstrengende und Fachkenntnisse erfordernde Arbeiten gescheut, desto mehr breiten sich Schiebertum und Schwarzmarkt aus. Der Verdienst ist leicht und groß, eine geregelte Tätigkeit nicht nötig, jeder Genuß und jedes Vergnügen kann gefordert und bezahlt werden. Dagegen muß der ehrlich Tätige sich mühsam durchschlagen oder darben. Der Gegensatz zwischen ehrlicher Arbeit und gewissenlosem Schiebertum vertieft sich wirtschaftlich zu Armut und Reichtum.

Der Weg des Schmarotzers zur *Kriminalität* ist nicht weit. Die Kriminalstatistik des Landes Nordrhein-Westfalen zeigt eine Zunahme der Verurteilungen von 121000 im Jahre 1932 auf 180000 im Jahre 1947 oder — auf 100000 Einwohner berechnet —

von 936 auf 1525. Da jedoch in den Zahlen von 1932 die Regierungsbezirke Koblenz und Trier enthalten sind, ist die wirkliche Steigerung wesentlich größer und darf mindestens mit dem Doppelten angesetzt werden.

Besonders bedenklich stimmt aber die Zunahme der Kriminalität unter den Jugendlichen. Sie stieg von 2,8% aller verurteilten Täter im Jahre 1932 auf 12,0% im Jahre 1947. Das Bild wird beherrscht durch eine Steigerung der einfachen Diebstähle von 43 auf 65% aller Vergehen. Daran sind die männlichen und weiblichen Jugendlichen ziemlich gleichmäßig beteiligt. Die Hehlerei hat sich bei der weiblichen Jugend um fast das Vierfache vermehrt, blieb aber bei der männlichen Jugend unverändert bei etwa 2%. Schwere Vergehen und Verbrechen haben nicht zugenommen, Verbrechen wider die Sittlichkeit sogar abgenommen.

In diesen Zahlen offenbart sich die soziale Not, die Scheu vor geregelter Arbeit, die Sucht nach leichtem Verdienst und bequemem, flotten Genuß, der sich in die Begriffe Vergnügungsstätten, Alkohol und Tabak zusammenfassen läßt. Hier hilft eine Abschreckung durch Verbote und Strafen wenig oder gar nicht, solange nichts besseres als Ersatz geboten werden kann.

Die brachliegenden Kräfte brauchen einen sinnvollen, ausgleichenden Einsatz, sie verlangen nach einer Sicherung der Lebenshaltung und einem ausreichenden Lebensstandard, da sie sich sonst in Unzufriedenheit, sozialen Spannungen und Kriminalität vergeuden. Hier kann die *Gestaltung der Freizeit*, die planmäßige Förderung von Liebhabereien und Mußearbeiten manche Fähigkeiten zu Fertigkeiten entwickeln und Talente entdecken, hier vermag manche latente, gefährliche Spannung durch erzieherischen Sport, die Betätigung in Feld und Garten, die Bindung an eine eigene Scholle abzureagieren. Die Rückwirkungen auf den Beruf sind nach allen Erfahrungen stets günstig.

Die Mitarbeit des Arztes in der Berufsauslese und der Berufswahl ist eine dankbare Aufgabe, die das Allgemeinwohl auf das nachdrücklichste zu fördern imstande ist, indem sie dazu beiträgt, die Berufsfreude, die Zufriedenheit, den Lebensstandard und die Sicherung vor Gefahren für den Einzelnen zu heben, dadurch aber auch den wirtschaftlichen Aufstieg, die soziale Haltung und den Kulturfortschritt der Gesellschaft zu begünstigen.

X. Kapitel

Medizinal- und Sozialstatistik

Ein *unentbehrliches Hilfsmittel* bei der Erforschung gesundheitlicher und sozialer Zustände ist die *Statistik*. Bei methodischer, wissenschaftlicher und kritischer Anwendung leistet sie Hervorragendes. Niemals aber darf sie mißbraucht werden, um eine vorgefaßte Ansicht zu begründen, indem man den Zahlen Gewalt antut und aus ihnen etwas herausholen will, was sie nicht enthalten. Ihre unsachliche, dilettantische oder gar tendenziöse Übung hat ihr Ansehen zu Unrecht in weiten Kreisen der Bevölkerung geschmälert und ihr die Bezeichnung einer feilen Dirne eingetragen, die um des Zweckes willen bestechlich sei oder sie in den Ruf einer mensogne en chiffre gebracht. Der Vorwurf trifft aber nicht die Methode, sondern die Willkür.

Man darf von der Statistik als einer Form des zahlenmäßigen Vergleiches nicht Dinge verlangen, die sie nicht leisten kann und leisten will. In ungeübter Hand werden immer wieder die gleichen Fehler begangen. Ein statistischer Vergleich ist nur möglich, wenn das Material gleichartig und gleichnamig ist. Wenn es verschiedenen Quellen stammt, muß die Vergleichbarkeit und Gleichartigkeit der Daten besonders sorgfältig geprüft werden. Verschiedene Beobachter im Inland und besonders im Ausland werden bei ihren Untersuchungen zu verschiedenen Ergebnissen gelangen. Jeder Zwang an der Zahl fälscht das Ergebnis und diskreditiert den Untersucher. Ein Parallelismus von Reihen verleitet oft genug zu der Annahme, es läge eine gemeinsame, einheitliche Ursache vor, während eine Betrachtung des Materials selbst ohne weiteres eine grundsätzliche Verschiedenheit ergibt.

Wenn unter 1000 Schmieden in einem bestimmten Zeitraum weniger Erkrankungen vorkommen als unter 1000 gleichalten Schuhmachern, dann kann man nicht folgern, das Handwerk des Schuhmachers sei gesundheitsschädlicher als das des Schmiedes. Vielmehr muß man aus den Beobachtungen der Berufsberatung und Berufswahl wissen, daß sich dem Schmiedehandwerk vorwiegend kräftige und widerstandsfähige Menschen zuwenden, während schwächere, leptosome Personen Schuhmacher werden.

Eine bestechende Parallelität der Sterblichkeitskurven trat im Sommer 1947 in einigen Kreisen der Regierungsbezirke Aachen und Köln auf, und zwar bei Paratyphus-Erkrankungen Erwachsener und dyspeptischen Durchfällen der Säuglinge. Es lag also nahe, ätiologische Zusammenhänge anzunehmen und neue Erkenntnisse über Paratyphus-Erkrankungen bei Säuglingen zu gewinnen. Die Wahrscheinlichkeit steigerte sich fast zur Gewißheit, als bei drei Säuglingen Typhusbazillen (nicht Paratyphusbazillen!) im Stuhl nachgewiesen wurden. Sorgfältige Erhebungen und klinische Beobachtungen zeigten aber, daß die drei Säuglingstyphen den für dieses Alter typischen Verlauf zeigten, sämtlich in Genesung ausgingen und sich von den an-

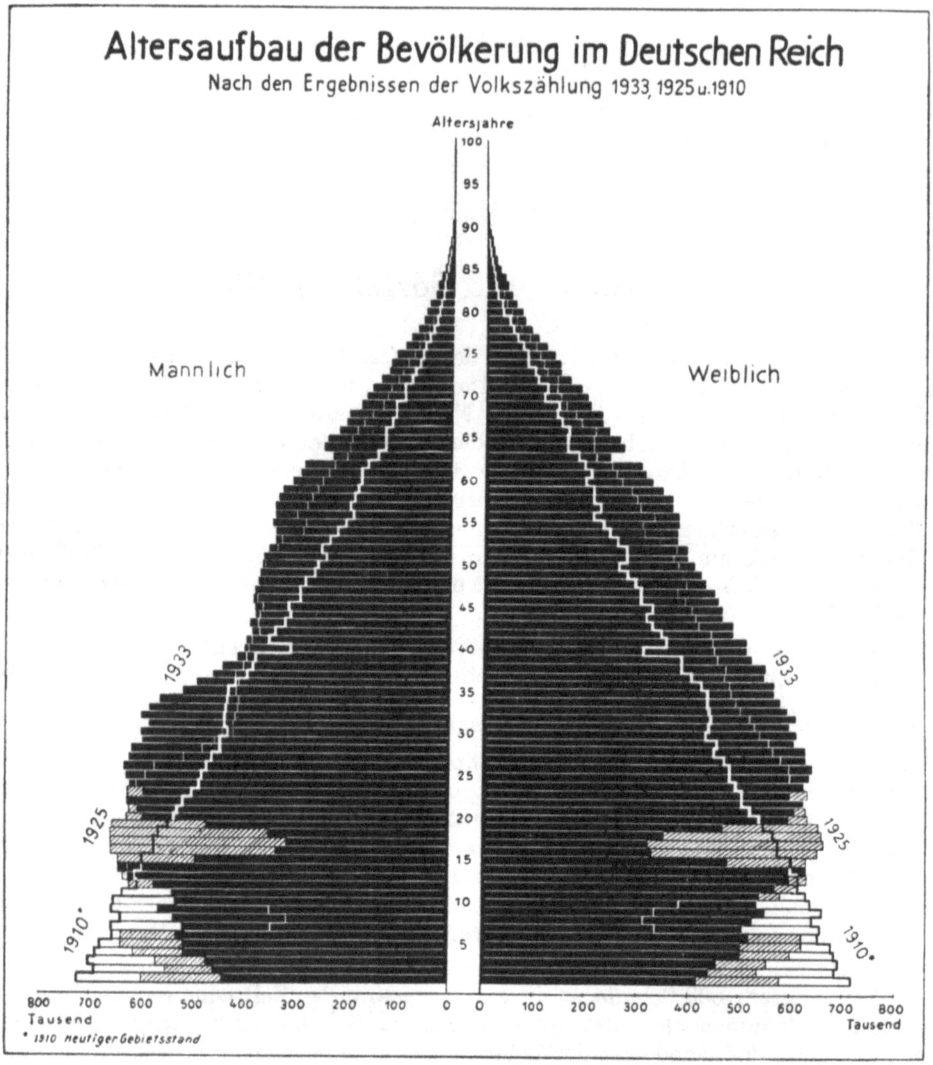

Abb. 16. Bevölkerungspyramide.
(Säulendiagramm mit horizontal liegenden Säulen).

deren Erkrankungen der Säuglinge grundsätzlich unterschieden. Diese zeigten das Bild einer virusbedingten Dystrophie mit schweren Durchfällen und hoher Sterblichkeit.

Diese Beispiele zeigen, daß die Statistik nur quantitative, aber nicht qualitative oder ätiologische Zusammenhänge darstellen kann. Man darf sie nicht fragen: Warum ?, sondern nur: wie oft ?, wieviel ? wieviel mal mehr ? Darum ist es auch nicht möglich, aus der Parallelität der Tuberkulosesterblichkeit und den Kalorienwerten der Nahrung einen ursächlichen Zusammenhang zu beweisen. Die Beziehungen sind viel komplizierter und erstrecken sich auf die Verschlechterung der gesamten Wirtschaftslage.

Die Gegenprobe für einen solchen Trugschluß zeigt ein Vergleich des Verbrauchs von Diphtherieserum mit der Sterblichkeit an Diphtherie. Es ergibt sich, daß die Sterblichkeit mit der Größe der angewandten Antitoxineinheiten wächst. Die größeren Dosen des Serums sind jedoch nicht die Ursache der größeren Sterblichkeit, sondern die Schwere der Erkrankungen mit ungünstiger Prognose erfordert auch höhere Gaben des Heilmittels.

Besonders verhängnisvoll ist der oft gemachte „Fehler der kleinen Zahl". Ein kleines Material eignet sich nicht für eine statistische Aufbereitung, weil es keinen einheitlichen Querschnitt darstellt, sondern Randstreuungen nach den Regeln der Wahrscheinlichkeit darstellen kann. In einem großen Material wächst ein Beobachtungsfehler nicht im gleichen Verhältnis wie die Zahl der Beobachtungen, sondern nur im Verhältnis zur Quadratwurzel, also viel langsamer.

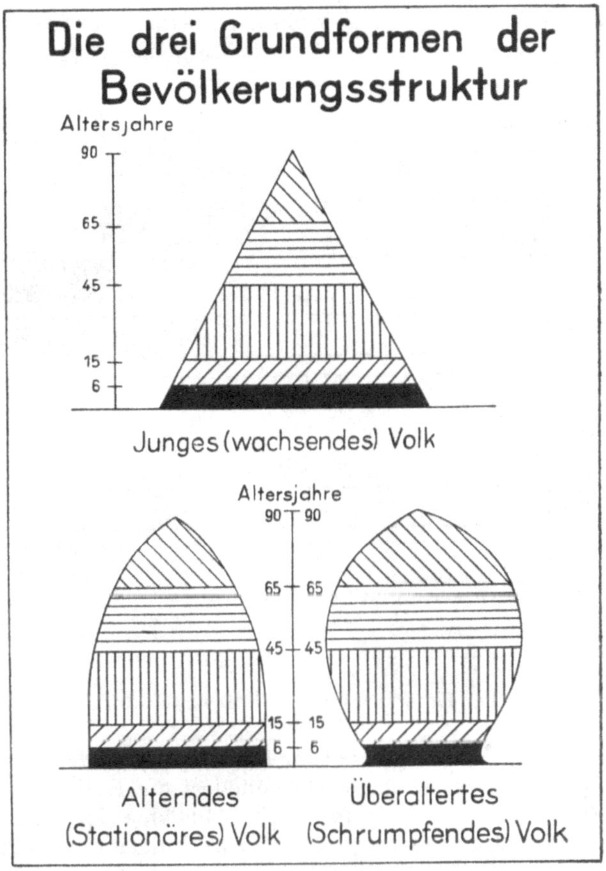

Abb. 17. Formen der Bevölkerungpyramide.

Aus dem vielseitigen Bereich der Statistik berührt den Arzt und Hygieniker das Gebiet der Gesundheitsstatistik. Sie gibt bei weitem nicht auf alle Fragen Antwort, die uns in der Gegenwart beschäftigen, bedarf daher noch einer weiteren Ausgestaltung. Wichtige Erkenntnisse können vor allem auf soziologischem und sozialhygienischem Gebiet noch gewonnen werden. Nach den wichtigsten Aufgaben können wir unterscheiden: die *Bevölkerungsstatistik*, die *Krankheitsstatistik*, die *Sozialstatistik* und die *Medizinalstatistik*.

Die Grundlage ist die Bevölkerungsstatistik oder Demographie. Sie umfaßt den Aufbau der Bevölkerung, ihre Bewegung durch Wanderung, Geburt, Eheschließung und Tod. Sie wird ergänzt durch die Krankheitsstatistik.

Die in einem bestimmten Zeitpunkt lebende Bevölkerung setzt sich aus den beiden Geschlechtern und aus allen Altersklassen zusammen. Zeichnet man die Altersbesetzung so ein, daß die vertikale Achse die Altersklassen, die horizontale ihre quantitative Vertretung und die linke Seite die Männer, die rechte aber die Frauen bezeichnet, dann entstehen übereinanderliegende Stabreihen, die von den Säuglingen zu den ältesten Jahrgängen aufsteigen. Da die junge Generation am stärksten, die ältere aber abnehmend schwächer besetzt ist, entsteht das Bild einer Pyramide. Mit der Veränderung des Altersaufbaus ändert sich auch die Grundform in charakteristischer Weise. In diesen Abwandlungen offenbaren sich die Spuren der vergangenen Volksgeschichte; sie lassen aber auch Schlüsse auf die zukünftige Entwicklung zu. Man nennt daher diese Altersaufbau-Pyramide auch den Lebensbaum eines Volkes. In seiner mathematisch korrekten Form stellt er die gesunde biologische Alterszusammensetzung dar. Störungen in der Besetzung

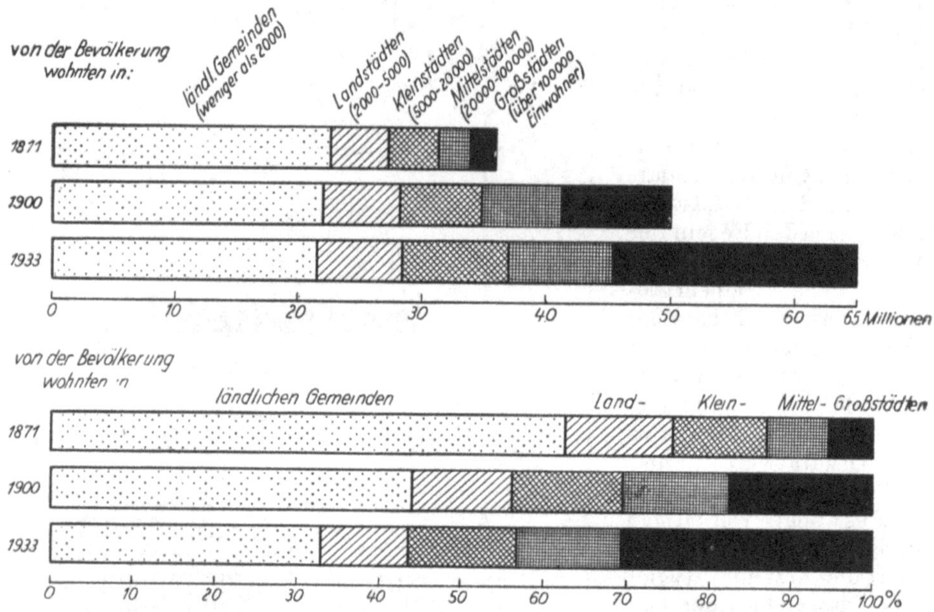

Abb. 18. Horizontalsäulen (mit absoluten Zahlen und prozentualen Angaben).

einzelner Jahrgänge sind an Einkerbungen oder Vorwölbungen zu erkennen. Eine Abnahme der Geburten verschmälert die Basis, so daß eine Buchsbaumform entsteht. In Verbindung mit einer Abnahme der Alterssterblichkeit verbreitert sich die Krone und es zeigt sich das Bild einer umgestülpten Urne, das Symbol eines alternden, absterbenden Volkes, in dem die jüngeren Jahrgänge schwächer vertreten sind als die älteren und ein Geburtenüberschuß nicht mehr vorhanden ist.

Der Aufbau der Bevölkerung wird durch periodische Volkszählungen sowie durch regelmäßige Zu- und Abschreibung von Geburten, Todesfällen, Eheschließungen und Wanderungen festgestellt. Die Verwendung dieser standesamtlichen und polizeilichen Meldungen ergibt in Zugang und Abgang die „fortgeschriebene Bevölkerung".

Die Wanderungen gehören zu den bedeutungsvollsten Veränderungen im Leben eines Volkes. Sie vollziehen sich als Aus- und Einwanderung über die Landesgrenzen, aber auch als Binnenwanderung innerhalb des Landes. In der Regel liegen dafür sehr einschneidende wirtschaftliche und soziale Gründe vor. Die Veränderung in den Lebensbedingungen ruft auch bedeutende Umstellungen in der Altersbesetzung einer Bevölkerung hervor. Seit der Industrialisierung Deutschlands wanderten jugendliche erwerbstätige Menschen beider Geschlechter in die Großstädte und Industriezentren, während das Land an Kräften einbüßte. Diese

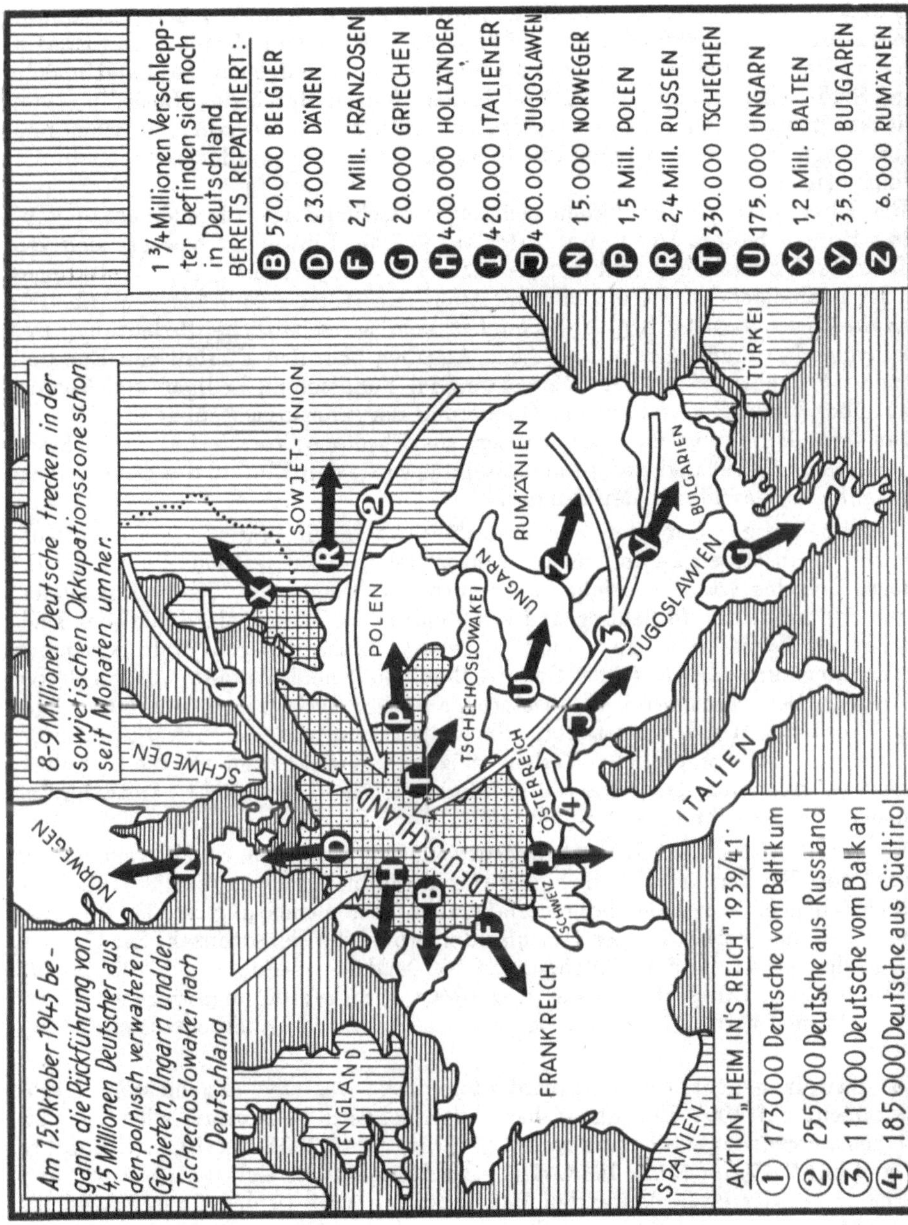

Abb. 19. Massenwanderungen in Europa.

Erscheinung wird als Verstädterung und Landflucht bezeichnet. Die Landbevölkerung Deutschlands verringerte sich von 63% im Jahre 1871 auf 43% im Jahre 1900 und auf 33% im Jahre 1933. In der gleichen Zeit vermehrte sich die Großstadtbevölkerung von 6% auf 18% und auf 31%. Andererseits wanderten Alte, Erwerbsunfähige, Rentner und Begüterte aus Industrie und Handel auf das Land und in kleine Städte. Ein völliger Wandel ist in der Neuzeit durch die Umsiedlung von Millionen Menschen in Europa eingetreten. Die sozialen, sozialhygienischen und kulturbiologischen Auswirkungen dieser Strukturänderung werden sich erst in der Zukunft zeigen:

Die Eheschließungen haben sich in Deutschland im allgemeinen in konstanter Höhe gehalten. Die Heiratsziffer auf je 1000 Einwohner bewegte sich von 1871 bis 1933 zwischen 9 und 11; sie sank nur während des ersten Weltkrieges und der nachfolgenden Wirtschaftsdepression auf Werte von 7 bis 8 herab. Die Mehrzahl dieser statistischen Angaben hat eine wirtschaftliche Bedeutung. Der Sozialhygieniker braucht dazu aber auch Angaben über den Einfluß von Ehe und besonders Frühehe auf die Lebenserwartung im Vergleich zu Ledigen und Verwitweten, über berufliche und soziale Gliederung der Ehepartner, über die Kinderzahl in ihrer Beziehung zum Heiratsalter, zur Ehedauer, zur Verteilung in Stadt und Land, zum Beruf und zur sozialen Stellung sowie den Einfluß des Generationsalters auf das Geschlecht der Kinder.

Eheschließungen, Geburten und Todesfälle werden in statistischen Veröffentlichungen in absoluten Zahlen sowie in ihrer Relation auf je 1000 Einwohner angegeben. Einzelne Länder beziehen aber auch auf 10000 oder 100000 Einwohner, je nach der Größe der Beziehung und des Eindruckes. Die absolute Zahl der Eheschließungen nennt man Heiraten, die relative Zahl dagegen Heiratsfrequenz oder Trauungsziffer. Die absolute Geburtenhäufigkeit heißt Natalität, ihre relative Zahl jedoch Geburtenziffer. Die absolute Zahl aller Todesfälle nennt man allgemeine Sterblichkeit oder Mortalität, die Relativzahl aber einfach Sterbeziffer. Der erfahrungsmäßige tödliche Verlauf einzelner Krankheiten ist die Letalität. Sie wird in Prozenten der gefragten Erkrankungsfälle ausgedrückt. Amtliche Zusammenstellungen gibt es dafür noch nicht.

Für die Statistik der Geburten liegt ein sehr großes und reichgegliedertes Material vor. Bei der Aufarbeitung überwiegen die biologischen Einflüsse über die gesellschaftlichen. Von besonderer sozialhygienischer Bedeutung ist die Sexualproportion, das Verhältnis der Geschlechter, wobei die Geburtenzahl der Knaben meist größer ist als die der Mädchen; auf 100 Mädchen werden etwa 106 bis 107 Knaben geboren. Durch den in der Gegenwart auf 128:100 angestiegenen Überschuß an Frauen wird die Stellung der Frau in Beruf und Leben entscheidend beeinflußt.

Die Säuglingssterblichkeit wird abweichend von der allgemeinen Sterblichkeit nicht auf 1000 Einwohner berechnet, sondern in Prozent aller Lebendgeborenen ausgedrückt. Sie sank von 20,7% im Jahre 1901 auf 10,2% im Jahre 1926 und auf 7,6% im Jahre 1933. Seit etwa 1940 hält sie sich um etwa 6% und hat sich trotz aller anderslautenden Behauptungen auch in den Jahren 1945 bis 1947 nicht über 6,2 und 6,3% erhoben. Als Geburtenüberschuß bezeichnet man eine positive Differenz zwischen der Zahl der Geborenen und der Zahl der Gestorbenen. Eine negative Differenz ist ein Sterbeüberschuß. Beide Ergebnisse werden auch als Relativzahl zu je 1000 Einwohnern angegeben.

Auch die Sterbeziffer hat sich im Lande Nordrhein-Westfalen nicht erhöht. Sie bewegte sich in den Jahren 1945 bis 1947 zwischen 10,2 und 10,5. Dieser Wert entspricht dem Reichsdurchschnitt vor dem zweiten Weltkriege. Seit 1871 sank die Sterbeziffer von 29,6 auf 20,7 im Jahre 1901, hielt sich in den Jahren 1925 bis 1929 zwischen 11,6 und 12,6, ging im Jahre 1932 auf 10,8 herunter und verringerte sich in den folgenden Jahren nur unerheblich.

Berechnet man die Sterblichkeit jeder Altersklasse, dann zeigt sich, daß sie im Säuglingsalter am höchsten ist und mit dem vollendeten ersten Lebensjahr jäh zurückgeht. Der tiefste Stand wird im Alter von 5—10 Jahren erreicht. Ein geringfügiger Anstieg tritt erst nach dem 14. Lebensjahr ein, so daß die geringste Gefährdung im Schulalter besteht. Dann steigt die Sterblichkeit an und schnellt

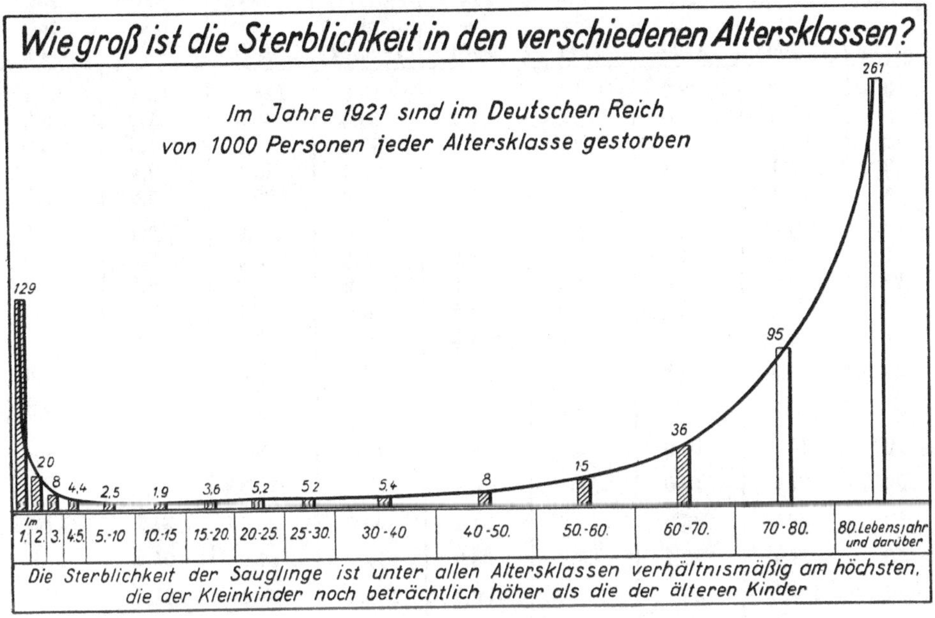

Abb. 20. V-Kurve.

nach dem 50. Lebensjahr steil in die Höhe. In graphischer Darstellung entsteht die charakteristische V-Kurve der Sterblichkeit nach Altersklassen.

Aus der **Statistik der Todesursachen** unter Berücksichtigung der Berufsarten gewinnt man ein Urteil über die Gefährlichkeit eines Berufes, wenn man nach Maßgabe der Berufskunde, d. h. der Lehre von den biologischen Bedingungen jedes Berufes, viele Personen unter gleichen Bedingungen beobachtet. Neue Beobachtungsergebnisse fehlen, sind aber notwendig. Immer noch wird eine englische Tabelle von 1890 bis 1892 zitiert, nach der die geringste Sterblichkeit bei Geistlichen, Lehrern, Gärtnern und Landwirten, die höchste bei Schankwirten, Bierbrauern, Kellnern, Glasbläsern, Feilenhauern und Bergleuten in Zinnbergwerken beobachtet wurde.

Die allgemeine Absterbeordnung, die sich trotz der großen Vielheit und scheinbaren Regellosigkeit mit statistischer Gesetzmäßigkeit zeigt, wird im Zusammenhang mit den Volkszählungen in „**Sterbetafeln**" zusammengefaßt. Sie geben an, wieviel Personen jedes Lebensalters im nächstfolgenden Lebensjahre starben. Hieraus läßt sich die Lebenswahrscheinlichkeit eines Menschen berechnen, aber auch die mittlere Lebenserwartung eines lebend-geborenen Kindes feststellen. Infolge der Verbesserung der Lebenshaltung und der Fortschritte der Medizin er-

Abbildung 21 und 22

Entwicklung der Sterbewahrscheinlichkeit bei der deutschen Reichsbevölkerung.

Alter (in vollendeten Lebensjahren)	Von 1000 männlichen Personen,				Von 1000 weiblichen Personen,			
	die im nebenbezeichneten Alter standen, starben im Laufe des nächstfolgenden Lebensjahres							
	nach den Sterbetafeln folgender Zeiten:							
	1871/72 bis 1880/81	1891 bis 1900	1910 bis 1911	1932 bis 1934	1871/72 bis 1880/81	1891 bis 1900	1910 bis 1911	1932 bis 1934
0	252,7	233,9	181,5	85,4	217,4	198,6	153,1	68,4
1	64,9	52,0	32,2	9,3	63,6	49,9	31,0	8,2
2	33,2	22,5	12,1	4,5	32,6	21,7	11,5	4,0
3	23,1	14,8	7,6	3,4	22,5	14,5	7,4	2,9
4	17,1	10,7	5,8	2,7	16,9	10,7	5,6	2,5
10	4,7	3,0	2,2	1,3	4,8	3,2	2,2	1,1
11	4,1	2,7	2,1	1,2	4,3	3,0	2,1	1,0
12	3 7	2 6	1 9	1,2	4,0	3,0	2,1	1,0
13	3,5	2,5	2,0	1,2	3,9	3,1	2,3	1,0
14	3,5	2,7	2,3	1,3	4,0	3,3	2,6	1,1
20	7,5	5,8	4,7	2,8	6,1	4,6	3,9	2,3
30	9,3	6,5	5,1	3,2	9,7	7,0	5,6	3,0
40	13,6	10,9	8,2	4,8	12,2	9,0	7,1	4,2
50	21,5	18,6	15,4	9,4	16,0	12,8	10,8	7,9
60	38,2	33,9	31,2	21,7	32,9	27,5	24,1	17,5
70	81,1	73,4	68,8	54,0	74,7	67,8	61,9	47,6
80	174,5	163,8	160,6	136,7	168,3	155,7	151,4	126,5
90	319,0	335,2	327,2	287,7	313,8	302,3	302,4	273,6
100	519,3	532,0	504,0	459,1	518,0	446,1	476,1	476,0

Abgekürzte Sterbetafel.

Mittlere Lebenserwartung im Deutschen Reich:

in den Jahren	bei den lebendgeborenen Knaben	bei den lebendgeborenen Mädchen
1871/72—1880/81	35,6 Jahre	38,5 Jahre
1891—1900	40,6 „	11,0 „
1910—1911	47,4 „	50,7 „
1932—1934	59,9 „	62,8 „

höhte sich die mittlere Lebenserwartung von 36 Jahren im Zeitraum 1871—1881 auf 60—63 Jahre im Zeitraum 1932—1934, also auf 175%.

Auf die Zeit um 1900 ließ sich die Norm anwenden: „Des Menschen Leben währt 30 Jahre." Ähnlich wie in Deutschland betrug auch im zaristischen Rußland die mittlere Lebensdauer bei Männern 31,9, bei Frauen 33,9 Jahre.

Aus der in verkürzter Form wiedergegebenen Sterbetafel von vier Berechnungsabschnitten im Deutschen Reiche, in der die Lebensalter in Dekaden und nur für

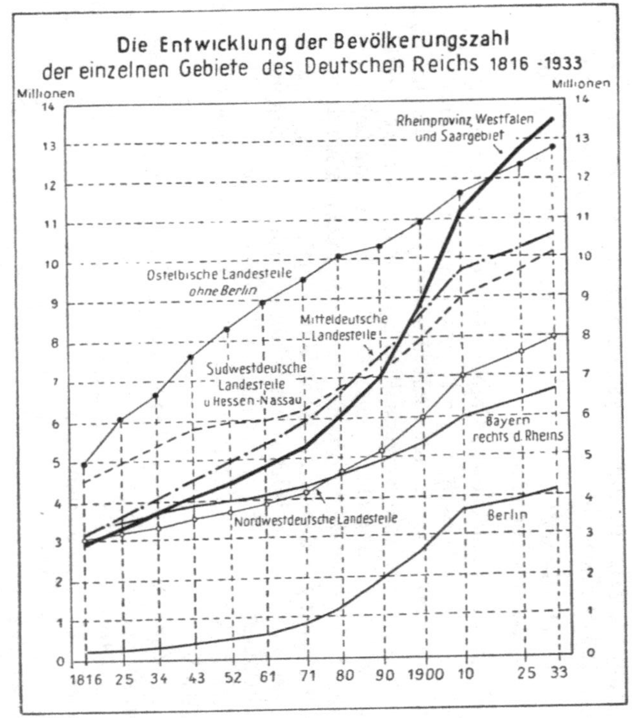

Abb. 23. Liniendiagramm (mit Vergleichskurven).

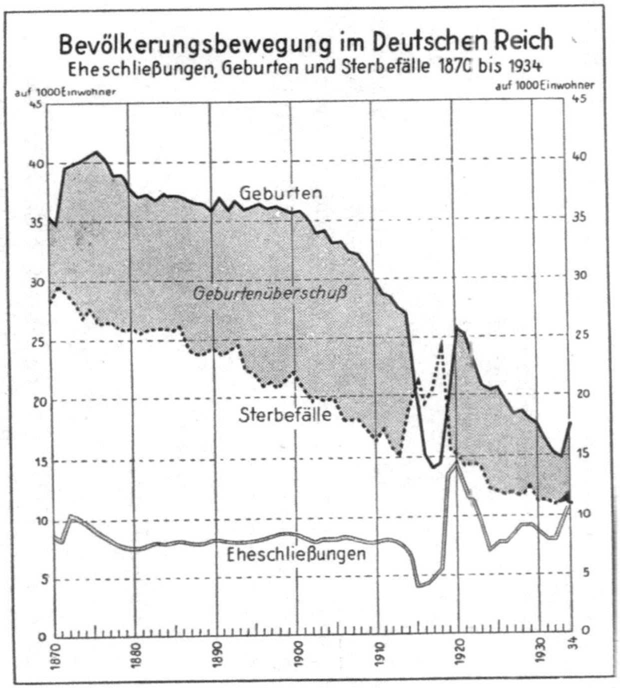

Abb. 24. Liniendiagramm (mit Berechnung der Angaben auf 1000 Einwohner).

die wichtigten Entwicklungszeiten von der Geburt bis zum vierten sowie vom zehnten bis zum vierzehnten Jahre nach einzelnen Lebensjahren aufgeführt sind, ist der Verlauf der V-Kurve und die Abnahme der Sterblichkeit zu ersehen.

Aus ihr läßt sich die mittlere Lebenserwartung für Knaben und Mädchen in den gleichen Zeiträumen berechnen.

Für die Sozialstatistik sind diese Ergebnisse nicht minder wichtig wie die einer ausreichenden Krankheitsstatistik. Ihr Ausbau würde folgerichtig zu einer *Gesundheitsstatistik* führen. Sie ist aber mit unseren heutigen Mitteln nicht zu beschaffen. Es können nur die anzeigepflichtigen Erkrankungen gezählt werden. Auch macht die Feststellung chronischer Leiden, die oft ärztlich nicht behandelt werden, größte Schwierigkeiten. Als Ergebnis der jetzt vorhandenen Krankheitsstatistik kann jedoch für das Land Nordrhein-Westfalen gesagt werden, daß nur die Tuberkulose und die Geschlechtskrankheiten bisher zugenommen haben; die anderen Infektionskrankheiten, insbesondere Typhus, Paratyphus, Ruhr, Fleischvergiftungen, Genickstarre, Diphtherie und Scharlach hielten sich auf dem Stande der Vorkriegszeit.

Die *Sozialstatistik* behandelt sodann noch die Arbeitsverhältnisse, das Einkommen und Vermögen nach der Steuereinschätzung, die Berufsgliederung, die Frauen- und Kinderarbeit, die Lebenshaltungskosten auf Grund von Wirtschafts- und Haushaltsberechnungen, den Index der Lebenshaltung, die Marktpreise und die Konsumption, die Ein- und Ausfuhr, das Volksvermögen, das Nahrungs- und Wohnungswesen, das Bildungswesen, die Moral und Sittlichkeit, den Alkoholismus und andere Suchten, die Geburtshilfe und Stilltätigkeit sowie die Fürsorge- und Wohlfahrtsleistungen.

Sie wird ergänzt durch die *Medizinalstatistik* mit ihren Angaben über die Leistungen der Sozialversicherung, die Invalidität und Berufsunfähigkeit, das Bestattungswesen, die Krankenanstalten, die Apotheken, Ärzte, Hebammen und ähnliche Verwaltungsaufgaben.

Keine statistische Berechnung sollte abgeschlossen werden ohne eine Feststellung des **mittleren Fehlers** nach der Wahrscheinlichkeitsrechnung. Im allgemeinen wird man mit der WESTERGAARDschen **Regel** auskommen. Man erhält die wahrscheinlichen oder möglichen Grenzwerte, indem man zu dem gefundenen statistischen Wert die Wurzel daraus addiert und von ihm abzieht; dasselbe geschieht beim Vergleichswert. Hat man z. B. die Werte 4 und 9 erhalten, dann beträgt die Fehlergrenze $4 \pm 2 = 2$ und 6 sowie $9 \pm 3 = 6$ und 12 oder 4 und 12 bzw. 6 und 12. Da sich die Grenzwerte berühren ist ein Schluß nicht möglich.

Für genauere Werte benutzt man die GAUSSschen **Formeln**:

a) für die mittlere quadratische Abweichung

$$s = \sqrt{\frac{\Sigma \cdot p \cdot D^2}{n}} \quad \text{und}$$

b) für den mittleren Fehler

$$F = \sqrt{\frac{p^1 \cdot p^2}{n}}.$$

Darin bedeuten: D den Abstand vom Mittel, p die Zahl der gefundenen Beobachtungen, n die Gesamtzahl der Beobachtungen und Σ die Summe; p^1 den Prozentsatz der Beobachtungsergebnisse, p^2 ist $100 - p$ und n die Gesamtzahl aller Fälle.

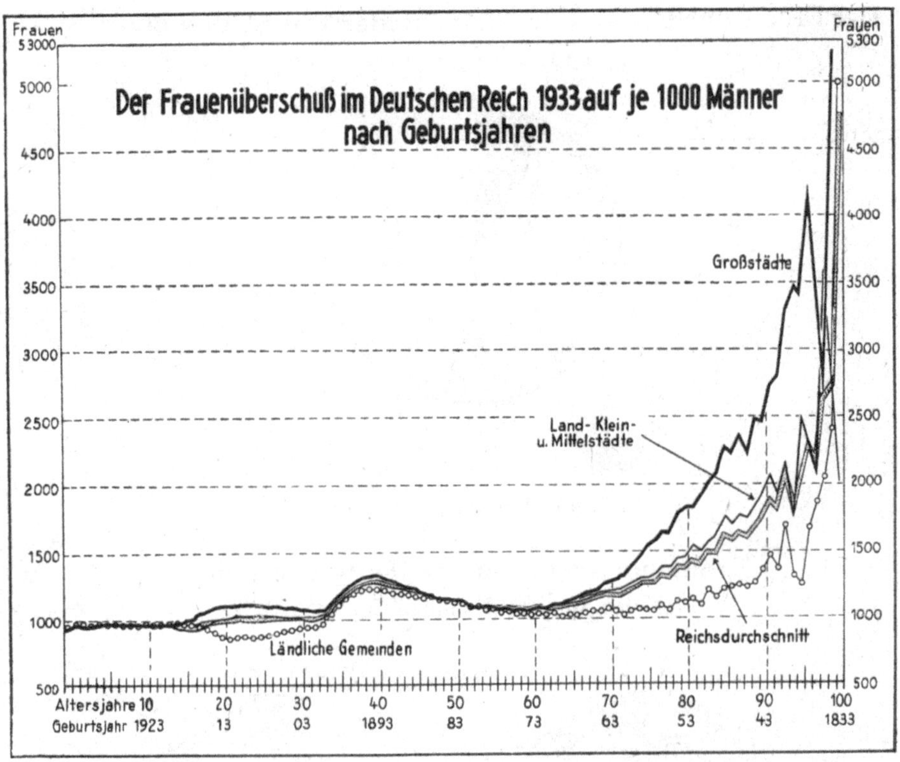

Aus Wirtschaft und Statistik 1935, S. 197

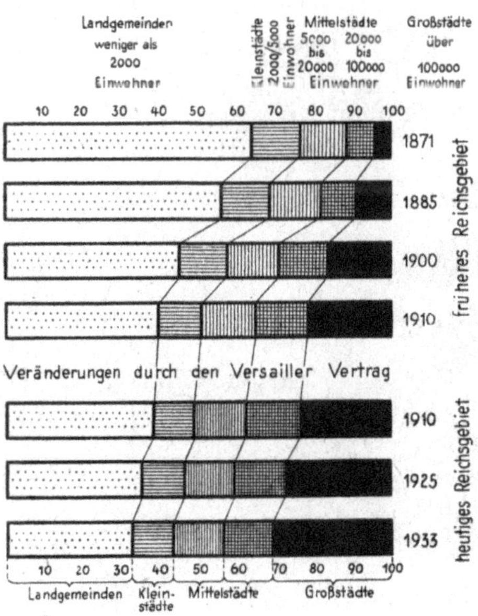

Gliederung der deutschen Reichsbevölkerung nach Gemeindegrößenklassen in den Jahren 1871 bis 1933 (in Prozenten der Gesamtbevölkerung).

Abb. 25. Korrelations- oder Kombinationstafel (mit Koordinatensystem und vergleichenden Säulendiagrammen).

Der Ernährungszustand der Schulkinder war in Preußen 1932

(beide Geschlechter zusammen)

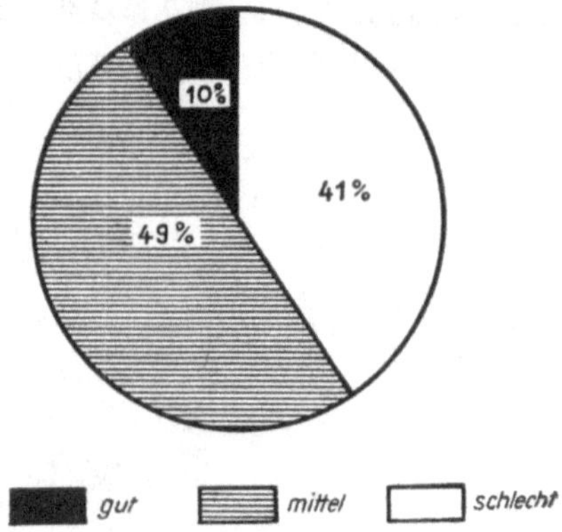

Abb. 26- Kreisflächendiagramm

Erblindungsursachen im Deutschen Reich

nach der Gebrechlichenzählung 1925/26

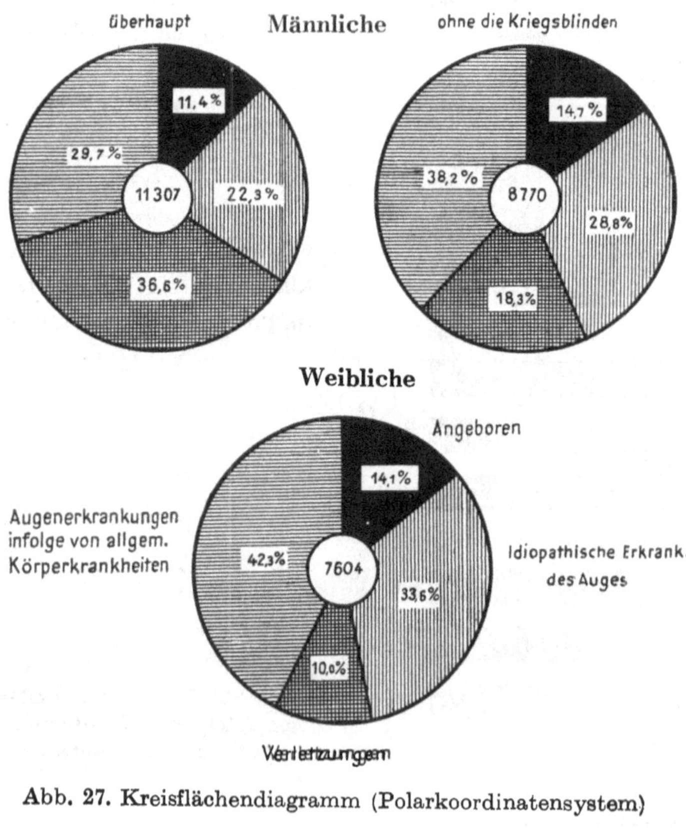

Abb. 27. Kreisflächendiagramm (Polarkoordinatensystem)

Die wichtigsten *Quellen für statistische Angaben* sind: Das Statistische Jahrbuch für das Deutsche Reich, das Statistische Jahrbuch für Preußen, die Statistischen Jahrbücher der Länder, Städte und Kreise, die Veröffentlichungen des Reichsgesundheitsamtes und das Reichsgesundheitsblatt; für internationale Angaben sind zu nennen: Die Veröffentlichungen der Unrra, der Gesundheitssektion des Völkerbundes, des Office international d'Hygiene publique in Paris, des Quarantäne-

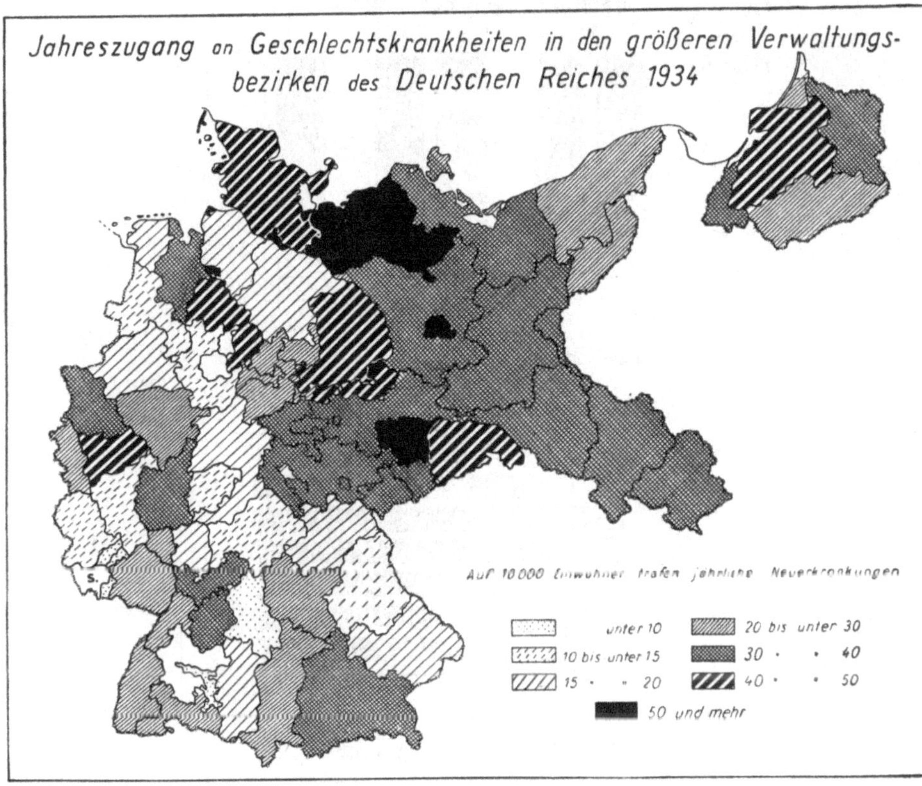

Abb. 28. Kartogramm mit Schraffierungen.

rats von Ägypten und des Pan-Amerika-Sanitäts-Büros. Auch das Statistische Jahrbuch für das Deutsche Reich enthält in einem Anhang internationale Daten.

Die *graphische Darstellung* bedient sich vor allem der Kurven, der Säulen, des Polarkoordinatensystems in Form von Kreissegmenten und der kartographischen Schattierungen.

Die Darstellung von Säulendiagrammen kann mit der statistischen Indexberechnung verbunden werden. Man setzt den Ausgangswert oder den arithmetischen Durchschnitt (d. h. das arithmetische Mittel) gleich 100 an und berechnet die folgenden oder Vergleichswerte durch einfache prozentuale Proportion.

Nach den Regeln der Wahrscheinlichkeitsrechnung baute PFAUNDLER seine *Syntropie* auf. Er wollte bestimmen, ob und wie stark sich einzelne Krankheiten gegenseitig bedingen, begünstigen oder ausschließen. Die Wahrscheinlichkeit für das Auftreten zweier Krankheiten bei der gleichen Person entspricht dem Produkt beider Wahrscheinlichkeiten: z. B. betrage die Rachitiswahrscheinlichkeit ⅓ der gleichartigen Kinder, die Bronchopneumonie-Wahrscheinlichkeit dagegen

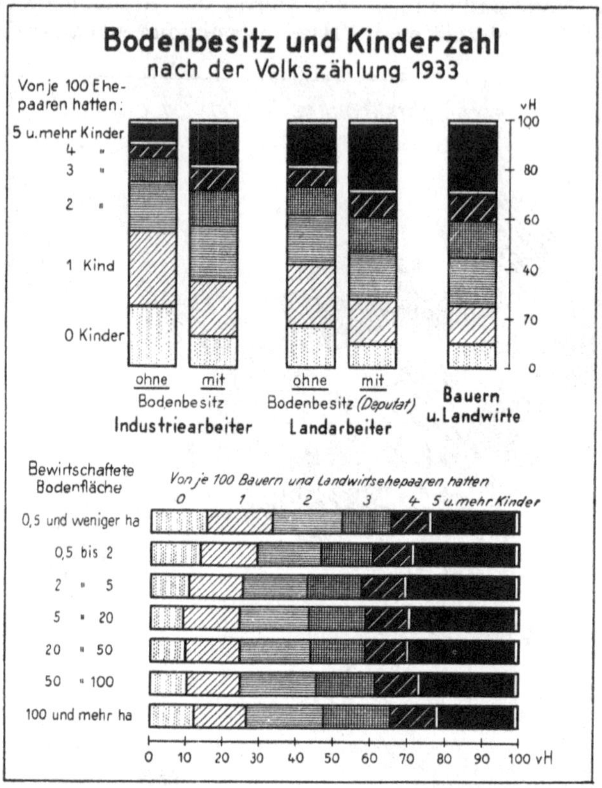

Abb. 29. Säulendiagramme

¼, dann ist ein gleichzeitiges Auftreten von Rachitis und Bronchopneumonie bei jedem 12. Kinde zu erwarten. Aber erst nach Ausschluß des mittleren Fehlers kann ein Zusammenhang, eine Syntropie angenommen oder ein gegenseitiger Ausschluß, eine Dystropie unterstellt werden.

XI. Kapitel

Die Gesundheitsverwaltung

Der gesundheitliche Schutz der Gemeinschaft kann planvoll nur dann durchgeführt werden, wenn alle Beobachtungen gesammelt, die ursächlichen Zusammenhänge erforscht und die drohenden Gefahren oder schon aufgetretenen Störungen mit den Mitteln wissenschaftlicher Erkenntnis bekämpft werden. Dazu bedarf es aber zweckmäßiger, organisatorischer Einrichtungen. Im Beginn der Gemeinschaften und Staatswesen standen im Vordergrunde: 1. die Sicherung der Ernährung, 2. die Abwehr von übertragbaren Krankheiten, 3. die Körperpflege und 4. die Erhaltung der Familie durch Eherecht und Vorschriften für die Gattenwahl. Die öffentliche Gesundheitspflege und -verwaltung mußte zunächst dafür sorgen, die Staatsbürger und auch alle anderen Bewohner des Landes vor einer Minderung ihrer Leistungsfähigkeit zu bewahren und dadurch die Gemeinschaft vor Erschütterungen zu behüten. Sie betrieb darum eine Hygiene der Gesellschaft, die sich allmählich zur sozialen Hygiene erweiterte, überließ aber die individuelle Hygiene dem Einzelnen und dem pater familias, dem auch die Sicherung der Lebenshaltung oblag. Aus dieser Auffassung versteht man auch den Grundsatz der Antike, die Behandlung unheilbarer Kranker abzulehnen, da sie niemals förderliche Mitglieder des Gemeinwesens werden könnten.

Durch Handelsverträge mit Nachbarn und entfernten Völkern wurde der Bedarf an Nahrungsmitteln, die das eigene Land nicht hervorbrachte, gesichert. Der Grenzverkehr wurde überwacht, um das Einsickern von Seuchen abzuriegeln. Im Innern dämmte man Krankheitsherde mit energischen Maßnahmen ab. Kundschafter brachten Nachrichten von Ereignissen in der Fremde, und Gesandschaften unterrichteten über die Wirtschafts- und Gesundheitslage im Auslande. Aquädukte führten das Trinkwasser von weit her, obwohl Bäche und Flüsse klar waren, die Kanalisationen der Weltstädte leiteten die Abwässer ins Meer oder an die Mündungen der großen Ströme, Hallenbäder, Sport- und Spielplätze dienten dem Ideal der Gesundheit, Nationalfeste förderten die kulturellen Beziehungen, und die sakrosankte Unantastbarkeit des Hauses sicherte den Familienfrieden.

Man ist nur zu leicht geneigt, den öffentlichen Gesundheitsdienst und die soziale Hygiene als Ergebnisse der modernen Gesellschaftsstrukturen mit ihren verschlungenen Verflechtungen und vielseitigen Verpflichtungen für jedes Individuum anzusehen, vergißt aber gerne, daß die orientalischen Kulturen in ein gewaltiges Netz gegenseitiger Beziehungen eingespannt waren, ehe die Mittelmeervölker auf der Bühne der Weltgeschichte auftraten. Die asiatischen Kulturvölker erkannten die Einflüsse der wirtschaftlichen und gesellschaftlichen Bindungen auf die Gesundheit des einzelnen und die Rückwirkung seines Wohlbefindens auf das Gedeihen des Staates. Sie stellten darum schon frühzeitig öffentliche, sozialhygienisch tätige Ärzte ein. Die gesundheitlichen Vorschriften der Assyrer, Chinesen,

Babylonier, Inder und Ägypter waren entsprechend der Stellung des Königs als Sohn und Stellvertreter des Sonnengottes in die machtvollste Form religiöser Gebote gekleidet. Sie beschäftigten sich mit dem Schutz der persönlichen Gesundheit n Geboten, wie denen, zu zeremoniellen Waschungen und in Verboten, wie denen des Genusses bestimmter Speisen und Getränke, erstreckten sich aber auch auf die soziale Hygiene, wenn sie einen Ruhetag in der Woche vorschrieben und Verwandten-Ehen untersagten.

Die Griechen unternahmen davon als wichtigste, aber national gefärbte Maßnahmen die Ehrung von Olympioniken und um das Gemeinwohl verdienter Männer auf Staatskosten in den Prytaneien sowie die Sicherung des sozialen Gleichgewichtes durch planmäßige Auswanderungen. Im übrigen sollte die Pflege von Kunst und Wissenschaft ergänzt werden durch Gymnastik und Bäderpflege, damit alle Freien zur harmonischen Kalokagathie heraufgeführt werden könnten.

Mit politischem Scharfblick übernahmen die Römer die Planungen der Orientalen und führten zielbewußt die von ihnen eingeleiteten sozialen und sozialhygienischen Maßnahmen durch. Sie richteten eine Armenpflege ein, führten billiges Getreide aus den Kornkammern der alten Welt ein, lenkten den Mißmut der Unzufriedenen durch Festspiele und Zirkusaufführungen ab, förderten die Hygiene ihrer Städte, indem sie die alten, unsauberen und verwanzten Mietskasernen abbrachen oder abbrannten, Wasserleitungen und Kanalisationen anlegten, eine Marktpolizei schufen und den heimatlichen Frieden durch Auswanderung und Gründung von Kolonien festigten. Sie übernahmen von den asiatischen Kulturstaaten die Einstellung von Armenärzten mit ihrer Bezeichnung als Archiatri populares und sicherten die Ausbildung eines geregelten, der Politik des Staates förderlichen Gesundheitswesens durch überwachende Staatsärzte als Archiatri palatini. So schalteten sie soziale Unruheherde im Stammlande und in den Provinzen weitgehend aus.

Im Mittelalter vergaß man diese Einrichtungen, bis die Kreuzzüge einen wirksamen Seuchenschutz veranlaßten und unter Führung der religiösen Orden die Aufnahme einer umfassenden Fürsorgetätigkeit erforderten. Vor den Toren der Stadt legte man Quarantäne-Stationen, die sogenannten Pesthäuser an. In Köln lebt die Erinnerung daran noch in dem weit vor den Stadtmauern angelegten Friedhofe Melaten fort, dessen Name von malato stammt. *Aus der Verschmelzung von Armenpflege und Seuchenhygiene, von römischer Staatsmedizin und mittelalterlicher Fürsorgetätigkeit entwickelte sich in wissenschaftlich-kausaler Vertiefung die moderne soziale oder Gesellschaftshygiene.*

Die aus dem Mittelalter hervorgegangenen und seine abendländische Universalitätsidee ablösenden Nationalstaaten schufen auch ein nationales Gesundheitswesen, das in seinen Grundzügen übereinstimmte und sich nur durch die Anpassung an die Besonderheiten der Staatsstruktur unterschied.

Der bundesstaatliche Charakter des *deutschen Gesundheitswesens* ist in der Reichsverfassung vom 11. August 1919 festgehalten. Sie bestimmt: das Reich gibt die Grundsätze der Gesundheitspflege an und behält sich die Gesetzgebung, die Legislative vor, während die Auslegung der Rechtsnormen und die praktische Durchführung den einzelnen Ländern obliegt. Im Vergleich zur Reichsverfassung von 1871 wurden die Reichsaufgaben erweitert und auf bestimmte Gebiete festgelegt. Das Partnerspiel zwischen Reich und Ländern bedurfte darum einer Abgrenzung nach Spielregeln, die man „Kompetenzen" nannte. Ausdrücklich umrissen wurden jedoch nur die Reichskompetenzen, die in dem Grundsatz von Artikel 13 der Reichsverfassung gipfelten: „Reichsrecht bricht Landrecht" Die einem neuen Reichsrechtsgrundsatz entgegenstehenden landesrechtlichen Bestimmungen verloren ohne weiteres ihre Gültigkeit.

Die Gesundheitsgesetzgebung des Reiches erstreckte sich auf die Bevölkerungspolitik, das Bodenrecht, das Arbeitsrecht, die Gesundheitspflege, die Sozialversicherung, das Armenwesen und die Wandererfürsorge. Sie umfaßte im einzelnen:

1. das Armenwesen und die Wandererfürsorge,
2. die Bevölkerungspolitik, die Mutterschafts-, Säuglings-, Kinder- und Jugendfürsorge.
3. das Gesundheits- und Veterinärwesen,
4. das Arbeitsrecht, die Versicherung und den Schutz der Arbeiter und Angestellten sowie den Arbeitsnachweis,
5. die Fürsorge für Kriegsteilnehmer und Hinterbliebene,
6. den Verkehr mit Nahrungs- und Genußmitteln sowie Gebrauchsgegenständen,
7. die Wohlfahrtspflege,
8. das Bodenrecht, die Bodenverteilung, das Siedlungs- und Heimstättenwesen,
9. das Bestattungswesen,
10. den Schutz von Ehe- und Familienleben,
11. die rechtliche Stellung sowie die leibliche, seelische und gesellschaftliche Entwicklung der unehelichen Kinder,
12. den Schutz der Jugend vor Verwahrlosung,
13. die Bodenverteilung und -nutzung,
14. die Sozialversicherung und
15. die Arbeitspflicht und das Arbeitsrecht.

Die gesundheitlichen Aufgaben wurden jedoch auch im Reich nicht einheitlich in einer einzigen Zentralbehörde bearbeitet, vielmehr befaßten sich damit verschiedene Reichsministerien. Es fehlte ein Reichsgesundheitsministerium, wie es in England, Frankreich, Rußland, Polen, Jugoslawien, der Tschechoslowakei und anderen Staaten vorhanden war oder ist.

In die Aufgaben der Zentralverwaltung teilten sich das Reichsministerium des Innern, das Reichsarbeitsministerium, das Reichswirtschaftsministerium sowie das Reichsministerium für Ernährung und Landwirtschaft. Der wichtigste Teil von „Öffentlicher Gesundheit" und „Veterinärwesen" oblag der Aufsicht des Reichsministeriums des Innern. Hier wurden insbesondere bearbeitet: Gesundheitspolizei, Gesundheitsfürsorge, Medizinalstatistik, Medizinalpersonal, Bekämpfung der Infektionskrankheiten, Schulgesundheit, Bevölkerungspolitik und Rassenhygiene, Nahrungsmittelverkehr, Irrenwesen und Wohlfahrtspflege.

Als beratende Behörde war das Reichsgesundheitsamt angegliedert, das sich aus kleinen Anfängen zu einem Forschungsinstitut von internationaler Bedeutung entwickelte. Hier machten Robert Koch, Gaffky, Löffler und Schaudinn ihre aufsehenerregenden Entdeckungen. Die Verbindung zu den Landesbehörden stellte der mit dem Reichsgesundheitsamt verbundene Reichsgesundheitsrat her.

Abb. 30

Reichsbehörden

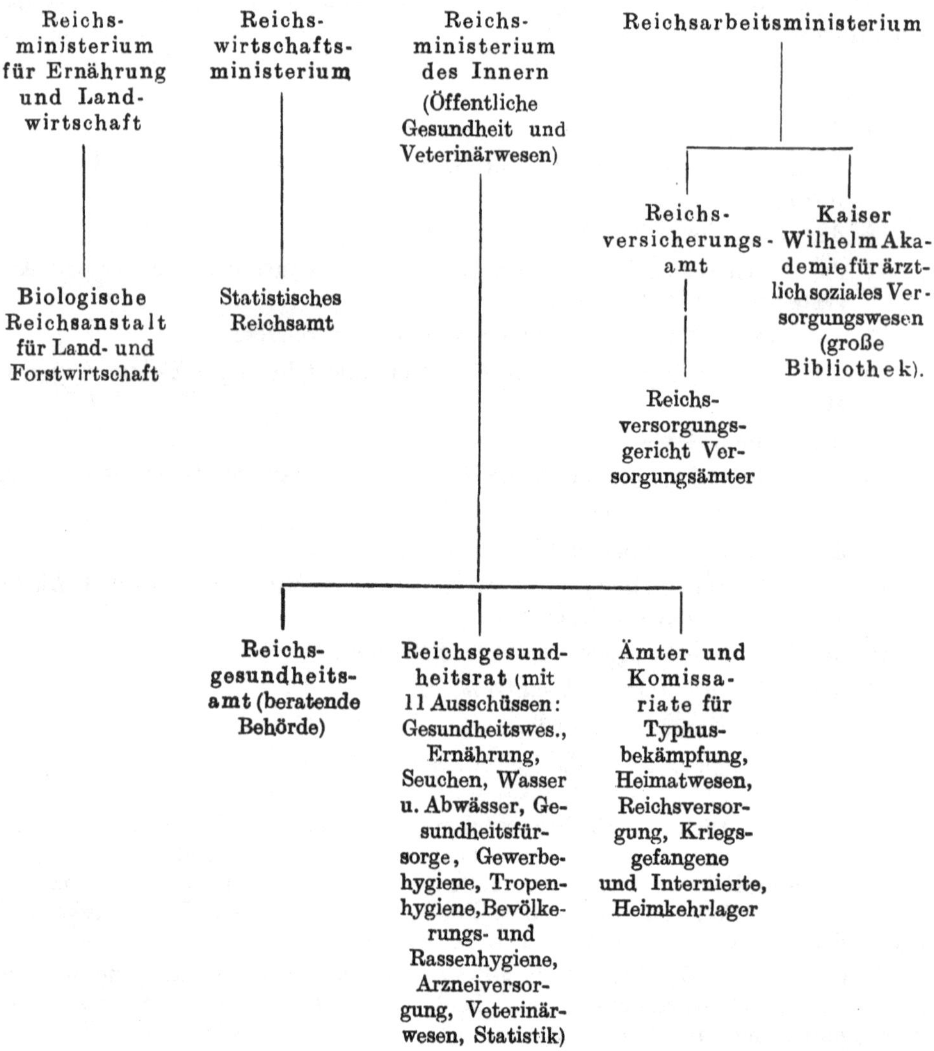

Vom Reich geförderte und unterstützte Einrichtungen:

1. Kaiser Wilhelm Gesellschaft z. Förderung der Wissenschaften
(auch medizinische Forschung)

2. Reichsausschuß für hygienische Volksbelehrung
Deutsches Hygiene-Museum Dresden

3. Deutscher Reichsausschuß für Leibesübungen
Deutsche Hochschule für Leibesübungen

In der Durchführung seiner Aufgaben und der wissenschaftlichen Aufklärung kausaler Zusammenhänge wurde das Reich durch Institute und Einrichtungen beraten, die es entweder unterhielt oder aus Reichsmitteln unterstützte. Genannt seien die Kaiser Wilhelm-Gesellschaft zur Förderung der Wissenschaften mit einer großen Zahl besonderer Forschungsinstitute, der Reichsausschuß für hygienische Volksbelehrung mit dem angeschlossenen Hygiene-Museum in Dresden sowie der Deutsche Reichssauschuß für Leibesübungen.

Das Reichsarbeitsministerium befaßte sich mit Arbeitsrecht und Arbeitsschutz, Gewerbehygiene, Wohlfahrtspflege und sozialer Fürsorge, Wohnungsbau und Siedlungswesen sowie der Reichsversorgung der Kriegsbeschädigten und ihrer Hinterbliebenen.

Im Reichswirtschaftsministerium wurde das Volksgesundheitswesen durch das Statistische Reichsamt berührt, in dem auch die Bevölkerungs-, Sozial- und Berufsstatistik bearbeitet wurde.

Das Reichsministerium für Ernährung und Landwirtschaft beteiligte sich bei der Sicherung der Volksernährung und der Durchführung der Kinderspeisungen. Die wichtige Schädlingsbekämpfung wurde der Biologischen Reichsanstalt für Land- und Forstwirtschaft übertragen.

Auch in den **Ländern** fehlte ein eigenes Gesundheitsministerium. Die Medizinalangelegenheiten wurden in besonderen Abteilungen einzelner Ministerien bearbeitet, so des Ministeriums für Volkswohlfahrt, des Ministeriums für Wissenschaft, Kunst und Volksbildung, des Ministeriums des Innern und des Justizministeriums. Die wichtigsten Zweige des Gesundheitswesens bearbeitete das Ministerium für Volkswohlfahrt, nämlich die sanitäts- und medizinalpolizeilichen Aufgaben, die Gewerbehygiene, die sozialhygienische Fürsorge, die Volksernährung, das Wohnungs- und Siedlungswesen, die Jugendpflege und die allgemeine Wohlfahrtspflege. Der angegliederte Landes-Gesundheitsrat hatte die Aufgabe, das Staatsministerium zu beraten und war gleichzeitig oberste Sachverständigenbehörde in gerichtlich-medizinischen Angelegenheiten. Eine Reihe von wissenschaftlichen Versuchs- und Prüfungsanstalten unterstützten das Volkswohlfahrtsministerium, so die Landesanstalt für Wasser-, Boden- und Lufthygiene, das Institut für Infektionskrankheiten ROBERT KOCH, Hygienische Institute und Medizinaluntersuchungsämter sowie Staatliche Impfanstalten.

Die anderen Ministerien der Länder übten die Aufsicht über die gesundheitlichen Einrichtungen ihres eigenen Arbeitsbereiches aus, wie das Ministerium für Wissenschaft, Kunst und Volksbildung über die Schulhygiene und die Universitätskliniken, das Innenministerium über den Sanitätsdienst der Schutzpolizei und das Preußische Statistische Landesamt, das Justizministerium über den Gesundheitsdienst in den Gefängnissen und Strafanstalten.

Die weitere organisatorische Gliederung erhält ihr besonderes Gepräge durch die Nachwirkungen der Stein-Hardenberg'schen Reformen. Der Dualismus zwischen Staatsverwaltung und kommunaler Selbstverwaltung brachte eine weitere Überschneidung in das Gesundheitswesen hinein.

Außerdem wurde der Instanzenzug durch die Zwischenschaltung der Oberpräsidenten und der Regierungspräsidenten sowie die Angliederung von Provinzialräten und Bezirksausschüssen verlängert. In keinem Lande Europas und — meines Wissens — der ganzen Erde gibt es eine solche Parallelität zwischen Staats- und Kommunalverwaltung. Nur in Belgien war sie, wohl unter deutschem Einfluß, andeutungsweise vorhanden.

Die gesundheitlichen Aufgaben der Oberpräsidenten als Leiter der staatlichen Provinzialverwaltung gingen im Jahre 1946 auf die Landesregierungen und die

Regierungspräsidenten über. Im Arbeitsgebiet des Medizinaldezernenten für den Regierungsbezirk (des Regierungs- und Medizinalrats) laufen alle Fäden der Gesundheitsverwaltung aus den Stadt- und Landkreisen zusammen. Es umfaßt die Medizinalverwaltung, die öffentliche Gesundheitspflege und die Gesundheitsfürsorge. Alle für die Volksgesundheit bedeutungsvollen Einrichtungen unterstehen der Aufsicht des Regierungs- und Medizinalrats und können von ihm besichtigt werden. Zu seiner Entlastung auf dem Gebiete der Gewerbehygiene und Arbeitsmedizin wurden Gewerbemedizinalräte eingesetzt. Sie unterstützen die Gewerbe- und Bergaufsicht, prüfen den Einfluß der gewerblichen Berufsarbeit auf die Gesundheit und Leistungsfähigkeit der Arbeiter, beobachten die Fabrikhygiene und schlagen Schutzeinrichtungen vor.

Die Selbstverwaltung der Provinzen wurde in den Provinzialverbänden zusammengefaßt und der Leitung des Landeshauptmanns (Landesdirektors) unterstellt. An Aufgaben des öffentlichen Gesundheitswesens wurden ihm und seinem ärztlichen Berater, dem Landesmedizinalrat, übertragen: die Unterbringung von heimbedürftigen Geisteskranken, Idioten, Epileptikern, Krüppeln, Blinden, Taubstummen und hilfsbedürftigen Minderjährigen in landeseigenen Anstalten und Fürsorgeerziehungsheimen, die Ausbildung und Fortbildung der Hebammen sowie der Pflichtenkreis des Landesfürsorgeverbandes. Nach der Auflösung der Provinzen im Jahre 1946 übernahmen diese Tätigkeit meist die Länderregierungen.

Wie der Landrat der wichtigste politische Beamte im Deutschen Reiche war, so war es der Kreisarzt auf dem Gebiete des Gesundheitswesens. Er hatte die Aufgabe, die gesundheitlichen Verhältnisse seines Kreises zu beobachten, alle gesundheitlichen Einrichtungen zu überwachen und rechtzeitig Vorkehrungen zum Schutze der Gesundheit vorzuschlagen. Aus der Fülle seiner Aufgaben, deren Lösung viel Umsicht und Tatkraft, aber auch ein gediegenes medizinisches Wissen und ärztliches Können voraussetzt, seien nur genannt: die Regelung einer ausreichenden ärztlichen Versorgung der Bevölkerung, die Überwachung des Arzneimittelverkehrs, die Sicherstellung der Ortschaftshygiene, der Krankheitsbekämpfung und der Schulhygiene, die Überwachung des Verkehrs mit Nahrungs- und Genußmitteln, die Mitwirkung bei der Gewerbehygiene und Arbeitsmedizin, die Beaufsichtigung der Heilquellen und Kurorte, die Überwachung des Begräbniswesens, die gesamte Gesundheitsfürsorge und schließlich eine verantwortungsvolle Gutachtertätigkeit. Außerdem war der Kreisarzt auch der Gerichtsarzt seines Kreises. Nur für größere Gebiete und umfangreichere Anforderungen wurden besondere hauptamtliche Gerichtsärzte vorgesehen.

Bei Gefahr im Verzuge hatte der Kreisarzt das Recht, gesundheitliche Schutzmaßnahmen selbständig anzuordnen. In der Regel mußte er aber dazu die Ortspolizeibehörden veranlassen. Zu deren Unterstützung dienten ständige Gesundheitskommissionen, die in allen Gemeinden gebildet werden konnten, in solchen mit mehr als 5000 Einwohnern jedoch vorhanden sein mußten. Der Kreisarzt konnte an allen ihren Sitzungen mit beratender Stimme teilnehmen, durfte jederzeit die Zusammenberufung verlangen und mußte stets gehört werden. Die Gesundheitskommissionen sollten mit ihrer Ortskenntnis den Kreisarzt unterstützen, die Gemeinde- und Ortspolizeibehörden beraten und sich auch zu vorgelegten Fragen gutachtlich äußern. Die Aufgaben auf dem Gebiete der Wohlfahrtspflege wurden den Stadt- und Landkreisen als den Bezirksfürsorgeverbänden übertragen. Sie waren damit auch Organe der kommunalen Selbstverwaltung. Ihre parlamentarischen Vertretungen waren in den Städten die Stadtausschüsse, in den Landgemeinden die Gemeindeausschüsse.

Abb. 31.

Landesbehörden

Gesundheitswesen in Preußen, Bayern, Sachsen, Württemberg

Landesgesundheitsrat (als oberste sachverständige Behörde in gerichtlich-medizinischen Angelegenheiten)

Institut für Infektionskrankheiten „Robert Koch"

Landesanstalt für Wasserhygiene

Hygienische Institute und Medizinal-Untersuchungsämter

Staatliche Impfanstalten

Ministerium für Volkswohlfahrt (Medizinalverwaltung, Wohnungswesen, Versicherungswesen und Wohlfahrtspflege)

Ärztlicher Ehrengerichtshof

Ärztekammer-Ausschuß

Apothekerkammer-Ausschuß

Zahnärztekammer

Gerichtsärztliche Ausschüsse in den Provinzen

Staatsverwaltung

Oberpräsident mit Provinzialrat (Gesundheits- und Medizinalpolizei, Apothekenkonzessionen, Staatsaufsicht über Ärzte- und Apothekerkammer, Gerichtsärztlicher Ausschuß)

Regierungspräsident mit Bezirksausschuß

Landrat mit Kreisausschuß

Kreisarzt

Gemeinden mit Gesundheitskommissionen

Kommunale Selbstverwaltung

Landeshauptmann mit Provinzialausschuß und Provinziallandtag

Landrat-Kreisausschuß

Bürgermeister (Stadtausschuß)

Gemeindevorsteher (Gemeindeausschuß)

Die Pflichtversicherung der Arbeiter und Angestellten gegen Wechselfälle des Lebens wird von Versicherungen als rechtsfähigen Körperschaften der Selbstverwaltung getragen. Der Staat gewährt zu ihren Leistungen jedoch angemessene Zuschüsse, behält sich aber ein Aufsichtsrecht vor, das sich darauf beschränkt, sicherzustellen, „daß Gesetz und Satzung so beobachtet werden, wie es der Zweck der Versicherung erfordert."

Die Träger der einzelnen Versicherungszweige sind:

die Krankenkassen für die Krankenversicherung,

die Berufsgenossenschaften für die Unfallversicherung (mit Einschluß der gewerblichen Berufskrankheiten),

die Landesversicherungsanstalten für die Alters- und Invalidenversicherung,

die Knappschaften für die Knappschaftsversicherung im Bergbau und

die Reichsversicherungsanstalt für Angestellte.

Bei Streitigkeiten zwischen diesen und den Versicherten entscheiden die vom Staate als Spruchbehörden eingesetzten Versicherungsämter der Kreise und die Oberversicherungsämter der Regierungsbezirke.

Das nationalsozialistische Regime nahm an zwei Stellen grundlegende Veränderungen vor. Es beseitigte den bundesstaatlichen Dualismus von Reich und Ländern, indem es den Primat des Reiches aufstellte. Es gelang aber doch nicht, ein besonderes Gesundheitsministerium zu gründen, obwohl die Versuche bis in die letzte Zeit fortgesetzt wurden. Da fast alle Ministerien und Parteiorganisationen Gesundheitspflege auf ihre Weise betrieben, erreichte die Aufsplitterung des Gesundheitswesen einen kaum noch zu übertreffenden Grad.

Die zweite bedeutungsvolle Änderung war die Ablösung des Kreisarztes als sogenannter Einzelbehörde durch das Gesundheitsamt mit einem Stabe von Mitarbeitern. Damit wurde ein internationales Vorbild übernommen, das aber unter der Vielheit der von außen einwirkenden Einflüsse sachlich nicht ausreifen konnte. Die entscheidende Wendung trat schließlich ein, als die Abteilung Volksgesundheit im Reichs- und Preußischen Ministerium des Innern ganz offen die Führung im Gesundheitswesen dem Hauptamt für Volksgesundheit und dem NS-Ärztebund übertrug.

Während das Gesundheitswesen in Deutschland von einer Zentralbehörde geleitet wurde, entwickelte es sich in England aus einer besonderen Form der Kommunalverwaltung. Zur Bekämpfung der Cholera wurden im Jahre 1831 allenthalben örtliche Gesundheitsbehörden eingerichtet, die sich zu unabhängigen Selbstverwaltungen entwickelten, bis sie schließlich in den Jahren 1882 und 1888 der Aufsicht des Staates unterstellt wurden. Aus dieser zentralen Gesundheitsbehörde wurde durch Gesetz von 1919 ein eigenes Gesundheitsministerium gebildet.

Die Gesundheitsverwaltung obliegt nahezu ausschließlich den Grafschaften als den örtlichen Behörden. Sie stehen unter der Leitung eines Grafschaftsrates, der sich aus Ratsherren und Schöffen unter einem Präsidenten zusammensetzt. Eine Mittelinstanz zwischen Ministerium und Lokalbehörde nach Art der deutschen Regierungspräsidenten und Oberpräsidenten gibt es ebensowenig wie eine Zusammenfassung zu Regierungsbezirken und Provinzen.

Der Grafschaftsrat wählt aus seinen Mitgliedern eine Anzahl von Ausschüssen für besondere Aufgaben, so für Erziehung, Finanzen, Städtebau, Wohnungswesen, Wasser, Abwässer, Licht u. a. wie auch für das Gesundheitswesen mit einem Amtsarzt als Leiter.

Die Aufgaben werden im Gesetz über die öffentliche Gesundheit von 1936 in Hauptaufgaben und zusätzliche Aufgaben eingeteilt. Sie entsprechen im allgemeinen denen der deutschen Gesundheitsämter, enthalten aber auch Leistungen, die bei uns nicht üblich sind, insbesondere die Verteilung von Arzneien und Lebensmitteln, die Behandlung kleiner Leiden durch praktische Ärzte, die Behandlung

Abb. 32.

Der Öffentliche Gesundheitsdienst

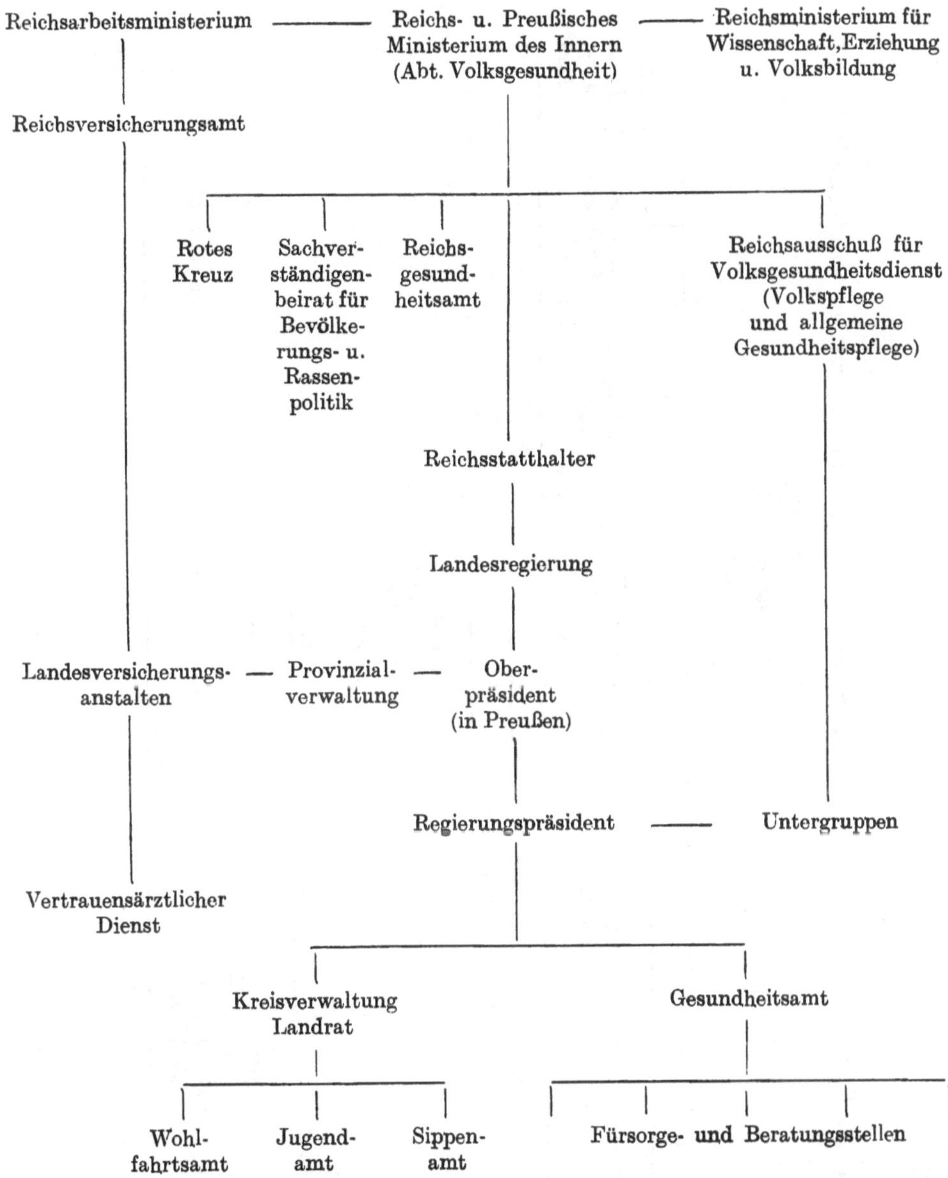

einer großen Zahl von Erkrankungen durch Fachärzte und die klinisch-stationäre Behandlung in angegliederten Krankenhäusern, Infektionsspitälern und Tuberkulose-Sanatorien. Die Tätigkeit des Grafschaftsrates und seiner Gesundheitsausschüsse wird durch das Gesundheitsministerium überwacht.

In Anlehnung an die angelsächsischen Vorbilder wurde das Gesundheitswesen in den westlichen Besatzungszonen Deutschlands umgestaltet

Abb. 33. Organisation der englischen Gesundheitsverwaltung im Grafschaftsbezirk

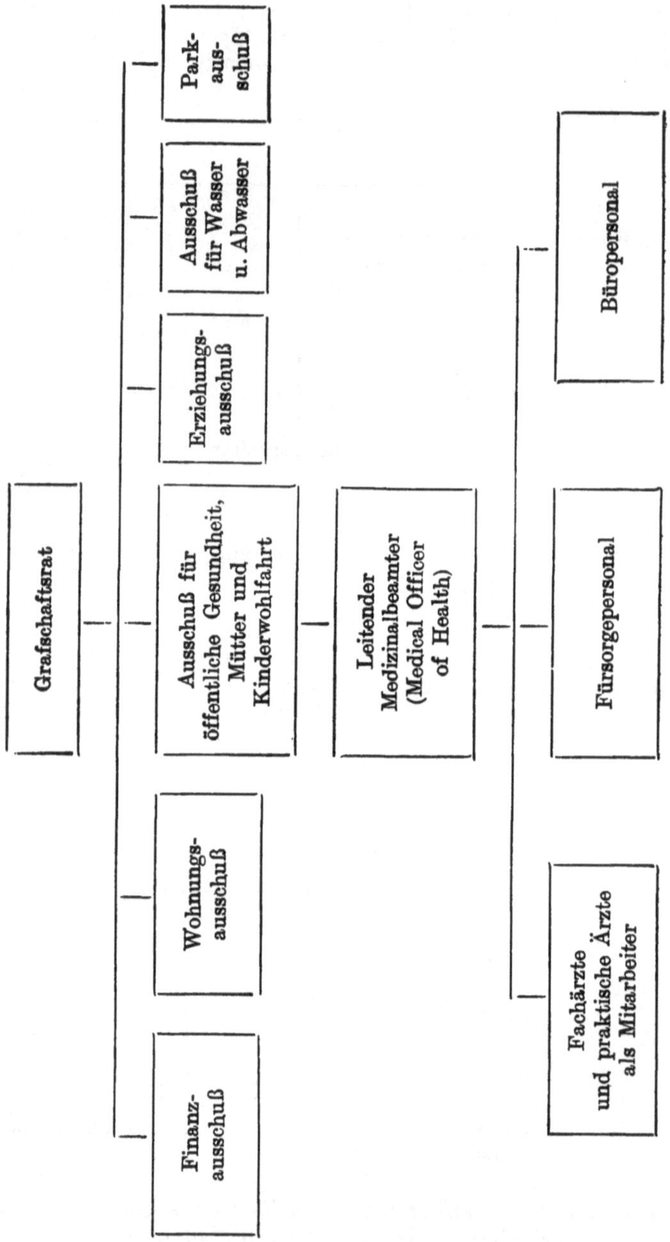

und vielfach kommunalisiert. Die grundlegenden nationalsozialistischen Gesundheitsgesetze wurden aufgehoben und bei den anderen die Anwendung nationalsozialistischer Lehren verboten. Die Struktur der Gesundheitsverwaltung wurde aber auch nach der Bildung der Länder nicht verändert, es blieb die Einteilung in Stadt- und Landkreise sowie Regierungsbezirke. Die Gesundheitsämter unterstehen der Dienstaufsicht der Regierungspräsidenten und ihrer Medizinaldezernenten, während die Gesundheitsverwaltungen der Landesregierungen, die zu den Sozialministerien, Innenministerien oder Arbeitsministerien gehören, die einheitliche Linie des Gesundheitswesens sicherzustellen haben.

In der sowjetischen Besatzungszone Deutschlands wurde der nationalsozialistische Verwaltungsapparat mit allen Gesetzesbestimmungen aufgehoben. Die gesundheitlichen Aufgaben werden in den Stadt- und Landkreisen von kommunalen Gesundheitsämtern durchgeführt. Die übergeordneten Landes- bzw. Provinzialgesundheitsämter unterstehen ihrerseits der Fachaufsicht der Deutschen Zentralverwaltung für das Gesundheitswesen in der sowjetischen Besatzungszone.

Dem verstärkten Seuchenschutz dienen hygienisch-epidemiologische Stationen unter der Bezeichnung von „Zentralstellen für Hygiene", die größere Bezirke umfassen. Sie verfügen über medizinische oder veterinärmedizinische bakteriologisch-serologische Untersuchungslaboratorien, Wasseruntersuchungslaboratorien, eine Entwesungs- und Desinfektionsanstalt, eine Impfstelle und eine Abteilung von 100 bis 150 Infektions- und Isolierbetten nebst den notwendigen Ärzten, Chemikern, Desinfektionstrupps sowie dem Bedienungs- und Büropersonal. Bei der Bekämpfung von Seuchen wird die Bevölkerung in Mitverantwortung herangezogen.

Der erste Versuch zur internationalen Zusammenfassung des Gesundheitswesens wurde durch den Völkerbund unternommen. Voraus und nebenher gingen die Bestrebungen von Wohlfahrtsverbänden, konfessionellen Vereinigungen, internationalen Gewerkschaftsverbänden und regionäre internationale Abkommen. Die Quäker, die sich selbst als Society of Friends bezeichneten, erlangten durch ihre Speisungen Weltruf, und die Mormonen wurden durch ihre Hilfeleistungen bekannt, wie auch die Leistungen von Caritas, Innerer Mission und jüdischen Wohlfahrtsverbänden zu festen, internationalen Begriffen wurden.

Die im Jahre 1900 gegründete Internationale Vereinigung für gesetzlichen Arbeiterschutz mit dem Sitz in Basel erstrebte mit ihren internationalen Arbeitskonferenzen eine Förderung der Arbeiterschutzgesetzgebung. Die vom Internationalen Gewerkschaftsbund im Jahre 1919 unternommenen Versuche, in den Friedensverträgen die Grundlagen zu einem „Weltparlament der Arbeit" zu schaffen, mißlangen zwar, aber die Verträge erhielten doch ein Kapitel „Arbeit", das den Internationalen Arbeiterschutz neu organisierte. Die damals vorhandenen Organisationen mit gleichartigen Bestrebungen verschmolzen 1925 zu der Internationalen Vereinigung für sozialen Fortschritt, die den Zweck verfolgte, durch Ausarbeitung geeigneter Gesetzesvorlagen die sozialpolitische Gesetzgebung und den Internationalen Arbeiterschutz in den angeschlossenen 17 Staaten zu fördern. Die Internationale Arbeiterhilfe (IAH) schickte bei der Hungersnot in Rußland im Jahre 1921 dorthin 40000 Tonnen Lebensmittel, Kleidungsstücke, Werkzeuge, Medikamente u. a., half Japan nach der Erdbebenkatastrophe von 1923, unterstützte 1925 die englischen Bergarbeiter mit über 11 Millionen RM und brachte für die durch die Bürgerkriege in Not geratenen chinesischen Arbeiter bis zum Herbst 1926 einen Betrag von 250000 Pfd. St. auf.

Durch Staatsverträge mit Nachbarstaaten wurde eine ärztliche Behandlung in den Grenzgebieten des Auslandes geregelt und unter den gleichen Bedingungen wie in der Heimat sichergestellt. Das Abkommen der Pariser internationalen Sanitätskonferenz über Maßnahmen zum Schutze gegen die Ausbreitung von Cholera, Gelbfieber und Pest wurde auch auf andere gemeingefährliche Krankheiten ausgedehnt. Die Sicherungsmaßnahmen werden vom Office international d'Hygiene publique in Paris veranlaßt und überwacht. Der Quarantäne-Gesundheitsrat in Ägypten überwacht die Schutzmaßnahmen für den Suez-Kanal und die angrenzenden Länder sowie für die Pilgerfahrten nach Arabien. Durch das Brüsseler internationale Abkommen (von 1926) über die Behandlung der Seeleute in den Seehäfen wird eine kostenlose Behandlung bei Geschlechtskrankheiten in allen bedeutenden Häfen gesichert.

Auf einer erweiterten internationalen Grundlage faßte alle diese Bestrebungen der Völkerbund zusammen. Er wurde am 10. 1. 1920 als völkerrechtliche Staatenverbindung zur Sicherung des Weltfriedens mit dem Sitz in Genf gegründet. Daneben sah die Völkerbundssatzung vom 28. Juli 1919 Ausschüsse für soziale und humanitäre Fragen sowie für geistige Zusammenarbeit vor.

Besondere Einrichtungen oder Abteilungen, die einer Förderung des Weltgesundheitsgedankens dienen sollten, waren:

1. die Hygiene-Sektion des Völkerbundes, die sich mit internationalen Fragen der Gesundheit, des Opium-Mißbrauchs und des Jugendschutzes befaßte. In ihr ging das Internationale Gesundheitsamt auf, das 1908 in Paris gegründet wurde;
2. die Internationale Kommission für geistige Zusammenarbeit. Sie unterhielt das Internationale Institut für geistige Zusammenarbeit in Paris und beteiligte sich durch solche wissenschaftlichen Arbeiten, die nur im Zusammenwirken der Gelehrten vieler Völker möglich waren, z. B. durch internationale Bibliographien;
3. das Internationale Arbeitsamt, das als soziale Einrichtung des Völkerbundes die Aufgabe hatte, die Arbeitsämter der einzelnen Staaten durch Erfahrungsberichte, statistisches Material und Vorbereitung internationaler Übereinkommen auf dem Gebiete des Arbeitsrechts zu unterstützen. Von seinen 6 Kommissionen seien nur genannt: der Ausschuß für Sozialversicherung, der Ausschuß für Gewerbehygiene und der Auswanderungsausschuß.

Die hochgespannten Erwartungen in die Erfolge dieser Völkerbundseinrichtungen wurden aber nicht erfüllt, weil

1. die erdumspannende Universalität eine straffe Organisation nicht zuließ,
2. der Mitgliederkreis nicht geschlossen war und die Haushaltsmittel nicht ausreichten,
3. die in die Gesundheitsausschüsse des Völkerbundes entsandten Sachverständigen persönlich ernannt wurden, aber nicht ihre Regierungen vertraten und für diese keine bindenden Abkommen treffen konnten,
4. die angeschlossenen Nationen eifersüchtig auf eine Wahrung ihrer Eigenart bedacht waren,
5. die Sorge vor ausländischem Wettbewerb die Ratifizierung von Konferenzbeschlüssen verzögerte und
6. die Unternehmer gegen die Annahme der Beschlüsse arbeiteten, da sie eine Schmälerung ihres Verdienstes fürchteten.

Es muß aber zugegeben werden, daß die internationale Hygiene, die soziale Erkenntnis und Fürsorge sowie der Arbeiterschutz gefördert und besonders die sozialpolitisch zurückhaltenden Staaten günstig beeinflußt, mindestens aber angeregt wurden.

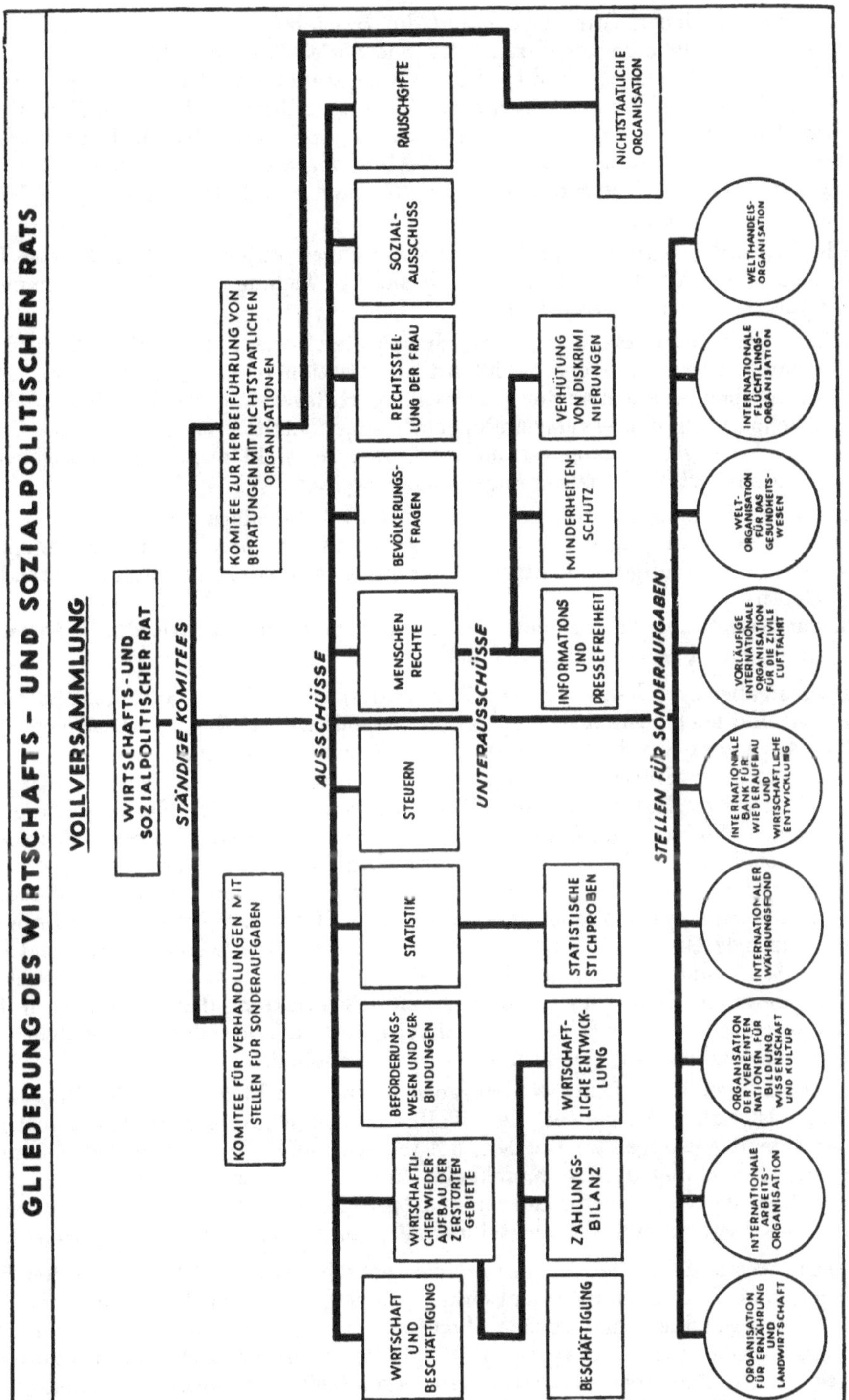
GLIEDERUNG DES WIRTSCHAFTS - UND SOZIALPOLITISCHEN RATS
VOLLVERSAMMLUNG
WIRTSCHAFTS - UND SOZIALPOLITISCHER RAT
STÄNDIGE KOMITEES
KOMITEE FÜR VERHANDLUNGEN MIT STELLEN FÜR SONDERAUFGABEN
KOMITEE ZUR HERBEIFÜHRUNG VON BERATUNGEN MIT NICHTSTAATLICHEN ORGANISATIONEN
NICHTSTAATLICHE ORGANISATION
AUSSCHÜSSE
WIRTSCHAFT UND BESCHÄFTIGUNG
WIRTSCHAFTLICHER WIEDERAUFBAU DER ZERSTÖRTEN GEBIETE
BEFÖRDERUNGSWESEN UND VERBINDUNGEN
STATISTIK
STEUERN
MENSCHENRECHTE
BEVÖLKERUNGSFRAGEN
RECHTSSTELLUNG DER FRAU
SOZIALAUSSCHUSS
RAUSCHGIFTE
UNTERAUSSCHÜSSE
BESCHÄFTIGUNG
ZAHLUNGSBILANZ
WIRTSCHAFTLICHE ENTWICKLUNG
STATISTISCHE STICHPROBEN
INFORMATIONS UND PRESSEFREIHEIT
MINDERHEITENSCHUTZ
VERHÜTUNG VON DISKRIMINIERUNGEN
STELLEN FÜR SONDERAUFGABEN
ORGANISATION FÜR ERNÄHRUNG UND LANDWIRTSCHAFT
INTERNATIONALE ARBEITS-ORGANISATION
ORGANISATION DER VEREINTEN NATIONEN FÜR BILDUNG, WISSENSCHAFT UND KULTUR
INTERNATIONALER WÄHRUNGSFOND
INTERNATIONALE BANK FÜR WIEDERAUFBAU UND WIRTSCHAFTLICHE ENTWICKLUNG
VORLÄUFIGE INTERNATIONALE ORGANISATION FÜR DIE ZIVILE LUFTFAHRT
WELT-ORGANISATION FÜR DAS GESUNDHEITSWESEN
INTERNATIONALE FLÜCHTLINGS-ORGANISATION
WELTHANDELS-ORGANISATION

Abb. 34

Auf überstaatlicher Grundlage nahm die Bestrebungen einer internationalen Gesundheits-Organisation der Wirtschafts- und Sozial-Ausschuß der Vereinten Nationen (UNO) auf. Nach grundlegenden Vorberatungen in Paris im April 1946 wurde auf der von 61 Staaten beschickten Weltgesundheitskonferenz in New York im Juni 1946 eine neue Welt-Gesundheits-Organisation (World Health Organisation — WHO) gegründet. Sie ist eine Abteilung des Wirtschafts- und Sozialpolitischen Rates der Vereinten Nationen (Economic and Social Council of Uno) mit dem Sitz in Genf.

Die Satzungen wurden von 16 Sachverständigen unter dem Vorsitz von Dr. RENE SAND ausgearbeitet und einstimmig auf der Tagung in Paris angenommen. Als Arbeitsorgane sind vorgesehen:

1. Die Welt-Gesundheitskonferenz, die aus Sachverständigen der Mitgliederstaaten, Vertretern der Wohlfahrtsorganisationen, der Universitäten, Medizinischen Akademien sowie freiwilliger Hilfsvereinigungen besteht und in regelmäßigen Jahresversammlungen zusammentritt. Seine Beschlüsse sind für alle Mitgliedstaaten verbindlich, sofern sie nicht ausdrücklich abgelehnt oder nur mit Vorbehalten angenommen werden;
2. der Exekutiv-Ausschuß, der aus 12 bis 18 Mitgliedern besteht und wenigstens zweimal jährlich zusammentreten soll. Er bereitet das Arbeitsprogramm der Weltgesundheitskonferenz vor und handelt als sein ausführendes Organ;
3. das Sekretariat, das aus dem Generaldirektor sowie dem erforderlichen technischen und Verwaltungspersonal besteht.

Die Aufgaben und Ziele der neuen Organisation sind in der Präambel zur Satzung recht weit und hoch gestellt: Als „positive Gesundheit" wird ein Zustand von physischer Anpassung sowie von geistigem und sozialem Wohlbefinden bezeichnet und nicht bloß ein Freisein von Krankheit oder körperlicher Schwäche. Der Genuß des höchsten erreichbaren Gesundheitszustandes ist eines der Grundrechte jedes menschlichen Wesens ohne Unterschied von Rasse, Religion, politischer Anschauung, wirtschaftlicher oder sozialer Stellung. Die Gesundheit aller Völker ist das Unterpfand für Frieden und Sicherheit. Sie hängt weitgehend von der Mitarbeit jedes einzelnen Menschen und Staates ab. Der Stand der Gesundheitspflege in jedem einzelnen Staate ist auch für alle anderen Staaten wertvoll, während soziale Mißstände und übertragbare Krankheiten eine gemeinsame Gefahr darstellen. Von grundlegender Bedeutung ist eine gesunde Entwicklung des Kindes. Auch der Wert der persönlichen und gesellschaftlichen, der individuellen und kollektiven geistigen Gesundheit wird ausdrücklich hervorgehoben.

Mitglied kann jedes Land werden, auch wenn es nicht Mitglied der Vereinten Nationen ist. Die Delegierten der Weltgesundheitskonferenz sind ermächtigt, sich an ihre Regierungen zu wenden, um internationale Regelungen der Quarantäne, der Nomenklatur, der Krankheits- und Todesursachenverzeichnisse, der Standardisierung von Arzneiprodukten und biologischen Fabrikaten zu veranlassen, soweit ihre Regierungen sie nicht innerhalb einer festgesetzten Frist ablehnen.

Genau so wie die Außenminister im Weltsicherheitsrat unmittelbar an den Beratungen und Entscheidungen mitwirken können, sollen auch die Minister für öffentliche Gesundheit und soziale Wohlfahrt unmittelbar zusammentreten und in internationaler Zusammenarbeit die Richtlinien festlegen. Dies ist umso nötiger, als gegenwärtig Aufgaben der nationalen Gesundheit und Bevölkerungspolitik in allen zivilisierten Ländern im Vordergrunde stehen.

Dabei stützen sich die Gesundheitsminister auf die Vorschläge ihrer Generalreferenten für das Gesundheitswesen, denen gleichfalls Gelegenheit geboten ist, regelmäßig zusammenzukommen. Alle Beschlüsse der Vereinten Nationen auf dem Gebiete des öffentlichen Gesundheitswesens bedürfen der Billigung durch die „Nutznießer der Gesundheit", d. h. durch die Völker und Völkervertretungen, zu deren Gunsten die verschiedenen Maßnahmen unternommen werden sollen.

Die Gesundheitskonferenz soll eine Anzahl von ständigen Kommissionen bilden, beispielsweise für biologische Standardwerte, Malaria, Tuberkulose, Ausbildung im Gesundheitsdienst, Kolonial- und Tropenhygiene, Sanitätskonventionen.

Der Haushaltsplan ist mit 100 Millionen US-Dollars bemessen. Zu diesem Fond sollen die Mitgliedstaaten Beiträge leisten. Die dafür ausgegebenen Bonds werden von der Internationalen Bank mit 2¼% verzinst.

Da nur eine einzige Weltgesundheitsorganisation bestehen soll, ist vorgesehen, daß andere, noch vorhandene internationale Gesundheitsorganisationen mit ihr verschmelzen sollen. Außer der UNNRA gehören dazu: die Gesundheits-Sektion des Völkerbundes, das Office International d'Hygiene Publique in Paris, der Quarantäne-Rat von Ägypten, die Epidemiologische Behörde für den Nahen Osten, das Pan-Amerika-Sanitäts-Büro, die Internationale Amerikanische Bundesorganisation, das Singapure-Büro u. a.

Ein internationales Institut für Medizinische Forschung soll von der Weltgesundheitsorganisation ins Leben gerufen und von den Vereinten Nationen finanziert werden, um die Forschungsbasis zu erweitern und die Erfahrungen, die von einzelnen Nationen im Kriege gemacht wurden, zu fördern.

Die Tätigkeit der Weltgesundheitsorganisation wird ergänzt durch die internationale Zusammenarbeit anderer Ausschüsse, Unterausschüsse und Organisationen des Wirtschafts- und Sozialpolitischen Rats der Vereinten Nationen, die auf fast allen Gebieten des menschlichen Lebens eine die ganze Welt umspannende Übereinkunft erstreben. Es sind hier vor allem zu nennen: Beschäftigung, Wiederaufbau der zerstörten Gebiete, Menschenrechte, Bevölkerungsfragen, Rechtsstellung der Frau, soziale Aufgaben, Rauschgifte, Ernährung, Arbeitsorganisation, Bildung, Wissenschaft und Kultur, Flüchtlingswesen und Statistik.

Man wird die Erwartungen auf die Wirkungen dieser Weltgesundheitsorganisation nicht überschätzen dürfen. Internationale Regelungen brauchen immer viel Zeit. Man ist aber davon überzeugt, daß die Völker sich an den Gedanken einer internationalen Zusammenarbeit auf einem neuen Tätigkeitsfeld gewöhnen und eine wichtige Erziehungsarbeit geleistet werden kann Der Erfolg wird aber vom guten Willen und den praktischen Ergebnissen abhängen.

XII. Kapitel

Soziale Fürsorge und Wohlfahrtspflege

Jede Staatsverwaltung beschäftigt sich mit der Gesundheit ihrer Bevölkerung zunächst soweit, als durch sie Bestand und Erfolg des Staates gesichert werden. Die vornehmlichste Sorge gilt einer ausreichenden Ernährung und dem Schutze vor übertragbaren Krankheiten. In der Regel greift die Staatsführung erst dann ein, wenn ein Notstand eingetreten ist oder sich bemerkbar macht. Damit wird die staatliche Gesundheitspflege zuförderst zu einer Gesundheitsverwaltung, die mit den notwendigen Machtmitteln zur Beseitigung der Gefahr ausgestattet wird.

Erst in zweiter Linie erstreckt sich der Einfluß auf eine Leistungssteigerung und wird zur Bevölkerungspolitik und zum Arbeitsrecht. In ihrer eigentlichen Bedeutung ist die Bevölkerungspolitik als πολιτική τέχνη die Staatskunst, die der Wohlfahrt der Bürger dienen will. Ihr Fundament ist der Schutz von Ehe und Familienleben. Auf ihm baut sich die Fürsorge für die Mutterschaft, die Säuglinge, die Kinder und die Jugend auf. Das Arbeitsrecht sichert zusammen mit dem Bodenrecht eine Heimstätte und den Broterwerb, umfaßt aber auch die Versicherung und den Schutz aller Werktätigen, Arbeiter und Angestellten sowie den Arbeitsnachweis.

Mit diesen Aufgaben greift der Staat der Neuzeit zwangsläufig, aber auch bewußt in die wirtschaftlichen Grundlagen der Persönlichkeit ein. Zur Erhaltung von Gesundheit und Arbeitsfähigkeit, zum Schutze der Mutterschaft und zur Sicherung gegen die Folgen von Alter, Schwäche und Wechselfällen des Lebens genügt die gesundheitspolizeiliche Abwehr von Gefahren nicht mehr, es bedarf dazu einer umfassenden Versicherung gegen wirtschaftliche Notlagen infolge von Krankheit, Arbeitsunfähigkeit, Verlust des Arbeitsplatzes und Tod des Ernährers der Familie.

Von seiner Hände Arbeit konnte der Arbeiter in den aufstrebenden Industriestaaten nicht die notwendigen Rücklagen für sein Alter und für Zeiten der Not machen, er war den Wechselfällen des Lebens nicht gewachsen und bedurfte des Schutzes der Gesellschaft, des Staates. Es entstand die „Arbeiterfrage“ mit der Notwendigkeit, einen Schutz zu schaffen, der kein Almosen bedeuten, aber andererseits als Selbsthilfe keine übermäßigen Anforderungen an den Einzelnen stellen durfte. Die um und nach 1870 in Deutschland entstandene *Sozialversicherung* wurde zu einem Versorgungsschutz aus selbstaufgebrachten Mitteln, aber unter staatlicher Aufsicht und mit staatlicher Unterstützung. Dabei blieb die Mitwirkung der Versicherten gewahrt.

Infolge des wirtschaftlichen Niederganges und der Inflation, die nach 1918 dem ersten Weltkriege folgten, verarmten weite Kreise des Mittelstandes und vermehrten das Kontingent der unter sozialen Nöten Leidenden. Sie unterscheiden sich kaum oder garnicht mehr von der Klasse der Lohnarbeiter und erhielten ihren Zuzug aus den kleinen und mittleren Angestellten, den Handwerkern, den Kleingewerbetreibenden und großen Teilen der landwirtschaftlichen Bevölkerung.

Andererseits wurde durch die Gewerkschaften, das Tarifvertrags- und Schlichtungswesen, den Ausbau der Sozialversicherung und die Arbeiterschutzgesetze die soziale Lage weiter Teile der Arbeiterschaft gebessert und ein Lebensstandard erreicht, der nicht nur die Teilnahme am politischen und kulturellen Leben sicherte, sondern vielfach das Niveau des Mittel- und Bauernstandes sowie des kleinen Beamtentums übertraf. Diese Kreise wechselten in das alte Bürgertum mit seiner vorsichtigen Wirtschaftshaltung hinüber, während die „klassenbewußte Arbeiterschaft" nur von einer gründlichen Umwälzung des Wirtschaftssystems eine nachhaltige Besserung erwartete.

Die Gegenwart brachte eine weitere Verschiebung im sozialen Gefüge. Der Mittelstand ist praktisch aufgerieben, die Ströme der besitz- und heimatlosen Flüchtlinge und Umsiedler haben das Heer der Armen gewaltig anschwellen lassen. Ihm steht nur eine hauchdünne Oberschicht von Besitzenden gegenüber. Nach dem Stande von Januar 1948 hatten 98% aller Sparer bescheidene Guthaben bis zu 10000 DM. Die höheren Spareinlagen waren in der Hand einer kleinen Gruppe von 2%. Fast die Hälfte aller Sparer in Westdeutschland, nämlich 47%, verfügte über eine Sparsumme von 1,7 Milliarden DM, das sind nur 2,83% der gesamten Einlagen im Betrage von rund 60 Milliarden DM.

Infolge der Emanzipationsbestrebungen war die persönliche Freiheit erreicht aber ihr entsprach nicht eine soziale und wirtschaftliche Unabhängigkeit. Die sich aus einer solchen Inkongruenz ergebenden Mißstände lagen zunächst auf sozialem und wirtschaftlichem Gebiet, wirkten sich aber auch moralisch und politisch aus. Wenn auch das Einkommen nicht immer ungünstig erschien, so war es doch nicht kaufkräftig genug, unsicher und kaum steigerungsfähig. Dazu kam oft genug eine übermäßige Ausdehnung der Arbeitszeit, Sonntags- und Nachtarbeit sowie eine gesundheitsschädliche oder lebensgefährliche Auswirkung der Arbeitsbedingungen.

Die ungünstigen Einflüsse wurden verstärkt durch schlechte, überfüllte und ungesunde Wohnungen, schlechte Kost, Ausbeutung durch eine Trucksystem mit direkter oder indirekter Ablöhnung in Waren und durch unverhältnismäßig hohe Ausgaben für geistige Getränke, Tabak, Putz und Vergnügungen. An sie schlossen sich moralische Mißstände an, die sich äußerten in schlechtem Familienleben und ungünstiger Häuslichkeit, Roheit und Unverträglichkeit, Unwirtschaftlichkeit und Mangel an Sparsinn, Vernachlässigung der Kinder und Mißachtung der Arbeitsverträge. Aus einer solchen Atmosphäre mußten Rückschläge auf den Gemeinsinn und die politische Lage erwartet werden.

Seine Schutzmaßnahmen gegen diese Gefahren faßte der Staat in die *soziale Fürsorge* zusammen. Sie gingen aus den Erfahrungen in der alten Armenfürsorge hervor, wurden aber den Bedürfnissen der industriellen Neuzeit angepaßt. Man wußte damals genau so gut wie heute, daß die Verarmung ihre komplexen Ursachen hat, daß sie in der Persönlichkeit ebenso beruht wie sie mit der Umweltlage verknüpft sein kann. Beide Komponenten fließen im Schicksal des einzelnen unmerklich ineinander über, so daß die Grenze zwischen verschuldeter und unverschuldeter Armut nicht genau zu ziehen ist. Nur an den Auswirkungen merkte man, daß die Armen als unwirtschaftliche Faktoren in der Gesellschaft zu gelten hatten und sich weder aus eigenem Erwerb, noch aus anderen Einkommensquellen zu erhalten vermochten.

Dies galt zunächst einmal für alle Arbeitsunfähigen, nämlich die Kinder, Alten, Kranken und Gebrechlichen. Bei der Erwerbsunfähigkeit sprachen jedoch schon soziale Momente mit, die zur Wachsamkeit mahnten: ein mangelnder Erwerbssinn und eine heteronome Einstellung, die eine Einordnung in Gesellschaft und Arbeit erschwerte. Sie paarte sich gern mit einer Unfähigkeit zum Haushalten, sei es einer Verschwendungssucht, Trinkfreude und Spielleidenschaft oder mit Ungeschicklichkeit, Gutmütigkeit, Unordnung und Mangel an Dispositionsübersicht. Außerhalb der Persönlichkeit lagen Unglücksfälle und Wirtschaftsbaissen. Der Wechsel von Konjunkturen ließ nicht nur zahlreiche Betriebe unwirtschaftlich werden, sondern auch manche Berufe, insbesondere Heimarbeiter und Handwerker verarmen.

Aus den Zwangsmaßnahmen gegen den Bettel, den Bettelordnungen und der Armenpolizei wurde die soziale Fürsorge und die Fürsorgepflicht entwickelt. Sie ist die sinngemäße Ergänzung der Sozialversicherung gegen die Wechselfälle des Lebens und erweitert die Hilfe bei eingetretenen Notständen auf eine vorbeugende Vor- und Fürsorge, die billiger und wirksamer ist als die Heilfürsorge. Mit diesen Erfahrungen lehnt sie die These von der gottgewollten Unabänderlichkeit der sozialen Ordnungen ab.

Auch die Gegner einer sozialen Fürsorge geben zu, daß sie nötig sei, aber sie fordern, daß sie nicht auf Gebiete sich ausdehnen dürfe, auf denen der einzelne für sich selbst sorgen müsse; denn sonst werde das Verantwortungsbewußtsein gemindert, eine Charakterschwäche und Weichheit im Lebenskampfe gefördert, eine intellektuelle und moralische Gleichgültigkeit gezüchtet und der Gesellschaft eine destruktive, ihren Bestand gefährdende Belastung auferlegt. Sie lehnen somit nicht grundsätzlich alle Hilfsmaßnahmen ab, wenden sich aber gegen eine „Sozialversorgung" im Sinne der Staatsversorgung, wie sie der Staatssozialismus vertritt. Dieser möchte die Sozialversicherung als Selbsthilfe-Einrichtung unter staatlichem Zwange aufheben und jedem einzelnen im Notfalle einen Rechtsanspruch auf angemessenen Lebensunterhalt durch den Staat einräumen. Die Gegner befürchten eine Erhöhung der Soziallasten, Preise und Löhne, eine Verteuerung der Lebenshaltung und eine Verminderung der Wettbewerbsfähigkeit auf dem Weltmarkt.

Diese Einwände waren auch schuld daran, daß die Beschlüsse der Internationalen Arbeitskonferenzen von den Teilnehmerstaaten nur zögernd ratifiziert wurden. Wenn sich die Vorschläge des Internationalen Arbeitsschutzes, die eine gleichartige Sicherung vor körperlicher, geistiger und sittlicher Gefährdung der Arbeiter durch den Arbeitsprozeß erstrebten, trotzdem mit der Zeit durchsetzten und auch auf die zögernden Staaten anregend wirkten, so wird damit bewiesen, daß die Schutz- und Fürsorgemaßnahmen einem wirklichen Bedürfnis entsprachen und dem Wohle der Allgemeinheit dienten.

Mit der persönlichen Freiheit erlangte zwar der Mensch der industriellen Neuzeit auch die Niederlassungs- und Gewerbefreiheit und damit theoretisch die Möglichkeit, für sich und seine Familie zu sorgen, aber die dazu nötige Freizügigkeit hat seit ihrer Verkündung in den Jahren 1842 und 1867 mannigfaltige Einschränkungen erfahren. Sie wurde durch Artikel 111 der Reichsverfassung vom 11. 8. 1919 jedem Deutschen zugesichert. Er hatte das Recht, sich an beliebigem Orte des Deutschen Reiches aufzuhalten und niederzulassen, Grundstücke zu erwerben und jeden Nahrungszweig zu betreiben. Nach Artikel 112 war er auch berechtigt, nach außerdeutschen Ländern auszuwandern. In der Gegenwart bedarf jeder Bürger in den vier Besatzungszonen Deutschlands einer ausdrücklichen Aufenthaltsgenehmigung. Ein Ortswechsel ist nur möglich, wenn eine Zuzugsgenehmigung erteilt wird. Oft genug wird sie sogar den Familien des an einem anderen Orte beschäftigten Haushaltungsvorstandes verweigert, weil sich Städte und Gemeinden vor unerwünschter Vergrößerung wegen der Wohnungsnot zu schützen bestrebt sind. Dem Wunsche nach einer Auswanderung ins Ausland stehen die Einwanderungsverbote der anderen Staaten entgegen, die nur zu gewissen Zeiten für beschränkte Kontingente und bestimmte Berufskreise gelockert werden.

Bisher regelte das internationale Recht nur die Beziehungen souveräner Staaten untereinander, ohne die Bindung des Bürgers an die Gesetze seines Staates in Zweifel zu ziehen. Nach den in den Nürnberger Prozessen entwickelten neuen Grundsätzen des internationalen Rechts wird aber das Individuum als Mitglied der menschlichen Gesellschaft in ihrer weltumspannenden Bedeutung nicht von der persönlichen Verantwortung freigesprochen, wenn es unter Mißachtung internationaler persönlicher Rechtsgrundsätze den entgegenstehenden Vorschriften oder Anweisungen des eigenen Staates folgt. Aus diesen Rechtsnormen müßte sich auch eine umfassende Regelung der Freizügigkeit mit ihren Konsequenzen entwickeln, wenn die neuen internationalen Rechtsauffassungen, die jedoch noch verschieden ausgelegt werden, allgemeine Anerkennung finden.

In seiner Raumnot und Übervölkerung hat Deutschland die soziale Frage in zwei Etappen gelöst: als *Arbeiterschutz für die versicherungspflichtigen Werktätigen* und als *soziale Fürsorge für Arbeitnehmer und Hilfsbedürftige.*

Der Arbeiterschutz begann mit der Einschränkung oder dem Verbot der Frauen- und Kinderarbeit. Er erweiterte sich aber sehr bald zur Sozialversicherung mit ihren verschiedenen Zweigen: der Krankenversicherung, Unfallversicherung, Invaliden-, Alters- und Hinterbliebenenversicherung, Angestelltenversicherung, Knappschaftsversicherung, der Seemannsordnung und See-Unfallversicherung. Die Schutzbestimmungen gegen Gefahren für Leben, Gesundheit und Sittlichkeit wurden in verschiedenen Gesetzen und Verordnungen niedergelegt, wie den Schutzvorschriften gegen Unfälle, bei Preßluftarbeiten, bei Arbeiten mit Blei und anderen Giften, für Glasarbeiter und für Heimarbeiter. Sie wurden ergänzt durch Arbeitszeitregelungen, die auch auf Krankenanstalten ausgedehnt wurden.

Den vorübergehenden Zustand der Arbeitslosigkeit, der weder zur versicherungspflichtigen Beschäftigungszeit, noch zur eingetretenen Hilfsbedürftigkeit gehört, regelt die Arbeitslosenversicherung. Sie ging aus der Erwerbslosenversicherung nach dem verlorenen Kriege von 1914-1918 hervor, als die entlassenen Soldaten keine Arbeit fanden und die Zahl der Erwerbslosen auf 1,3 Millionen, die der Kurzarbeiter auf 1,7 Millionen anstieg. Zur gleichen Zeit versuchte der (im Jahre 1924 gegründete) Artamanenbund, d. h. nach dem Sanskrit der Bund der „Erneuerung" (Artam) auf dem Lande im Wege der Selbshilfe Siedlerstellen zu schaffen. Er verpflichtete seine Mitglieder zu dreijähriger Dienstzeit als Landhelfer bei einfacher Lebensführung und Verzicht auf Tabak und Alkohol. Das Ziel war die Übertragung einer eigenen Siedlerstelle.

Die Pflichtversicherung gegen Krankheit nach der Reichsversicherungsordnung schließt auch die Arbeitslosenversicherung ein. Versicherungsfrei sind: Beschäftigung in der Land- und Forstwirtschaft, Beamte, Hausangestellte und Wandergewerbetreibende. Eine Zwangsversicherung gibt es auch in England, Italien, Österreich, der Schweiz und in Australien. Als freiwillige Einrichtung nach dem sog. „Genfer System" mit öffentlichen Subventionen wurde die Arbeitslosenversicherung in Frankreich, Belgien, Norwegen, Dänemark, Holland, Spanien und in der Tschechoslowakei begründet. Vielfach wird sie mit einer Pflichtarbeit oder Arbeitsdienstpflicht, insbesondere einer sog. „produktiven Arbeits- und Erwerbslosenfürsorge" verknüpft, um den Mißbrauch zu verhüten und erzieherisch zu wirken.

In Deutschland gewährt die Arbeitslosenversicherung: Unterstützung bei Arbeitslosigkeit, Krankenversorgung und Kurzarbeiterunterstützung. Ein Leistungsanspruch besteht bei unfreiwilliger Arbeitslosigkeit, Erfüllung der Wartezeit und einer bis zu 26 Wochen fortdauernden Unterstützungsbedürftigkeit.

In Erweiterung des Arbeiterschutzes nimmt sich die soziale Fürsorge der vorbeugenden Vorsorge und der Wohlfahrtspflege an. Sie will die Lage aller derer erleichtern, die in einem Abhängigkeitsverhältnis leben und auf fremde Hilfe angewiesen sind, also der Kinder sowie der nichtversicherten Kranken, Invaliden und Alten. Ihre rechtlichen Grundlagen sind die Reichsverordnung über die Fürsorgepflicht vom 13. 2. 1924 und das Reichsgesetz für Jugendwohlfahrt vom 9. 7. 1922 mit Ergänzungen.

Die Fürsorgepflichtverordnung überträgt die Aufgaben der sozialen Fürsorge und Wohlfahrtspflege auf die öffentlichen Verbände. Zur Hilfeleistung ist zunächst die ursprüngliche Geburtsheimat verpflichtet, der man lebenslänglich angehört. Mit zunehmender Beweglichkeit der Bevölkerung erweiterte sich dieser enge Begriff zur „wirtschaftlichen Heimat" und schließlich zum Staate. Ihm obliegt somit die Armenlast und Armenfürsorge. Er überträgt sie als Auftrag und zur Vereinfachung der Verwaltungsaufgaben auf die Stadt- und Landkreise als zuständige Bezirksfürsorgeverbände und auf die Provinzen als diesen übergeordnete Landesfürsorgeverbände. Nunmehr wird der gewöhnliche Aufenthaltsort zum Unterstützungswohnsitz.

Die Anträge werden von den durch die Bezirksfürsorgeverbände eingerichteten Wohlfahrtsämtern der Stadt- und Landkreise entgegengenommen. Die Aufgaben werden auf drei Abteilungen verteilt: 1. das Fürsorgeamt, das die Unterstützungen regelt und daher auch Unterstützungsamt genannt wurde, 2. das Jugendamt, dem die Jugendpflege, Jugendfürsorge und Jugendwohlfahrt obliegt, sowie 3. das Gesundheitsamt, dessen Pflichtenkreis in der Regel von dem zuständigen staatlichen Gesundheitsamt wahrgenommen wurde und nunmehr nach der Bildung kommunaler Gesundheitsämter auf diese übergeht.

Als Regelleistung gilt die Abhilfe von gesundheitlichen, wirtschaftlichen oder sittlichen Notständen durch Bereitstellung von Mitteln und Kräften, durch unmittelbare Hilfeleistung sowie durch Ordnung und Leitung der Verhältnisse des Hilfebedürftigen. Als Kannleistung ist die Vorbeugung vorgesehen, um eine drohende Hilfsbedürftigkeit zu verhüten, besonders um Gesundheit und Arbeitsfähigkeit zu erhalten.

Um dies zu erreichen wird der „notwendige Lebensbedarf" an einen Hilfsbedürftigen gewährt, der ihn „für sich und seine Angehörigen nicht oder nicht ausreichend aus eigenen Mitteln beschaffen kann und ihn auch nicht von anderer Seite, insbesondere von Angehörigen erhält." Der notwendige Lebensunterhalt war im Laufe der Zeit mit der Lebenshaltung gestiegen, verringerte sich aber mit zunehmender Belastung auf den notdürftigen Lebensbedarf.

Dazu gehören:

der Lebensunterhalt, insbesondere Nahrung, Unterkunft, Kleidung, Pflege u. a.,
Krankenhilfe und eine angemessene Krankenpflege,
ein angemessenes Begräbnis,
Hilfe zur Wiederherstellung der Arbeitsfähigkeit,
Hilfe für Schwangere und Wöchnerinnen,
Erziehung und Erwerbsbefähigung bei Minderjährigen sowie
Erwerbsbefähigung bei Blinden, Taubstummen und Krüppeln.

Bei Minderjährigen kann die Wohlfahrtspflege auch eingreifen, „um Störungen der körperlichen, geistigen oder sittlichen Entwicklung zu verhindern", soweit dazu nicht die Jugendhilfe berufen ist.

Ihre Aufgaben versehen die Wohlfahrtsämter und Fürsorgeverbände durch Beratung und Leitung der Armen und Hilfsbedürftigen, durch Unterstützung mit Geld, Sachwerten oder Naturalien, durch Gewährung von Krankenpflege, Aufenthalt in Heilstätten aller Art und Erholungskuren in Heimen, durch Familien- und Siechenpflege, aber auch durch Zuteilung von Zwangsarbeit und Einweisung in

Korrektionsanstalten, die man mit dem unverfänglichen Namen der Arbeits- und Erziehungsheime bezeichnet.

Die Form der Hilfe wird durch die jeweilige soziale Lage und das erstrebte Ziel bestimmt. Es stehen dazu die *offene*, *geschlossene* und *halboffene Fürsorge* zur Verfügung. Bei der offenen sozialhygienischen Fürsorge bleibt der Hilfsbedürftige in der Familie und wird während der Sprechstunden der Beratungsstellen oder durch Hausbesuche der Fürsorgerinnen betreut. Die geschlossene Fürsorge besteht in der Einweisung der Schützlinge in Heime und Anstalten, so bei Trinkern, Süchtigen, Alten und Erholungsbedürftigen. Ein Mittelglied zwischen diesen beiden Arten ist die halboffene Fürsorge. Die Unterbringung in Heimen beschränkt sich auf eine kurze Zeit oder wenige Tagesstunden. Am häufigsten wird sie in der Säuglingsfürsorge in der Form von „Tageskrippen" angewandt, um Kinder erwerbstätiger Frauen aufzunehmen.

Die behördliche Fürsorge, die an die Fürsorgepflichtverordnung gebunden ist, wird unterstützt und erweitert durch die Tätigkeit der Wohlfahrtsverbände. Die Gemeinden können die gleichen Gebiete bearbeiten wie die freie Fürsorge. Beide sind gehalten, gemeinsam zu wirken. Während jedoch für die behördliche Fürsorge der Grundsatz gilt, ihren Rat immer zu erteilen, mit der Tat aber nur dann zu helfen, wenn keine anderen Fürsorgepflichtigen vorhanden sind, wird die freie Fürsorge in keiner Weise eingeengt. Beide Fürsorgeträger, die Wohlfahrtsämter wie die karitativen Verbände, behandeln den Schützling entweder individuell nach dem Elberfelder System oder aber durch die Familienfürsorge mit Hausbesuchen ihrer Fürsorgerinnen. Die öffentliche Fürsorge schützt sich vor einem Mißbrauch ihrer Leistungen durch den Grundsatz der Rückzahlungspflicht. Sie gewährt ihre Leistungen nur vorschußweise und verpflichtet den Hilfsbedürftigen mit einigen Ausnahmen zur Erstattung der Aufwendungen bei eingetretener wirtschaftlicher Besserung und bei ausreichendem Vermögen oder Einkommen.

Die *freie Wohlfahrtspflege* wird durch ihre Spitzenverbände ausgeübt: die evangelische Innere Mission, die katholische Caritas, das evangelische Hilfswerk, die jüdischen Wohlfahrtsverbände, die Arbeiterwohlfahrt, die Gemeinschaftshilfe (Freie Wohlfahrtshilfe) und im weiteren Sinne auch durch das Deutsche Rote Kreuz, zu dessen Friedensaufgaben jedoch vornehmlich die Gefangenenfürsorge, die Flüchtlingsfürsorge, die Seuchenbekämpfung und die Katastrophenhilfe gehören. Alle diese Verbände bevorzugen die Individualfürsorge, verfügen aber vielfach auch über Heime und Anstalten.

Eine besonders hohe Verantwortung übernimmt die staatliche und freie Fürsorge mit den Aufgaben der *Jugendpflege*. Gerade in der Gegenwart erleben wir es immer wieder von neuem, wie schwer es der Jugend gemacht wurde, aus einer „Altersklassenbewegung" und „Jugendkultur", aus einem sozialen Gemeinschaftsleben mit dem eingeflößten Glauben an imaginäre Eigenwerte, zurückzufinden in die reale Welt der sozialen Gemeinschaft und in ihr nicht unterzutauchen, sondern mit ihr, aber auch an ihr zu arbeiten. Gewiß weckte die These Eugen Dührings viel Idealismus und guten Willen: „Das jugendliche Alter ist kein bloßes Mittel, um zu einem reiferen zu gelangen, sondern ein Zweck an sich selbst." Sie entflammte die natürliche Begeisterung für Körperkultur und Sport, für Volkstanz und Volkslied, entzündete die Liebe zu Natur und Heimat. Sie rief auf zum Kampf gegen Materialismus und Intellektualismus, gegen Mammonismus, Schmutz und Schund, begeisterte für eine sittliche, soziale Geisteskultur. Aber sie verkannte die Gefahren einer verstiegenen Absonderung, eines ungezügelten Scheinlebens im Stile sozialer Haltung.

Die Erlebnisse der letzten zwölf Jahre vor dem deutschen Zusammenbruch haben erneut die alte Erkenntnis bestätigt, daß Jugendzeit und Pubertätsalter ein zwar erlebnisreiches, aber doch nur kurzes Entwicklungsstadium sind. In ihm wird nach der egozentrischen Welt des Kindes das Neuland des sozialen Denkens und Handelns entdeckt. Staunend wird der Jugendliche sich seiner beschwingten Regungen bewußt, er wird zum ungestümen Erfinder, Propheten, Weltverbesserer und Sänger. Aber er schämt sich seines Strebens nach Wahrhaftigkeit, legt eine schroffe, ablehnende Maske an und lehnt sich in einer Trotz- und Kampfhaltung gegen das gereifte Alter auf, bis er nach den Irrfahrten seiner Zweifelsucht auf eigenen Pfaden in das Reich der Gesellschaft und Wir-Gemeinschaft findet. Jetzt braucht er vor allem den Rat verständnisvoller Erwachsener, denen nichts Menschliches fremd ist, und ihn soll er in der Jugendpflege, der Fürsorge für die gesunde Jugend finden. Sie soll ein natürliches Verhältnis zu den Erwachsenen und ein neues Lebensgefühl der Jugend fördern, das sie körperlich, geistig und sittlich ertüchtigen, aber auch in die Aufgaben der Gegenwart einführen soll, damit die Gefahr einer Aufsplitterung in konfessionelle, politische und wirtschaftliche Lager vermieden wird.

Einer seelisch und gesundheitlich gefährdeten Jugend nimmt sich die *Jugendfürsorge* und *Jugendwohlfahrt* an. Die Grundlagen bietet das Reichsgesetz für Jugendwohlfahrt vom 9. 7. 1922. Es stellt fest: „Jedes deutsche Kind hat ein Recht auf Erziehung zur leiblichen, seelischen und gesellschaftlichen Tüchtigkeit.“ Das Erziehungsrecht und die Erziehungspflicht überläßt es den Eltern und tritt nur bei ihrem Versagen als öffentliche Jugendhilfe durch die Behörden der Jugendwohlfahrt ein, nämlich durch die Jugendämter und Landesjugendämter. In den Jugendämtern gehören die gesundheitlichen und ärztlichen Aufgaben zum Pflichtenkreis der Amtsärzte, die in ihnen Sitz und beratende Stimme haben.

Durch die Jugendfürsorge und Jugendwohlfahrt soll die Gesellschaft vor langdauernden Lasten für fürsorgebedürftige und asoziale Mitglieder geschützt werden. Sie umfaßt demgemäß den Schutz der Kinder und Jugendlichen vor allen sittlichen und gesundheitlichen Gefahren, beginnt beim Mutterschutz und der Säuglingsfürsorge und reicht in der Regel bis zum 18. Lebensjahre, bei Aussicht auf Erfolg aber ausnahmsweise auch bis zum 20. Lebensjahre.

Ein besonderer Zweig der Fürsorge für die gefährdete Jugend ist die Fürsorge-Erziehung Minderjähriger. Sie dient der Verhütung oder Behebung einer Verwahrlosung und ist geregelt durch die §§ 62-76 des Reichsgesetzes für Jugendwohlfahrt vom 9. 7. 1922 mit Ergänzungen. Diese Fürsorge-Erziehung wird in eigenen Erziehungsanstalten oder geeigneten Familien unter öffentlicher Aufsicht und auf öffentliche Kosten durchgeführt. Die Überweisung erfolgt durch Beschluß des Vormundschafts- oder Jugendgerichts, wenn a) „ die Entfernung des Minderjährigen aus seiner bisherigen Umgebung zur Verhütung der Verwahrlosung erforderlich ist“ und b) „wenn die Fürsorge-Erziehung zur Beseitigung der Verwahrlosung wegen Unzulänglichkeit der Erziehung erforderlich ist.“

Der *Erziehungsgedanke* hat auch *im Strafrecht*, besonders bei Jugendlichen, Berücksichtigung gefunden. In folgerichtiger Erweiterung erstrebt die Gefängnisfürsorge die Weckung und Stärkung des Besserungswillens, die Ertüchtigung zu einem geordneten, sozialen Leben in der Freiheit, die rechtliche, gesellschaftliche und wirtschaftliche Eingliederung mit einer rechtzeitigen planenden Vorbereitung sowie die Unterstützung der in Not geratenen Familie des Gefangenen.

In neuester Zeit wird der Vorschlag einer „sozialen Abwehr“ im Strafrecht lebhaft erörtert. Er geht von dem Gedanken der Evolution aus, nach dem verschiedene Mitglieder einer Gesellschaft verschiedene Stadien der Entwicklung erreichen, sodaß es nicht mehr möglich ist, von Verbrechen und Strafe, sondern nur noch von antisozialen Handlungen und sozialer Abwehr zu sprechen. Sinngemäß wird gefordert, lebenslängliche Freiheitsstrafen und die Todesstrafe abzuschaffen und die Gesellschaft durch Erziehung und Absonderung des paranomen Individiums zu schützen.

B. Die einzelnen Aufgabengebiete

Die Erfahrung lehrt, daß es auf allen Gebieten des Lebens einfacher, wirksamer, rascher und billiger ist, einen Schaden zu verhüten, als zu beseitigen. Diesen Grundsatz befolgt auch die soziale Hygiene bei der praktischen Durchführung ihrer Maßnahmen. Nach ärztlichen Methoden und mit soziologischen Mitteln stellt sie aus dem Einfluß der Lebensbedingungen auf die konstitutionellen Anlagen von Bevölkerungsgruppen das Maß der Anpassungs- und Leistungsbreite fest und ist bestrebt, den Komplex der „abnutzenden Lebensfaktoren" abzusichern. Sie nimmt sich dabei aller Lebensalter von der Geburt bis zum Tode an, vor allem aber jener, die in besonderem Maße eines Schutzes vor den Vernichtungsfaktoren bedürfen und darauf leicht ansprechen. Jede Altersgruppe wird von den ihr eigenen Gefahren bedroht. Die sozialhygienische Vorsorge hat sich darauf einzustellen und tut es auch in ihren verschiedenen Aufgabengebieten.

Diese vorbeugende Tätigkeit wird „Fürsorge" genannt und bedeutet eine *Verhütung*, eine vorsorgliche Abwehr und gleichzeitig eine *Stärkung des Behauptungswillens* im Kampfe ums Dasein. Es treten andere, stärkere Kräfte für den Gefährdeten ein und sorgen für seine Lebensbewährung. Dabei wird die Gesellschaft in ihrer Gesamtheit zu einer großen Familie, die nicht nur hilft, sondern auch ökonomisch vorgeht. Sie rechnet mit den Leistungen der Menschen, mit ihrem Wert und den aufgewendeten Kosten, aber auch mit dem aus Zufriedenheit und Begeisterung zurückstrahlenden Impuls.

Die *Kostenersparnis* ist in der vorbeugenden Gesundheitspflege erheblich größer, als gemeinhin angenommen wird. Die konservative Behandlung eines kariösen Zahnes kostet nur wenige Mark, verhütet aber einen Verfall des Gebisses, konsekutive Verdauungsstörungen, Abnahme der Arbeitskraft, Einbuße an Lohn und Verkürzung der Lebensdauer. An solche Aufrechnungen haben sich öffentliche und private Versicherungsträger seit langem gewöhnt. Weniger Bereitwilligkeit trifft man jedoch bei der Sanierung von Ortschaften an. Eine kleine Endemie von 50 Erkrankungen an Typhus erfordert bei vorsichtiger Berechnung etwa 50000.— Goldmark an Aufwendungen. Dafür könnten in kleinen Ortschaften die Kosten einer einwandfreien Wasserversorgung ungefähr zur Hälfte der Voranschläge bestritten werden. Aber erst wiederholte Ausbrüche von Infektionszügen lassen einen Entschluß zur Änderung reifen. Beim Bau von Krankenhäusern ist man in der Regel großzügiger, weil die Rentabilität eindrucksvoller wirkt.

Noch überzeugender ist der *volkswirtschaftliche Schaden*, der durch die lange Krankheitsdauer und den vorzeitigen Tod bei Tuberkulose entsteht. Nach der deutschen und amerikanischen Berechnungsart gelangt man zu ziemlich gleichen Beträgen. Die deutsche Methode nimmt an, daß ein erwerbstätiger Mensch im Alter von 15 bis 65 Jahren im Durchschnitt jährlich 1500 Goldmark zur Mehrung des Volksvermögens beiträgt. Die kapitalisierte Summe steigt im Alter von 35 Jahren auf 23900.— Goldmark und sinkt im Alter von 40 Jahren auf 21600.— Goldmark. Die amerikanische Methode geht von dem Wert eines Menschenlebens aus wie er aus Anlaß von Schadenersatzklagen in gerichtlichen Entscheidungen festgesetzt wurde. Im Alter von 30 Jahren gilt er 7600 Dollar, im Alter von 45 Jahren noch 5000 Dollar. Aus dieser Wertskala wurde die Einbuße an Volksvermögen für 100000 Sterbefälle an Tuberkulose auf rund 2,75 Milliarden Goldmark und somit für jeden einzelnen Tuberkulösen mit 27500.— Goldmark errechnet. Zu annähernd gleichen Werten gelangen Calmette für Frankreich, Dublin und Whitney für Amerika und Gumprecht für Deutschland.

In ähnlicher Weise lassen sich die Verluste in den einzelnen Lebensaltern bestimmen. Die werterhaltende und wertschaffende Wirksamkeit aller gesundheitlichen Bestrebungen geht jedoch am überzeugendsten aus der Erhöhung des durchschnittlichen Lebensalters hervor. Die mittlere Lebenserwartung stieg im Deutschen Reiche von etwa 35 Jahren um 1870 auf 60 Jahre um 1932, also um 70%.

Ihre *Grenze* finden die sozialen Aufwendungen an den für die arbeitenden Volkskreise *notwendigen Lebenshaltungskosten.* Sie liegt aber noch sehr weit entfernt und rückt mit den Fortschritten der Medizin und ihren Erfolgen ständig weiter hinaus. Im Jahre 1913 entfielen an Soziallasten auf den Kopf der Bevölkerung rund 20.— M. Sie erhöhten sich im Jahre 1930 auf 145.— RM und dürften nach den für das Jahr 1947 vorliegenden Schätzungen diesen Durchschnittsbetrag noch nicht erreicht haben. Je mehr gefährdete Menschen ihre Leistungsfähigkeit behalten und in den Wirtschaftsprozeß eingereiht werden können, desto größer wird die Produktionskraft und desto geringer wird die Belastung des Einzelnen.

Die Fürsorge der sozialen Hygiene schließt kein Lebensalter und keine Berufsgruppe aus. Sie beginnt mit der Eheberatung sowie der Geburt des Kindes und endet mit der Fürsorge für das höchste Alter. Mit den Mitteln der ärztlichen Wissenschaft, der Hygiene und Soziologie stellt sie den sozialhygienischen Zustand fest, um eine Prognose für den Verlauf der Lebensführung zu gewinnen und mit den Mitteln der Fürsorge eingreifen zu können. Die sozialhygienische Therapie richtet sich nach der Wirkung für den Gesellschaftsprozeß. Ihr Register ist daher weiter gespannt, als die individuelle Therapie. Sie veranlaßt die jeweils angemessene Behandlung bei dem Arzt des Vertrauens, in einer Heilstätte, einem Krankenhaus oder Institut, sorgt für Entlastung, Erholung, Milieuwechsel und wirtschaftliche Hilfe, stellt ein Einvernehmen mit anderen Ämtern und Behörden fest, wendet aber auch alle verfügbaren sozialmedizinischen Maßnahmen an, die geeignet sind, eine gesunde Einfügung in die Gemeinschaft herbeizuführen. Die ärztliche Behandlung des einzelnen Krankheitszustandes gehört demnach nicht zu den Aufgaben der sozialen Hygiene, wohl aber die Durchführung von Schutzleistungen, die über die Reichweite des einzelnen Arztes oder Krankenhauses hinausgehen, wie Reihenuntersuchungen und Reihenbehandlungen, z. B. Schutzimpfungen, aber auch Verteilungen von Kräftigungs- und Nahrungsmitteln, Vitaminen, Wäsche und Hausgeräten im Dienste der Vorsorge.

I. Kapitel

Die Fürsorge für Ehe und Familie

Unter den Wendepunkten im Leben jedes Menschen ist die Gattenwahl der bedeutungsvollste. Sie ist noch einschneidender als die Berufswahl, weil sie in jeder Hinsicht die Stellung des Individuums in der Gesellschaft bestimmt und über den Leistungserfolg entscheidet. Eine zerrüttete Ehe voller Enttäuschung, Verdruß, Ärger und Sorgen lähmt die Arbeitsfreude, führt zur Unzufriedenheit und ist oft genug der Beginn eines sozialen Abstieges. Dagegen läßt eine kameradschaftliche Harmonie selbst drückende Schwierigkeiten überwinden, wie dies die Erfahrungen in den Monaten des Zusammenbruchs von 1945 tausendfältig erwiesen haben. Die Natur selbst hat den Menschen in den Fähigkeiten von Sympathie und Antipathie angepaßte Maßstäbe mitgegeben, um eine geeignete Wahl zu treffen und den entsprechenden Partner zu finden nach dem immer wieder bestätigten Grundsatz: „Gleich und gleich gesellt sich gern". Aber diese natürliche Affinität arbeitet nicht störungsfrei, sie wird leicht verändert durch suggestive Einflüsse und Affekte. Daher ist eine kritische Sichtung aller Motive unter Berücksichtigung der körperlichen und geistigen Veranlagung, des Milieus und der genetischen Beobachtungen durch erfahrene Gutachter notwendig, damit die Grundlagen geschaffen werden, die ein persönliches Wohlergehen sichern und eine vermeidbare Belastung der Gesellschaft verhüten.

Nach den Erfahrungen der jüngsten Vergangenheit könnte man eine *Eheberatung* für entbehrlich oder gar für überholt ansehen. Es darf aber nicht verkannt werden, daß die Prüfung der Brautpaare nach dem Ehegesundheitsgesetz vom 18. 10. 1935 nur das negative Ziel verfolgte, eine Ehe zu verhindern, wenn sie durch Infektionskrankheiten, geistige Störungen oder die gesetzlich festgelegten Erbkrankheiten bedenklich erschien. Mit einer Eheerlaubnis wurde jedoch nicht gesagt, daß die Verbindung eugenisch einwandfrei war. Eine Beratung, in der mit den Verlobten alles Für und Wider erörtert wurde, wie es der Hausarzt alten Stieles gewohnt war, erfolgte durchaus nicht. In der Regel wurde die Ausfertigung der „Ehetauglichkeitszeugnisse" den jüngsten Ärzten der Gesundheitsämter übertragen, die über das nötige Maß von Lebenserfahrung garnicht verfügen konnten, sondern sich auf die vorgeschriebene Auslese beschränken mußten.

Die Auswirkungen einer solchen Art der Eheförderung zeigten sich sofort nach dem Zusammenbruch. Die Zahl der *Ehescheidungen* stieg zu einer bisher noch nie erreichten Höhe an. Während sich die Eheschließungen im bisher gewohnten Umfange hielten, schnellten die Ehescheidungen seit 1945 auf das vierfache empor. In der angeschlossenen Übersicht werden die Statistiken des Deutschen Reiches und des Landes Nordrhein-Westfalen gegenübergestellt; aber es ist zu bemerken, daß es in den anderen Ländern auch nicht wesentlich anders aussieht. Um den Vergleich anschaulich zu machen, wurden die Eheschließungen und Ehescheidungen auf je 10000 Einwohner und ein ganzes Jahr berechnet, während es sonst üblich ist, die Eheschließungen auf je 1000 Einwohner und die Ehescheidungen auf je 100000 Einwohner anzugeben.

Eheschließungen und Ehescheidungen auf je 10000 Einwohner

im Jahre	in Deutschland		in Nordrhein-Westfalen	
	Eheschließungen	Ehescheidungen	Eheschließungen	Ehescheidungen
1913	77	2,66		
1915	41			
1917		1,77		
1918	54	2,06		
1919	134	3,50		
1920	145	5,91		
1921	118	6,29		
1922	111	5,97		
1923	94	5,50		
1924	71			
1932	79			
1933	97			
1934	111			
1935	97			
1936	91			
1937	91			
1938	94		98	8,74
1946			85	11,96
1947			100	18,70
1948			108	19,20

Unter den Scheidungsgründen überwiegen mit 92% Ehebruch und andere Eheverfehlungen. Gliedert man die Ehescheidungen nach den Eheschließungsjahren von 1930 und früher bis zum Jahre 1947, dann zeigt sich, daß die Ehen der Kriegsjahre von 1939 bis 1944 weitaus am stärksten betroffen wurden. Die Ehescheidungen nehmen von 1938 auf 1939 sprunghaft zu und flauen von 1944 auf 1945 ebenso stark ab. Der Anteil der Scheidungen von Kriegsehen aus 6 Jahren allein beträgt 46—47% aller Ehescheidungen in den Jahren 1946 bis 1948 überhaupt.

Dieses einzigartige Dokument der gewaltigsten *Ehekrise*, die Deutschland jemals erlebte, drückte die tiefe Enttäuschung über die bisherige Ehepropaganda, aber auch den Verlust eines Glaubens an eine bessere Zukunft aus. Die Gründe sind daher komplexer Natur. Das Bürgertum und der Mittelstand lösen sich immer stärker auf. Dadurch hat sich auch das Verhältnis der Geschlechter zueinander verschoben. Die Standes- und Klassenunterschiede haben sich verwischt, und Menschen verschiedener Lebenskreise mit anderen Anschauungen finden zueinander, ohne daß bereits neue soziologische Ausgleichsformen gefunden wurden. Darum zeigte sich schon nach kurzer Zeit, daß die Ehepartner sich nicht verstanden und einander fremd blieben. Besonders bei den jungen Kriegsehen, den sog. „Ehen auf dem Helm" erwies sich das Verhängnis des Auseinanderlebens, namentlich dann, wenn der Bund geschlossen wurde, um der Frau eine Witwenrente zu sichern. In jahrelanger Trennung gingen die jugendlichen Partner ihre eigenen Wege, so daß sie nicht mehr zueinander paßten. Die Kriegskameradschaften wie auch die Besatzungsfreundschaften mit ihren andersartigen Ausblicken verstärkten die schon bestehende Gleichgültigkeit oder Abneigung.

Infolge des Krieges hat die Zahl der heiratsfähigen Männer erheblich abgenommen. Auf 1000 Männer entfielen im Jahre 1947 rund 1250 Frauen gegen 1067 im Jahre 1925 in Deutschland und 1095 Frauen im Durchschnitt der Jahre 1911—1921 in England. Das Streben nach einem befriedigenden und erhaltenden Beruf muß daher notgedrungen bei Frauen und Mädchen zunehmen, und dies umso mehr, als sie während des Krieges vielfach Aufgaben der Männer ausfüllten. Die größere Selbständigkeit der Frauen hat auch ihr Selbstbewußtsein gegen die Männer gesteigert, deren Vorherrschaft im Dritten Reich und besonders während des Krieges versagte, so daß die psychologische Umstellung verständlich ist. Dazu haben seelische Not und unzureichende Ernährung die sexuellen Antriebe und körperlichen Funktionen bei Mann und Frau nachhaltig beeinträchtigt. Auch dies führt zu größerer Zurückhaltung bis zur Einsamkeit und Entfremdung, namentlich wenn gleichzeitig eine Scheu vor den Aufgaben der Gegenwart dem anderen Teil das Vertrauen nimmt.

Trotz aller Tagesnöte erlebt der Mann die politisch-geschichtliche Entwicklung der Zeit in der Regel gegenständlicher als die Frau, die an ihr nur aus persönlichen und praktischen Erwägungen teilnimmt, während sie im übrigen durch die unzähligen kleinen Mühsale des Alltags fast erdrückt wird. Für beide Teile kommen aber noch die wirtschaftlichen Sorgen hinzu, die Qual der dürftigen Wohnung, der Unfrieden durch Beengung, die Jagd nach ausreichenden Lebensmitteln und die Ängste um Ausbildung und Berufswahl der Kinder.

Aber trotz aller früheren Ehekrisen, aller theoretischen und praktischen Versuche, aller Suche nach Analogien in der belebten Umwelt, trotz aller Reformversuche, die sich in den Bezeichnungen von Polygamie, freier Ehe, Sexualreform, Zeit-Ehe und Kameradschafts-Ehe ausdrücken lassen, hat sich die *Einehe als Fundament der Gesellschaft* immer wieder bewährt, nicht nur, weil jede andere Form wirtschaftlich zur überstarken Belastung führt, sondern auch, weil es ein Postulat der biologischen Dynamik ist, ein stetes Heim, eine Heimat zu finden, in der jeder einzelne mit seinen Erfolgen und Niederlagen, seinen Freuden und Lasten neue Kraft und Stärkung finden kann.

Dieser Zustand erfordert mehr denn je den Rat und die Hilfe erfahrener Ärzte. Mit einem Verbot „unerwünschter" Ehen ist es nicht getan. Der Befangene und Zweifler braucht eine *wirkliche Eheberatung*, die sich nicht an den Meilensteinen eines Gesetzes orientiert, sondern aus der Kenntnis des Lebens schöpft und der individuellen Lage ebenso gerecht wird, wie dem Wohle der Gesamtheit. Die grundlegende Voraussetzung ist ein rückhaltloses Vertrauen in den Willen und die Fähigkeit des Arztes. Wir müssen wieder zurückkehren zu dem verständigen Vorschlage von GALTON, der von der Eugenik verlangte, sie solle die „angeborenen Eigenschaften zum größtmöglichen Vorteile für die Gesamtheit zur Entfaltung bringen". Die *Eheberatungsstellen* sollen über Ehetauglichkeit und in Eheschwierigkeiten Rat erteilen. Der Niederschlag ist ein eugenisches Gesundheitszeugnis, das die Verlobten gegenseitig austauschen. Ihnen und ihren Angehörigen bleibt es überlassen, ob sie den Rat befolgen wollen oder nicht. Sie tragen auch allein die Verantwortung für ihren Entschluß und die sich daraus ergebenden Folgen. Das Prinzip der Freiwilligkeit kann durch keine andere Maßregel ersetzt werden. Ihre notwendige Ergänzung findet die umfassende Eheberatung durch die Erörterung einer freiwilligen, aus eugenischen Gründen notwendigen Sterilisierung, die jedoch bei sich ergebender Lage natürlich auch unabhängig von der Eheberatung erfolgen kann. Es versteht sich von selbst, daß dabei die Umweltlage in weitem Umfange berücksichtigt zu werden verdient, wie auch die Leistungen der Sippe beachtet werden.

Die Eheberatung soll demnach nicht nur eine Ehefürsorge sein, sondern auch eine Vorsorge für einen gesunden Nachwuchs. Beratungen, die nicht eugenischer Natur sind, gehören zum Aufgabenkreise anderer Fürsorgeeinrichtungen. Das verarmte und zerschlagene deutsche Volk kann keine Belastung übernehmen, die seinen Lebensbestand gefährden. Es ist darauf angewiesen, produktive Kräfte zu fördern. Wenn man auch nach den Erfahrungen der letzten Vergangenheit wieder davon abgekommen ist, von den Erbanlagen alles und vom Einfluß der Umwelt nichts zu erwarten, so bedeutet doch eine ungezügelte Vermehrung Hilfsbedürftiger oder gar Asozialer ein Debetkonto für den Wiederaufbau der Volkswirtschaft und des Volkswohls.

Für die Eheberatungsstellen erwächst daraus die große Gefahr, ihre wichtigste Aufgabe in der *Verhütung von Schwangerschaften* zu sehen und sich auch der Duldung oder gar Förderung von Abtreibungen geneigt zu machen. Die ärztliche Ethik fordert jedoch den Schutz des Lebens und die Förderung der Gesundheit. Dieses Recht will sie für jeden Menschen ohne Rücksicht auf die Person gewahrt wissen. Sie verbindet damit aber nicht den Anspruch auch des Minderwertigsten, Leben zu geben und der Gesellschaft eine drückende Bürde aufzuladen. Die Verhütung und Unterbrechung einer Schwangerschaft darf jedoch nur nach medizinischer oder vitaler Indikation erfolgen. Die angewandten Mittel und Methoden sollen eine lebenbedrohende Gefahr abwenden, dürfen daher nicht selbst gesundheitsschädlich sein.

Besonders groß ist die Gefahr bei der *Beratung unehelicher Mütter*. Die Zahl der unehelich geborenen Kinder hält sich seit 1871 bis jetzt zwischen 10 und 12% aller Lebend- und Totgeborenen. Schwierigkeiten durch Schwangerschaften, die keine Gefährdung von Leben und Gesundheit der Mutter bedeuten, rechtfertigen keine Unterbrechung, auch wenn man dafür soziale, eugenische und Notzuchts-Indikationen benennt. Sie lassen sich stets mit den Mitteln der sozialen Fürsorge beseitigen. Infolge der wirtschaftlichen Notlage haben die Schwangerschaftsunterbrechungen wieder erheblich zugenommen. Alle Argumente, die das Verfügungsrecht über den eigenen Körper betonen, vermögen jedoch nicht zu bestreiten, daß der Eingriff auch in geübter Hand und unter klinischer Obhut ein schweres, für den Körper nicht gleichgültiges Opfer ist. Der Schutz vor gesundheitlich bedenklichen Schwangerschaften gehört n i c h t in die Zeit n a c h der Konzeption, s o n d e r n v o r die Konzeption.

Es könnte als überflüssig erscheinen, in der Gegenwart mit allen ihren Nöten auf die *Verhütung eines Geburtenrückganges* hinzuweisen. Deutschland ist übervölkert und bietet den Lebenden vielfach nicht den dürftigsten Unterhalt. Aber ein Wiederaufbau erfordert neue frische Kräfte. Das Land kann sich von den schweren Schlägen nur erholen, wenn sich wieder fleißige Hände regen und leistungsfrohe Menschen am Werk sind. Die Lehren von Malthus, seinen Anhängern und Gegnern wie auch die Entwicklungslinie der Menschheit beweisen, daß Lebensstandard und Lebensraum in gesetzmäßigen, biologischen Wechselbeziehungen stehen, die genutzt werden wollen. Es gibt aber auch heute noch genug lebensbejahende Familien, die sich in ihrer K i n d e r l o s i g k e i t nicht wohlfühlen. Sie brauchen verständigen Rat und suchen wirksame Hilfe. Nach verschiedenen repräsentativen Zählungen, die sich auf alle sozialen Kreise erstrecken, sind etwa 12—15% aller Ehen kinderlos, während die „Grundhäufigkeit der Sterilität" nur mit etwa 4% bestimmt wird. Die Beratungs- und Behandlungserfolge werden mit 20—25% angegeben, dürften aber im Mittel bei 10—15% liegen.

Wenn eigene Kinder nicht mehr zu erwarten sind, kann mit gut ausgewählten A d o p t i o n e n den Ehepaaren geholfen und den zahlreichen Waisen ein neues Heim geboten werden. Zu einer solchen „Annahme an Kindesstatt" gehört eine eingehende ärztliche Untersuchung beider Teile, um spätere Enttäuschungen zu vermeiden. Die natürliche Aszendenz der Adoptivkinder wird sich meist ohne besondere Mühen bis zu den Großeltern feststellen lassen, sodaß ein Urteil nach den Erbregeln von

GALTON und PEARSON gewonnen werden kann. Andererseits ist ebensoviel Wert darauf zu legen, daß das Kind in ein günstiges oder vorteilhafteres Milieu gelangt; denn es hat sich gezeigt, daß die Entwicklungskurve der Kinder in der Regel der sozialen Besserung folgt, besonders wenn der Einfluß der natürlichen Großeltern mitschwingt. Dagegen ließ sich bei krimineller und asozialer Belastung eine günstige Tendenz nicht erkennen. Die Prognose ist hier aber noch mit Zurückhaltung zu stellen, da die Beobachtungen über die Milieuwirkung noch nicht lange genug verfolgt werden konnten. Beim Adoptionsakt sind die rechtlichen Voraussetzungen nach den §§ 1741—1772 des BGB zu beachten. Von den Altersvorschriften, die für den Annehmenden die Vollendung des 50. Lebensjahres und eine Altersdifferenz von mindestens 18 Jahren zum Adoptivkind verlangen, kann Befreiung erteilt werden. Im übrigen dürfen keine ehelichen, lebenden Abkömmlinge vorhanden sein; auch muß die Einwilligung des anderen Ehegatten vorliegen.

Zu den Einflüssen der Umwelt, deren Verhütung mit allen Mitteln zu erstreben ist, gehören auch die *Keimschädigungen durch Gifte*. Hier trägt nicht nur die Gesellschaft, sondern auch der Einzelne eine hohe Verantwortung. Es ist erwiesen, daß nicht nur gewerbliche Gifte, wie Blei, Quecksilber, Arsen, Benzol, Schwefelkohlenstoff und Kohlenoxyd ungünstig einwirken, sondern auch strahlende Energien, insbesondere Röntgen- und Radiumstrahlen. Von Bakteriengiften haben die der Spirochaeta pallida und des Tuberkelbazillus elektive Wirkung. Besonders schwerwiegend ist der Einfluß von Alkohol und Opiaten, deren Mißbrauch zur Keimschädigung auch eine Demoralisierung von Persönlichkeit und Familie setzt. Die Wirkungen des Nikotins sind noch nicht genügend geklärt. Die letzten Beobachtungen bestätigen jedoch, daß die sexuelle Ansprechbarkeit leidet. Der Übergang des Nikotins in die Muttermilch ist ebenso nachgewiesen, wie der des Alkohols.

Mit dem Eintritt einer Schwangerschaft beginnt auch der *Mutterschutz*, der sich auf die Zeit der Schwangerschaft, der Geburt und des Wochenbettes erstreckt, in der die Frau körperlich und geistig stark beansprucht und darum besonders schonungs- und hilfsbedürftig ist. Schwangerenfürsorge und Mutterschutz werden jeder Frau ohne Rücksicht auf ihre soziale Stellung geboten, aber das Maß des Notwendigen ist verschieden nach dem Zustand der häuslichen Verhältnisse. Wenn Haushalt und Einkommen geordnet sind, treten andere Bedrückungen auf, als bei unsicherer Existenz und kümmerlicher Wohnung, wobei es am Notdürftigsten mangelt. Gerade dann ist aber ein weiter Spielraum von Schutzmaßnahmen nötig. Besonders gilt dies für Frauen und Mädchen, die beim Offenbarwerden ihrer Schwangerschaft Gefahr laufen, ihre Stellung und Unterkunft zu verlieren. Die normalen Zustände von Schwangerschaft, Geburt und Wochenbett sind zwar keine Krankheiten im Sinne der Medizin und Sozialversicherung, können aber aus wirtschaftlichen Gründen sehr leicht für die Volksgesundheit schädliche Folgen haben. Sie wurden daher in die Krankenversicherung einbezogen. In gleicher Weise tritt bei Nichtversicherten die öffentliche Fürsorge ein. Gemeinsam mit den Versicherungsträgern und den Wohlfahrtsämtern vermag der Mutterschutz stets eine bescheidene wirtschaftliche Grundlage für Zeiten der Gefährdung zu schaffen. Der leitende Arzt der Beratungsstelle und seine Mitarbeiter müssen den jeweiligen Stand und Umfang der wechselnden sozialen Gesetzgebung und der örtlich verschiedenen Richtsätze für die Beihilfen kennen, um rasch die richtigen Vorschläge machen zu können. Die einschlägigen Grundsätze enthält die *Reichsversicherungsordnung* (*RVO*) und die *Fürsorgepflichtverordnung* (*RF*) vom 13. 2. 1924 nebst ihren Ergänzungsvorschriften.

Daraus ergeben sich für die *Fürsorge- und Beratungsstellen für Schwangere und Mütter* (kurz: Mütterberatungsstellen genannt) als Aufgaben: 1. die Feststellung und Beurteilung der Schwangerschaft, 2. die Untersuchung des allgemeinen Kräfte-

und Gesundheitszustandes, 3. die Prüfung der wirtschaftlichen Lage, 4. die Prüfung der Arbeitsverhältnisse, 5. die Prüfung der häuslichen Verhältnisse und 6. die Vorsorge für eine angemessene Unterkunft oder Anstaltsaufnahme. Es ist nicht zweckmäßig, in den Schwangerenfürsorgestellen nur ärztlichen und gesundheitlichen Rat zu erteilen. Die Verknüpfung mit wirtschaftlichen, sozialen und rechtlichen Fragen ist so eng, daß eine Abgrenzung praktisch nie möglich ist, ohne den Besuchern verdrießliche, zeitraubende und abschreckende Wege zuzumuten.

Bei der ärztlichen Beratung wird auf die Hygiene der Schwangerschaft von Anfang an hingewiesen werden müssen, da die dabei herrschende Sorglosigkeit sehr verbreitet ist. Es sollte nichts als bekannt oder selbstverständlich vorausgesetzt werden. Dazu gehören Kreislaufstörungen, Nierenveränderungen, Erkrankungen von Leber und Darm, Schwangerschaftstoxikosen, Störungen der inneren Sekretion, Nerven- und Seelenstörungen, aber auch chronische Vergiftungen und Infektionskrankheiten. Eine Untersuchung auf Gonorrhoe und Syphilis sollte nie unterlassen werden. Eine Überprüfung des Arbeitsprozesses auf die Möglichkeit von Vergiftungen kann dazu beitragen, Störungen der Gestationsperiode aufzuklären.

Das ganze Zustandsbild wird beherrscht durch den seelischen Schock, den die Entdeckung der Schwangerschaft auslöst, und die Angst vor der Zukunft. Die erste Hilfe wird dann die Sicherung der Unterhaltspflicht durch den Kindesvater nach den §§ 1715 und 1716 BGB sein. Auch die vorsorgliche Bestellung eines Pflegers für die Leibesfrucht nach § 38 des Reichsjugendwohlfahrtsgesetzes (RJWG) vom 9. 7. 22 trägt dazu bei, die Rechte der unehelichen Mutter zu schützen.

Die Analyse des Arbeitsprozesses und die Feststellungen beim Werkarzt oder der Werkleitung werden auch Anhaltspunkte dafür geben, ob eine Gefahr für eine Fruchtschädigung, Fehl- oder Frühgeburt in gewerblichen Giften und der Art der Beschäftigung zu befürchten ist. Besonders zu achten ist auf Erschütterungen des Leibes, schweres Heben, übermäßige Bewegung und andauerndes Stehen. Auch ein schroffer Wechsel zwischen Schonung und schwerer Arbeit vermag eine vorzeitige Entbindung auszulösen. Durch systematische Nachprüfungen gelang bisher in zunehmendem Maße eine Aufklärung unbekannter Ätiologien von Fehlgeburten, Frühgeburten und Totgeburten. Aber immer noch enden 8—10% aller Konzeptionen durch Fehlgeburten ohne erkennbare äußere Veranlassung, ganz abgesehen von den ungeklärten Erscheinungen habitueller Aborte. Versicherungsrechtlich ist jede Fehlgeburt eine Krankheit, für die somit die Leistungen der Krankenhilfe zu gewähren sind. Die Frühgeburten veranlassen durch ihre große Hinfälligkeit vermehrte sozialhygienische Aufwendungen. Trotz wesentlich anspruchsvollerer Pflege und Wartung als bei ausgetragenen Kindern ist ihre Sterblichkeit um etwa das 10fache höher. Die Totgeburten hielten sich in den letzten zehn Jahren bei Verheirateten wie bei Unverheirateten um etwa 2,5%. Dagegen waren die Fehlgeburten bei Unverheirateten immer wesentlich häufiger als bei Verheirateten, zeitweise bis doppelt so oft, so daß mit der Möglichkeit krimineller Eingriffe trotz aller Warnungen stets gerechnet werden muß. Die wirtschaftliche Notlage der Gegenwart vergrößert diese Gefahr um ein Beträchtliches. Dafür spricht auch die Abnahme der Lebendgeburten in den Jahren 1946 und 1947. Ihre Zahl ging im Lande Nordrhein-Westfalen von 19,3 auf je 1000 Einwohner im Jahre 1938 auf 15,6 im Jahre 1946 und auf 15,0 im Jahre 1947 zurück.

Um Schädigungen von Mutter und Kind zu vermeiden, ist daher eine Begrenzung und Dosierung der Erwerbsarbeit für die Frau erforderlich. Die Mittel dazu bieten die sozialrechtlichen Schutzgesetze, vor allem die Arbeitszeitverordnung vom 26. 7. 34, das Reichsgesetz über die Beschäftigung vor und nach der Niederkunft vom 16. 7. 27, der § 139a der Reichsgewerbeordnung und die Beschränkung der Beschäftigung von Frauen und Mädchen in besonders gefährdeten Betrieben. Wichtiger jedoch als die Kenntnis der den Erfahrungen meist nachhinkenden Gesetze und Verordnungen ist der ständige Kontakt mit dem Leben. Ein Gang durch die Werkstätten und eine Überprüfung des Arbeitsplatzes von selbst kurzer Dauer gewähren bessere Einblicke als die sorgfältigste Beherrschung aller Bestimmungen. Durch die Vereinbarungen mit den Betriebsleitungen und Werkärzten läßt sich in kurzer Zeit meist mehr erreichen als mit einer langen, gründlichen Federfehde. Die ärztlich begründete Gewährung von sog. „kleinen Hilfsmitteln" zur Beseitigung von Schwangerschaftsbeschwerden, wie sie in der RVO und RF vorgesehen sind, trägt das ihrige zum Schutze der werdenden Mutter bei.

Das große Angebot von Arbeitskräften kann jetzt leicht dazu führen, lieber Männer einzustellen als Frauen, die durch Schwangerschaft und Geburt auf lange Zeit ausfallen. Die Einhaltung des gesetzlichen Kündigungsschutzes bei einer Arbeitseinstellung innerhalb von 6 Wochen vor und nach der Entbindung wird am zuverlässigsten durch Verhandlungen mit dem Betriebsleiter erreicht. Dabei kann einer Umgehung der Rechte und Ansprüche in unmißverständlicher Weise vorgebeugt werden. Die Zeit der Schonung vor der gewerblichen Beschäftigung darf auch nicht dazu mißbraucht werden, womöglich noch unge ignetere Tätigkeiten an anderer Stelle zu verrichten.

Dies soll erreicht werden durch die Gewährung eines sog. Wochengeldes für die Zeit der Arbeitsruhe, das außerdem durch ein Schwangerengeld in Höhe des Krankengeldes aufgebessert werden kann. An hilfsbedürftige, nichtversicherte Schwangere gewährt der Fürsorgeverband ähnliche Leistungen als sog. Wochenfürsorge, die in Abweichung von dem geltenden Grundsatz der Rückerstattung bei einer Besserung der Wirtschaftslage von dem Unterstützten nicht zurückgefordert werden dürfen.

Die wichtigste Aufgabe vor der Entbindung ist die rechtzeitige Beschaffung einer geeigneten, den hygienischen Erfordernissen genügenden Unterkunft. Den früher mit großer Heftigkeit geführten Streit um die Vorzüge und Nachteile von *Hausentbindungen* und *Anstaltsentbindungen* hat die Zeitlage eindeutig entschieden. Der Zustand vieler Wohnungen gewährleistet keinesfalls eine ungefährdete Geburt in der Häuslichkeit. Es fehlt an Wäsche jeder Art, Hilfsmitteln für die einfachsten Handreichungen der Krankenpflege, an Töpfen, Geschirr und Hausrat, ja vielfach auch an dem unentbehrlichen heißen Wasser. Auch der Raummangel behindert das für Arzt und Hebamme erforderliche Maß von Sauberkeit. In einer Umgebung von äußerster Dürftigkeit bietet auch eine unkomplizierte Entbindung eine Reihe von Gefahren, die nur durch eine Anstaltsaufnahme beseitigt werden können. Bei weniger primitiven, aber noch erträglichen Zuständen kann man mit der Bereitstellung von Wochenbettpackungen helfen, die in zwei verschiedenen Formen geliefert werden könnten: die große Packung müßte die erforderliche Bett- und Leibwäsche mit Unterlagen, Handtüchern, Vorlagen und Reinigungsmitteln enthalten, die zweite jedoch nur die zur täglichen Wochenpflege benötigten Hilfsmittel. Die große Packung wird leihweise gegen Bescheinigung von Arzt oder Hebamme abgegeben und an den Stationen für erste ärztliche Hilfe niedergelegt, die kleine ist in fabrikfertigen Packungen in den Apotheken gegen Verordnung zu haben.

Die Anstaltsentbindungen finden ihre natürliche Grenze in der Aufnahmefähigkeit der Krankenhäuser. Da zahlreiche Kranke heute als krankenhausbedürftig anzusehen sind, die in geregelten Zeiten zu Hause behandelt worden wären, und andererseits die Krankenhäuser selbst vielfach nicht voll betriebsfähig sind, weil sie an manchen Einrichtungsgegenständen Mangel leiden, werden nicht alle berechtigten Anforderungen erfüllt werden können. Man kann heute nicht mehr sagen, daß die Anstaltsentbindungen ein Ausdruck gesteigerter, individueller Ansprüche und häuslicher Bequemlichkeit sind. Aber sie liegen im Zuge der Zeit. Seit dem Jahre 1900 haben die Anstaltsgeburten von 2,5% aller Geburten in Deutschland auf 29% im Jahre 1937 zugenommen. Heute wird dieses Verhältnis weit überschritten und hat in manchen Städten den Betrag von etwa 60% erreicht. Auf dem Lande wird noch überall der Hausentbindung der Vorzug gegeben, weil die Transportschwierigkeiten zu groß und die häuslichen Verhältnisse meist günstiger sind als in den Städten. Für uneheliche Mütter blieb in den meisten Fällen keine andere Wahl, als die Aufnahme zur Anstaltsentbindung, und dies galt in regionärer Verschiedenheit für 70—75%. Daran hat sich heute erst recht nichts ändern können. Die Entscheidung über eine Haus- oder Anstaltsentbindung hat daher die geburtshilfliche Indikation ebenso zu berücksichtigen wie eine häusliche Pflegeunfähigkeit.

Sehr bewährt haben sich die *Heime für Schwangere und Mütter*, in denen eine Aufnahme für Wochen und Monate erfolgen kann. Die Entbindungsanstalten können aus Platzmangel obdachlose Mütter auch als Hausschwangere nicht auf längere Zeit versorgen. Die Heime füllen hier eine empfindliche Lücke aus. Ihre Zahl ist nicht groß, aber der steigende Bedarf veranlaßt ihre fortschreitende Einrichtung. Der Aufenthalt darf nicht zu kurz bemessen werden, damit genug Zeit bleibt, für die Mutter den Weg in ein geordnetes Leben vorzubereiten und das Kind in angemessene Pflege zu vermitteln. Die Anforderungen, die an solche Heime zu stellen sind, dürfen nicht an den Bedingungen für Krankenanstalten gemessen werden. Es genügt dazu jedes Haus mit gesundheitlich befriedigenden Voraussetzungen. Entsprechend der einfachen Herrichtung und Ausstattung sind die Gestehungskosten nur niedrig. Die laufenden Ausgaben werden zum Teil aus den Arbeiten der Mütter bestritten; denn die Heime sollen zur Häuslichkeit anleiten und deshalb auch ein Zusammenleben von Mutter und Kind zur Grundlage nehmen. Dadurch wird erreicht, daß die jungen Mütter die Säuglingspflege richtig lernen und die natürliche Ernährung nicht vernachlässigt wird. Ein Überschuß an Nahrung kommt über die Säuglingsfürsorge kranken Säuglingen zugute.

Ein ungestörtes Wochenbett sichert die Gesundheit der Frauen und bewahrt sie vor Früh- und Spätschäden. Die Krankenhäuser, Entbindungsanstalten und Heime gewähren die unbedingte Schonung ohne weiteres nach der Art ihrer Einrichtung. In dieser Hinsicht sind die meisten unehelichen Mütter, die nur für sich und ihr Neugeborenes zu sorgen haben, meist besser dran als zahlreiche Ehefrauen, die zu den Mühen der neuen Entbindung sich noch um den in Arbeit stehenden Mann und die schulpflichtigen oder ständiger Aufsicht bedürfenden Kinder zu bekümmern haben. Eine gelegentliche Hilfe durch Freundinnen und Nachbarinnen fehlt häufig zur nötigsten Zeit, und so bleibt der bedrängten Wöchnerin vielfach nichts anderes übrig als vorzeitig aufzustehen und den Haushalt zu versorgen. Nur zu leicht treten dann Störungen der Rückbildung auf, die dauernde Schäden hinterlassen.

Die an sich als Ideal wünschenswerte Entbindung in der Häuslichkeit als natürlichste Einrichtung, die den steten Kontakt mit der Familie zwanglos ermöglicht, wird bei den geschilderten Schwierigkeiten zu einer schweren Belastung, ja zu einer Qual für den Haushalt. Wenn eine Überführung in eine Kranken- oder Entbindungsanstalt nicht angängig ist, muß die Tätigkeit der Hausfrau durch eine geschulte Haus- oder Wochenpflegerin ersetzt werden. Auch dafür bietet die soziale Gesetzgebung die nötigen Mittel. Die praktische Durchführung regelt die Beratungsstelle mit den karitativen Organisationen, Schwesternverbänden und Hebammenvereinigungen. Nicht selten wird es erst bei Einstellung einer Hauspflegerin möglich, die Frau zur Anstaltsentbindung zu veranlassen.

Mit dem Abschluß der Rückbildungsperiode ist die Aufgabe des Mutterschutzes nicht immer beendet. Manche Frau ist durch wiederholte, rasch aufeinanderfolgende Entbindungen so geschwächt, daß sie die vierfache Last von Mutterschaft, Erziehung, Haushalt und Beruf sobald nicht zu übernehmen vermag. Sie bedarf dann einer Nachkur in geeigneten Erholungsheimen, deren Vermittlung zu den Aufgaben der Fürsorge- und Beratungsstellen gehört.

Dem *Mutterschutz* obliegt demnach:

1. die Fürsorge für Schwangere und Mütter
   a) durch Sicherung der Schwangerschaftshygiene und
   b) durch Sicherung einer sachgemäßen Entbindung sowie eines ungestörten Wochenbettes mit ausreichender Rückbildungsperiode;
2. die Vorsorge für das zu erwartende Kind
   a) durch Verhütung von Fehlgeburt und Totgeburt,
   b) durch Vermeidung einer Frühgeburt, sofern sie nicht aus gesundheitlicher und medizinischer Indikation erforderlich ist und
   c) durch Verhütung von Geburtsschädigungen.

II. Kapitel

Die Fürsorge für Säuglinge und Kleinkinder

Die erste und schwierigste Belastungsprobe im selbständigen Kampf ums Dasein haben die Kinder in ihren zehn ersten Lebenstagen zu bestehen. Ihr erliegen schon in den ersten drei Tagen durchschnittlich 2,15—2,30%, vom 4.—10. Tage etwa 1,0%, insgesamt 3,15—3,30% aller Lebendgeborenen. Der Anteil der *Frühsterblichkeit* in den ersten zehn Tagen an der gesamten Sterblichkeit der Säuglinge im ersten Lebensjahre beträgt im Mittel etwa 25—30%. Dann sinkt die Sterbeziffer rasch ab, vermindert sich schon im zweiten Lebensmonat um mehr als die Hälfte und beträgt zu Beginn des zweiten Lebensjahres nur noch etwa ein Sechstel der Früsterblichkeit.

Die hohe *Säuglingssterblichkeit* hat in den letzten Dezennien unter dem Einfluß der Fortschritte auf dem Gebiete der Kinderheilkunde und der zunehmenden Wohlfahrtspflege in allen fortschrittlichen Ländern erheblich abgenommen. Sie sank in den europäischen Staaten, wie Deutschland, England, Frankreich, Italien, den nordischen Ländern (Norwegen, Schweden, Dänemark), Österreich, Rußland und der Schweiz auf die Hälfte bis ein Drittel des Standes um 1871—1880 und verringerte sich auch während der Kriegsnöte, so in Deutschland auf 6,0 je 1000 Einwohner und in Rußland bis 1943 um rund ein Drittel des Standes von 1940. In den einzelnen Staaten ist die Säuglingssterblichkeit sehr verschieden und wird beeinflußt durch Lebensweise, Klima, Wohnungsbedingungen, Wirtschaftsführung und nicht zuletzt durch die Höhe der Geburtenziffer, deren Schwankungen auch eine gewisse Parallelität zur Sterblichkeit der Säuglinge hervorruft. Die günstige Entwicklung und der Einfluß auf den *Geburtenüberschuß* ist der vergleichenden Übersicht zu entnehmen:

Land	Säuglingssterblichkeit im ersten Lebensjahr in % der Lebendgeborenen		Geburtenüberschuß auf 1000 Einwohner	
	1871—1880	1923	1871—1880	1923
Deutschland	23,5	13,2	11,9	7,1
England u. Wales .	14,5	6,9	14,0	6,6
Frankreich	16,6	9,6	1,7	1,9
Italien	21,4	12,7	7,0	12,7
Österreich	25,6	14,1	—	7,1
Schweden	13,0	5,6	12,2	6,1
Schweiz	18,4	7,0	7,3	7,6

Zur gleichen Zeit, in den Jahren 1920—1923, bewegte sich die Säuglingssterblichkeit in außereuropäischen Ländern etwa in den gleichen Grenzen zwischen 6,6 und 16,8%; trotzdem war der Geburtenüberschuß meist wesentlich höher als in Europa. Es betrug:

	die Säuglingssterblichkeit (in % der Lebendgeborenen)	der Geburtenüberschuß (auf 1000 Einwohner)
in Europas		
westl. Ländern	6,8—16,5	5,7—7,6
östl. Ländern	15,1—20,1	10,0—16,2
in Asien	16,6—16,8	7,6—15,8
in Afrika	7,7—14,3	16,9—17,3
in Amerika		
Nordamerika	7,6— 7,2	5,7—19,3
Mittelamerika	24,8—26,9	—0,2—17,7
Südamerika	9,4—28,3	6,8—22,1
in Australien	6,6— 6,1	12,9—13,9

In den Nachkriegsjahren 1946 und 1947 hat die Säuglingssterblichkeit gegen das Jahr 1938 im Lande Nordrhein-Westfalen kaum zugenommen; auch die Sterbeziffer hat sich nicht verändert. Aber die Geburtenziffer fiel um ein Fünftel bis ein Viertel, so daß der Geburtenüberschuß auf weniger als die Hälfte sank, während in England und Wales die Geburtenziffer etwa um ein Drittel stieg und der Geburtenüberschuß sich mehr als verdoppelte:

Jahr	England und Wales			Land Nordrhein-Westfalen		
	Lebendgeburten auf 1000 Einwohner	Sterbefälle auf 1000 Einwohner	Geburtenüberschuß auf 1000 Einwohner	Lebendgeburten auf 1000 Einwohner	Sterbefälle auf 1000 Einwohner	Geburtenüberschuß auf 1000 Einwohner
1938	15,1	11,6	3,5	19,4	10,9	8,5
1946	19,1	11,5	7,6	15,5	11,7	3;8
1947	20,5	12,0	8,5	15,0	10,9	4,1

Aus diesen Daten ist die ganze *Komplexität der Ursachen für die Aufzucht der Säuglinge* zu erschließen. Die Gefahren der Umwelt, die sich in Klima, Ernährung, Krankheitsanfälligkeit und Pflegeaufwand ausdrücken lassen, werden in ungünstigen Landstrichen aufgewogen durch eine größere Fruchtbarkeit. Andererseits bedarf die sinkende Fertilität Westeuropas und Deutschlands im besonderen vermehrter sozialhygienischer Anstrengungen, um das Leistungssoll zu steigern. Hier findet die Fürsorge für Säuglinge ihr umfangreiches, aber auch dankbares Arbeitsfeld.

Die vorbereitenden Maßnahmen für das heranreifende Kind trifft der Mutterschutz. Die großen Gefahren der ersten Tage erfordern eine verständnisvolle Zusammenarbeit zwischen den *Säuglingsfürsorgestellen* der Gesundheitsämter mit ihren Bezirksfürsorgerinnen und den Hebammen, ebenso wie auch mit den eingesetzten Säuglings- und Kleinkinderschwestern. Gewöhnlich ist bei regelrechten Geburten ein Arzt nicht zugegen, der auch die Ernährung und Pflege des Neugeborenen leiten könnte. Diese Aufgabe fällt daher den Hebammen zu. Sie können sie aber nur dann sachgemäß erfüllen, wenn sie eine ausreichende Unterweisung in der Säuglingspflege erhalten haben und in regelmäßigen Wiederholungskursen ihre Kenntnisse auffrischen. Diese Voraussetzungen werden in der geltenden Ausbildung der Hebammen erreicht. Eine Unterstützung erhalten diese durch Säuglings- und Kleinkinderpflegerinnen und Gesundheitsfürsorgerinnen, die gleichfalls eine Vorbildung in der Säuglingspflege nachzuweisen haben. Da die Neugeborenen in den ersten

2—4 Lebenswochen nur ausnahmsweise zu den Sprechstunden der Säuglingsfürsorgestellen gebracht werden, müssen sie von den Säuglingsschwestern und Gesundheitsfürsorgerinnen zu Haus aufgesucht werden. Die Gesundheitsämter erfahren jede Geburt durch die Anzeigen der Standesämter, so daß die Hausbesuche mit Zustimmung der Eltern gemacht werden können. Nicht jede Gesundheitsfürsorgerin eignet sich für die Tätigkeit in der Säuglingsfürsorge in gleichem Maße wie eine Säuglingsschwester. Dazu sind ihre engeren fachlichen Neigungen und Fähigkeiten zu verschieden. Es genügt keinesfalls eine Fülle von Gelehrsamkeit, sondern es bedarf der praktischen, einfühlenden Erfahrung im Umgange mit den Säuglingen und ihren Müttern. Um ihr Vertrauen zu gewinnen, müssen Arzt und Mitarbeiter ihres Wissens und Könnens in jeder Lebenslage gewiß sein. Nur dann können sie mit Erfolgen rechnen.

Die junge Mutter soll jedoch durch die Hilfe der Säuglingsfürsorge nicht abhängig und unselbständig, sondern überlegt und sicher werden. Es ist viel darüber diskutiert worden, wann mit der Unterweisung der Mädchen begonnen werden soll, ob man mit dem Unterricht schon in der Volksschule anfangen oder ihn in die Fortbildungsschulen verlegen soll, ob besondere Abendkurse oder Vorträge in den Volkshochschulen und ähnlichen Einrichtungen vorzuziehen sind. Unter allen Umständen ist ein Halbwissen zu vermeiden, das später nur schadet oder zu theoretisierenden Versuchen verleitet. Aus den Erfahrungen im Unterricht der Säuglings- und Kinderschwestern, der Krankenschwestern und Hebammen wie auch bei den jungen Müttern geht hervor, daß nur die praktische Tätigkeit unter gewissenhafter Anleitung sichere Grundlagen schafft, wenn Kopf und Herz mit Lust und Liebe bei der Sache sind. Nur am Leben lernt man das Leben kennen. Dies beweist eindeutig die Erfolgsstatistik über die Frühsterblichkeit der Säuglinge nach Geburtenfolge und Ehedauer in den Jahren 1930—1932. In den Ehen mit einer Dauer von 1—3 Jahren starben 11,2—15,2% der ehelichen Säuglinge während der ersten 10 Lebenstage. Bei längerer Ehedauer verringerte sich mit zunehmenden Kenntnissen die Frühsterblichkeit auf 9,6—6,5%, und nach dem 8. Ehejahr sank sie auf 6,0 und 4,5%. Den erfahrenen Müttern starb kein Kind so leicht weg, wie den jungen und besonders den unehelichen, die dem Kinde auch bei bestem Willen nicht immer das bieten konnten, was es brauchte. Einer Übersicht aus den Jahren 1905—1932 ist zu entnehmen, daß die Sterblichkeit der unehelichen Säuglinge im ersten Lebensjahre innerhalb Deutschlands um rund 50% höher lag, als die der ehelichen.

Die Fürsorge für die *Frühgeburten*, die zwischen der 28. und 40. Schwangerschaftswoche eintreten, gehört nicht in die Säuglingsberatung, also in die offene Säuglingsfürsorge, sondern in die *geschlossene Säuglingsfürsorge* der Kliniken, Krankenhäuser und Heime. Ihre Zahl ist durchschnittlich mit etwa 3% aller Geburten zu veranschlagen. Die Verhütung ihres Eintritts gehört zum Aufgabenbereich der Schwangerenberatung und des Mutterschutzes, da vielfach sozialhygienische Mißstände als Ursachen zu bekämpfen sind. Die Aufzucht der Frühgeborenen, deren erhöhte Anfälligkeit die Sterblichkeit um das zehnfache im Vergleich zu ausgetragenen Kindern steigert, erfordert viel Sorgfalt und Geduld, die nicht immer im angemessenen Verhältnis zu dem Erfolg steht, zumal Entwicklung und Schicksal der frühgeborenen Kinder stets ungewiß bleibt. Darüber fehlen aber noch zuverlässige Erfahrungsberichte und ausreichende statistische Auswertungen. Das rasche Wachstum bedarf für das vermehrte Lebenspotential einer hohen Zufuhr von Eiweiß zu der Ernährung; je geringer das Geburtsgewicht ist, desto notwendiger ist die Fütterung mit Mutter- oder Frauenmilch. Eine natürliche Ernährung ist bei den Frühgeburten noch zwingender als bei rechtzeitig geborenen Säuglingen.

Die natürliche *Aufgabe der Säuglingsfürsorge* ist die Bekämpfung der den Säuglingen drohenden Gefahren. Es sind dies

1. Ernährungsstörungen
2. Umwelt- und Pflegeschäden und
3. Infektionskrankheiten, vor allem Grippe, Tuberkulose und Syphilis.

Bei Krankheitszuständen, die bei der Untersuchung festgestellt werden, wird die angemessene Behandlung durch den Arzt der Wahl oder in einem Krankenhause veranlaßt. Vor allem ist dies nötig bei Mißbildungen, endokrinen Störungen, Geburtstraumen, Idioite, Spasmophilie, Neuropathie, exsudativer Diathese und mitunter auch bei Hernien. Dagegen wird eine Prophylaxe und Therapie der Rachitis in der Regel durch die Fürsorgestelle selbst ausgeführt. Da sie jedoch vielfach erst nach dem ersten Lebensjahre festgestellt zu werden pflegt, greift sie in den Pflichtenkreis der Kleinkinderfürsorge über.

Wenn die Aufgaben umsichtig erfüllt werden sollen, müssen auch die notwendigen Einrichtungen getroffen werden. Die Grundlage mit der umfangreichsten Tätigkeit bildet die *offene Säuglingsfürsorge*, die sich in den Säuglingsfürsorgestellen abspielt. Ihre Zahl und Lage muß so ausgewählt sein, daß die Mütter mit ihren Kindern möglichst kurze Wege zurückzulegen haben und nicht lange zu suchen brauchen. In den Städten mit guten Verkehrsmitteln dürften kaum Schwierigkeiten entstehen. Auf dem Lande ist eine besonders sorgfältige Planung vorzubereiten. Zu warnen ist vor behelfsmäßigen Einrichtungen. Eine Sparsamkeit in der Beschaffung von Räumen kann verhängnisvoll wirken und verleidet den Müttern den Besuch. In überfüllten Warteräumen können sich übertragbare Krankheiten, vor allem Keuchhusten und Masern explosionsartig ausbreiten. Eine Trennung der gesunden und infektionsverdächtigen Säuglinge in besonderen Wartezimmern ist unerläßlich, da die Wahl eigener Sprechtage kein zuverlässiger Schutz ist. Die Aufmerksamkeit gewandter Säuglingsschwestern oder Gesundheitsfürsorgerinnen ist entschieden wertvoller. Das Aufnahmezimmer dient den Wägungen und Besprechungen mit der Säuglingsschwester oder Fürsorgerin, kann aber auch für die aufschlußreichen Stillproben benutzt werden, wenn dafür kein besonderer Raum eingerichtet werden kann. Im Arzt- oder Sprechzimmer werden sodann die Untersuchungen und Beratungen vorgenommen. Die Ausstattung darf nicht zu enthaltsam gewählt werden, sondern soll alle erforderlichen diagnostischen, aber auch therapeutisch unentbehrlichen Geräte umfassen. Eine Überfüllung der Sprechstunden wirkt niemals ermunternd. Ihre Frequenz entscheidet über die Einfügung weiterer Untersuchungstage.

Das natürliche Maß für die Wirksamkeit einer Säuglingsfürsorge ist die *Stillfrequenz* in ihrem Bereich. Je größer diese ist, desto besser sind auch die Erfolge. Dem Anteil an schlecht ernährten Säuglingen entspricht daher auch ungefähr die Säuglingssterblichkeit. In den Jahren 1930—1933 waren in Preußen 8,3—8,5% der Säuglinge schlecht, 38,8—45,7% mittel und 45,8—52,9% gut genährt; die Säuglingssterblichkeit bewegte sich in der gleichen Zeit zwischen 7,6 und 8,4% aller Lebendgeborenen. Örtlich zeigten sich natürlich Unterschiede, die aber eine gleiche Parallelität aufwiesen. Diese Korrespondenz ist physiologisch bedingt und beruht darauf, daß die Muttermilch dem Kinde individuell angepaßt ist und gewissermaßen als „gebleichtes Blut" seinem Blute entspricht. Es enthält alle für das Gedeihen und Wachstum des Säuglings notwendigen Nährstoffe in quantitativ und qualitativ optimaler, aber auch zuträglichster Form als arteigenes Eiweiß und Aminosäuren, Fette, Milchzucker und Mineralstoffe, ebenso auch einen Reichtum an Vitaminen, Fermenten, Abwehrstoffen und lebenswichtigen Substanzen. In natürlicher Darreichung durch die gesunde Mutter ist sie keimfrei und der Gefahr einer Veränderung nicht ausgesetzt. Sie kann darum durch keine künstliche Nahrung oder Milchmischung, auch wenn sie noch so sorgsam zubereitet ist, ersetzt werden.

Die ideale Forderung, alle Kinder an der Brust zu nähren, wird aber durch eine unzureichende Stillfähigkeit eingeschränkt. Die anatomischen und funktionellen Stillhindernisse bei Mutter und Kind sind viel seltener als nach der Stillstatistik angenommen werden könnte. Dagegen treten Stillschwierigkeiten verhältnismäßig häufig auf. Sie beeinträchtigen sehr leicht den Stillwillen und führen zum Versiegen der Brust, da ihre Funktion nicht nur durch eine gründliche Entleerung gefördert wird, sondern auch nervösen und seelischen Einflüssen unterliegt. Aber nicht jede mangelnde Ergiebigkeit darf als Stillunwilligkeit angesehen werden. Die Stillfähigkeit wird durch die anatomisch-physiologische Anlage bestimmt und ist regionär nach dem Menschenschlag verschieden. Die slawischen Frauen sind im allgemeinen milchreicher und darum auch stillfreudiger als die deutschen und die westeuropäischen überhaupt. Darum wurden früher Ammen aus Böhmen und dem wendischen Spreewald bevorzugt. In der deutschen Bevölkerung ist die Stillfähigkeit sehr unterschiedlich; sie schwankt in weiten Grenzen und wurde in manchen Gegenden mit 70% und weniger befunden.

Ebenso schwierig sind die sozialen Stillhindernisse. Sie haben ihren Grund in einer Trennung von Mutter und Kind. Die berufstätige Frau kann von ihrer mitunter weit entfernten Arbeitsstätte nicht zurückkehren besonders und die uneheliche Mutter ist vielfach genötigt, ihr Kind in fremde Pflege zu geben. Darum ist die Gewährung von Stillpausen während der Arbeit und die Einrichtung von Stillstuben in den Betrieben eine für die Aufzucht der Kinder unentbehrliche Einrichtung. Auf die Einhaltung bezahlter Stillstunden besteht ein versicherungsrechtlicher Anspruch. Wenn es nicht möglich ist, dem Kinde zu jeder Mahlzeit die Brust zu reichen, dann ist die Zwiemilchernährung wesentlich günstiger als eine Umstellung auf Flaschenmilch. Einen wirtschaftlichen Anreiz zum Stillen bildet die Gewährung eines Stillgeldes, wie es im Gesetz über die Wochenhilfe vorgesehen ist. Mit der Ausfertigung der notwendigen Stillgeldbescheinigungen durch die Säuglingsfürsorgestellen läßt sich auch eine ausreichende Überwachung von Pflege und Aufzucht des Kindes erreichen. Die Beschaffung einer Amme oder die Versorgung durch eine Nährmutter läßt sich nur in besonderen Notlagen und bei günstigen Verhältnissen, namentlich in Kliniken, Heimen und Krippen durchführen. Dabei ist bei der Amme und dem Säugling eine übertragbare Krankheit auszuschließen, namentlich eine Syphilis oder Tuberkulose.

Die Unterbringung von Säuglingen in der *halboffenen Fürsorge* ist nur als ein aus der sozialen Lage erforderter Notbehelf anzusprechen. Es sind dies die sog. Krippen, die als Tageskrippen die Kinder für Stunden oder den ganzen Tag aufnehmen oder als Tag- und Nachtkrippen für längere Zeit betreuen. Infolge des ständigen Aufenthaltswechsels werden die Säuglinge bei Wind und Wetter immer neuen Gefährdungen und Infektionen ausgesetzt. Die Krippen können nur dann Gutes leisten, wenn sie hygienisch vorbildlich eingerichtet sind, sorgfältig geleitet werden und alle Vorsichtsmaßnahmen gegen die Ausbreitung übertragbarer Krankheiten treffen. Sie sind zu begrüßen, wenn sie im unmittelbaren Anschluß an die Betriebe errichtet werden, stets die gleichen Kinder aufnehmen und den beschäftigten Müttern Gelegenheit bieten, ihre Kinder selbst zu nähren und auf diese Weise den sonst entbehrten Schutz der Häuslichkeit zu gewähren. Ihre Einrichtung soll klinischen Anforderungen entsprechen. Der Säugling passiert zunächst einen Auskleideraum und ein Badezimmer, ehe er mit Anstaltswäsche versorgt in seinen Verwahrraum gelangt. Für infektionsverdächtige oder erkrankte Kinder sind ausreichende Absonderungszimmer nicht zu entbehren, bis eine sachgemäße Unterbringung möglich wird.

Auch die besten Krippen können eine Familienpflege des Kindes nicht ersetzen. Deren Vorzüge suchte man durch Einrichtung von *Pflegestellen* nutzbar zu machen, und zwar meist für uneheliche Kinder. Sie werden mit oder ohne Entgelt im Alter bis zu 14 Jahren in fremder Pflege für längere Zeit untergebracht. Es entsteht dadurch ein tatsächliches, aber nicht rechtliches Verhältnis wie zu den Eltern oder Adoptiveltern. In jedem Falle ist nach dem RJWG vom 9. 7. 22 eine Erlaubnis des Jugendamtes einzuholen, die nur erteilt wird, wenn die gesundheitlichen Vorbedingungen zur Aufzucht des Kindes erfüllt sind. Die Gesundheitsämter überwachen die Pflegestellen und prüfen die Eignung der Pflegeeltern, die Pflege und Behandlung des Kindes, den Zustand der Wohnung, die Wartung und Ernährung. Bei Todesfällen klären sie die Schuldfrage und veranlassen eine Abstellung von Mißständen durch das Jugendamt oder den Widerruf der erteilten Erlaubnis. Die Beschaffung guter Pflegestellen wird immer schwieriger, je drückender die Wohnungsnot und Verarmung wird. Am zuverlässigsten sind jene, die von vornherein auf eine Adoption abzielen. Man geht daher immer mehr dazu über, die Kinder ohne Familienpflege in Kinderheimen oder Waisenhäusern unterzubringen.

Die Aufgaben der Säuglingsfürsorge würden wesentlich einfacher werden, wenn es gelänge, bei allen Kindern eine *natürliche Ernährung* zu erreichen. Zu erstreben ist sie wenigstens für die ersten 4 Monate, bei Stillschwäche mindestens als Zwiemilchernährung. Mit dem 3. Monat beginnt die Zulage von Obstsäften, und im 6. Monat setzt die Zufütterung von Gemüsebrei mit dem Abstillen ein. Die Verwendung von Kuhmilch setzt eine sorgfältige Auswahl der Bezugsquelle voraus. Ein ständiger Wechsel der Milch und die Ernährung mit Mischmilch verschiedener Güte hat immer etwas Bedenkliches. Es muß erstrebt werden, daß jedes Kind seine ständige Milchlieferung unmittelbar vom Erzeuger auf dem kürzesten Wege erhält. Diesen Gedanken verfolgte die Einrichtung von *Milchküchen*, die ihre Aufgabe in der Beschaffung und Abgabe einer einwandfreien, billigen Säuglingsmilch sahen. Man ist aber bald davon abgekommen, die Milch nur zu liefern, ohne sich um das Gedeihen des Kindes und die Bekömmlichkeit der Milch zu kümmern; denn es zeigte sich, daß der erleichterte Bezug einer einwandfreien Säuglingsmilch die Mütter vom Stillen abbrachte.

Berechtigt sind Milchküchen nur im Anschluß an die Säuglingsberatungsstellen und die Säuglingsheime oder Kinderkrankenanstalten. Unter fachlicher Aufsicht werden in ihnen die erforderlichen Milchmischungen und Heilnahrungen zubereitet, aber nur auf ärztliche Verordnung abgegeben. Die Säuglingsberatungsstellen überwachen in regelmäßigen, individuell abgestimmten Abständen die Ernährung der Säuglinge und ihr Gedeihen, beraten die Mutter bei der Pflege, helfen ihr in der Zubereitung der Nahrung und beim Aussuchen der Bezugsquellen, erleichtern ihr aber auch ihre Sorgen durch Ausgabe von Lebensmitteln, Zusatznahrung, Vitaminen, Kräftigungsmitteln und Wäsche. Solche Hilfen werden gern genommen, festigen das Vertrauen und regen zu einem regelmäßigen Besuch der Fürsorgesprechstunden an.

Bei *Erkrankungen* oder *Ernährungsstörungen* ernsterer Natur erfolgt die *Überweisung an den Hausarzt* oder in ein *Säuglingsheim* bzw. eine *Kinderklinik*. Die Zusammenarbeit der Fürsorgestellen mit ihnen muß so eng gestaltet werden, daß die Krankenanstalten für Säuglinge und Kinder auch wirklich als die geschlossene Form der Fürsorge gelten können. Säuglingsheime, Säuglingsheilstätten und Kinderkrankenanstalten müssen alle klinischen Erfordernisse erfüllen, hygienisch eingerichtet sein und eine individuelle Pflege bieten. Sie sind verfehlt, wenn sie nur Sammelquartiere oder Kasernen sind, die dazu dienen sollen, ein obdachloses Kind aufzunehmen. Keinesfalls sollen sie einen dauernden Aufenthalt bieten, sondern das geheilte Kind wieder abgeben, wenn es keiner stationären Behandlung mehr bedarf. Außer den Milchküchen sind ihnen vielfach *Frauenmilchsammelstellen* angeschlossen.

Sie bedürfen einer großen Umsicht und Sorgfalt in der Führung. Nur eine zuverlässig gewonnene, nachgeprüfte und konservierte Frauenmilch kann einen Ersatz für Mutter- oder Ammenmilch bieten. Sie eignet sich nur zur Überwindung von akuten Gefahren für das Kind, dient aber nicht als Dauernahrung, weil sie nicht ganz vollwertig und auch zu teuer ist.

Die *Umwelt- und Pflegeschäden* beim Kind werden durch die soziale Notlage bestimmt. Je ärmer eine Mutter oder eine Familie ist und je weniger Aufwendungen sie für das Kind machen kann, desto größer werden die Gefahren der Umgebung, desto ungünstiger sind Wohnung und Pflege. Dies gilt nicht nur für das soziale Milieu der ehelichen Kinder, sondern weit mehr noch für die unehelichen. Eine Statistik für England und Wales aus den Jahren 1930—1932 teilt die soziale Stellung der Väter in fünf Klassen ein, nämlich in:

I. höhere Berufe und leitende Stellungen,
II. niedere Berufe und Direktoren,
III. gelernte Arbeiter und Vorarbeiter,
IV. angelernte Arbeiter einschließlich landwirtschaftliche Arbeiter,
V. ungelernte Arbeiter.

Die Sterblichkeit der ehelichen Kinder aus diesen Berufsgruppen betrug in den angegebenen Jahren 1930—1932:

Soziale Stufe	absolut in 1000	auf 1000 Lebendgeburten von 3—12 Monaten
I	32,7	6,7
II	45,0	11,3
III	57,6	18,8
IV	66,8	24,1
V	77,1	31,4

Die Säuglingsfürsorge hat die Aufgabe, bei der Beschaffung zuträglicher Wohnungen zu helfen und alle Mittel auszuschöpfen, um die wirtschaftliche Notlage zu lindern. Ein großer Anteil der Umweltstörungen beruht aber auch auf einer unsachgemäßen Wartung und Pflege, insbesondere einer Wärmestauung im kindlichen Körper, die dadurch hervorgerufen wird, daß die Säuglinge zu warm eingepackt werden. Die freie Bewegung wird behindert und der günstige, abhärtende Einfluß von Luft und Licht auf die Haut beeinträchtigt. Eine ungünstige Aufbewahrung der Milch veranlaßt ihre Übersäuerung und ruft Magen- und Darmstörungen hervor. Die klassischen Erscheinungen äußern sich als „*Sommergipfel der Säuglingssterblichkeit*".

Überwiegen aber Grippeinfektionen, dann ändert sich auch die jahreszeitliche Kurve der Sterblichkeit, indem dann ein „*Wintergipfel der Säuglingssterblichkeit*" auftritt. Seine Bekämpfung deckt sich mit dem Schutz der empfindlichen Säuglinge vor jedem Schnupfen und vor Erkältungskrankheiten. Epidemieartig können auch infektiöse Darmkrankheiten, nicht zuletzt Virusübertragungen auftreten. Wegen der Erkrankungsfolgen und der Pflegeschwierigkeiten ist auch auf Tuberkulose und Syphilis zu achten Besondere Sorgen bereitet die Pflege syphilitischer unehelicher Kinder. Die Überweisung in fremde Pflege ist nur zulässig, wenn die Pflegeeltern über die Art des Leidens und seine Gefahren belehrt worden sind. In der Regel wird aber eine klinische Behandlung von Mutter und Kind notwendig sein, zumal nur die syphilitische Mutter ihr syphilitisches Kind stillen kann. Dagegen ist bei einer offenen Lungen- und Kehlkopftuberkulose der Mutter ein absolutes Stillverbot unerläßlich. Nur bei einer geschlossenen, nicht konsumierenden Tuberkulose darf sie stillen, muß aber als Schutz einen Mund- und Nasenschleier während des Anlegens tragen. Um Mutter und Kind vor Schäden zu bewahren, sind aber regelmäßige Untersuchungen durch die Tuberkulosefürsorgestellen erforderlich.

Die *Kleinkinderfürsorge* ist aus der Säuglingsfürsorge hervorgegangen, entwickelte sich aber später als diese wie auch die Schulgesundheitspflege, weil das Kleinkind in der Familie am besten behütet erschien und die Krankheitsstatistik nicht so eindrucksvoll war wie die hohe Sterblichkeit der Säuglinge. Aber in der Praxis ließ sich das Säuglingsalter nicht streng vom Kleinkindesalter trennen. Die Mütter brachten ihre Kinder zu den Fürsorgesprechstunden mit, auch wenn sie das 1. Lebensjahr bereits überschritten hatten. Und die weitere Beobachtung lehrte, daß die Kleinkinder im vorschulpflichtigen Alter vom 2.—6. Lebensjahre durch besondere Gefahren bedroht wurden. Das Prinzip der vorbeugenden Fürsorge ließ auch bessere Erfolge und eine größere Wirtschaftlichkeit erwarten, wenn die Heilung der sozialhygienischen Nöte und die Bekämpfung von drohenden Schäden schon vor dem Schulalter einsetzen konnte; denn man mußte feststellen, daß 5—10% aller Schulanfänger zurückgestellt werden mußten, weil sie an Wachstumsstörungen, Rachitisfolgen, chronischen Katarrhen der oberen Luftwege und Nachkrankheiten nach Infektionen litten. Die Lebhaftigkeit der Kleinkinder, ihr Bewegungs- und Beschäftigungsdrang sowie ihre Neugier verleiten sie zum Klettern, Basteln und Durchstöbern aller Winkel. Die Zahl der so entstehenden Unfälle nimmt von Jahr zu Jahr zu, bis erst kurz vor dem 6. Lebensjahr eine gewisse Beruhigung eintritt.

Aus der Gefährdung des Kleinkinderalters durch
Infektionskrankheiten,
Rachitis und
Unfälle

ergeben sich die natürlichen *Aufgaben der Kleinkinderfürsorge.* Dagegen gehen die lebensbedrohlichen Verdauungsstörungen stark zurück.

Unter den Infektionskrankheiten überwiegen die durch unmittelbaren Kontakt übertragbaren, namentlich Keuchhusten, Masern, Diphtherie und Scharlach. Auch die Ansteckungsmöglichkeit für Tuberkulose und Ruhr nimmt zu. Die behütete Welt des Zimmers wird erweitert durch unkontrollierte Streifzüge im Haus, im Hof, im Garten, auf der Straße und auf freien Plätzen, es werden Freundschaften geschlossen und Spielkameraden gewonnen. Der angeborene Immunitätsschutz ist aufgebraucht, die Gelegenheit zu Infektionen gestiegen. Im 2. Lebensjahre treten gern Keuchhusten und Masern auf, im 2.—5. Lebensjahre ziemlich gleichmäßig Scharlach und Diphtherie. In Zeiten von Ruhrepidemien müssen die Kleinkinder sorgfältig überwacht werden, da sie überall herumwischen, alles anfassen und in den Mund stecken. Aus den gleichen Gründen wächst die Erkrankungsgefahr durch Tuberkulose als einer Schmutz- und Schmierinfektion. Die Gefährdung ist für jede Art von Infektion um so größer, je jünger das Kind ist. In manchen Bezirken sind 15—30% aller Kleinkinder als tuberkulös infiziert anzusehen.

Die Zahl der Unfälle steigt mit der Lebhaftigkeit der Kinder. Es treten stumpfe und scharfe Verletzungen, Verbrennungen, Verbrühungen, Fremdkörperläsionen und Überfahrungen auf. Sie werden begünstigt durch die Achtlosigkeit der in ihr Spiel vertieften Kinder. Die Zahl der Todesfälle durch Unfälle ist darum in diesem Alter etwa sechsmal so hoch, wie allgemein.

Stark verbreitet sind Wachstumsstörungen und vor allem die Rachitis. Sie tritt meistens schon im 2. Lebenshalbjahr auf. Außer dem Mangel an Vitamin D, das den Kalkansatz fördert, sind die sozialen Umweltbedingungen von Einfluß, Mangel an Sonne, Licht und Luft sowie eine einseitige oder unnatürliche Ernährung. Auch erbliche Konstitutionsfaktoren sind zu beachten. Durch zahlreiche Versuche ist erwiesen, daß die ultraviolette Strahlung, die auch im zerstreuten Tageslicht während des ganzen Jahres vorhanden ist, innerhalb sterinhaltiger Hautschichten das Vitamin D erzeugt. Daraus ergibt sich die Forderung, die Kinder zu jeder Jahreszeit, auch bei schlechtem Wetter und im Winter an die Luft zu bringen und dem Licht freien Zutritt zur Haut zu gewähren. Dies wird vornehmlich im Sommer möglich sein. Aber es reicht hin, um eine Vitamin-D-Speicherung für die Wintermonate zu gewährleisten. Die frühzeitig nachweisbare Hypophosphatämie mit erhöhter Ausscheidung des sog. anorganischen Phosphats wird wieder ausgeglichen und der Blutphosphorgehalt steigt von 1—3 mg % auf den normalen Wert von 5 mg % an.

Bei der Bekämpfung der Störungen im Kleinkindesalter ist eine Hebung des sozialhygienischen Milieus die Voraussetzung jedes Erfolges und noch wichtiger als beim Säugling; denn das gesunde Kleinkind gehört in die Familie, hier ist seine Welt, die ihm die Grundlagen für sein ganzes späteres Leben gibt. Die Fürsorge wird darum weit stärker als beim Säugling durch Hausbesuche wirken müssen, während das Aufsuchen der Sprechstunden in den Fürsorgestellen den Müttern nicht immer möglich sein wird.

Die Bekämpfung der Infektionskrankheiten im Kindesalter ist ganz auf die *Prophylaxe* eingestellt. Eine Abhängigkeit der Morbidität und Mortalität bei den akuten Kinderinfektionen von der sozialen Lage konnte im Lande Nordrhein-Westfalen nicht festgestellt werden, auch nicht beim Vergleich der Vorkriegszeit mit der Nachkriegszeit. Eine vorbeugende Isolierung kommt bei Keuchhusten und Masern meist zu spät. Gleichwohl wird man schwächliche Kleinkinder und solche mit Rachitis und Tuberkulose so sorgfältig wie möglich vor Ansteckung schützen. Bei verstärkter Infektionsgefahr ist die aktive Immunisierung mit wirksamer Keuchhustenvakzine in möglichst weitem Umfange zu empfehlen. Von einer passiven Impfung mit Rekonvaleszentenserum oder Erwachsenenblut sind durchschlagende Erfolge weniger zu erwarten. Die Empfehlung eines Luftwechsels, die vielfach erfolgt, weil günstige Beobachtungen vorliegen, darf nicht dazu führen, daß Badeorte und Sommerfrischen infiziert werden. Von Höhenflügen auf 3500 m ist man wieder abgekommen, da sie nur vorübergehend eine psychische Beeinflussung der Anfälle erzielten, sonst aber praktisch wirkungslos blieben. Bei der Masernprophylaxe sind die besten Erfolge mit Rekonvaleszentenserum zu erzielen, namentlich wenn ein Mischserum verwendet wird. Bei Injektionen von Erwachsenenblut, Erwachsenenserum und Homoseran (Retroplazentarblutserum) ist ein vollständiger Schutz in etwa 50% zu erwarten; vielfach wird aber ein milder Verlauf der Erkrankung erzielt. Bei 10—16% fehlt jeder Einfluß. Für die Prophylaxe von Diphtherie und Scharlach steht eine passive oder aktive Immunisierung zur Verfügung. Das Heilserum bzw. Rekonvaleszentenserum wirkt rasch, aber nur 2—4 Wochen. Ein langsam in 3—4 Wochen eintretender, aber für mehrere Jahre anhaltender Schutz wird durch aktive Impfungen mit Adsorbat-Impfstoffen erzielt, die als Mischimpfstoffe auch zur Simultanimpfung gegen Diphtherie und Scharlach angewandt werden können. Zum Schutz gegen die Tuberkulose wird in letzter Zeit die CALMETTEsche Impfung mit dem BCG-Impfstoff propagiert. Ob ihre Erfolge in Deutschland mit seiner veränderten Immunitäts- und Reaktionslage ebenso günstig sein werden, wie in den nordischen Ländern, namentlich in Schweden, muß abgewartet werden.

Die Rachitis ist in Deutschland außerordentlich stark verbreitet und nimmt noch zu. In einzelnen Bezirken wurde sie bei 80% der Säuglinge festgestellt. Die wirksamste Form der Vorbeugung erfolgt mit D-Vitamin als Vigantolöl. Die Prophylaxe kann aber auch mit dem D-Vitaminstoß, mit Lebertran, Höhensonne oder bestrahlter Milch durchgeführt werden. Dadurch werden aber sozialhygienische Maßnahmen ebensowenig entbehrlich wie gute Pflege, zuträgliche Ernährung sowie reichlich Luft und Licht. Von bestrahlter Milch will man in letzter Zeit bessere Erfolge gesehen haben als vom reinen Ergosterinpräparat.

Etwa 150 i. E. bestrahlter Milch, d. i. in ½ Liter, sollen einen stärkeren antirachitischen Erfolg haben als etwa 3000 i. E. in Vigantol.

Die Unfälle im Kleinkindesalter lassen sich nur durch ständige Aufsicht verhüten. Ist sie im Hause nicht möglich, dann bietet die Aufnahme in einem *Kindergarten* der viel beanspruchten oder berufstätigen Mutter eine zweckmäßige Entlastung. Außerdem sind sie so einzurichten, daß sie die gesundheitliche und sittliche Erziehung des Kleinkindes gewährleisten. Dazu gehört eine hygienische Ausgestaltung und eine Anleitung der Kinder durch geschulte Kindergärtnerinnen. Eine regelmäßige ärztliche Überwachung des Betriebes und der Kinder ist nicht zu entbehren. Besonders bei einzigen Kindern einer Familie dienen die Kindergärten durch die geistige und körperliche Anregung einer Erziehung zum Gemeinschaftsgefühl. Durch Beschäftigungs- und Bewegungspiele, durch Anleitung zur Beobachtung und selbständigem Handeln sollen nach den auf reichen Erfahrungen aufgebauten Richtlinien von Fröbel und der italienischen Ärztin Montessori alle menschlichen Anlagen gefördert werden.

Ergänzt wird diese halboffene Form der Kleinkinderfürsorge durch die geschlossene Form in *Erholungsstätten*, *Kinderheimen* und *Heilanstalten*, die den besonderen Zwecken angepaßt sind.

III. Kapitel

Die Fürsorge für die Jugend

Der Übergang aus der Kleinkindeszeit in das *schulpflichtige Alter* ist die härteste Zäsur des ganzen menschlichen Lebens. Die meisten Erwachsenen machen sich darüber keine Gedanken, weil sie den psychischen Schock, den sie selbst erlitten, längst vergessen und sich an das „Unabänderliche" gewöhnt haben. Aber gerade die geistig regen, lebhaften und selbständigen Kinder empfinden den Eingriff in ihre goldene Freiheit, dem sie durch den Schulbesuch unterworfen werden, schmerzlich und lehnen sich dagegen auf. In ihrem Kinderparadies gehorchte alles ihrem Winke. Sie lebten mit Blumen und Schmetterlingen, plauderten mit allen Tieren ihrer kleinen Welt, schufen sich einen dienstbereiten Hofstaat in Gegenständen ihres Bereichs, denen ihre Phantasie den Charakter von Persönlichkeiten verlieh, suchten Freunde, fanden Vasallen und Untertanen, wurden unumschränkte Könige in ihrem Märchenstaat. Jeder Tag brachte neue Erlebnisse, Entdeckungen und Freuden. Aus kurzen Tränenschauern lachte die Sonne nur um so lockender. Und nun sollte alle Herrlichkeit jäh vergehen, vergessen sein wie ein Traum. Unbeirrt geben solche Kinder auf Fragen zu, daß sie nicht gern zur Schule gehen möchten, die sie sich garnicht schön vorstellen könnten. Vielfach tröstet sie nur die Versicherung, daß sie auch alle ihre Gespielen dort wiederfinden würden. Die bunte Schultüte, gefüllt mit Süßigkeiten, soll die Überredungskünste bekräftigen.

Dann kommt der Zwang zur Pünktlichkeit, zum Stillsitzen und Aufpassen, zum Lösen der Schulaufgaben und vieles andere, was man früher nicht kannte und nicht gern tut. Die veränderte Welt löst in jedem geistig gesunden Kinde ohne Ausnahme früher oder später ernstliche Konflikte aus. Das Freiheitsgefühl muß sich mit dem Zwange eines fremden Willens auseinandersetzen. Das eine Kind wird überwältigt von dem Lockruf aus Feld und Wald, es wird zum Schulschwänzer, der immer neue Ausreden erfindet, um der Enge zu entfliehen. Das andere wird bedrückt, still und in sich gekehrt. Bei anderen wiederum erhebt sich die Auflehnung erst später, im Knaben- oder Jünglingsalter. Dann bilden sich die von den Lehrern nicht gern gesehenen Konventikel und Schülerverbindungen, in denen sich der Geist des Widerspruchs regt.

Gerade im ausgehenden Knaben- und beginnenden Jünglingsalter wird die Hemmung des eigenen Willens oft quälend und kränkend empfunden. In dieser Zeit der *Pubertät* ist das Ehrgefühl besonders leicht verletzlich, und schon kleine Unbedachtheiten vermögen unberechenbare Kurzschlußhandlungen auszulösen. Große Unruhe riefen früher die aus solchen Anlässen beobachteten Schülerselbstmorde hervor. In Preußen kamen an den höheren Schulen in der Zeit von 1883—1903 etwa 1125 Jugendlichenselbstmorde vor. Im Durchschnitt der Jahre 1913—1928 wurden in Preußen jährlich 65 Kinderselbstmorde unter 15 Jahren festgestellt. Davon waren 80% Knaben und 20% Mädchen. Der Anteil aller Jugendlichenselbstmorde an der Gesamtzahl der Selbstmorde überhaupt betrug in der genannten Zeit von 1883 bis 1928 im Jahresdurchschnitt etwa 4,0%, und zwar 0,8% Kinderselbstmorde unter 15 Jahren und 3,2% Jugendlichenselbstmorde über 15 Jahre. Auch die Jugendemanzipation der letzten Vergangenheit hat in Deutschland die Konfliktstoffe nicht beseitigt, sondern in tragischer Weise verschärft. Die Jugend der Gegenwart hat nach den letzten Enttäuschungen noch keine eigenen Lebensformen gefunden, da sie noch viel zu stark durch die Sorgen um die Berufswahl bedrückt wird. In der Epoche von 1933 bis 1945 wurden die Selbstmorde der Jugendlichen verheimlicht oder nicht beachtet, jetzt werden sie wieder von neuem offenbar. Im Jahre 1947 wurden im Lande Nordrhein-Westfalen 62 Jugendlichenselbstmorde unter insgesamt 1367 Selbstmorden überhaupt bekannt. Ihr Anteil betrug somit 4,65%, nämlich 0,15% Kinderselbstmorde unter 15 Jahren und 4,5% Jugendlichenselbstmorde über 15 Jahre. Das männliche Geschlecht war mit 77%, das weibliche mit 23% beteiligt. Seit der Jahrhundertwende hat sich also nicht viel verändert. Umso wichtiger ist es, die Aufmerksamkeit von neuem auf die seelischen Nöte der Jugend zu lenken und sie nicht einfach mit der Note einer Pubertäts-Überempfindlichkeit oder psychopathischen Reaktion abzutun.

Der *Schulzwang* oder die allgemeine Schulpflicht, die in Preußen im Jahre 1716 eingeführt wurde, blieb nach diesen Erfahrungen nicht unwidersprochen. Namentlich die bloße „Lernschule", die ein Gedächtniswissen vermitteln wollte, wurde abgelehnt. Das heuristische Prinzip jedoch wurde in Vergangenheit und Gegenwart immer wieder empfohlen, um die Wende des 17. und im Beginn des 18. Jahrhunderts namentlich von Locke und Rousseau, im 19. Jahrhundert von den Verfechtern der Arbeits- und Produktionsschule. Sie wollen das Kind anleiten, die Erkenntnisse selbst zu finden, die Kenntnisse schöpferisch zu gestalten und vom Einzelnen zum Allgemeinen, von der Anschauung zum Begriff fortzuschreiten. Frei und unbehindert sollte sich das Kind entwickeln, unmerklich aus der Kleinkinderzeit in die Lehrjahre hinüberwechseln und sich mit zunehmender Erkenntnis selbständig für den späteren Lebensweg entscheiden, allein getrieben von Neigungen und Fähigkeiten.

Diesen Forderungen liegt die Beobachtung zugrunde, daß Kindheit und Jugend über das ganze Schicksal des Menschen entscheiden. Die in den Entwicklungsjahren gesammelten Erkenntnisse wirken bis in das hohe Alter nach, und mit Vorliebe kehrt der gereifte Mann oder der Greis zu den Plänen seiner Jugend zurück. Als zuträglichste Form des Unterrichts erschien die *Freiluftschule*, in der sich das Kind wie ein junger Baum entwickeln sollte, angeregt durch gleichbegabte Gespielen. Von der allgemeinen Volksschule mit einem gleichartigen Lehrstoff befürchtete man eine unnatürliche Nivellierung: das begabte Kind wird gehemmt und langweilt sich, weil auf das langsamere Rücksicht genommen werden muß. In der Neuzeit hat man diese Besorgnisse vielfach bestätigt und darum den Unterricht reformiert. Der *Schularzt* muß solche Schwierigkeiten kennen, wenn er mit ärztlichen, psychologischen und sozialhygienischen Mitteln Abhilfe schaffen will. Er soll sich nicht nur damit begnügen, den körperlich-seelischen Zustand der Schüler festzustellen, und seine therapeutischen Vorschläge zu machen, sondern soll seinen Teil beitragen zur zweckmäßigen Gestaltung des Unterrichts. Nach Veranlagung und Neigungen, nach Temperament und Auffassungsgabe der Schüler lassen sich Arbeitsgemeinschaften und Arbeitsgruppen in den Schulklassen und Schulen bilden, bei deren Auswahl der Schularzt mit seinen Beobachtungen helfen kann und soll. Durch solche Gliederungen auf biologischer Grundlage wird vermieden, daß der Unterricht erstarrt und die Ansprüche der lebhaften, lernbegierigen Kinder zu kurz kommen. Die besonderen Leistungen einzelner Gruppen spornen den Ehrgeiz der anderen an, und es entsteht ein gesunder Wettbewerb, wie ihn das tägliche Leben zu jeder Zeit verlangt.

Durch die Schulpflicht wird das Kind in eine Zwangslage versetzt, in der das freie Spiel der Kräfte zwar geordnet, aber auch beeinträchtigt wird. Der Staat übernimmt damit gleichzeitig die Verpflichtung, alle erforderlichen Schutzmaßnahmen zu treffen, um körperliche und geistige Schädigungen zu verhüten. Es wäre aber unrecht, wollte man sämtliche eingetretenen oder vermeintlichen Nachteile auf das Schuldkonto der Schule setzen. Die *Schulhygiene* ist der älteste Zweig der praktischen Sozialhygiene. Er ist daher am besten ausgebaut und hat die schönsten Erfolge erreicht. Infolgedessen hat das Schulalter die kleinste Sterbeziffer. Sie beträgt nach den Sterbetafeln von 1871 bis 1934 nur den 15. bis 20. Teil der Sterblichkeit am Ende des ersten Lebensjahres, hält sich so niedrig bis zum 15. Lebensjahre und steigt erst dann ganz langsam bis zum 30. Lebensjahre an. In den Jahren 1935—1937 wurde eine weitere Besserung erzielt, wie der Übersicht für ganz Deutschland zu entnehmen ist:

Altersgruppen	Gestorbene (ohne Totgeborene) auf 1000 Lebende jeder Altersgruppe			
	1924/26	1935	1936	1937
Unter 1 Jahr	104,99	68,19	66,23	63,96
1 bis unter 5 Jahre	7,11	5,01	5,01	4,63
5 bis unter 15 Jahre	1,54	1,78	1,71	1,59
15 bis unter 30 Jahre	3,56	2,75	2,67	2,61

Es geht daraus aber auch hervor, daß der günstige Einfluß noch in den drei auf das Schulalter folgenden Quinquennien nachwirkt. Die schulärztlichen Erfahrungen haben erwiesen, daß ein erheblicher Anteil gesundheitlicher Gefahren auf die Zeiten außerhalb der Schule zu beziehen sind. Dies gilt namentlich für Unfälle, übertragbare Krankheiten und psychische Infekte. Mit Recht schenken nunmehr die Schulärzte gemeinsam mit den Lehrern und Eltern der schulfreien Zeit größere Aufmerksamkeit.

Während man sich ursprünglich mit der *Schulfürsorge* allein für die Volksschulen begnügte, erweiterte man sie allmählich zwangsläufig auch auf alle anderen Schularten, also auf die Mittelschulen, höheren Schulen, Fach- und Berufsschulen, Hilfs- und Sonderschulen, Schulen für Schwerhörige und Sehschwache sowie Privatschulen. Ihre Zahl betrug im Jahre 1937 in Deutschland 21% aller Schulen und umfaßte 26% aller Schüler, nämlich

Schulgattung	Zahl der Schulen	Zahl der Schüler
Volksschulen	49611	7595196
Mittelschulen	986	244163
Höhere Schulen	1975	542018
Fach- und Berufsschulen	8589	1725483
Hilfs- und Sonderschulen	945	84808
Schulen für Schwerhörige u. Sehschwache	67	4923
Privatschulen	945	87735
zusammen	63118	10284326

Der Einfluß der Schulgesundheitsfürsorge war und ist demnach sehr bedeutend, denn er erstreckt sich bei rund 67831000 Einwohnern im Jahre 1937 auf 15% der gesamten Bevölkerung Deutschlands.

Die erste Aufgabe des Schularztes ist die hygienische Gestaltung des Schulhauses. Sie hat in der Gegenwart wieder besondere Bedeutung erhalten, da viele

Schulgebäude beschädigt und zerstört sind, die vorhandenen aber für Zwecke beansprucht werden, die den Unterricht stören, die Schüler zu gefährden vermögen und den Zielen der Schulgesundheitsfürsorge widerstreben. Jeder Plan zur Errichtung oder Wiederherstellung eines Schulgebäudes sollte vom Schularzt sorgfältig geprüft, ergänzt oder abgeändert werden, natürlich im Einvernehmen mit dem Schulleiter und dem Kostenträger. Dabei sind nach den Grundsätzen der allgemeinen Hygiene zu beurteilen: Beschaffenheit des Untergrundes, Größe des Hofraumes und Spielplatzes (mit mindestens 2 qm je Schüler), Wasserversorgung, Abwässerbeseitigung, Aborte, räumliche Orientierung des Schulhauses, Schulzimmer, Tagesbeleuchtung und Blendungsschutz, künstliche Beleuchtung, Fußboden, Korridore, Treppen, Reinigung, Einrichtung und Schulbänke, Lüftung, Heizung und Schulbäder, aber auch die Trennung der Lehrer- und der Hausmeisterwohnungen von den Schulräumen. Bei seinen Besuchen hat der Schularzt immer Gelegenheit, auf hygienische Mängel zu achten.

Bei der Gestaltung des Unterrichts kann auf die Mitwirkung des Schularztes nicht verzichtet werden. Dies gilt nicht nur für die Auswahl der Lehr- und Lernmittel, sondern auch für den Stundenplan, die Hausaufgaben, die Körperpflege mit Spiel und Turnen, die hygienische Unterweisung und die Ferienordnung.

Wenn schon für das regelrecht entwickelte Kind der Unterricht eine erhebliche Belastung bedeutet, erhöhen sich die Anstrengungen für solche Kinder, die beim Eintritt in die Schule noch keine volle körperliche oder geistige Schulreife haben und infolge von chronischen Leiden dem Unterricht nicht folgen können oder selbst gefährdet werden. Außer den Wachstumsstörungen gehören hierzu die Domestikationsschäden, die Verbreitung akuter Infektionskrankheiten, die körperliche Belastung und seelische Hemmung durch die Einwirkung des Schulunterrichts, die besonders während der Pubertät zu Spannungen führen kann. Im Durchschnitt sind 6—10% der Schulanfänger noch nicht schulreif, bedürfen 20—25% während der Schulzeit einer regelmäßigen Überwachung wegen körperlicher Schädigungen und sind 15—20% bei der Schulentlassung noch nicht voll berufsreif. Bei den Schulanfängern werden am häufigsten festgestellt: Drüsenschwellungen, Nasen- und Rachenwucherungen, Platt-, Senk- oder Knickfuß und die Folgen von Rachitis. Bei den Schulabgängern dagegen überwiegen die Fußbeschwerden und Sehstörungen. Im Jahre 1937 ergab sich für die deutschen Volksschulen folgendes Zustandsbild:

Von 100 untersuchten Schülern hatten

chronische, krankhafte Störungen	als Schulanfänger	als Schulabgänger
erhebliche Rachitisfolgen	4,70	2,90
erheblichen Kropf (III/IV)	0,70	2,10
aktive Tuberkulose der Atmungsorgane	0,27	0,17
aktive Tuberkulose anderer Organe	0,20	0,098
Herzstörungen und Herzkrankheiten	2,80	3,70
chronische Bronchitis	—	0,87
Nasen- und Rachenwucherungen	9,70	—
Drüsenschwellungen	12,00	—
Hautkrankheiten	2,50	1,70
Wirbelsäulen-Verkrümmungen	3,20	3,20
Krüppelleiden	—	0,81
Platt-, Senk- und Knickfuß	8,10	13,40
Schwerhörigkeit	0,98	1,20
Sehstörungen	3,10	6,80

Am Ende der Schulzeit waren somit häufiger vertreten als beim Schulbeginn: Kropf, Herzstörungen, chronische Bronchitis, Krüppelleiden, Fußstörungen, Schwerhörigkeit und Sehstörungen. Dagegen verringerten sich während der Schulzeit bis zur Entlassung: die Rachitisfolgen, alle Formen der Tuberkulose, Nasen- und Rachenwucherungen, Drüsenschwellungen und Hautkrankheiten.

Für die Schulgesundheitsfürsorge ergeben sich daraus als *Aufgaben* und *Ziele.*

1. die Zurückstellung aller noch nicht schulreifen Kinder vom Schulbesuch, nötigenfalls nach einem kurzen Einschulungsversuch;
2. die Verhütung oder Minderung aller gesundheitlichen Gefahren des Schulbesuchs;
3. die Fürsorge für eine rechtzeitige und ausreichende Behandlung der festgestellten Störungen und Krankheiten, um eine Berufstauglichkeit bei der Schulentlassung zu sichern;
4. die Beachtung einer gesundheitlichen Gestaltung von Freizeit und Ferien und
5. die Fürsorge für eine sozialhygienische Sicherung des häuslichen Lebens und der sittlichen Haltung der Schüler.

Die *Freistellung* von körperlich und geistig nicht genügend entwickelten Kindern *vom Schulbesuch* ist im allgemeinen eine unzweckmäßige Maßregel. Sie ist nur für die Dauer von einem Jahr zulässig, nützt daher wenig oder gar nicht, weil die Körperschwäche unter ungünstigen sozialen Bedingungen in dieser kurzen Zeit nicht beseitigt und eine Geistesschwäche in einer häuslichen Gemeinschaft, die einen erzieherischen Einfluß vermissen läßt, eher vernachlässigt als gebessert wird. Mit der Zurückstellung vom Schulbesuch sollte daher jeder Schularzt sparsam sein. Der Schule stehen zur Beseitigung von Schwächezuständen und zur planmäßigen Führung von geistesschwachen Kindern weit bessere Hilfsmittel zur Verfügung als dem Elternhaus. Stets ist mit der Untersuchung des Kindes eine Prüfung der sozialen Verhältnisse angezeigt. Die regelmäßige schulärztliche Überwachung sichert eine angepaßte Dosierung der körperlichen Leistungen und geistigen Aufgaben, vermittelt dem Schwächling aber auch eine zusätzliche Kräftigung durch Schulspeisungen und einen Ansporn durch das kameradschaftliche Beispiel. Verläuft der Versuch einer Einschulung erfolglos, dann ist die Einweisung in einen Kinder- oder Schulkindergarten angezeigt, in dem die gleichen Vorteile geboten sind wie in der Schule. Geistesschwache und Schwachsinnige gehören nach genauer psychologischer und psychiatrischer Untersuchung in die *Hilfsschulen.* Ihre Erziehungsmethodik weicht vollkommen von der der Allgemeinschulen ab. Die individualisierende Behandlung des einzelnen Kindes verlangt auch einen besonderen Lehrplan, der nur von besonders vorgebildeten Lehrern erfüllt werden kann. Für Epileptiker, die sich zum Schulunterricht nicht eignen und nicht geisteskrank sind, sowie für Psychopathen sind besondere Schulen und Anstalten vorhanden, in denen eine Behandlung und Heilerziehung möglich ist. Auch schwachsinnige, blinde, schwerhörige, taubstumme und sprachgebrechliche Kinder, wie Stammler und Stotterer sollen *Sonderschulen* zugeführt werden, in denen sie von Fachlehrern unterrichtet und erzogen werden.

Zur Verhütung einer Verbreitung von übertragbaren Krankheiten dient nicht nur der Schulausschluß von kranken oder krankheitsverdächtigen Schülern, Lehrern und Hilfspersonen, sondern auch die Schließung einzelner Schulklassen und ganzer Schulen. Dabei darf nicht übersehen werden, daß Kontaktinfektionen außerhalb der Schulen infolge des regen Verkehrs in der unterrichtsfreien Zeit vielfach noch leichter möglich sind. Bei gefährlichen Seuchen muß dann auch eine Einschränkung des Verkehrs auf Straßen, Plätzen, in den Wohnungen und bei Leichenbegängnissen angeregt werden. Die Schulgesundheitsfürsorge hat außer den Infektionskrankheiten, die in den Seuchengesetzen aufgeführt sind, eine Anzahl von besonderen übertragbaren Leiden zu beachten, die durch die Schulen epidemieartig verbreitet werden können, nämlich den Favus (Erbgrind), die Impetigo contagiosa, die Krätze, die Mikrosporie und die Verlausung mit Kopf- und Kleiderläusen. Prophylaktische Schutzimpfungen sind wie bei den Kleinkindern durchzuführen. Ein Zwang ist nicht zulässig, vielmehr bedarf es stets — mit Ausnahme der Pockenimpfung — einer Zustimmung der Eltern oder Sorgeberechtigten.

Diese außerordentlichen schulärztlichen Aufgaben werden ergänzt durch die ordentlichen, regelmäßigen *Schulbesichtigungen*, Klassenbesuche, Lehrer- und Elternsprechstunden sowie die Reihenuntersuchungen. Grundsätzlich ist jeder Schulanfänger im ersten Schuljahre eingehend zu untersuchen. Die ärztlichen Befunde werden in einem Schulgesundheitsbogen aufgezeichnet, der das Kind bis zur Beendigung der Schulpflicht begleitet und noch später verwendet werden kann. Die Untersuchung erfolgt nach den üblichen klinischen Grundsätzen, berücksichtigt aber besonders die für das Schulalter bedeutsamen Zustände, insbesondere Blutarmut, Rachitis, Tuberkulose, Geschlechtskrankheiten, Hautleiden, Parasiten (Läuse, Krätze, Würmer), Krüppelleiden, Kropf, Bettnässen und Störungen der Sinnesorgane. Nach Bedarf können auch ergänzende Leistungsprüfungen angeschlossen werden.

Weist das Ergebnis der Untersuchung auf ungünstige Umwelteinflüsse hin, dann bedarf es einer Nachprüfung in der Familie unter besonderer Berücksichtigung der näheren und weiteren Umgebung. Durch die Hausbesuche der Fürsorgerinnen werden die Ursachen ermittelt, wie ungenügende Wohnung, Mangel an Nachtruhe, Kinderarbeit, Unfrieden in der Familie, Ansteckungsgefahr, Nachlässigkeit der Eltern u. a. Dadurch wird die schulärztliche zur sozialhygienischen Diagnose erweitert und bedingt die angemessene Therapie im Einvernehmen mit den anderen Fürsorgezweigen.

Werden bei einzelnen Schülern Krankheitszustände festgestellt, die einer regelmäßigen Beobachtung bedürfen, dann werden sie unter die „Überwachungsschüler" eingereiht. Die Karteikarte oder der Schulgesundheitsbogen wird für bestimmte Nachuntersuchungstermine abgelegt. Die Notwendigkeit besonderer Behandlungen wird den Eltern mitgeteilt. Es hat sich als zweckmäßig erwiesen, dafür auch besondere Sprechstunden für die Eltern und Lehrer einzurichten. Sie vertiefen das Vertrauensverhältnis zum Arzt und gewährleisten eine Beseitigung des gefundenen Übels.

Dies ist besonders für die Sexualpädagogik nötig, die sich in der Gegenwart als wichtigste Maßnahme der ethischen Gesundung und Festigung erwiesen hat. Am besten erfolgt die sexuelle Aufklärung durch die Eltern in ruhiger, sachlicher Weise. Je schlichter und natürlicher der biologische Vorgang dargestellt wird, desto sicherer verliert er an Sensation. Das Landkind erlebt die sexuellen Erscheinungen an den Tieren fast täglich, sie bilden daher keinen prickelnden Reiz wie für das Stadtkind, dem ein plastisches Kleid phantasievolle Bilder erregen kann. Verhängnisvoll ist vielfach die scheue Laschheit, die sexuelle Erkenntnis dem Zufall zu überlassen. Eine solche Aufklärung pflegt unsachlich oder schief zu sein und vermehrt damit das Unheil. Wenn ein zehn- oder zwölfjähriges Mädchen aufgeregt zur Mutter kommt und atemlos hervorstößt: „Jetzt weiß ich alles, meine gleichaltrige Schulfreundin hat mir alles erzählt", dann weiß das Kind bestimmt nichts Gutes oder Rechtes. Die Neugierde der Schuljugend ist meist größer als die Erwachsenen glauben wollen. Wenn auch die Unterweisung durch die Lehrer im Anschluß an die Behandlung der

Fortpflanzung von Pflanzen und Tieren bei jüngeren Schülern ausreicht, so wird die Aufklärung durch den Schularzt bei älteren Schülern doch nicht zu entbehren sein.

Darauf weist namentlich die Zunahme der Geschlechtskrankheiten unter den Jugendlichen hin. Im Jahre 1947 erkrankten im Lande Nordrhein-Westfalen an Gonorrhoe 65 Knaben und 522 Mädchen, an Syphilis 169 Knaben und 277 Mädchen, sämtlich im Alter bis zu 14 Jahren. Ihr Anteil an der Gesamtzahl der Neuerkrankungen beträgt bei der Gonorrhoe: 0,36% Knaben und 3,24% Mädchen, bei der Syphilis: 1,44% Knaben und 1,80% Mädchen. Die Landbevölkerung besitzt in ihrer natürlichen Auffassung der sexuellen Vorgänge einen bedeutenden Schutz gegen die stimulierende Erotik des Halbwissens. Trotz gleicher Gelegenheit zu Verkehr und Ansteckung treten die Geschlechtskrankheiten in den vorwiegend ländlichen Bezirken erheblich weniger auf als in den Großstädten und Industriegebieten. Bei einer Aufteilung der genannten Zahlen ergibt sich, daß das Jugendalter bis zu 14 Jahren hier um 74% stärker an den frischen Gonorrhoe-Erkrankungen und um 24% mehr an den Neuinfektionen mit Syphilis beteiligt ist als auf dem Lande.

Auch die Masturbation ist auf dem Lande aus den gleichen Gründen weniger verbreitet als in Großstädten und Industriezentren. Sicherlich wird sie rascher überwunden, weil man sie als das ansieht, was sie in der Tat ist, nämlich als jugendliche Unart und ihr keinen unzutreffenden Wertakzent verleiht, der nur eine innere Unsicherheit auslöst und Hindernisse in den Weg der biologischen Erkenntnis legt.

Eine natürliche Ablenkung bietet die anregende *Gestaltung von Freizeit und Ferien* durch Turnen, Sport und Spiel, durch Schulbäder und Schwimmunterricht, durch Wanderungen und Exkursionen, die nicht nur einen gesundheitlichen Wert haben, sondern auch zur Beobachtung der Natur anregen. Die natürliche Müdigkeit sorgt für einen erfrischenden Schlaf, sofern Überanstrengungen vermieden werden. Das rechte Maß anzugeben, gehört auch zu den Aufgaben des Schularztes, der nach körperlichen Leistungen und geistigen Anforderungen den Zustand der Schüler zu prüfen hat. Außer diesen besonderen Überwachungen empfiehlt sich eine zweite Reihenuntersuchung im vierten Schuljahr, also im 10. Lebensjahr, weil um diese Zeit eine neue Periode des Längenwachstums, die sog. zweite Streckung einsetzt und die Eignung zum Turnen und Sport zu beurteilen ist.

In der Tuberkulosefürsorge erwächst der Schule und dem Schularzt die Pflicht, auf Frühstadien der Erkrankung und den Schutz vor Aussaat durch Klärung aller Ansteckungsmöglichkeiten zu achten. Die Überwachung erstreckt sich auch auf die Lehrer und alles Personal, das die Schüler unmittelbar oder mittelbar gefährden kann. Enge Beziehungen zwischen Schularzt und Tuberkulosefürsorgestelle sichern prophylaktische Maßnahmen ebenso wie die rechtzeitige Einleitung von Kuren. Die BCG-Schutzimpfung nach CALMETTE ist planmäßig für das Schulalter nicht vorgesehen, da ein großer Teil der Kinder eine positive Tuberkulinreaktion zu zeigen pflegt und die tuberkulöse Gefährdung im allgemeinen nicht so groß ist wie bei Säuglingen und Kleinkindern.

Die *Freiluft- und Waldschulen*, in denen die Kinder vor der Enge von Schulstuben bewahrt werden sollten, konnten nicht für alle Schüler hergerichtet werden, reichten aber zur Aufnahme schwächlicher und gefährdeter Kinder in einzelnen Bezirken aus. Sie boten ihnen für den ganzen Sommer den Tagesaufenthalt, volle Beköstigung und individualisierten Unterricht in frischer Luft. In der Gegenwart wird ihre bewährte Planung wieder nachdrücklich gefördert. Sie stellen sich damit gleichzeitig in den Dienst der Tuberkulosebekämpfung, aber auch der Erholungsfürsorge. Diese ist für Kinder bestimmt, die als Rekonvaleszenten und Erholungsbedürftige eine Veränderung der Umwelt brauchen, um wiederhergestellt zu werden.

Wenn aber eine regelmäßige Behandlung neben den klimatischen Faktoren nötig ist, bedarf es einer Kurfürsorge in Heimen und Anstalten. Die Auswahl der Kinder obliegt dem Schularzt, der sich dabei nach den Heilanzeigen zu richten hat.

Vielfach wird vor Antritt solcher Erholungen und Kuren eine Sanierung des Gebisses verlangt, damit der Heilerfolg nicht gefährdet wird; denn die Zahnschäden, an denen bis zu 70% der Schulkinder leidet, sind durchaus nicht nur lokale Störungen, sondern beeinträchtigen das Allgemeinbefinden und die Leistungsfähigkeit. Eine wirksame *Schulzahnpflege* ist nur möglich, wenn sie planmäßig durch Schulzahnärzte betrieben wird. Welches System der Durchführung gewählt wird, hängt von den örtlichen Bedürfnissen und den verfügbaren Geldmitteln ab.

Den Abschluß der schulärztlichen Tätigkeit bildet die Reihenuntersuchung der Entlassungsschüler für die anschließende Berufswahl. Der Befund ist die Grundlage für die *Berufsberatung* durch das Arbeitsamt, die sich mit einer sog. negativen Beratung begnügt: es wird nur angegeben, für welche Berufe der Prüfling sich nicht eignet. Damit ist aber vielen Jugendlichen und Eltern nicht geholfen. Bei der positiven Auswahl, die eine Eignung für einen bestimmten Beruf oder wenigstens für eine Berufsgruppe feststellen will, ist die Beteiligung des Schularztes nicht zu entbehren.

Besonders notwendig ist eine solche Überprüfung der Berufseignung nach dem Eintritt in das Erwerbsleben kurz nach der Entlassung aus der Schule. Mit diesem Augenblick darf jedoch die Schulfürsorge nicht aufhören, sie muß nur eine andere Form annehmen und zur Fürsorge für das Jugendalter werden. Beide Aufgabenkreise fließen aber ohne Grenze ineinander über. Während ein Teil der Schüler im 15. Lebensjahr einen Beruf ergreift, treten andere zur weiteren Ausbildung in die Mittelschulen und höheren Schulen über. Aber auch Lehrlinge bleiben für die Berufs- und Fachschulen noch schulpflichtig. Dadurch ist die Fortführung der schulärztlichen Fürsorge gesichert und ihre Überleitung in die Jugendpflege und Jugendfürsorge erleichtert. Der Schularzt hat jetzt Gelegenheit, sich davon zu überzeugen, ob die Vorschläge bei der Berufsberatung im letzten Volksschuljahre beachtet wurden und die Berufswahl richtig war. Die Berufstätigkeit beeinflußt aber auch die körperliche und geistige Entwicklung der Jugendlichen, fördert oder hindert sie nach dem größeren oder geringeren Maße der Ansprechbarkeit, so daß man von beruflichen Impulsen und Hemmungen sprechen kann. Bei einschleichendem Einsatz entwickeln sich auch Leptosome günstig, während einer brüsken Belastung selbst gesunde Kinder nicht gewachsen sind. Der Arzt kann bei solchen Schwierigkeiten viel helfen, den Willen und die Neigung seines Schützlings leiten und das Verständnis des Lehrmeisters wecken, ehe er sich zu dem schwerwiegenden Rate eines Berufswechsels entschließt. Er wird ihn aber nur erteilen, wenn er mit dem Fachlehrer und dem Gewerbeaufsichtsbeamten übereinstimmt und bei den Eltern Verständnis findet.

Zu der Belastung durch Berufswahl und Berufsleistung kommen noch die Auswirkungen der Sexualentwicklung und die Gefahren einer Straffälligkeit. Diese drei Momente kennzeichnen die Lebensperiode der Jugendlichen, bestimmen aber auch das Maß und die Art der Fürsorgetätigkeit.

Der junge Mensch tritt in die Reihe der Erwachsenen ein, ohne körperlich und geistig gefestigt zu sein. Er möchte es ihnen gleichtun, besitzt aber noch nicht die Erfahrung und Kritik des gereiften Alters. Seine Wünsche haften noch an Äußerlichkeiten, und die sexuelle Umstimmung erfüllt und gefährdet ihn. Gerade das Alter von 15—25 Jahren ist der Infektion durch Geschlechtskrankheiten am stärksten ausgesetzt. Es bedarf auch am nötigsten des Schutzes und der Belehrung. Sie knüpft am zwanglosesten an Beispiele aus dem Berufsleben an und vertieft den Eindruck durch sorgfältig ausgewähltes Anschauungsmaterial. Die Wegbereiter für die Geschlechtskrankheiten sind von jeher die Genußmittel, insbesondere der Tabak und der Alkohol. Die harmlos gebotene Zigarette knüpft die verhängnisvolle Bekanntschaft an, Likör und Wein regen die sorglose Laune an, die den Willen einschläfert. Vor allem muß der auch heut noch weit verbreiteten Ansicht entgegengetreten werden, die geschlechtliche Enthaltsamkeit sei gesundheitsschädlich. Aber alle guten Lehren müssen verhallen, wenn nicht die sozialen Gefahrenmomente beseitigt werden. Gemeinsam mit der Geschlechtskrankenfürsorge und den Wohnungsämtern bedarf es insbesondere einer hygienisch einwandfreien Unterbringung der Jugendlichen. Es genügt nicht, wenn lediglich Wohnungen oder Schlafstellen für Lehrlinge, Schüler und Studenten „nachgewiesen" werden, sie müssen auch von den Fürsorgebeamten besichtigt und geprüft werden. Wenig beachtet und doch oft entscheidend ist die Gefahr der Langeweile. Sie bietet erst die körperliche Bereitschaft und seelische Disposition für jeden „Anschluß". Die Gestaltung der Freizeit ist daher für das Jugendalter noch wesentlicher als für das Schulalter. Bei Spiel, Sport und Turnen ist zu berücksichtigen, daß keine Übermüdung der schon durch den Beruf Beanspruchten eintritt. Geeignet sind daher Übungen, die anregend wirken, einen Ausgleich gegen die einseitige Anspannung in der Arbeit bieten und als Lockerungsbewegungen alle Muskeln des Körpers anregen.

Der Verlust von Treu und Glauben infolge des Niederbruches und die Hoffnungslosigkeit der Lebensführung haben eine verzweifelte soziale Lage geschaffen. Findet der Jugendliche in seiner Familie keinen festen Halt und ist er, kaum der Schule entwachsen, frühzeitig auf sich selbst gestellt, dann geht ihm im Vollgefühl der Freiheit leicht das Maß für Recht und Pflicht verloren, besonders wenn lockere Freunde als Vorbilder dienen, die schon mehr „Erfahrung" haben. Kein anderes Lebensalter spricht infolge der physiologisch-psychologischen Veranlagung so leicht auf die wechselnden Eindrücke des Milieus an, wie die halbwüchsige Jugend. Nicht Vorbedacht und böser Wille bringen sie gewöhnlich in einen Gegensatz zur Gesellschaft und ihren Formen, sondern ihre Unerfahrenheit, Lebhaftigkeit, Schwärmerei, Unternehmungslust und Suggestibilität. Das Bild der *Jugendkriminalität* ist heut anders als vor dem Kriege. Damals überwogen Eigentumsdelikte wie Diebstahl, Hehlerei, Betrug und Unredlichkeit nur im Alter von 12—14 Jahren, während sich die nächsten Altersstufen durch Roheitsdelikte, Sachbeschädigung, Körperverletzung und Sittlichkeitsdelikte hervortaten. Der prozentuale Anteil der verurteilten Jugendlichen im Alter von 12—18 Jahren an der Gesamtzahl aller Verurteilungen betrug bei Raub und räuberischer Erpressung 12,5%, bei Sachbeschädigung 18,7%, bei Unzucht und Notzucht 20,5%, bei Brandstiftung sogar 46,9%. Nach dem letzten Kriege haben die Kapitalverbrechen bei Jugendlichen und bei Erwachsenen abgenommen, die Eigentumsdelikte dagegen zugenommen.

In Düsseldorf sanken im Vergleich der Jahre 1946 und 1947 die Morde von 10 auf 5, die Raubüberfälle und räuberischen Erpressungen von 156 auf 99, während die schweren Diebstähle von 7199 auf 7515, die Urkundenfälschungen von 86 auf 159 und die Rauschgiftvergehen als besonderes Zeichen der Zeit von 15 auf 112 anstiegen.

Die Zeit der schutzlosen Selbständigkeit, die Scheu vor geregelter Arbeit und die Freude an leichtem, wenn auch unredlichem Gewinn bedarf einer besonders wachen Aufmerksamkeit und Lenkung. Sie kann nicht mit der Begründung vernachlässigt werden, jede Erziehung sei aussichtslos, weil zwischen Kriminalität und geistigen Störungen, die in 50—70% anzunehmen seien, strenge erbbiologische Beziehungen beständen. Die Sippenuntersuchungen der letzten Jahre haben im Gegenteil gezeigt, daß Geisteskrankheiten in Verbrechersippen nicht häufiger vorkommen als bei der

Durchschnittsbevölkerung, wie auch andererseits Verbrecher in Familien mit Geisteskrankheiten nicht häufiger zu finden sind als in geistig gesunden Familien.

Reichen die Erziehungs- und Schutzmaßnahmen der offenen Jugendfürsorge nicht aus, dann muß die geschlossene Fürsorge eintreten. Auch bei den durch die Jugendgerichte in die *Fürsorgeerziehung* eingewiesenen Zöglingen sind nach den Beobachtungen der Jahre 1931—1933 regelmäßig 60% geistig und seelisch gesund. Beschränkt waren 20%, schwachsinnig 6%, leicht psychopathisch 11,8%, schwer psychopathisch 2% und epileptisch 0,2%. Diesen Ergebnissen entsprach auch die geistige und moralische Belastung der Eltern oder Stiefeltern. Geisteskrankheiten, Trunk- und Giftsucht, Kindermißhandlung und unsittliches Verhalten wie gewerbsmäßige Unzucht, Landstreichen, Eigentumsvergehen und Straffälligkeit wurden in 57% festgestellt, nämlich in 20% beim Vater, in 13% bei der Mutter und in je 12% bei beiden Elternteilen.

Die Anordnung einer Fürsorgeerziehung ist ein empfindlicher Eingriff in die Rechtsstellung der Eltern. Er ist daher nur dann gerechtfertigt, wenn die Familienerziehung versagt, eine Schutzaufsicht über sie nicht ausreicht und die Überweisung in eine andere Familie nicht möglich ist. Der Schul- und Jugendarzt wird sich aber bewußt bleiben müssen, daß frühzeitig geholfen werden muß, ehe das ungünstige soziale Milieu den Jugendlichen zum zünftigen Verbrecher macht.

IV. Kapitel

Die Fürsorge für Körperbehinderte

An der Entwicklung der Fürsorge für Gebrechliche läßt sich besonders deutlich der Wandel in den Anschauungen, Methoden und Zielen erkennen. Ursprünglich begnügte man sich damit, das Los der Unglücklichen durch Geldspenden und Unterstützungen zu erleichtern. Damit war jedoch nur selten wirklich geholfen. Die meisten körperlich Behinderten wollten wenigstens einen Teil ihres Lebensunterhaltes mit den ihnen verbliebenen Kräften selbst verdienen und von dem Gefühl befreit werden, unnütze Mitglieder der menschlichen Gesellschaft zu sein, die auf Almosen angewiesen waren. Erst der Aufschwung der modernen Chirurgie und Orthopädie führte eine grundsätzliche Änderung herbei. In zielbewußter Fürsorge wurden Leiden gebessert, die bislang als unheilbar galten, und durch vorbeugende Maßnahmen, an denen sich alle Gebiete der Medizin beteiligten, gelang es, eine Verkrüppelung zu verhüten. Das Ziel der Behandlung und Fürsorge wurde der jugendliche Kranke oder Gefährdete in einem Stadium, in dem bei günstiger Heiltendenz noch der erstrebte Erfolg erwartet werden konnte. Der Wohlfahrtsempfänger sollte fähig werden, in einem, wenn auch nur bescheidenen Berufe, sein Brot selbst zu verdienen; er brauchte nicht gleich zum vollwertigen Steuerzahler aufzurücken. Nach den Erfahrungen der letzten 20 Jahre konnten 50% aller jugendlichen Krüppel unter 18 Jahren geheilt und weitere 25% wesentlich gebessert und dadurch teilerwerbsfähig werden.

Eine weitere Folge der Fortschritte in Therapie und Fürsorge ist die beträchtliche Abnahme der *Krüppel*. Nach der Gebrechlichenzählung von 1925—1926 gab es im Deutschen Reiche 393441 Krüppel (ohne Kriegsbeschädigte), d. s. 68,4 auf 10000 Einwohner. Ihre Zahl verringerte sich auf 204376 oder 30,1 auf 10000 Einwohner im Jahre 1937. Diese Verminderung ist nicht etwa eine statistische Unzuverlässigkeit, sondern ein effektiver Erfolg. Denn die Feststellung der Krüppel ist durch eine engmaschige Meldepflicht gesichert. Ärzte, Hebammen, Krankenpflegepersonen, Fürsorgeorgane, Lehrer und Lehrerinnen sind verpflichtet, Anzeichen von Verkrüppelungen bei Säuglingen, Kindern und Jugendlichen bis zu 18 Jahren dem Jugendamt oder dem Gesundheitsamt mitzuteilen. Eine Verletzung der Anzeigepflicht ist strafbar.

Die Größe des Elends und die Aufgaben für eine planvolle Fürsorgetätigkeit gehen aus der Bestands- und Zustandsstatistik hervor. Bei der Reichszählung von 1925/26 waren die männlichen Gebrechlichen mit 60%, die weiblichen mit 40% vertreten. In den späteren Jahren verschob sich das Verhältnis zu Gunsten der Männer, so daß im Jahre 1937 beide Geschlechter fast gleich stark beteiligt waren. Das Verhältnis der Leichtgebrechlichen zu den Schwergebrechlichen schwankte zwischen 30—40% zu 60—70%. Der Anteil der beiden Geschlechter entsprach dem prozentualen Satz für die Gesamtzahlen. In diesen waren die jugendlichen Krüppel mit

80% betroffen, und zwar ebenfalls für beide Geschlechter zu gleichen Teilen. Sie unterschieden sich aber in bemerkenswerter Weise nach dem Lebensalter, in dem das Gebrechen auftrat. Leichte und schwere Krüppelleiden begannen bei Männern am häufigsten im Alter von 20—30 Jahren, und zwar in 32—37%, bei Frauen dagegen im Kleinkindesalter bis zu 5 Jahren, und zwar in 20—27% aller Beobachtungen.

Unter den Ursachen der Gebrechen behaupten die Verletzungen mit 46% die erste Stelle. Dann folgen mit 13% die Infektionskrankheiten, vor allem die Poliomyelitis, die Tuberkulose und die Grippe, sodann mit 12 bis 12,5% die Entwicklungskrankheiten, die vorwiegend aus Geburtsfehlern bestehen, und mit 10% Allgemeinerkrankungen, darunter Rheumatismus oder Gicht mit 7% und Rachitis mit 2 bis 2,5%. Weit seltener kommen andere Erkrankungen vor, nämlich Störungen des Nervensystems mit 9%, darunter am häufigsten Gehirnschlag und Krampflähmungen, sodann Leiden der Bewegungsorgane, nämlich der Knochen, Gelenke und Muskeln sowie schließlich mit geringfügigen Anteilen auch noch Krankheiten der Kreislauforgane, Verdauungsorgane, Harnorgane, Verbrennungen, Erfrierungen und Überanstrengungen.

Als leichte Gebrechen werden angesehen: Fehlen einer Hand oder eines Beines, Versteifung oder Verrenkung eines großen Gelenks an einem Arm, eines Kniegelenks in Streckstellung oder von Teilen der Wirbelsäule in Streckstellung, erhebliche Verkrümmungen beider Beine oder der Wirbelsäule, sonstige Verunstaltungen von Teilen eines Armes oder Beines, Lähmungen von Teilen eines Armes oder Beines sowie Lähmungen von Teilen eines Armes oder Beines gleichzeitig mit anderen Störungen. Unter dem Begriff der schweren Krüppelleiden werden zusammengefaßt: Fehlen von Gliedmaßen, Versteifungen und Verrenkungen des Hüftgelenks oder des Kniegelenks in gebeugter oder abgeknickter Stellung, sämtlicher Gelenke einer Hand oder beider Hände, der ganzen Wirbelsäule in Streckstellung oder mehrerer großer Gelenke, Schlottergelenke oder falsche Gelenke an den Gliedmaßen, starke Verkürzungen von Gliedmaßen oder des ganzen Körpers, hochgradige Verkrümmung der Gliedmaßen oder der Wirbelsäule, sonstige Verunstaltungen an den Gliedmaßen, Lähmungen an Rumpf oder Gliedmaßen sowie mehrfache leichte körperliche Gebrechen.

Danach liegt eine Verkrüppelung vor, „wenn eine Person (Krüppel) infolge eines angeborenen oder erworbenen Knochen-, Gelenk-, Muskel- oder Nervenleidens oder Fehlens eines wichtigen Gliedes oder von Teilen eines solchen in dem Gebrauche ihres Rumpfes oder ihrer Gliedmaßen nicht nur vorübergehend derart behindert ist, daß ihre Erwerbsfähigkeit auf dem allgemeinen Arbeitsmarkte voraussichtlich wesentlich beeinträchtigt wird". Die ursprüngliche Anstaltsfürsorge für Geisteskranke, Idioten, Epileptische, Taubstumme und Blinde wurde auch auf Krüppel ausgedehnt, aber den wissenschaftlichen Erkenntnissen entsprechend erweitert. Außer der bereits eingetretenen Verkrüppelung wurde mit besonderer Aufmerksamkeit die drohende Störung beachtet. Mit einer rechtzeitigen Feststellung der Krüppel obliegt der öffentlichen *Krüppelfürsorge*: 1. die Heilung oder Besserung von Leiden und Störungen, 2. eine Berufsausbildung, die der Leistungsfähigkeit entspricht, um bei Jugendlichen unter 18 Jahren eine Erwerbsbefähigung zu erreichen, 3. eine Umschulung für einen anderen Beruf bei älteren Gebrechlichen und 4. die Bewahrung, Kur und Pflege hilfsbedürftiger Gebrechlicher in geeigneten Anstalten.

Diese Aufgaben werden in drei besonderen Zweigen der Fürsorge durchgeführt: der vorbeugenden, der ambulanten und der stationären Fürsorge. Von größter Bedeutung ist die erste Form, die Prophylaxe, die so frühzeitig einzusetzen hat, daß eine befürchtete Verkrüppelung nicht erst eintreten kann. Sie erstreckt sich vornehmlich auf Entwicklungsstörungen, Rachitis, Infektionskrankheiten, insbesondere Tuberkulose, Nervenleiden, wie Spasmophilie, Eklampsie und Krampflähmung, aber auch auf Störungen an den Bewegungsorganen. Damit wird sie zu einer Teilaufgabe der Fürsorge für Säuglinge und Kleinkinder, reicht aber auch noch in die Tätigkeit des Schularztes hinein, der namentlich bei Haltungsstörungen und Fußbeschwerden vorbeugen und mit verhältnismäßig einfachen Mitteln helfen kann. Die Gesundheitsfürsorgerinnen können außerdem bei ihren Hausbesuchen, bei denen sie sich von der Durchführung der ärztlichen Anordnungen durch zweckmäßige Leitung überzeugen, auch bei den Geschwistern auf Gefährdungen und Störungen achten. Sollten Eltern oder Sorgeberechtigte uneinsichtig sein und eine angeratene Behandlung ablehnen, dann können sie nach §§ 1666 und 1838 BGB ausgeschaltet werden. Ein solcher Eingriff in die Rechte der Familie ist aber erfahrungsgemäß wenig förderlich, beeinträchtigt das Vertrauensverhältnis und wird nur selten nötig sein.

Wenn ein Gebrechen jedoch bereits entstanden ist, dann kann je nach der Schwere des Leidens oder dem Grade der Verkrüppelung nur zwischen einer ambulanten oder stationären Fürsorge gewählt werden. Leichtere Störungen werden in der Art poliklinischer Beratungen behandelt, wobei auch alle therapeutischen Möglichkeiten der Krankenhäuser, Kliniken und Institute benutzt werden. Frühzeitig wird die Wahl eines angepaßten Berufes berücksichtigt. Diese Form der Fürsorge setzt auch dann ein, wenn ein ernsteres Leiden durch klinische und orthopädische oder chirurgische Behandlung so weit gebessert ist, daß Fortschritte im beabsichtigten Umfange auch in den Beratungsstellen durch Erziehung und Ausbildung erreicht werden können. Weitaus der größte Teil der Gebrechlichen kann in die offene Fürsorge mit prophylaktischer und ambulanter Behandlung genommen werden. Im Jahre 1937 betrug ihr Anteil 92,3% aller Gebrechlichen. Einer Anstaltspflege mit ständiger Heilbehandlung bedurften 6,7% und einer Anstaltsverwahrung ohne ständige Heilbehandlung mit 1,0%.

Alle schweren Gebrechen gehören in Heimfürsorge, und zwar entsprechend der für den therapeutischen Effekt zu stellenden Prognose entweder mit oder ohne ständige Heilbehandlung. Als „heimbedürftig" sind solche Krüppel anzusehen, bei denen das Gebrechen so schwer ist, daß sogar eine dürftige selbständige Lebensführung nicht möglich ist und die verbliebenen geistigen und körperlichen Kräfte nur in einer mit allen therapeutischen und pädagogischen Mitteln ausgestatteten Anstalt soweit entwickelt werden können, daß der Kranke sich wirtschaftlich selbst zu erhalten vermag. Die Erfolgsstatistik zeigt, daß befriedigende Resultate nur dann erwartet werden können, wenn die Behandlung so früh wie möglich in Krüppelheimen durchgeführt wird. Diese müssen nach ihrem Zweck drei Erfordernisse erfüllen: sie müssen gleichzeitig Klinik, Schule und Berufsausbildungsstätte sein.

Die ärztliche Behandlung erfolgt durch Fachärzte für Orthopädie, die auch mit den ätiologischen Zusammenhängen vertraut sind und auch Fachberater aus anderen Gebieten heranziehen. Die Einrichtung und Ausstattung des Krüppelheimes gleicht der einer entsprechenden Klinik. Der Aufenthalt erstreckt sich in der Regel auf viele Monate.

Da während dieser Zeit nach der Art des Leidens die allgemeine Schule nicht besucht werden kann, bedarf es neben der fortlaufenden ärztlichen Behandlung einer regelrechten besonderen Schulausbildung. Der Unterricht lehnt sich an die Lehrpläne der Volksschule an, ist aber genötigt, den individuellen Zustand der Schüler zu berücksichtigen. Bänke und Sitze werden der Art des Leidens angepaßt, die Unterrichtsstunden nach Bedürfnis verkürzt oder in passende Tageszeiten gelegt, die durch operative Eingriffe und Bettruhe erzwungene Schulversäumnis durch Nachhilfe ausgeglichen und der Unterricht zur Unterstützung der Heilung so viel wie möglich im Freien abgehalten.

Das Ziel von Behandlung und Erziehung ist die Berufsbefähigung. Sie wird daher von vornherein berücksichtigt. Bei der Berufsberatung und Berufswahl werden Fachleute zu Rate gezogen, die in der Lage sind, die günstigste Verwendung des Zöglings nach der Art seines Gebrechens zu beurteilen. Die Entscheidungen werden gemeinsam mit den Vertretern des Handwerks, des Handels und des Gewerbes getroffen. Für die Ausbildung werden im Einvernehmen mit den Innungsmeistern besondere Lehrwerkstätten in den Krüppelheimen eingerichtet. Es können aber auch außerhalb der Anstalt solche Handwerksmeister ausgewählt werden, die bereit sind, Gebrechliche als Lehrlinge einzustellen und auszubilden. Durch Gewährung von Prämien gelingt es, den Eifer anzuregen.

Die Krüppelheime sind somit Anstalten, in denen die Gebrechlichen in zweckmäßiger Vereinigung von Klinik, Schule, Berufsberatung und Berufsausbildung zur höchstmöglichen wirtschaftlichen Selbständigkeit erzogen werden sollen, indem unter ärztlicher Leitung die dem Zögling verbliebenen geistigen und körperlichen Kräfte zweckentsprechend entwickelt werden. Im Jahre 1926 gab es im Deutschen Reiche 78 Krüppelheime mit 10877 Betten. In ihnen konnten 15937 heimbedürftige Krüppel jeweils acht Monate lang behandelt und ausgebildet werden. Über die Notwendigkeit einer Anstaltspflege entscheidet der Krüppelfürsorgearzt entweder allein oder gemeinsam mit dem Landeskrüppelarzt des Landesfürsorgeverbandes.

Die Krüppelfürsorgestellen werden meist von den Stadt- und Landkreisen als den Bezirksfürsorgeverbänden eingerichtet und den Jugendämtern angegliedert. Die fachliche Aufsicht übernehmen die Gesundheitsämter, die auch den Krüppelfürsorgearzt stellen können. Durch die Zusammenfassung der Aufgaben in den Landesfürsorgeverbänden wird ein Ausgleich über ein größeres Gebiet des Landes erreicht und die Finanzierung der Maßnahmen gesichert. Nach der Reichsverordnung über die Fürsorgepflicht vom 13. 2. 1924 (RF) und den Reichsgrundsätzen über Voraussetzung, Art und Maß der öffentlichen Fürsorge vom 4. 12. 1924 (RGF) haben die Fürsorgeverbände die Kosten aufzubringen, die notwendig sind, um bei Minderjährigen Erziehung und Erwerbsbefähigung, bei Krüppeln jeden Alters eine Erwerbsbefähigung zu gewährleisten. Diese Aufwendungen brauchen von Krüppeln nicht zurückerstattet zu werden. Bei versicherungspflichtigen Gebrechlichen und bei behandlungsbedürftigen angeborenen Leiden treten auch die Reichsversicherungsträger ein, wenn die Krankheit während der Versicherungspflicht aufgetreten ist und der Antrag auf Kostenübernahme vor Beginn der Behandlung gestellt wird.

Bei der Beurteilung von Krüppeln ist ihre durch das Leiden bedingte *seelische Veränderung* zu berücksichtigen. Die Aufmerksamkeit, die sie in der Öffentlichkeit finden, löst bei ihnen ihrer Veranlagung entsprechend zwei verschiedene Grundhaltungen aus, zwischen denen Überschneidungen oder Übergänge und Mischzustände möglich sind. Die einen legen Wert darauf, Mitleid zu erregen, betonen in ihrem Gebahren das Leiden und lassen sich auch in der Kleidung gehen. Die anderen empfinden ihren Zustand als Minderung von Leistungsfähigkeit und Ansehen. Sie sind darum bestrebt, ihren Mangel durch eine sorgfältig gewählte Kleidung zu verbergen und forsch aufzutreten. Mit ärztlicher und pädagogischer Behandlung gelingt es meist, eine natürliche Einstellung zur Umwelt herbeizuführen. Sie ist besonders notwendig wegen der gesteigerten Empfindlichkeit, die aus geringen Anlässen zu explosiver Heftigkeit führen kann.

In bemerkenswertem Gegensatz dazu steht das Temperament der Blinden. Sie sind höflich, sanft, gleichmäßig und für jeden kleinen Dienst dankbar. Ihre ganze Stimmungslage ist sensitiv und gefühlsbetont. Der ausgefallene Gesichtssinn wird für die Orientierung durch den Tastsinn und auch durch den Gehörsinn ausgeglichen, wenn auch nicht ersetzt. In der Kombination entsteht ein eigenartiger „Fernsinn“, der sog. sechste Sinn der Blinden. Mit seiner Hilfe vermögen sie die Annäherung an Personen und Gegenstände schon aus einiger Entfernung zu spüren. Von dem Tastraum eines Blinden vermag sich der Sehende keine rechte Vorstellung zu machen. Er ist jedoch taktil und akustisch reich erfüllt. Daher gewöhnen sich die Blinden eine leise, sanft modulierte Sprechweise an. Es darf angenommen werden, daß die Erlebnisinhalte der Blinden nicht so kontrastreich neben- und gegeneinanderstehen, nicht so scharf gegliedert sind wie beim vollsinnigen Gesunden, sondern gefühlsartig verschmelzen wie beim Kinde.

Die Zahl der Blinden ohne die Kriegsblinden hat seit dem Jahre 1871 stetig abgenommen. Damals wurden 88 Blinde auf je 100000 Einwohner festgestellt. Ihre Zahl sank auf 60,9 im Jahre 1900 und weiter auf 53 im Jahre 1925. Dieser Fortschritt ist den erfolgreichen Behandlungsmethoden und der vorbeugenden Fürsorge zu verdanken. Je günstiger die sozialen Bedingungen wurden, desto weniger traten Erblindungen auf. Die ländlichen Gebiete waren daher zunächst im Nachteil gegen die Großstädte und Industriezentren, bis allmählich ein Ausgleich erfolgte.

Infolge der größeren beruflichen Gefährdung sind die Männer stärker beteiligt als die Frauen. Bei der Reichszählung im Jahre 1900 entfielen auf je 100000 Einwohner 64 blinde Männer und 58 blinde Frauen, im Jahre 1925 aber 62 blinde Männer und 43 blinde Frauen. Die Männer büßten ihr Augenlicht am häufigsten, und zwar zu 15,5% im Alter von 20—30 Jahren ein, die Frauen dagegen zu 13,5% erst mit 60—70 Jahren.

Wenn man von den Kriegsblinden absieht, überwiegen unter den Ursachen der Erblindung bei Männern und Frauen weitaus mit 38—42% die Augenleiden infolge von allgemeinen Körperkrankheiten. Am häufigsten findet man in abnehmender Frequenz: Arteriosklerose, Tuberkulose und Skrophulose, Syphilis, Meningitis, Tabes, raumbeengende Hirnprozesse, Grippe, Masern und Scharlach. Dann folgen die idiopathischen Erkrankungen des Auges mit 30—33%, vor allem Glaukom, Myopie und Blennorrhoea neonatorum. Die Augenverletzungen sind bei den Männern mit über 18% fast doppelt so häufig vorhanden wie bei den Frauen mit 10%. Den geringsten Anteil beanspruchen mit rund 14% gleichmäßig beim männlichen und weiblichen Geschlecht die angeborenen Sehstörungen, die zumeist als vererbt anzusehen sind.

Wie jede Fürsorge ist auch die *Blindenfürsorge* bestrebt, ihre Schützlinge vor dem bedrückenden Lose von Almosenempfängern zu bewahren und sie zu einer produktiven, selbständigen Tätigkeit unter Förderung ihrer Fähigkeiten zu erziehen. Dieser Gedanke hat sich erst seit dem Ende des 18. Jahrhunderts durchgesetzt, nachdem der französische Philanthrop VALENTIN HAUY (1745—1822) im Jahre 1785 in Paris die erste Blindenanstalt eröffnete und seine Erfolge zur Nachahmung in anderen Ländern anregten. Bis dahin begnügte man sich damit, die Blinden, denen im Mittelalter auch nur eine verminderte Rechtsfähigkeit zugebilligt wurde, zu unterstützen und der Armenfürsorge zu überlassen.

In die Blindenfürsorge teilen sich heute die Länder, die Kommunen und die Verbände der freien Wohlfahrtspflege. Die Grundlage bildet der Unterricht für Blinde, in besonderen *Blindenanstalten*, von denen es im Jahre 1925 insgesamt 33 im Deutschen Reiche gab. Sie reichten völlig aus, um eine Schulpflicht für alle erziehbaren Blinden und Schwachsichtigen durchzuführen. Von insgesamt 30000 bis 35000 Blinden im Durchschnitt der Jahre 1900 bis 1925 standen 10% oder im Mittel 3000 jährlich im schulpflichtigen Alter. Dieses beginnt wie bei gesunden Kindern mit dem vollendeten sechsten Lebensjahre, wenn nicht eine körperliche Unterentwicklung zum Aufschub veranlaßt. Im allgemeinen dauert die Schulerziehung acht Jahre. Sie kann aber um weitere drei Jahre verlängert werden, wenn das Ziel nicht erreicht wurde. Bei schwächlichen Kindern kann der Beginn der Schulpflicht bis zu drei Jahren hinausgeschoben werden. Diese Feststellung trifft der Amtsarzt des zuständigen Gesundheitsamtes oder der beauftragte Schularzt.

Die Einrichtung und Unterhaltung von Blindenanstalten obliegt den Kommunalverbänden. Sie sind auch verpflichtet, die schulpflichtigen Kinder einzuweisen und unterzubringen. Es besteht somit ein Zwang zur Anstaltsunterbringung und Blindenbildung. In den Blindenanstalten erhalten die Zöglinge eine Volksschulbildung, die mit einem Fortbildungsunterricht bis zum 18. Lebensjahr fortgeführt werden kann. Die Blindenlehrer sind meist Volksschullehrer, die eine besondere Ausbildung mit abschließender Prüfung durchgemacht haben.

Beim Unterricht im Lesen und Schreiben wird in den meisten Ländern die Braillesche Punktschrift verwendet. Sie wurde von J. J. Barbier (1767—1841) erfunden und beruhte auf einer Grundform von 12 tastbaren Punkten. Der blinde Louis Braille (1809—1852) vereinfachte sie auf eine Kombination von nur sechs Punkten. Sein Alphabet und System wurde um die Mitte des 19. Jahrhunderts international anerkannt. Zum Schreiben dienen besonders konstruierte Tafeln verschiedener Methoden und Blindenschreibmaschinen. Die Punktschrift kann auch für Noten und Kurzschrift verwandt werden. Die neuere Industrie hat optisch-elektrische Apparate gebaut, die es gestatten, Filme und dünne Metallfolien zu besprechen und wieder abzuhören. Sie werden unter den Bezeichnungen Visagraph und Optophon (Sehschreiber und Lichthörer) vertrieben. Die Platten, Bänder und Streifen können als „sprechende Briefe" versandt und mit Hörgeräten oder Grammophonen abgelesen werden. Mit sinnreichen Druckverfahren werden aber auch Bücher und Relieflandkarten angefertigt. Große Blindenbüchereien entstanden auf diese Weise in Leipzig, Hamburg, Breslau und Marburg. Das Lehrmaterial wurde vervollständigt durch Modelle, tastbare Bilder und Rechenmaschinen. Mit diesen modernen Methoden ist es gelungen, den Blinden auch eine jeder anderen höheren Schulbildung gleichwertige Vorbereitung zum Hochschulstudium und die Befähigung für akademische Berufe zu vermitteln.

Die Erziehung in den Blindenanstalten wird ergänzt durch Schulungen in zahlreichen Heimen und Asylen. Sie erwiesen sich als besonders segensreich für die Kriegsblinden, die im Jahre 1925 mit etwa 4000 rund 12% aller Blinden betrugen. Für blinde Kleinkinder wurden einzelne Vorschulen nach Art der Kindergärten eingerichtet, wie in Hubertusburg in Sachsen.

Die Berufsausbildung in den Blindenanstalten erstreckt sich auf folgende Handwerke: Korbflechten, Bürstenmachen, Rohrstuhlbeziehen, Seilerei, Klavierstimmen, Musik, Massage, Maschinenschreiben und Handarbeiten. In den meisten größeren Städten sind Werkstätten für Blinde und Verkaufsstellen ihrer Erzeugnisse vorhanden. Höhere Schulen bis zur Reifeprüfung mit der Befähigung zum Hochschulstudium gab es in Bergedorf bei Hamburg, in Braunschweig und in Marburg. Durch besondere Kommissionen wurden in gewerblichen Betrieben mehr als 120 Arbeitsfächer als lohnend und aussichtsreich festgestellt, so insbesondere in der Steinbearbeitung, Porzellanfabrikation, Stahlfederindustrie, Knopfherstellung, Uhrenindustrie, Glühlampenfabrikation, Papier- und Textilindustrie und vielen anderen. In einzelnen Städten haben die Kriegsblinden in den letzten Jahren viel beachtete, erfolgreiche Werkstätten für Kunstgewerbe und Spielwaren eingerichtet.

Für den Straßenverkehr werden zum Führen von Blinden Hunde abgerichtet und meist den sog. Polizeihundschlägen entnommen, die zur Gruppe der deutschen Schäferhunde gehören. Diese Blindenführerhunde leiten den Blinden mittels eines aufgeschnallten Bügels und bleiben vor Hindernissen stehen. Der größte Teil der Blinden ist mit der gebotenen Ausbildung und seinen Hilfsmitteln in der Lage, sich frei zu bewegen und einem Berufe nachzugehen. Von 33192 Blinden der Jahre 1925/26 lebten 80,4% im eigenen Haushalt oder bei Angehörigen, 2,1% wohnten bei fremden Familien und 17,5% wurden in Blindenanstalten oder -heimen ausgebildet. Für die Behandlung von Augenleiden standen nach der Zählung vom 31. 12. 1932 im Deutschen Reiche 184 Augenheil-Anstalten oder Abteilungen (84 gemeinnützige und 100 private) mit durchschnittlich 23 Betten zur Verfügung.

Das jetzige *bürgerliche Recht* beschränkt den Blinden weder in privatrechtlicher noch in staatsrechtlicher Beziehung. Wenn er jedoch wegen seines Leidens seine Angelegenheiten nicht zu besorgen vermag, kann er zu seinem Schutze nach § 1910 BGB einen Pfleger erhalten. Da der Blinde gewöhnliche Schrift nicht lesen kann, muß der Richter oder Notar nach § 169 des Gesetzes über die freiwillige Gerichtsbarkeit bei der Beurkundung eines Rechtsgeschäftes, an dem ein Blinder beteiligt ist, einen Gerichtsschreiber bzw. einen zweiten Notar oder zwei Zeugen hinzuziehen. Aus dem gleichen Grunde kann ein Blinder ein Testament weder eigenhändig noch durch Vorlage einer Schrift errichten, er muß vielmehr (nach §§ 2238 und 2247 BGB) eine mündliche Erklärung vor einem Richter oder Notar abgeben. Bei einer Testamentserrichtung können Blinde (nach § 2242 BGB) auch nicht als Zeugen zugezogen werden.

Um die Selbsthilfe zu sichern, haben sich die Blinden in Vereinen, Verbänden und einer Zentralorganisation zusammengeschlossen. Auch die Blindenlehrer vereinigten sich in einem Bund. Eine Zentralstelle für Blindenforschung in Frankfurt a.M. begründete die physiologisch-biologischen Ergebnisse in wissenschaftlicher Form. In ihrem mit hohem Ernst geführten schweren Kampf ums Dasein genügen die von den freien Wohlfahrtsverbänden bereitgestellten Mittel in der Gegenwart nicht mehr, es bedarf dazu vielmehr einer wirksamen Unterstützung durch die Landesregierungen.

Die ungefähr gleichzeitig mit der Blindenfürsorge aufgekommene Fürsorge für Taubstumme verfolgte dieselben Ziele, hatte aber erheblich günstigere Voraussetzungen. Im Jahre 1760 gründete der Abbé Ch. M. de l'Epée eine Taubstummenanstalt in Versailles, aus der im Jahre 1770 das staatliche Institut in Paris hervorging. Den dort entwickelten Gedanken, den Taubstummen durch „Gesicht und Tonsprache der Menschheit wiederzugeben", übertrug Samuel Heinicke nach Deutschland und errichtete im Jahre 1768 eine Anstalt in Eppendorf bei Hamburg, die als staatliches Institut 1778 nach Leipzig verlegt wurde. Die Erziehung und Ausbildung der Taubstummen ist weniger schwierig als die der Blinden. Der Erfolg hängt aber entscheidend von der *Art der Aphasie* ab. Eine Schädigung der Brocaschen Zone in der linken dritten Stirnwindung des Gehirns ruft eine motorische Aphasie hervor, während bei Störungen in der Wernickeschen Zone im hinteren Drittel des linken Schläfenlappens eine sensorsiche Aphasie entsteht. Aus den substituierten anatomischen und psychischen (oder phänomenologischen) Komponenten entwickelte Liepmann das in einer Modifikation beigefügte Schema, aus dem Art und Sitz der Störung abzulesen ist.

Klinisch und psychologisch ist es jedoch nicht möglich, diese analytische Trennung der motorischen und sensorischen Elemente auch auf die psychologische Einheit der Sprache zu übertragen, obgleich die Wernickesche Stelle das Einfallstor und die Brocasche Stelle das Ausfallstor der physiologischen Vorgänge ist. Die theoretisch „*reine motorische Aphasie*", bei der das Sprachverständnis völlig erhalten und nur jedes Sprechen gestört ist, wird kaum beobachtet. In der Regel wird eine „*vollständige motorische Aphasie*" festgestellt, bei der die vollkommene Aufhebung der Sprechfähigkeit von einer Störung der Schriftsprache, also des Lesens und Schreibens, begleitet ist, während das Sprechverständnis wenigstens für einzelne Worte erhalten bleibt. Auch die theoretisch „*reine sensorische Aphasie*" gibt es kaum. Sie zeigt sich klinisch als „*vollständige sensorische Aphasie*", bei der die Kranken wohl hören, aber weder Wortlaut noch Wortsinn auffassen; gleichzeitig ist das Verständnis für Lesen und Schreiben schwer gestört. Die

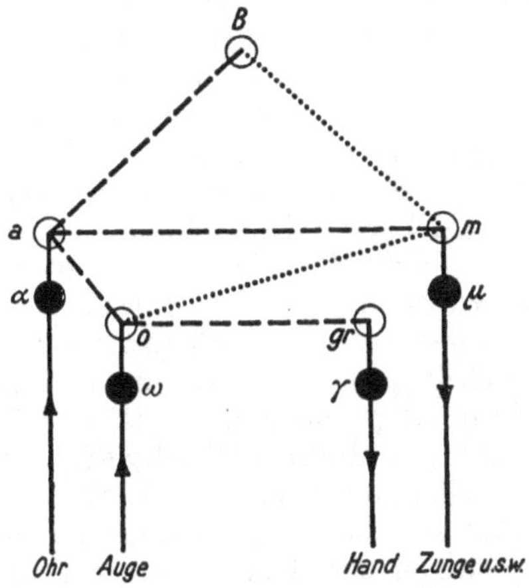

Schema der Aphasien, modifiziert nach LIEPMANN

Anatomische Komponenten:	Psychische Komponenten:
α akustische Hirnrindenzone,	a akustische Fähigkeit (Wortlautverständnis),
μ motorische Hirnrindenzone,	m sprechmotorische Fähigkeit,
ω optische Hirnrindenzone,	o optische Fähigkeit,
γ graphisch-motorische Hirnrindenzone	gr graphisch-motorische Fähigkeit,
	B Wortsinnverständnis.

Bei intakten Wegen ergeben sich als Leistungen:

Spontansprechen:	B — a — m — μ — Zunge
Spontanschreiben:	B < a | m > o — gr — Hand
Sprachverständnis:	Ohr — a — B
Leseverständnis:	Auge — o < a | m > B
Nachsprechen:	Ohr — a — m — Zunge
Abschreiben:	Auge — o — gr — Hand
Diktatschreiben:	Ohr — a (m) — o — gr — Hand
Lautlesen:	Auge — o — a — m — Zunge.

Es entstehen durch Absperrungen und Zerstörungen:

abwärts von γ und μ:	Lähmungen und artikulatorische Sprachstörungen,
aufwärts bis α und ω:	Schwerhörigkeit und Taubheit bzw. Sehschwäche und Blindheit,
bei m:	reine motorische Aphasie oder häufiger vollständige motorische Aphasie,
bei a:	reine sensorische Aphasie oder häufiger vollständige sensorische Aphasie,
zwischen B — m:	transkortikale motorische Aphasie oder amnestische Aphasie,
zwischen B — a:	transkortikale sensorische Aphasie.

sensorisch Aphasischen sprechen meist viel, aber paraphasisch, indem sie Worte oder Silben bis zur Unkenntlichkeit entstellen. Die *transkortikale Aphasie* zeigt sich in den leichteren Formen als *amnestische Aphasie* mit erschwerter Wortfindung und ist so gut wie immer eine sensorisch-motorische Störung.

Da sich die klinischen Bilder nicht immer in das klassische Schema einfügen lassen, begnügt man sich nunmehr mit *psychopathologischen Typen*, wie den eben dargestellten oder den von Head (1926) entwickelten vier Gruppen der verbalen, syntaktischen, nominalen und semantischen Aphasie, deren Begriffe aus den Wortbedeutungen erkennbar sind. Für den Erfolg von Beeinflussung, Erziehung und Ausbildung des Taubstummen ist ein möglichst peripherer Sitz der Störung am aussichtsreichsten. Gleichzeitig ist die seelische Affekt- und Stimmungslage zu berücksichtigen. Wie alle Schwerhörigen sind die Taubstummen mißtrauisch, empfindlich, leicht gereizt und neigen zu boshaftem Schabernack.

Die Zahl der Taubstummen ist in Deutschland ungefähr ebenso groß wie die der Blinden, sie hat aber auch in gleichem Maße mit der Besserung der sozialen und hygienischen Lebenshaltung abgenommen. Im Jahre 1900 entfielen auf je 100000 Einwohner 86 Taubstumme, im Jahre 1925/26 jedoch nur noch 55. Ihre absolute Zahl wurde bei dieser Reichszählung mit 31670 ermittelt. Die Zahl der Ertaubten betrug mit 8755 oder 15,2 auf 100000 Einwohner nur etwas mehr als ein Drittel. Diese Beobachtungen stimmen mit denen anderer vergleichbarer Länder nahezu überein. Für ganz Europa rechnete man zur gleichen Zeit auf 100000 Einwohner 79 Taubstumme, in den USA 68. Das Verhältnis von Männern zu Frauen beträgt 55% zu 45%.

Nach den älteren Statistiken beruhte fast die Hälfte aller Störungen auf angeborenen oder vererbten Defekten, vor allem einer Belastung mit Tuberkulose, Geisteskrankheiten, Trunksucht und Verwandtenehe in Verbindung mit schlechten sozialen Verhältnissen. Die Ursache der erworbenen Taubstummheit wurde vorwiegend in Erkrankungen des Innenohres und Labyrinths nach Infektionskrankheiten gesehen. Die neueren Beobachtungen und Statistiken, insbesondere die Reichszählung von 1925/26, haben die Ursachen in bemerkenswerter Weise korrigiert. Eine Vererbung wurde bei den Taubstummen garnicht, bei den Ertaubten nur in 0,6% festgestellt. In abnehmender Häufigkeit wurden bei Taubstummen als Ätiologie gefunden: Scharlach in 9,1%, Verunglückung in 5,1%, Genickstarre in 4,3%, Gehirnhautentzündung in 3,8%, Masern in 3,5%, Mittelohrentzündung in 3,4%, Gehirnentzündung in 3,1%, Krämpfe in 2,4%, Unterleibstyphus in 1,3%, Grippe und Influenza in 0,8%, angeborene Syphilis in 0,4%, erworbene Syphilis in 0%, Tuberkulose und Skrophulose in 0,1%. Bei Ertaubungen verschiebt sich die Ursachenfrequenz nicht unerheblich. Es sind beteiligt: Mittelohreiterung mit 14,5%, Verunglückung mit 11,6%, Scharlach mit 8,6%, Grippe und Influenza mit 8,1%, Genickstarre mit 3,8%, Unterleibstyphus mit 2,0%, angeborene Syphilis mit 0,8%, erworbene Syphilis mit 0,2% und Tuberkulose sowie Skrophulose mit 0,5%. Dies gilt für Männer und Frauen nahezu übereinstimmend. In der weitaus größten Anzahl erkrankt das Labyrinth mit den Hörnerven. Die Prophylaxe und Behandlung wird durch das Grundleiden bestimmt. Je günstiger die sozialhygienischen Bedingungen sind, desto seltener entwickelt sich eine Taubstummheit. Sie tritt daher regionär sehr verschieden auf. Die angeborene Taubstummheit wird erfahrungsgemäß dort am häufigsten angetroffen, wo Kropf und Kretinismus endemisch vorkommen. Dies ist bei der Analyse sonstiger sozialhygienischer Konstellationen zu beachten.

Die Erziehung des taubstummen Kindes muß so früh wie möglich einsetzen. Dies kann wie bei den Blinden schon in besonderen Vorschulen und Kindergärten erfolgen. Die entscheidende Ausbildung wird in den *Taubstummenanstalten* durchgeführt, in denen die Kenntnisse der Volks- und Fortbildungsschulen, aber auch eine gewerbliche Ausbildung vermittelt werden. Im Deutschen Reiche gab es um 1925/26 mehr als 100 solcher Anstalten, in denen rund 8500 Zöglinge aufgenommen werden konnten, d. s. 25% aller Taubstummen, soweit sie im schulpflichtigen Alter stehen. Dieses beginnt mit dem vollendeten siebenten Lebensjahre und wird nur bei Körperschwäche bis zu drei Jahren aufgeschoben. Die Schulpflicht dauert acht Jahre, kann aber um drei Jahre verlängert werden, wenn das Ziel des Unterrichts nicht erreicht wird. Die stummen Kinder können praktisch den taubstummen gleichgestellt werden wie auch hochgradig schwachsichtige den blinden. Die Erfahrungen haben aber gelehrt, daß es vorteilhafter ist, die teilgebrechlichen Kinder in besonderen Schulklassen zu unterrichten. Die Erfolge sind nach Leistungen und seelischer Aufgeschlossenheit besser.

Das taubstumme Kind kann aus seiner Isolierung in der Umgebung und in der Kultur nur durch eine fachgemäße Erziehung und Bildung gelöst werden. Die Anstalten sind vorwiegend als Internate eingerichtet, haben aber für Einheimische auch ein Externat. Den Unterricht erteilen Volksschullehrer mit besonderer Ausbildung und Abschlußprüfung. Die Grundlage ist die Sprache, die als Zeichen-, Laut- und Schriftsprache vermittelt wird. Das Kind lernt sie mit Hilfe des Gesichts durch „Ablesen" der Worte vom Munde und durch das Gefühl, indem es die mit dem Handrücken am Kehlkopf des Lehrers wahrgenommene Artikulation an sich selbst ebenso kontrolliert. Die von HEINICKE eingeführte und später vielfach verbesserte Lautmethode, durch die eine verständliche Laut- und Lippensprache gelehrt wird, hat sich international durchgesetzt. Im gewöhnlichen Verkehr untereinander benutzen die Taubstummen am liebsten die natürliche Zeichen- und Gebärdensprache. Sie wurde durch den Abbé DE L'EPEE durch ein Finger- oder Handalphabet ergänzt.

Die Ausbildung zur Berufsbefähigung erfolgt durch Fachlehrer und Handwerker. In 80% gelingt die Eingliederung in die Lebens- und Arbeitsgemeinschaft so vollständig, daß die Arbeitsleistung vollwertig ist und die Taubstummen sich selbst erhalten. Es gibt auch starke Begabungen, die in Kunst und Wissenschaft Beachtung finden. Dementsprechend sind 80% aller Taubstummen frei untergebracht, und zwar zu 72% im eigenen Haushalt oder bei Angehörigen und zu 8% in fremden Familien. Nur 20% bedürfen einer Anstaltsverwahrung. Es sind dies Erwerbsunfähige und Altersschwache, die auf fremde Hilfe angewiesen sind. Aber auch sie sollen nicht isoliert und dem Leben entfremdet werden. Wegen ihrer verminderten Verkehrsfähigkeit bedürfen jedoch alle Taubstummen und besonders die berufstätigen einer Fürsorge bei der Arbeitsbeschaffung, der Sicherung des Arbeitsplatzes, der Fortbildung, in der Seelsorge und im Recht.

Ebenso wie der Taubstumme erziehungs- und bildungsfähig ist, ist er auch *rechts- und geschäftsfähig*, infolgedessen auch straffällig und ersatzpflichtig. Die einschränkenden Klauseln der Gesetze und Verwaltungsvorschriften dienen ihrem Schutze und sind Folgerungen aus ihrem Leiden. Ein Taubstummer, der die erforderliche Einsicht zur Erkenntnis der Strafbarkeit einer von ihm begangenen Handlung nicht besaß, ist nach § 58 StGB freizusprechen. Für einen Schaden ist er nach § 828 BGB nicht verantwortlich, wenn er bei seiner Zufügung die zur Erkenntnis der Verantwortlichkeit erforderliche Einsicht nicht besaß. Ein Testament kann der Stumme nur durch Übergabe einer Schrift nach § 2243 BGB errichten.

Die beim Stottern auftretende artikulatorische Sprachstörung zeigt eine erhebliche psychische Komponente. Die Stotterer sind im Umgang mit den Mitmenschen fast so benachteiligt wie die Schwerhörigen. Alle drei Gruppen, Taubstumme, Ertaubte und Stotterer scheiden für Berufe mit Kundendienst und Werbung völlig aus. Die Fürsorge für Stotterer ist kaum ausgebaut; eine öffentliche Fürsorge gibt es noch nicht. In einzelnen größeren Städten sind Stottererkurse eingerichtet, in denen auch bedeutende Sprachstörungen mit gutem Erfolge beseitigt werden.

Der Fürsorge für Altersschwache und -gebrechliche kommt in der Gegenwart eine erhöhte Bedeutung zu. Vor dem Kriege wurden im Jahre 1937 in 1447 Altersheimen 82275 Insassen verpflegt und in 187 Siechenhäusern 14673 Sieche und Alterskranke (5971 Männer und 8702 Frauen) gesundheitlich betreut. Da die Zahl der über 60jährigen zu dieser Zeit im Deutschen Reiche 12,0% oder 8 Millionen betrug, konnte nur knapp 1% aller Altersgebrechlichen in Heimen aufgenommen werden. Die jetzt eingetretene Überalterung der Bevölkerung, der Mangel an Wohnungen und die größere Hilfsbedürftigkeit nötigt zu einer Vermehrung und Ausgestaltung der Altersheime, damit mindestens 10% der Altersjahrgänge versorgt werden kann.

Auch in der Fürsorge für Alte und Altersschwache wird eine angemessene Beschäftigung angestrebt. Namentlich die Frauen haben den Wunsch, leichte Handarbeiten zu übernehmen, um nicht müßig zu sein und ihre bescheidene Wirtschaftslage zu verbessern. Für Männer sind Schnitz- und Gartenarbeiten angenehm, erholsam und kurzweilig.

Die zweckmäßige Zusammenlegung gleichartiger Partner bereitet der Heimleitung und dem Arzt in beengten Räumen meist viel Mühe. Der Friede des Hauses wird dann durch die Eigenarten der Alten unliebsam gestört. Infolge des sprichwörtlichen Geizes und der Gedächtnisschwäche kommen Beschuldigungen von Diebstahl und Unterschlagung vor. Das Essen wird bemängelt, weil das Interesse auf kleine Genüsse eingeengt ist. Kleinlicher Egoismus, Zornmütigkeit, Redseligkeit und eine kindische Herrschsucht veranlassen leicht Cliquenbildungen, die sich wie feindliche Lager befehden. Die Unterbringung in Einzelzimmern ist aber nur in beschränktem Umfange möglich. Die Auswahl der Bewohner für größere Räume bedarf daher psychologischer Sorgfalt und der Einrichtung einer gewissen Selbstverwaltung mit Bestimmung eines Zimmerwartes.

V. Kapitel

Die Bekämpfung der Tuberkulose

Die ständige, wenn auch nur schrittweise Abnahme der *Tuberkulose-Sterblichkeit* wurde durch die Auswirkungen des zweiten Weltkrieges jäh unterbrochen. Im Jahre 1939 erreichte sie in Deutschland mit 6,0 auf je 10000 Einwohner den bisher niedrigsten Stand für alle Formen der Tuberkulose, begann schon während der Kriegsjahre langsam anzusteigen und nahm in der Nachkriegszeit stärker zu. Eine ähnliche, jedoch heftigere und nachhaltigere Unterbrechung im absinkenden Verlaufe der Mortalitätskurve rief bereits der erste Weltkrieg hervor. Es dauerte zehn Jahre, bis der Vorkriegsstand wieder erreicht wurde und sich die weitere Besserung anschließen konnte. Alle Formen der Tuberkulose zeigten den gleichen Verlauf. Die extrapulmonalen Erkrankungen betrugen in den einzelnen Beobachtungsjahren etwa 10—15% der Lungentuberkulosen.

Die Sterbeziffer auf je 10000 Einwohner zeigt folgenden Ablauf:

<table>
<tr><th>im Jahre</th><th>bei Lungen-Tbc</th><th>bei Tbc aller Formen</th><th>im Jahre</th><th colspan="3">bei Lungen-Tbc</th><th colspan="3">bei Tbc aller Formen</th></tr>
<tr><td>1870</td><td>33,0</td><td></td><td>1921</td><td colspan="3">11,7</td><td colspan="3">13,6</td></tr>
<tr><td>1875</td><td>32,2</td><td></td><td>1922</td><td colspan="3">12,3</td><td colspan="3">14,2</td></tr>
<tr><td>1880</td><td>31,0</td><td></td><td>1923</td><td colspan="3">13,0</td><td colspan="3">15,1</td></tr>
<tr><td>1882</td><td>29,0</td><td></td><td>1924</td><td colspan="3">10,3</td><td colspan="3">12,0</td></tr>
<tr><td>1890</td><td>25,0</td><td></td><td>1925</td><td colspan="3">9,1</td><td colspan="3">10,7</td></tr>
<tr><td>1892</td><td>24,1</td><td>25,9</td><td>1926</td><td colspan="3">8,4</td><td colspan="3">9,8</td></tr>
<tr><td>1893</td><td>24,3</td><td>26,1</td><td>1927</td><td colspan="3">8,0</td><td colspan="3">9,3</td></tr>
<tr><td>1894</td><td>23,7</td><td>25,5</td><td>1928</td><td colspan="3">7,5</td><td colspan="3">8,8</td></tr>
<tr><td>1895</td><td>23,0</td><td>24,9</td><td>1929</td><td colspan="3">7,5</td><td colspan="3">8,7</td></tr>
<tr><td>1900</td><td>20,6</td><td>22,5</td><td>1930</td><td colspan="3">6,8</td><td colspan="3">7,9</td></tr>
<tr><td>1905</td><td>17,9</td><td>20,5</td><td>1931</td><td colspan="3">6,7</td><td colspan="3">7,9</td></tr>
<tr><td>1910</td><td>14,0</td><td>16,35</td><td>1932</td><td colspan="3">6,4</td><td colspan="3">7,5</td></tr>
<tr><td>1911</td><td>13,7</td><td>16,4</td><td>1933</td><td colspan="3">6,3</td><td colspan="3">7,3</td></tr>
<tr><td>1912</td><td>13,15</td><td>15,34</td><td>1934</td><td colspan="3">6,2</td><td colspan="3">7,2</td></tr>
<tr><td>1913</td><td>12,2</td><td>14,3</td><td>1935</td><td colspan="3">6,3</td><td colspan="3">7,3</td></tr>
<tr><td>1914</td><td>12,2</td><td>14,3</td><td>1936</td><td colspan="3">6,1</td><td colspan="3">7,1</td></tr>
<tr><td>1915</td><td>12,8</td><td>14,8</td><td>1937</td><td colspan="3">6,1</td><td colspan="3">6,9</td></tr>
<tr><td>1916</td><td>13,9</td><td>16,2</td><td>1938</td><td colspan="3">5,4</td><td colspan="3">6,2</td></tr>
<tr><td>1917</td><td>18,0</td><td>20,6</td><td>1939</td><td colspan="3">5,2</td><td colspan="3">6,0</td></tr>
<tr><td>1918</td><td>20,2</td><td>23,0</td><td>1940</td><td colspan="3">5,3</td><td colspan="3">6,8</td></tr>
<tr><td>1919</td><td>18,2</td><td>21,1</td><td>1945</td><td>[1] 6,0</td><td>[2] 7,6</td><td>[3]</td><td>[1] 7,0</td><td>[2] 8,9</td><td>[3]</td></tr>
<tr><td>1920</td><td>13,2</td><td>15,4</td><td>1946</td><td>7,15</td><td>6,64</td><td>6,0</td><td>8,9</td><td>7,7</td><td>7,3</td></tr>
<tr><td></td><td></td><td></td><td>1947</td><td>6,4</td><td>5,84</td><td>5,6</td><td>7,7</td><td>6,7</td><td>6,8</td></tr>
</table>

[1] Britische Zone, [2] Bayern, [3] Hessen.

Internationale Tuberkulose-Sterbeziffern

Länder:	1910	1913	1914	1915	1916	1917	1918	1919	1920	1921
Ägypten										
Australien									6,7	6,8
Belgien		12,0						11,6	11,5	11,1
Bulgarien										
Kanada										7,5
Chile									24,9	24,0
China										
Dänemark		13,6	13,8	13,2	15,6	17,7	13,9	12,1	11,6	9,6
Deutschland[1])	16,35	14,3	14,3	14,8	16,2	20,6	23,0	21,1	15,4	13,6
Finnland										
Frankreich	22,0	21,4	22,9				28,0		18,5	18,6
Griechenland										
Groß-Britannien		13,4	13,6	15,4	15,6	16,6	17,3	12,6	11,3	11,3
Irland									16,5	15,6
Island									21,0	19,2
Italien		14,9	14,5	15,8	16,6				16,0	14,2
Japan									22,4	21,3
Jugoslawien										
Neuseeland										
Niederlande		14,2	14,0	14,4	16,7	18,2	20,3	17,3	14,7	12,7
Norwegen		22,1	22,1	22,9	23,2	21,2	20,1		21,0	19,8
Österreich		25,9	25,6	32,2	38,7	43,2	40,3	35,3	29,2	22,4
Portugal										
Rumänien										
Rußland										
Schottland									12,4	11,8
Schweden		18,5	19,3	20,4	20,6	19,4	17,8		16,4	15,6
Schweiz		20,1	19,0	18,7	18,8	20,2	19,6	20,0	18,0	16,5
Spanien		15,2	15,4	15,9	20,5		20,4		17,6	15,6
Tschechoslowakei		32,1	31,6	36,8	39,1	38,7	43,1	34,3	34,2	20,7
Ungarn		31,4	29,4	33,7	31,9	32,9	35,6	33,5	24,9	27,5
USA	15,7		14,0				15,0		11,4	9,9

Das Diagramm läßt erkennen, daß die kontinuierliche Senkung der Kurve an zwei Stellen gestört wird: a) während des ersten Weltkrieges durch einen Anstieg im Jahre 1918 zum Stande von 1900 mit einer kleinen Nachschwankung während der Inflation von 1922/23 sowie b) infolge des zweiten Weltkrieges und seiner Nachwirkungen durch einen kleineren Rückschlag zum Niveau von 1928. Der Verlauf der Kurve läßt hoffen, daß der Höhepunkt im Jahre 1946 erreicht wurde und sie wieder absteigen wird, wenn nicht neue Störungen eintreten.

Den gleichen Weg ist die Tuberkulose jedoch auch bei anderen Völkern gegangen, selbst wenn sie vom Kriege nicht so schwer heimgesucht wurden wie Mitteleuropa. Aus der Übers'cht über eine Reihe europäischer und außereuropäischer Länder ist die sinkende Tendenz der Tuberkulose-Mortalität in der ganzen Welt zu ersehen.

Die graphische Darstellung des Ablaufes in Deutschland, England, Frankreich und den USA zeigt den gleichsinnigen Abfall der Kurve und ihre synchrone Störung

[1]) Ab 1945 für die amerikanische und britische Zone.

(Tbc aller Formen auf 10000 Einwohner)

1926	1931	1934	1935	1936	1937	1938	1939	1940	1941	1942	1943	1944	1945	1946	1947	1948
					5,5	5,3	5,1	5,3	5,8	6,6	7,2	7,1	7,0	6,9	6,5	
		4,4	4,3	4,2	4,0		4,2									
		7,3	7,5	7,2	7,2		6,8							6,6		
21,7	14,9				13,8	13,4	13,8	14,3								
		5,9	6,0	6,1	6,0	5,5	5,3	5,1	5,3	5,1	5,2	4,8	4,6	4,7	4,3	
		25,3	25,1	26,2	26,6	26,2	25,0	26,0	25,2	25,7	25,2	24,3	25,4	23,7		
							50,0						27,6			
5,7	4,7	5,5	5,1	4,7	4,4	4,1	3,4	3,5	3,5	3,5	3,4	3,3	3,3	3,2	3,0	3,1
9,8	7,9	7,2	7,3	7,1	6,9	6,2	6,0	6,8					7,0	8,9	7,3	6,2
20,1	17,6	18,5			20,0	19,9	19,7	21,2	19,6	22,0	19,3	19,3	18,7	17,8		
14,1	13,5	13,8	12,3	11,8		14,3	13,7	13,7	15,9	15,4	14,4	12,0	12,1	8,0	7,6	7,4
		14,5			12,8	11,7								27,5		
8,2	7,0	7,6	7,2	7,2	6,9		6,2	8,1	8,5	7,9	7,6	7,4	7,0	5,5	6,9	3,1
10,8	9,6	9,5	12,4	11,7	12,3	10,9	11,3	12,5	12,4	14,7	14,6	13,0	12,4	11,4	12,2	
		14,5		13,5	13,2											
9,4	7,3	8,0	8,9	8,7	8,6	8,0	7,6	7,4	8,1	10,2				8,4		
		19,3	19,1	20,7	20,3		20,7						10,15			
					18,9							40,0				
					3,9	3,9	4,0	3,9	3,9	3,9	3,7	3,8	3,8	3,4	3,1	
6,4	4,5	4,5		5,0	4,8	4,5	4,1	4,4	5,9	6,1	7,0	7,5	8,6	4,7	3,7	
14,5	11,0	11,1	10,6	10,2	9,8	8,8	8,6	8,2	8,0	7,3	6,9	7,4	6,5	6,5		3,2
		11,1	10,9	10,1	10,0	10,1	10,0					11,8	15,1	10,1	8,5	8,1
		16,6	16,2	16,1	15,2	15,3	14,8	15,3	16,0	16,0	15,2	14,5	15,2	15,7	15,3	
17,7		14,9			17,8	16,7	16,2	17,7	18,1	19,1	16,4		17,8	17,9		
							16,0									
		7,5	7,4	7,4	7,4		7,0									
10,7	9,5	10,2	9,6	9,3	8,6	8,2	7,5	7,1	7,5	6,8	6,9	6,7	5,6	5,1	5,1	4,1
10,3	8,2	10,1	9,7	9,5	8,7	8,2	8,1	7,8	7,9	8,3	7,6	8,1	8,3	7,6	6,7	
11,3	9,3	9,4	10,8	10,8	12,0	12,9	12,2	11,3	12,6	12,2	11,3	11,2	11,2	11,9		
16,3	13,0	13,8	13,5	12,9	12,4	12,3	12,4	13,5	14,1	15,6				8,4		
19,5	14,8	15,8	15,3	15,2	14,9	14,2	13,8	13,3	13,8	15,3	14,3			12,0	13,0	
7,0	5,4	5,7		5,7	5,4	4,9	4,7	4,6	4,5	4,3	4,3	4,1	4,0	3,6	3,2	3,1

durch die Auswirkungen des ersten Weltkrieges mit der Nachschwankung in Europa durch die Inflation. Auch die USA blieben nicht unbeeinflußt, obwohl sie von den sozialen Umstellungen kaum berührt wurden und keinen Mangel an Nahrung und Wohnraum hatten.

Der *genius epidemicus* der Tuberkulose schwächte sich aber nicht in allen Regionen der Welt gleich stark ab. In Zentraleuropa und Nordamerika liegt die Tuberkulose-Mortalität nunmehr zwischen 5 und 8 auf 10000 Einwohner. Wesentlich höhere Zahlen zwischen 10 und 14 auf 10000 haben der Westen, Südwesten, Osten und Südosten Europas und noch höhere zwischen 20 und 25 zeigen die Länder Südamerikas, China und Japan. Diese Unterschiede sind nicht durch den Kulturzustand bedingt, sondern haben Beziehungen zur *Siedlungsdichte* und zu dem Weg, den die Tuberkulose-Ausbreitung genommen hat. Es sprechen manche Hinweise dafür, daß die Sterblichkeit dort am geringsten geworden ist, wo die *Durchseuchung* und damit die Immunisierung der Bevölkerung am frühesten einsetzte.

Im Mittelalter war die Tuberkulose in Europa ziemlich selten. Ihr Krankheitsbild war jedoch recht gut bekannt und wurde in der Literatur unter den Bezeichnungen ptisis, swin-suht, swint-suht, lungen-suht, lungen-siechtac beschrieben. Man kannte auch die Infektiosität des Auswurfs, zahlreiche Antidota ad ptisicos und wußte die günstige Wirkung des Fettes „ad impinguendum tyssicos" zu schätzen. Aber man brauchte keine städtischen Einrichtungen, um sie so energisch zu bekämpfen wie die Lepra, die Pest und die Pocken. Die Basler Seuchenverordnung aus dem letzten Drittel des 14. Jahrhunderts führt die Lungenschwindsucht zusammen mit Beulenpest, Fallsucht, Krätze, Antoniusfeuer (sacer ignis = Ergotismus-Gangrän), Milzbrand, Trachom und Lepra auf, sah aber keine Asylierung vor, sondern verlangte

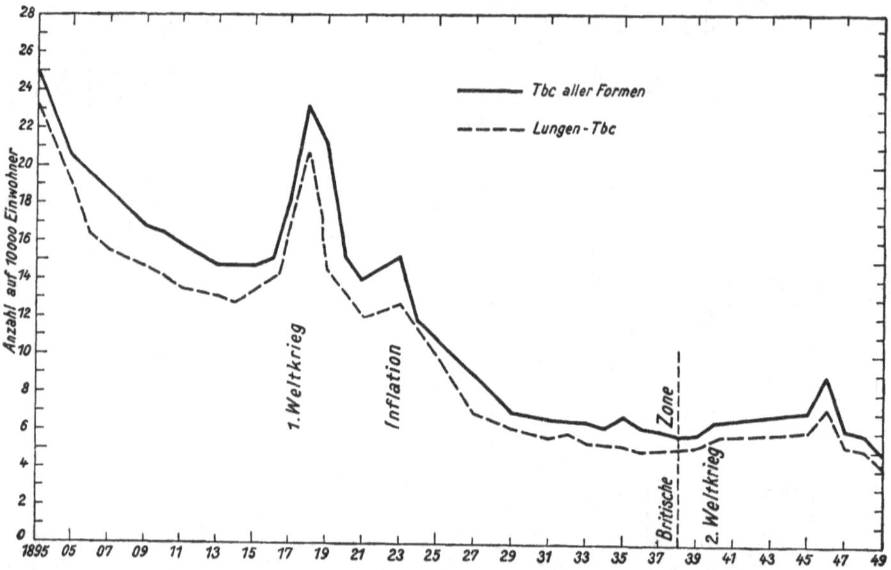

Abb. 35. Tuberkulose-Mortalität in Deutschland 1895—1947 auf 10000 Einwohner

die Ausweisung und verbot daran Erkrankten den Handel mit Nahrungsmitteln und Getränken.

Erst um die Mitte des 18. Jahrhunderts setzte eine *epidemische Verbreitung* mit hoher Sterblichkeit ein. Ganze Häuser starben aus, und besonders gefürchtet war Berlin, „wo unter sieben Menschen beinahe zwei an Schwindsucht, Auszehrung und Brustkrankheiten" starben. Während der Jahre 1752—1754 kamen in Wien 53,3 Todesfälle an Tuberkulose auf 10000 Einwohner, um die Mitte des 18. Jahrhunderts in Berlin 73,2 und in Schweden für 1751—1770 durchschnittlich 41,7. Damals rief man den Kampf gegen die Schwindsucht als Staatsaufgabe auf und wies auf den Einfluß der sozialen Umwelt hin, insbesondere auf feuchte, überfüllte Wohnungen, Branntweinmißbrauch, Verarmung und ererbte Disposition. Man versuchte aber auch damals schon eine aktive Immunisierung mit Sekret aus Skrofeln (C. G. Th. Kortum). Die Virulenz der Erreger und die Intensität der Seuche hielt bis zur Mitte des 19. Jahrhunderts an. In Wien erlag während der Jahre 1806—1808 durchschnittlich jeder vierte Gestorbene einer Schwindsucht, in Berlin in der Zeit von 1835—1841 noch jeder zehnte. Die Tuberkulose-Mortalität schätzte man damals mit etwa 65 auf je 10000 Einwohner ein und hob hervor, daß besonders die Steinmetzen gefährdet seien. Um 1870 setzte sodann eine Abnahme der Sterblichkeit ein, die sich kontinuierlich fortsetzte.

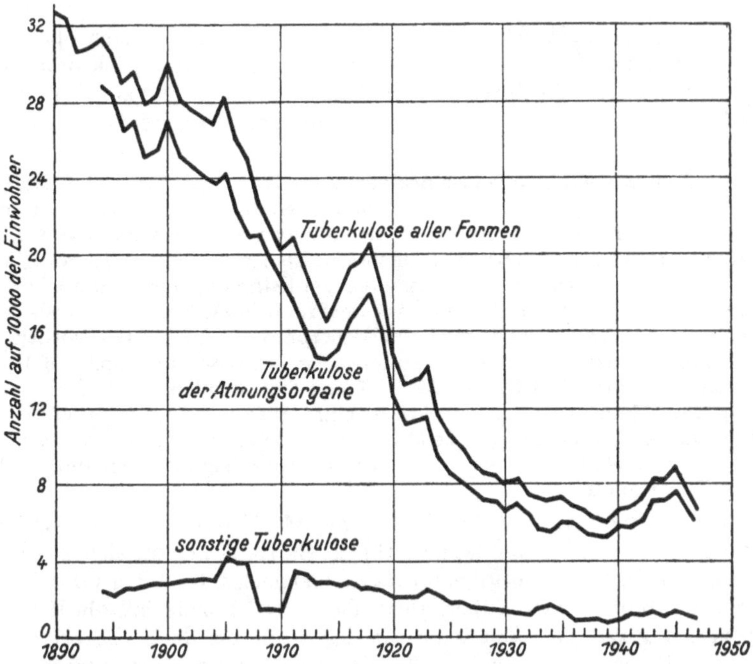

Abb. 36. Tuberkulose-Sterblichkeit in Bayern 1890—1947 auf 10000 der Bevölkerung

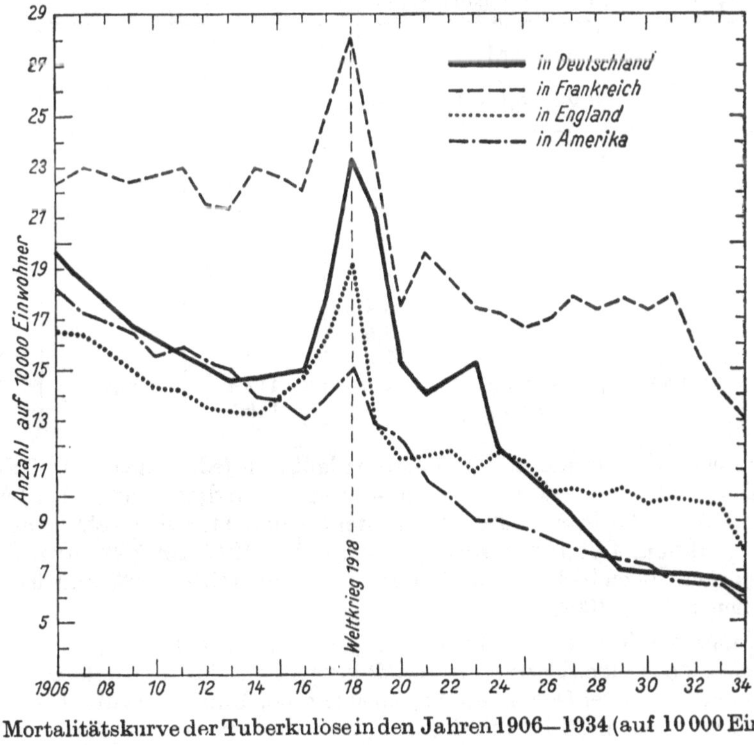

Abb. 37. Mortalitätskurve der Tuberkulose in den Jahren 1906—1934 (auf 10000 Einwohner)

Die säkulare Sterblichkeitskurve begann also in Mitteleuropa um 1750, erreichte einen zweiten Gipfel etwa um 1830—1840 und senkte sich dann langsam. Ihr Verlauf wurde abgelenkt durch soziale Erschütterungen und eine Minderung der Abwehrkräfte, wie sie im Gefolge von Teuerungen, Hungersnöten und Kriegen auftraten.

Diese *große Flutwelle* gelangte jedoch noch nicht zu den arktischen Völkern in Kanada, Alaska und Grönland. In den locker besiedelten Weiten der Steppen, Tundren und Berghöhen sind Luft und Boden nahezu keimfrei. Sie liegen auch abseits vom Weltverkehr und wurden ihm erst in der Gegenwart erschlossen. Daher sind weder die weiträumig ansässigen Indianer, noch die dicht zusammenlebenden Eskimos gegen übertragbare Krankheiten immun geworden, sondern erlagen massenhaft den Infektionen, denen sie durch den Flugverkehr und die Gründung von Handelsstützpunkten ausgesetzt wurden, obwohl diese noch 150 bis 500 km auseinander liegen. Die Tuberkulose-Mortalität auf 10000 Einwohner betrug im Jahre 1939 für Alaska 43,7 und für Grönland 55,0. Bei den Busch-Indianern in Nord-Manitoba schnellte sie im Jahre 1944 auf 78,2 je 10000 Einwohner empor, als sie aus ihren Tepees (Spitz-Zelten) in kleine Hütten als ihren Winterquartieren verlegt wurden. Die *Wohnenge* und die *Unterernährung* begünstigten die rasche Ausbreitung der Tuberkulose.

Vergleichbare Angaben über die *Tuberkulose-Morbidität* liegen in ausreichendem Umfange noch nicht vor. Verwendet man für die Statistik nur die sicheren Bestandszahlen der in den Tuberkulose-Fürsorgestellen betreuten Kranken mit aktiver pulmonaler und extrapulmonaler Tuberkulose, dann ergibt sich, daß bis 1947 im Vergleich zur Vorkriegszeit eine Zunahme um das zwei- bis dreifache erfolgt ist und eine rückläufige Bewegung wie bei der Tbc-Mortalität noch nicht eingesetzt hat.

Der Bestand der Tuberkulosefürsorgestellen an Kranken mit aktiver Tuberkulose aller Formen betrug auf 10000 Einwohner:

im Jahre	in Niedersachsen	in Nordrhein-Westfalen	in Schleswig-Holstein	in Hamburg	in Bayern	in Württemberg
1937	38,8					47,0
1938	38,7	53,7		72,1	46,3	50,0
1939	41,1			62,5		
1940	40,0			70,5		35,0
1941				80,0		48,0
1942				91,0		72,0
1943			48,4	61,8		69,0
1944		88,8	63,5	92,0		
1945	59,2	89,5	71,3	100,0		62,0
1946	85,8	114,7	104,7	142,4	60,9	71,0
1947	103,7	119,3	147,7	179,7	75,1	98,0

Der Durchseuchungsgrad der Bevölkerung läßt sich jedoch aus dem *Tuberkulin-Kataster* ablesen. Vor dem zweiten Weltkriege zeigten auf dem Lande höchstens 15%, in den Großstädten höchstens 40% aller Kinder bis zum 14. Lebensjahre eine positive Tuberkulinreaktion. Der Index stieg bis zum Jahre 1947 auf 30% bzw. 50%, erreichte bei den Jugendlichen und Minderjährigen im Mittel 70% und ist bei den Erwachsenen nahezu 100%.

Erfahrungsgemäß ruft das Überstehen einer natürlichen Infektion zwar keine absolute, aber doch eine relative *Immunität* hervor, die sich als labile Giftfestigkeit äußert. Es liegt daher der Gedanke nahe, einen aktiven Impfschutz durch Vaccination herbeizuführen, wie er 1789 von Kortum versucht wurde. Als Zeichen der eingetretenen Allergie dient die Tuberkulinempfindlichkeit. Wenn sie auch nicht eine spezifische Immunität kennzeichnet, so hat doch die Praxis gezeigt, daß eine durch lebende Tuberkelbazillen erzeugte Tuberkulinempfindlichkeit für eine aktiv erworbene spezifische Tuberkulose-Immunität spricht. Einen solchen Schutz will die *Vaccination* mit dem Bazillus Bilié-Calmette-Guérin (BCG) herbeiführen, einem bovinen Stamm von Tuberkelbazillen, der durch langjährige Passagen auf Gallenährböden in seiner Virulenz abgeschwächt ist.

Die perorale Anwendung des BCG-Impfstoffes nach der Originalmethode von Calmette hatte den Nachteil, daß die erstrebte Tuberkulinempfindlichkeit erst nach langer

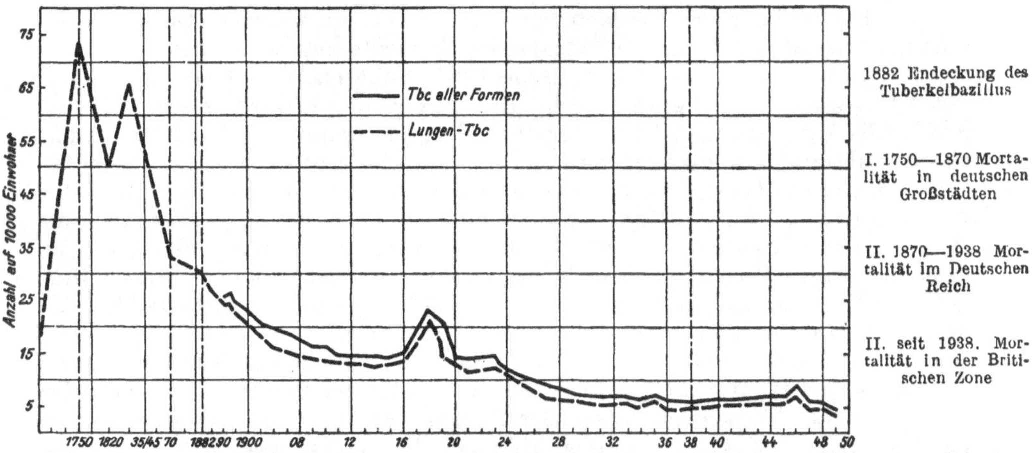

Abb. 38. Säkulare Mortalitäts-Kurve der Tuberkulose in Deutschland von 1600 bis 1950 auf 10000 Einwohner

Zeit und nur bei einem Teil der Kinder eintrat, die zweckmäßige Dosierung daher nur schwer festzustellen war. Nach dem Vorgange Schwedens ging man seit 1927 dazu über, den Prozeß der natürlichen virulenten Ansteckung mit Tuberkulose nachzuahmen und verwandte die intrakutane Injektion ähnlich dem Mantoux-Test. Ihre Vorbedingung ist eine negative Tuberkulin-Reaktion des Impflings.

Die 20jährigen Erfahrungen in Schweden lauten sehr günstig. Die herbeigeführte Immunität dauert individuell verschieden lange, in der Regel durchschnittlich 5—10 Jahre. Man schreibt ihr einen ausgezeichneten Schutz gegen die unmittelbaren Folgen einer primären virulenten Infektion zu, also gegen klinische Primärtuberkulose, Miliartuberkulose und tuberkulöse Meningitis, aber auch gegen Pleuritis und die unmittelbar aus einer frischen pulmonalen Primärtuberkulose entstandene kavernöse Lungentuberkulose. Dagegen beugt sie wohl kaum postprimären tuberkulösen Erkrankungen vor, wie der gewöhnlichen Phthise und extrapulmonalen Organtuberkulosen. Bis zum Ende des Jahres 1946 wurden in Schweden mehr als 500000 Impfungen vorgenommen. Ein Vergleich der Morbiditätsziffern ergab bei Vakzinierten 2% Erkrankungen an Tuberkulose (entsprechend 8,2 auf 1000 im Beobachtungsjahr) gegen 19,3% bei nichtvakzinierten Tuberkulinnegativen (entsprechend 136 auf 1000 im Beobachtungsjahr). Ein Kontrollversuch wurde 1936—1938 bei 1550 tuberkulinnegativen Indianern im Alter bis zu 19 Jahren in einigen Reservaten der USA und in Alaska vorgenommen und ihnen 1457 Stammesgenossen in gleichem Milieu gegenübergestellt. Nach sechs Jahren waren von den BCG-Vakzinierten 40 oder 2,6% an Tuberkulose erkrankt und davon 4 gestorben, von den Nichtvakzinierten aber 185 oder 12,7% an Tuberkulose erkrankt und von diesen 28 gestorben. Ob man jedoch die Beobachtungen auf die deutsche Bevölkerung mit ihren veränderten Lebensbedingungen, sozialen Verhältnissen und immunisatorischen Voraussetzungen übertragen kann, muß die Erfahrung zeigen.

Die *Endphase der Tuberkulosewelle*, in der wir uns gegenwärtig befinden, erfordert größere Anstrengungen bei der Bekämpfung, da es ja immer schwieriger ist, die letzten Krankheitsherde auszurotten. Erst wenn es sich erweist, daß keine wirtschaftlichen und sozialen Katastrophen zu erwarten sind, können wir sagen, daß die Tuberkulose eine „aussterbende Krankheit" ist. Die Umschau nach erfolgreichen Schutzmaßnahmen ist um so notwendiger als wir noch kein spezifisches Heilmittel kennen. Die Wirkung des Streptomycins scheint sich auf primäre Prozesse zu beschränken, insbesondere auf die tuberkulöse Meningitis und die Miliartuberkulose. Auch von den Thiazolen und Thiodiazolen (wie Sulfathiazol und Globucid) sowie den Thiosemikarbazonen erwartet man gute Erfolge an primären Infektionsherden und bei der Verhinderung oder Verzögerung einer Generalisation. Der Einfluß radioaktiver Substanzen auf die extrapulmonale Tuberkulose wird gleichfalls noch geprüft.

Die wichtigste Maßnahme bleibt daher immer noch die *Abwehr von Infektionen.* Ihre Quellen sind in abnehmender Häufigkeit die Tuberkulose des Menschen, des Rindes und der Vögel. Der Tuberkelbazillus vom Typus humanus ist weitaus die häufigste Ursache der Tuberkulose beim Menschen. Er wird durch Tröpfchen, Staub, Kontakt und Unsauberkeit übertragen, eingeatmet oder verschluckt. Die Infektion mit dem Typus bovinus durch den Genuß von Milch kranker Kühe, aber auch durch Tröpfchen und Staub ist jedoch durchaus nicht so selten, wie man auch heute noch anzunehmen geneigt ist. Am häufigsten werden bovine Tuberkelbazillen bei der Tuberkulose der Hals- und Mesenterialdrüsen, der Abdominalorgane, insbesondere des Darmes und beim Lupus gefunden, ebenso oft aber auch bei der Tuberkulose der Knochen, Gelenke und der Urogenitalorgane im Kindes- und Jugendalter. Keinesfalls kommt dieser Infektionsart eine günstigere Prognose zu als der Ansteckung mit dem Typus humanus. Bei der Lungentuberkulose ist mit mindestens 2% bovinen Befunden zu rechnen; systematische Nachprüfungen würden aber sicher mehr ergeben. Es darf auch nicht übersehen werden, daß bovine und humane Tuberkelbazillen vom Menschen auch auf Hunde und Katzen übertragen werden und etwa 1—3% aller Tiere in der Umgebung des Menschen krank sind. Sie sind daher als Überträger ebenso zu berücksichtigen wie Stubenvögel, insbesondere Papageien und Kanarienvögel, die durch den Menschen angesteckt werden können, aber auch ihre Tuberkulose vom Typus humanus, bovinus und gallinaceus auf den Menschen übertragen können.

Als besonders gefährdet galt bisher der Lebenszeitraum vom 15. bis 30. Jahre. Vor dem Kriege war die Sterblichkeit im Dezennium von 15 bis 25 Jahren reichlich 1½-mal größer als im Jugendalter bis zum 15. Lebensjahre. Während der Kriegsjahre verschob sich die Anfälligkeit in die Kinder- und Jugendjahre, so daß nunmehr im Jahre 1946 der Zeitraum von der Geburt bis zum 15. Lebensjahre genau so stark bedroht und befallen ist wie das folgende Dezennium von 15 bis 25 Jahren.

Bei der Bekämpfung der bovinen Erkrankungsform hat sich das bis zum Jahre 1939 durchgeführte „*freiwillige Tuberkulosetilgungsverfahren*" bestens bewährt. Die sehr genaue Statistik der *Rindertuberkulose* wies nach, daß 26,7% aller geschlachteten Rinder eine Tuberkulose hatten; am häufigsten sind mit 25—37% Kühe betroffen. Schloß sich ein Besitzer über die landwirtschaftlichen Verbände dem Tilgungsverfahren freiwillig an, dann wurde sein Rinderbestand regelmäßig tierärztlich untersucht und die Milch geprüft. Der Landwirt verpflichtete sich zu vorgeschriebenen Schutzmaßnahmen und erhielt Vorzugsrechte wie auch einen erhöhten Milchpreis eingeräumt. Kranke Tiere wurden gegen Erstattung des Wertes ausgemerzt, so daß nur gesunde Kühe gehalten werden konnten. In der Gegenwart sind sorgfältigere Vorkehrungen gegen die Übertragung von Rindertuberkulose dringend nötig, da die Hygiene der Tierställe und der Milchgewinnung bedenklich nachgelassen hat.

Je geringer die Zahl der Tuberkulosekranken in der Bevölkerung ist und je unauffälliger das Leiden verläuft, desto umfassender müssen die diagnostischen Suchaktionen ausgebaut werden. Die Methode der Wahl sind die *Reihenuntersuchungen* mit dem *Schirmbildverfahren*. In Schleswig-Holstein wurden auf diese Weise 2,2% bisher unbekannter Erkrankungen an Tuberkulose bei den Untersuchten festgestellt. Unter 305000 Prüflingen fand man in Kanada trotz des günstigen Durchschnittszustandes bei 3217 oder 1,05% eine Lungentuberkulose. Es ist dies ein außerordentlich bedeutender Erfolg der Fürsorge, wenn man bedenkt, daß jeder Kranke mit offener Tuberkulose während seines Lebens durchschnittlich 20 neue Ansteckungen hervorrufen kann. Besonders notwendig sind solche Reihenuntersuchungen in Schulen und Betrieben mit erhöhter Ansteckungsgefahr. Das Ziel einer planmäßigen Tuberkulosefürsorge ist die Anlegung eines Röntgenkatasters der gesamten Bevölkerung. Die Einrichtungen müßten dann so weit ausgebaut werden, daß mindestens 3 Millionen Menschen jährlich zur Schirmbildaufnahme herangezogen werden können.

Der *Tuberkulosefürsorge* erwachsen aus der Kenntnis jeder neuen Infektionsquelle drei umfangreiche Aufgaben: 1. der Schutz der Gesunden 2. die ärztliche Fürsorge für den Erkrankten und 3. die soziale Fürsorge für beide. Diese hat sich im Laufe der Jahrhunderte trotz des Mangels an spezifischen Heilmitteln als die wirksamste Waffe im Kampfe gegen die Tuberkulose erwiesen, weil die Krankheit in ihrem chronischen Verlaufe durch alle Faktoren des sozialen Lebens bestimmt, aber auch beeinflußt wird. Die soziale Fürsorge will und soll die Tuberkulose in ihrer Entstehung und ihrem Verlauf aus diesen Bindungen entflechten, sie erstrebt die „soziale Dissoziierung der Tuberkulose".

Als bestimmende *soziale Faktoren* haben sich erwiesen: Wohndichte, Ernährung, Konstitutionsfestigkeit und Berufsmilieu. Alle Erhebungen beginnen daher mit einer Prüfung der Wohnungshygiene. Sie erstreckt sich nicht nur auf ihre Größe, Belegung, ihre Ausstattung und die Raumaufteilung, sondern auch ihre Pflege. Die Nöte der Gegenwart bestätigen immer wieder die Feststellung von Rubner in ihrer erweiterten Form: „Die Tuberkulose geht der Wohndichte parallel, wenn der Kranke und seine Umgebung die notwendige Wohnungspflege vernachlässigen". In allen Großstädten und Industriezentren, bei uns und in anderen Ländern, kann man feststellen, daß die Tuberkulose sich in beengten und dürftigen Wohnungen am leichtesten ausbreitet. Ihre Häufung steht im umgekehrten Verhältnis zur Größe des verfügbaren Wohnraumes. Eine hohe Tuberkulose-Mortalität finden wir bei großer Wohndichte und dürftiger Wohnungspflege in Ungarn, Jugoslawien, Norditalien, China, Mexiko, auf Porto Rico und in Indien. Dagegen sind nahezu tuberkulosefrei die dünnbesiedelten und klimatisch begünstigten Steppengebiete, die westliche Tiefebene von Erythrea und die arktischen Tundren, wo sich das Leben in der Sonne und in frischer, staubfreier Luft abspielt. Diese Gegensätze zeigen, daß die Tuberkulose im engen Sinne des Wortes eine Domestikationskrankheit ist.

Den Einfluß der Ernährung haben die gewaltigen Experimente der beiden Weltkriege erbracht. Die Kalorienwerte der Tageskost sanken von 1988 im Sommer 1916 auf 1100 in der Kohlrübenzeit von 1917 und wurden im Herbst 1918 auf 1375 erhöht. In der gleichen Zeit verringerte sich der Eiweißgehalt von 54 g auf 30 g und stieg sodann auf 47 g. Die Sterblichkeit an Lungentuberkulose antwortete darauf mit einem Anstieg von 14,1 auf 20,4 je 10000 Einwohner. Der zweite Weltkrieg brachte dazu noch die Erkenntnis vom Werte des Fettes und des tierischen Eiweißes. Die Tageskalorien wurden für den Normalverbraucher von 2070 im Jahre 1939 mit einem

Gehalt von 46 g pflanzlichem Eiweiß, 38 g tierischem Eiweiß und 61 g Fett allmählich herabgesetzt, bis sie im 2. Quartal 1945 den niedrigsten Wert von 796 Kalorien mit einem Gehalt von 22 g pflanzlichem Eiweiß, 7 g tierischem Eiweiß und 15 g Fett erreichten. Im 4. Quartal 1946 stieg der Kaloriengehalt auf 1550 mit 44 g pflanzlichem Eiweiß, 12 g tierischem Eiweiß und 18 g Fett. Die Lungentuberkulose reagierte darauf mit einer Steigerung der Mortalität von 5,2 auf je 10000 Einwohner im Jahre 1939 auf 7,15 im Jahre 1946, um sodann im Jahre 1947 auf 6,4 zurückzugehen.

Eine Schwächung der *Abwehrkräfte* des Körpers läßt die Gefahr einer Erkrankung rasch anwachsen, und zwar unabhängig von einer früher vielfach angenommenen *konstitutionellen Veranlagung*. Die größere Gefährdung leptosomer Typen mit phthisischem Habitus hat sich nicht erweisen lassen. Dagegen offenbart die in den letzten Jahren in die pathognomonische Diagnostik einbezogene Psychologie leib-seelische Zusammenhänge, die man bislang über dem infektiösen Organprozeß nicht beachtete. Danach sind Beziehungen zu schweren seelischen Belastungen, depressiven Stimmungslagen und Temperamenten anzunehmen. So ist es auch zu erklären, daß die Morbidität und Mortalität an Tuberkulose auch in solchen Ländern zunahm, die vom Kriege nicht unmittelbar berührt wurden, sondern nur seine wirtschaftlichen und psychischen Auswirkungen zu spüren bekamen ohne in leibliche Not zu geraten. Eine konstitutionelle Kräftigung im Abwehrkampf gegen die Tuberkulose umfaßt darum nicht nur die Erhaltung und Steigerung des physiologischen Gleichgewichts der Körperfunktionen, sondern auch eine seelische Ausgleichung. Die zur Tuberkulose Disponierten und durch sie besonders Gefährdeten sind geistig vielfach hochwertig, so daß die Tuberkulose geradezu als ein Faktor der Gegenauslese bezeichnet wurde. Einer leib-seelischen Konstitutionsfestigung dient der Aufenthalt in Licht, Luft und Sonne, das dosierte Bad im Freien und nicht zuletzt der Milieuwechsel mit anregenden, ablenkenden Eindrücken. Vor allem für die Jugendlichen bevorzugt man mit Recht alle Mittel der *Erholungsfürsorge* und die neuerdings wieder geförderte Überweisung in Wald- und Freiluftschulen.

Ein besonders ungünstiges Ausmaß von Domestikationserscheinungen wurde in der „Heimarbeit" erreicht. In trauriger Erinnerung steht die Heimweberei. Der Wohn- und Schlafraum wurde durch den großen Webstuhl eingeengt und diente dem gesamten Familienleben und der Akkordarbeit. Es ist nicht zu verwundern, daß gerade unter den Webern die Tuberkulose stark aufräumte. Frische Luft und Sonne sind auch an den Arbeitsplätzen nicht zu entbehren. Dies gilt besonders von Staubbetrieben, Giftarbeiten, Zigarrenfabriken und Verarbeitungen von Faserstoffen, Lumpen und Tierhaaren, in denen Reihenuntersuchungen mit dem Schirmbildgerät nicht zu entbehren sind.

Über allen sozialen Fürsorgemaßnahmen darf jedoch nicht vergessen werden, daß die Tuberkulose auch eine ansteckende Krankheit ist und den *Schutz der gesunden Umgebung*, wie auch die ärztliche Behandlung des Kranken verlangt. Darum bedürfen nicht nur alle Mitbewohner von Wohnung und Haus, sondern auch der engere Bekanntenkreis einer Untersuchung und laufenden Beobachtung. Besondere Sorgfalt ist für die gefährdeten Jahrgänge der Kinder und Jugendlichen zu verwenden. Man vergesse auch nicht Alterstuberkulosen als Quellen einer Aussaat von Krankheitskeimen.

Bei der Planung von *Anstaltsbetten* für die Behandlung und *Absonderung* von Tuberkulosekranken verdienen die ungünstigen Lebensbedingungen und die starke Übervölkerung Deutschlands berücksichtigt zu werden. Andere europäische Länder kommen mit einer geringeren Zahl von Tuberkulosebetten aus, weil eine Absonderung und Pflege der Kranken in den Wohnungen leichter möglich ist. Die Errechnung des Bettenbedarfes nach der Zahl der jährlichen Sterbefälle an Tuberkulose, wie sie vielfach üblich ist, berücksichtigt nicht die Behandlungsbedürftigkeit und eine häusliche Pflegeunfähigkeit, gelangt daher zu übermäßig niedrigen Werten. Den Minimalbetrag für eine mittlere Beanspruchung berechnete die für eine Ausarbeitung von Richtlinien für die Planwirtschaft im Anstaltswesen im Kampf gegen die Tuberkulose eingesetzte Arbeitsgruppe des Tuberkuloseausschusses mit 87—104 Tuberkulosebetten auf 100000 Einwohner. Diesen Richtsätzen entspricht etwa der heutige Zustand, er vernachlässigt aber die Verluste an Wohnraum und die Übervölkerung. Man muß daher von dem jetzigen Bedarf an allgemeinen Krankenbetten ausgehen. Er beträgt 10—20 Krankenbetten auf je 1000 Einwohner als Minimum und Maximum. Für allgemeine Infektionskrankheiten werden davon 10% veranschlagt oder 1—2 Absonderungsbetten auf je 1000 Einwohner. Die anstaltsbedürftigen offenen Lungentuberkulosen betragen etwa ein Drittel aller Neuzugänge an Tuberkulose im Jahr, d. h. etwa 20% mehr als die Zahl der allgemeinen Infektionskrankheiten. Danach beläuft sich der Bedarf an Tuberkulosebetten im Minimum auf 1,2, im Maximum auf 2,4 für je 1000 Einwohner oder auf 120—240 Betten für je 100000 Einwohner.

Will man für einen *abgegrenzten Bezirk* die Zahl der erforderlichen Isolierungsbetten nach den konkreten soziologischen Zuständen bestimmen, dann multipliziert man den aus einem fünf- bis zehnjährigen Durchschnitt gewonnenen Betrag der Neuzugänge an ansteckungsfähigen Tuberkulosen mit dem prozentualen Anteil an hygienisch unzulänglichen Wohnungen. Das Ergebnis hält sich in den Grenzen der genannten Richtzahlen.

Bei der *Überweisung in Anstaltspflege* unterscheidet man die schweren Erkrankungen in *heilstättenfähige*, bei denen noch eine Heilung oder nachhaltige Besserung zu erwarten ist, und in bereits *asylierungsbedürftige*, bei denen der Schutz der gesunden Umgebung überwiegt. Dazu wird man jedoch häufig erst nach einer gewissen Beobachtungszeit in der Lage sein und sollte daher das Urteil dem Heilstättenleiter überlassen. Ob und wann ein Kranker abgesondert werden soll, bestimmt die Tuberkulosefürsorgestelle gemeinsam mit dem Bezirksfürsorgeverband aus der Kenntnis der örtlich bedingten Notwendigkeit im Einzelfalle. Die chirurgische Behandlung ist aus den Lungenheilstätten nicht mehr fortzudenken. Ihre überraschenden Erfolge haben auch die konservative Therapie befruchtet und dazu geführt, daß entweder der Tuberkulosearzt gleichzeitig Lungenchirurg ist oder in Heilstätten und Kliniken ein besonderer Lungenchirurg tätig ist.

Nach dem Grundsatz jeglicher Fürsorge, den Hilfsbedürftigen wieder möglichst auf sich selbst zu stellen, verfährt auch die Tuberkulosefürsorge. Der Kranke soll nach stationärer und ambulanter Kur wieder in den Gesellschaftsprozeß und an eine ihm mögliche Arbeit gebracht werden ohne die gesunde Umgebung zu gefährden, auch wenn er nicht ganz bazillenfrei geworden ist. Die Auswahl der Geheilten, Gebesserten und Genesenden erfolgt gemeinsam durch Ärzte und Fürsorgerinnen der Tuberkulosefürsorgestellen, der Heilstätten und der Arbeitsämter. In der Theorie sieht diese Aufgabe gar nicht schwierig aus, in der Praxis sind aber viele Hindernisse zu überwinden. Dies liegt vor allem daran, daß mit unseren heutigen Kurmitteln und Kurzeiten ein Dauererfolg bei offener Lungentuberkulose nur in 20% zu erzielen ist. Bei den als gebessert entlassenen Kranken müssen Rückfälle nach Möglichkeit vermieden werden. Daher bedarf es der Überleitung einer Beschäftigungstherapie in die Arbeitstherapie und weiterhin zur Prüfung der Belastungsfähigkeit einer Aufnahme in *Übergangsheilstätten*. In ihnen verrichten die nicht mehr Kurbedürftigen graduell ansteigende Arbeiten in verschiedenen Klassen. Erweist sich eine Tätigkeit als zuträglich, dann wird die Belastung in der nächsten Klasse bei regelmäßiger Kontrolle des Gesundheitszustandes gesteigert, wird sie als ungünstig befunden, dann wird der Prüfling wieder in die vorhergehende Klasse eingereiht. Durch ein solches System von Schleußen wird eine Überleitung in den freien, dem Befunde angepaßten Arbeitsprozeß erreicht. Es entscheidet sich dabei, ob auch mit gesteigerter Arbeitsbehandlung eine volle Arbeitsfähigkeit im alten Beruf zu erwarten ist oder bei nur teilweiser Einsatzfähigkeit eine *Umschulung* für einen anderen Beruf mit günstigeren Erwartungen erwogen werden soll. Die Erfahrungen in Amerika und England sind hierbei nicht ermutigend; es traten häufig Mißerfolge auf, weil die Umschulungen lange Zeit beanspruchten und daher nur dann ernsthaft betrieben werden konnten, wenn die Prognose quoad vitam günstig war.

Die Tuberkuloseanstalten lassen sich nach den ihnen gestellten Aufgaben und Zielen gliedern in:

1. Tuberkulosekliniken für interne und chirurgische Diagnostik und aktive Therapie, gleichzeitig als Lehr- und Forschungsinstitute;
2. Lungenheilstätten mit Ausnutzung der klimatischen Heilfaktoren für vorwiegend internistisch-konservative Therapie und einfache Lungenchirurgie (Pneumothorax, Kaustik. Phrenikusoperation u. ä.) für aussichtsreiche Behandlungsfälle und noch aussichtsreiche vorübergehende Absonderungsfälle;
3. Arbeitsheilstätten entweder im Anschluß an eine Mutteranstalt oder als eigene Zweckanstalten mit klinischen Kurabteilungen und räumlich getrennten Arbeitsabteilungen;
4. Tuberkulosekrankenhäuser, die den Dienst der Tuberkulosefürsorge betonen und daher nicht nur diagnostisch-therapeutische Anstalten sind, sondern auch aussichtslose Absonderungskranke, Schwerkranke, Sieche und Sterbende aufnehmen;
5. Tuberkulosestationen allgemeiner Krankenhäuser und Universitätskliniken für die vorübergehende Aufnahme;
6. geschlossene Asylierungsanstalten zur Behandlung und Erziehung asozialer und antisozialer ansteckender Tuberkulöser;
7. Nachfürsorgeheime im Anschluß an Heilstätten und Kliniken;
8. Erholungsheilstätten und Sanatorien für Erholungs-, Vorbeugungs- und Nachkuren bei geschlossener Tuberkulose sowie
9. Sonderanstalten für Augentuberkulose, Lupuskranke, Jugendliche und Kinder.

Während der geheilte oder ausreichend stabilisierte Tuberkulöse sobald wie möglich in das gewohnte Leben zurückkehren soll, gehört der unheilbar Invalide, dem ein Anteil von Arbeitsfähigkeit verblieben ist, in eine *Nachfürsorgestätte* oder *Tuberkulösensiedlung*. Solche Einrichtungen wurden in vorbildlicher Arbeit in Papworth bei Cambridge, Papworth-Hall, Preston-Hall, Herrnprotsch bei Breslau, Tönsheide in Schleswig-Holstein und „Auf dem Bühl" in Württemberg gegründet. Diese Kolonien sind an ein vorhandenes Fachkrankenhaus angelehnt und nehmen den Kranken mit seiner Familie auf, so daß er dort innerhalb von Wohnung und Familie asyliert lebt. Er soll selbständige Arbeit leisten und seine wirtschaftliche Existenz sichern helfen, bleibt aber unter steter ärztlicher Aufsicht. Diese Dorfsiedlungen umfassen also eine besondere Gemeinde, das Hospital und die Werkstättenanlagen. Obwohl die dort geborenen Kinder fast stets frühzeitig infiziert werden, erkranken sie doch nicht an aktiver Tuberkulose, weil die regelmäßige Überwachung und die günstigen Lebensbedingungen eine Progredienz verhindern.

Besondere Maßnahmen sind beim *Lupus* notwendig, weil seine Vernachlässigung oder unzweckmäßige Behandlung zu so erheblichen Verunstaltungen führt, daß die Kranken im Erwerbsleben nur schwer oder gar nicht unterzubringen sind. Bei etwa

30% aller Betroffenen findet sich auch eine andere Organtuberkulose. Ihre Behandlung ist durch Verträge mit geeigneten und zweckentsprechend ausgestatteten Kliniken gesichert. Der von den Landesversicherungsanstalten eingesetzte Lupusbeauftragte ist in der Regel der Leiter dieser Klinik und überprüft in regelmäßigem Turnus alle Lupuskranken seines Bezirks.

Die umfangreichen Aufgaben der Tuberkulosefürsorge werden von den *Gesundheitsämtern* durch besondere Fachärzte wahrgenommen. Dazu werden die Tuberkulosefürsorgestellen mit den erforderlichen medizinisch-technischen Einrichtungen, insbesondere mit einem leistungsfähigen Röntgenapparat und einem Schirmbildgerät ausgestattet. Die Untersuchung und Beratung erfolgt unentgeltlich. Eine ärztliche Behandlung mit Ausnahme von Pneumothoraxfüllungen wird jedoch in den Tuberkulosefürsorgestellen nicht vorgenommen. Ihre fürsorgerischen Aufgaben umfassen:

die laufende Überwachung, Beratung und Belehrung der Erkrankten,
die Vermittlung zweckmäßiger Heilbehandlung,
die planmäßige Untersuchung und Beratung Tuberkulose-Gefährdeter,
die Prüfung der Wohn-, Schlaf- und Berufsverhältnisse Kranker und Gefährdeter,
die Begutachtung für Gewährung von Beihilfen,
die Erstattung von Zeugnissen und Gutachten für Behörden und beim Vorliegen eines öffentlichen Interesses sowie
die Belehrung und Aufklärung der Bevölkerung über die Tuberkuloseverhütung und -bekämpfung.

Die praktische Durchführung der Heil- und Bekämpfungsfürsorge obliegt den Stellen des privaten und öffentlichen Rechts, den Sozialversicherungsträgern, Fürsorgeverbänden und freien Wohlfahrtsverbänden.

Nach erfolgreichem Abschluß des klinischen Tuberkuloseheilverfahrens setzt eine geeignete *Nachfürsorge* ein. Diese erstreckt sich auf

die allmähliche Wiedergewöhnung an die Berufsarbeit,
die Umschulung in eine andere zuträglichere Tätigkeit,
die Berufsberatung insbesondere der Jugendlichen,
die Vermittlung geeigneter Arbeitsplätze,
die Gewährung geldlicher Beihilfen für die Dauer der Schonungsbedürftigkeit,
die Verbesserung der äußeren Lebensverhältnisse, insbesondere hinsichtlich Wohnung, Ernährung, Bekleidung und Bettung.

Um alle Fürsorgeaufgaben einheitlich, zweckdienlich und neuzeitlich durchzuführen, schließen sich die Fürsorgeträger zu *Arbeitsgemeinschaften* zusammen. Sie werden über den Stand von Wissenschaft und Praxis beraten durch den Tuberkuloseausschuß, in dem Fachleute aller Zweige von Ruf und Erfahrung vertreten sind. Er verkörpert das mahnende Gewissen, das Leben und seine Forderungen zu beobachten und sich vor einer Erstarrung in eingelaufenen Bahnen zu bewahren.

VI. Kapitel

Die Bekämpfung der Geschlechtskrankheiten

Die Geschlechtskrankheiten nehmen unter allen Infektionskrankheiten eine sozialhygienische Sonderstellung ein, die durch die *Eigenart des Übertragungsmodus* begründet ist. Die anderen Infektionskrankheiten gefährden durch direkten und indirekten Kontakt alle Menschen und auch manche Tiere, die in den Bannkreis des Kranken gelangen, ohne daß die drohende Gefahr meist oder vielfach geahnt wird. Die Ausbreitung erfolgt im allgemeinen in konzentrischen Kreisen um den Herd ähnlich den Wasserringen bei einem Steinwurf. Bei den Geschlechtskrankheiten wird in der Regel die Infektionsquelle aufgesucht und der Krankheitsstoff von Partner zu Partner in ausgesprochen subjektivem Kontakt weitergetragen. Der Verbreitungsmodus erhält dadurch das Bild eines filigranartigen Strahlennetzes mit vielen Knotenpunkten. Die gewöhnliche Form ist der morbus acquisitus, während der morbus innocentium zur Ausnahme oder Folge wird. Ihre besondere Note, die bei keiner anderen Infektionskrankheit zu finden ist, erhalten die Geschlechtskrankheiten durch den psychischen Kontakt, der stets, wenn auch in verschiedener Tiefe und Färbung auftritt. Die seelischen Komponenten des eigenen Begehrens, des freien Wollens und einer wechselseitigen Bindung betonen die soziologische und sozialhygienische Bedeutung der Geschlechtskrankheiten, erklären aber auch das Verhalten der Kranken in der Gesellschaft, ihre Neigung zur Verheimlichung und ihr Bestreben, den Partner möglichst zu schonen. Daraus entstand die Charakteristik des syphiliticus mendax.

Keine Krankheit ist daher nach dem Umfange ihrer *Verbreitung* so unbekannt geblieben, wie es die Geschlechtskrankheiten immer noch sind. Alte Vorschriften über eine Meldepflicht wurden aufgehoben oder vergessen. So ist es begreiflich, daß bei allen ätiologisch unklaren Krankheitsbildern an eine Syphilis gedacht werden muß und die Unterlassung der Blutreaktionen als Kunstfehler gilt. Allein dieser notwendige, stets bereite Verdacht beweist, wie sehr die Geschlechtskrankheiten verbreitet sind. Eine nur unzulängliche Vorstellung vermittelt die Todesursachenstatistik im Deutschen Reiche für die Jahre 1892—1937. Auf je 10000 der mittleren Bevölkerung werden „venerische Krankheiten" als Todesursache angegeben: von 1892—1904 mit 0,1, von 1905—1919 mit 0,2—0,3, von 1920—1925 mit 0,4 und von 1926—1937 mit 0,35. Es kann aber auch nicht vermutungsweise geschätzt werden, wie oft sich Geschlechtskrankheiten, insbesondere die Syphilis hinter anderen Organdiagnosen verbergen, insbesondere hinter Krankheiten der Kreislauforgane, des Nervensystems, des Gehirnschlages und der Harnorgane.

Nach den einfachen Zählungen im Deutschen Reiche während der Jahre 1900, 1919, 1927, 1934 und 1940 in Verbindung mit ergänzenden Teilzählungen bewegte sich die Morbidität an Geschlechtskrankheiten jeder Art zwischen 18,46 und 23,2 auf je 10000 Einwohner und betrug im Mittel 20,0. An diesen Erhebungen beteiligten sich 63,45% aller Ärzte im Jahre 1900, während im Jahre 1934 trotz einer Zunahme auf 98% doch 85% Fehlanzeigen eingingen. In überschläglicher Korrektur würde im Mittel eine Morbidität von rund 30,0 auf 10000 Einwohner zu errechnen sein.

Die Erfolge der modernen Therapie lassen nur zu leicht die Ansicht aufkommen, die Geschlechtskrankheiten hätten nach einer Epoche ungestörter Entwicklung erst in der Neuzeit ihre Gefahren an Frequenz und Intensität verloren. Ihre Erreger sind jedoch Lebewesen, die sich ihrem Milieu anpassen und ihre Virulenz unter dem Einfluß der Wachstumsbedingungen verändern. Wie bei anderen Infektionskrankheiten sind daher auch bei den Geschlechtskrankheiten *säkulare Epidemiewellen* zu beobachten. Der erste erschreckende Gipfel wurde für die Syphilis in Europa am Ende des 15. Jahrhunderts bekannt. Die zeitliche Übereinstimmung mit der Rückkehr des Kolumbus aus dem neuentdeckten Amerika (1492) hat sich nicht als ursächlicher Zusammenhang erweisen lassen; denn schon vorher wurde das Krankheitsbild von Ärzten und Schriftstellern des Mittelalters zutreffend gezeichnet, wie auch bereits 1460 in dem „Buch der Bündt—Ertznei" von Heinrich von Pfolsprundt ein Pulver für „wilde wertzen" und „eine gut salb vor feule blater" angegeben wurden.

In den Jahren 1493—1496 hatte die Syphilisepidemie ihren Höhepunkt erreicht. Bei der Belagerung Neapels durch das Heer Karls VIII. von Frankreich trat sie als verheerende Seuche auf (1494—1495), die zum Rückzuge nötigte. Während noch diese Truppen in und bei Novara (in Oberitalien) eingeschlossen festlagen, erließ Kaiser Maximilian I. am 7. August 1495 das Wormser Gotteslästerer-Edikt, das zur Bekämpfung der „pösen plattern" aufrief und den Erlaß zahlreicher Seuchenschutzmaßnahmen veranlaßte. Die Erkrankungen treten zwar nicht so massenhaft auf wie bei der Pest, machten aber durch die Schwere der Infektion, die abschreckenden Symptome und den foudroyanten Verlauf mit zahlreichen Todesfällen einen tiefen Eindruck auf die Zeitgenossen. In vielen Städten, wie Bern, Freiburg i. Br., Straßburg, Augsburg, Rufach und Erfurt entstellte das Leiden die Kranken so grauenhaft, daß sich sogar die Feldschere mit Abscheu abwandten. Die Ausweisung der Blatternkranken und Prostituierten trieb sie als Landstreicher auf die Straßen und vermehrte das Übel. Im Laufe des 16. Jahrhunderts nahm die Seuche einen milderen Verlauf an und verlor allmählich ihre akute, beängstigende Form.

Im 17. Jahrhundert bedurfte es keiner besonderen Schutzmaßregeln gegen die Syphilis, man brauchte auch keine Blatternhäuser und Blatternärzte mehr wie im 15. und 16. Jahrhundert. Auch der Dreißigjährige Krieg (1618—1648) vermehrte trotz allen Elends und aller Not die Zahl der Geschlechtskranken nicht, sei es, daß die Erreger an Virulenz eingebüßt hatten, sei es, daß die Bevölkerung durch die Leiden des Krieges so stark dezimiert wurde, daß jeder zweite Mensch hingerafft war. Die Trennung der Gonorrhoe von der Syphilis gelang erst gegen Ende des 18. Jahrhunderts.

Um die Mitte des 19. Jahrhunderts setzte ein neuer Anstieg ein. Im Jahre 1844 wurde die Zahl der venerischen Erkrankungen in Berlin auf 6000 geschätzt. Im Allgemeinen Krankenhause in Wien waren unter den stationär Behandelten der Jahre 1849 bis 1867 weniger als 10%, später jedoch mehr als 10% geschlechtskrank. Drei Wiener Krankenhäuser gaben als Erkrankungsziffern an:

Jahr	Summe aller aufgenommenen Männer	Geschlechtskranke Männer		Prozentsatz	
		überhaupt	davon Syphilitiker	der Geschlechtskranken in %	davon Syphilitiker in %
1867	20471	2166	747	10,5	34,5
1872	22851	2496	569	10,9	22,8
1876	25625	2842	596	11,1	20,9

Etwa um die gleiche Zeit, während des Jahres 1858, wurden in den Spitälern an Syphilis behandelt:

in Berlin . . . . 2133 Kranke,
in Hamburg . . . . 632 Kranke,
in Leipzig . . . . 7800 Kranke.

Im städtischen Krankenhause links der Isar in München wurde die Zahl der in den Jahren 1813 bis 1862 behandelten Syphiliskranken mit durchschnittlich 9—10% aller Erkrankungen im Jahre angegeben. Aber auch auf dem Lande und sogar in Dörfern und kleinen Orten wurde damals die Syphilis gehäuft und sogar epidemisch beobachtet. Betroffen wurden besonders Witwen, Dienstmädchen, Ammen und Kinder. Unter 69385 Mitgliedern des Berliner Gewerkskrankenvereins erkrankten im Jahre 1863: an Gonorrhoe 1988 oder 2,8%, an Syphilis 1538 oder 2,2% und vergleichsweise dazu an Tuberkulose 1813 oder 2,6%.

Einen Einblick in die soziale Gliederung gewährt die Übersicht über die Beteiligung einzelner Berufsarten an den Geschlechtskrankheiten unter 42040 Mitgliedern des Berliner Gewerkskrankenvereins im Jahre 1856. Auf je 100 Erkrankungen entfielen an Syphilis und Gonorrhoe bei:

Maschinenbauern	30,0
Schneidern	17,5
Tischlern	7,0
Schlossern	4,5
Schuhmachern	2,8
Maurern	1,5
Zeugdruckern	1,3

Am häufigsten wurden Geschlechtskrankheiten bei Soldaten beobachtet. In der Zeit von 1846 bis 1848 wurden in manchen Regimentern fast 20% der Mannschaften dienstunfähig. Im Kriege 1870/71 nahmen die Erkrankungen zu. In den Garnisonen schwankte die Zahl der venerischen Infektionen während der Jahre 1873 bis 1876 zwischen 2,2 und 3,8% der Kopfstärke; sie war in den großen Garnisonen etwa doppelt so hoch (4,9%) wie in den kleinen (2,4%).

Nach dem Kriege 1914/1918 schnellte die Zahl der Todesfälle an Geschlechtskrankheiten auf über das Doppelte empor, erreichte mit 0,42 auf 10000 Einwohner im Jahre 1922 den höchsten Stand und sank bis 1931 langsam auf 0,30 je 10000 ab, um nach 1933 wieder auf 0,35 je 10000 anzusteigen. Da jedoch eine Meldepflicht nicht bestand, umfaßten die Angaben über Erkrankungen und Todesfälle an venerischen Leiden nur einen geringen Anteil des wirklichen Vorkommens. Die am 7. August 1945 in der Ostzone und am 1. April 1946 im Lande Nordrhein-Westfalen eingeführte obligatorische *Registrierung* und anonyme *Meldepflicht* für alle neu festgestellten Geschlechtskranken hat nunmehr zu brauchbaren Daten geführt. Es ergibt sich daraus, daß die Geschlechtskrankheiten in Nordrhein-Westfalen in den Nachkriegsjahren 1946 und 1947 vom Reichsdurchschnitt mit 30,0 auf 10000 Einwohner und Jahr auf 58 und 57 oder um fast das Doppelte angestiegen waren.

Einen ähnlichen Verlauf nahmen die Geschlechtskrankheiten auch in Bayern während der Jahre 1946 und 1947.

Die *sozialhygienischen Erfahrungen* der letzten Jahre lassen sich in die Sätze zusammenfassen:

1. Die Ausbreitung der Geschlechtskrankheiten ist nur sozialpsychologisch zu verstehen. Kriege und Wirtschaftskatastrophen führen eine soziale Umschichtung herbei, die durch Notlagen zur seelischen Abstumpfung und Prostitution veranlaßt.
2. Wegbereiter bei Nachfrage und Angebot im Sexualverkehr ist die Langeweile, die zu Arbeitsscheu und Genußsucht verleitet.
3. Die letzten Hemmungen beseitigt der Alkohol, nachdem die dargebotene Zigarette die erste Scheu gelöst hat.
4. Die Sommermonate sind die Prädilektionszeit für venerische Infektionen. Die Gonorrhoe hat ihre Gipfel im August, die Syphilis entsprechend ihrer längeren Inkubationszeit im Oktober und November.

5. Am stärksten gefährdet ist das 5. Jahrfünft von 21—25 Jahren. Im folgenden Quinquennium nimmt die Frequenz ab und sinkt später steil zurück.
6. Die Gefährdung der Jugend, die sich in der hohen, bis zu 20% ansteigenden Morbidität zeigt, offenbart besonders deutlich die schweren soziologischen und wirtschaftlichen Schäden.
7. Das Verhältnis von Syphilis zur Gonorrhoe, das im Jahre 1915 noch 1 : 10 betrug, hat sich auf etwa 1 : 1 verschoben.
8. Die Städte sind an der Verbreitung der Geschlechtskrankheiten weit stärker beteiligt als ländliche Bezirke, und zwar in einem Verhältnis von etwa 60 : 40

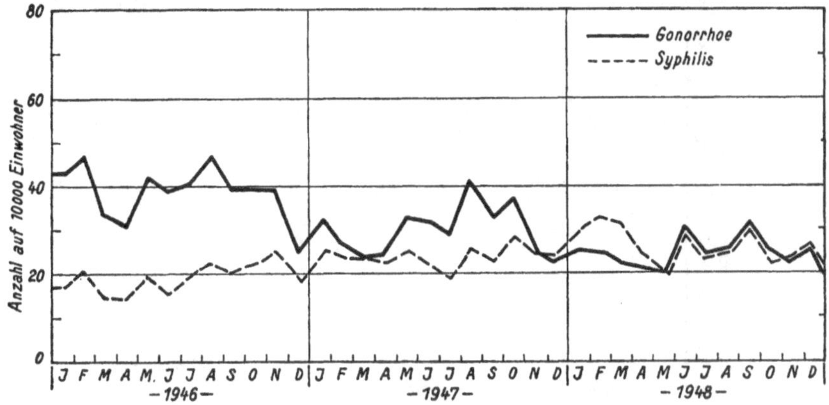

Abb. 39. Neuerkrankungen an Gonorrhoe und Syphilis in Nordrhein-Westfalen 1946—1948 (auf 10000 der Bevölkerung und 1 Jahr)

9. Frauen und Syphiliskranke neigen infolge ihrer psychischen Labilität leichter zur Unterbrechung der Kuren, lassen sich aber auch leichter zur Wiederaufnahme der Behandlung bewegen.
10. Die soziale Gliederung der Geschlechtskrankheiten zeigt eine charakteristische Umstellung der Berufsgruppen im Vergleich zur Vorkriegszeit. Sie lehrt, daß angestrengte Arbeit und ausreichender Lohn der beste Schutz vor Gefährdung sind, während reichliche Freizeit, leichter Verdienst und üppige Ernährung die Ausbreitung der Geschlechtskrankheiten begünstigen.

Die Infektiosität erkannte man schon am Ende des 15. Jahrhunderts, und die Mehrzahl der Ärzte handelte danach. Man erlebte aber auch in den großen Massenexperimenten die tiefgreifenden sozialhygienischen Verknüpfungen der Seuche, als die Städte zum Schutze ihrer Bürger vielfach die Kranken auswiesen, so daß sich ihre Schwärme über das Land verbreiteten. Die engen Beziehungen zwischen Not, Verzweiflung, Leichtsinn, Gefallsucht und der Prostitution wurden bei der bisher noch nie so heftig und epidemisch aufgetretenen Krankheit mit unerbittlicher Härte erlebt. Trieb man die Liederjahns auf die Landstraßen, dann wurden sie Vagabunden, Bettler und eine allgemeine Gefahr, sie verschleppten die Seuche und verursachten mehr Kosten als man für ihre Hospitalisierung und Behandlung zu ersparen gedacht hatte. Daher wurden sehr bald „Blatternhäuser“ eingerichtet, in denen die Kranken nicht nur abgesondert, sondern auch durch eigens dafür angestellte Blatternärzte behandelt wurden. Die Kosten wurden aus öffentlichen Mitteln bestritten. Mit rücksichtsloser Strenge forderten die Stadtverwaltungen von den Ärzten die *Meldung* jedes ihnen bekanntgewordenen Syphiliskranken und unterschieden auf den gedruckten Formularen den „Aussatz“, die „Seuch der Frantzosen“ und die „Krätz“. Diese Anzeigen verlangten auch die Angabe von Namen und Wohnung der Kranken. Die damit verbundene gesellschaftliche Ächtung veranlaßte begütertere Patienten, in ihren Wohnungen verborgen zu bleiben und sich daheim oder in den meist nicht weit entfernten Nachbarländern einer verschwiegenen Kur zu unterziehen. So entgingen sie auch der Verpflichtung, die Dirne anzugeben, bei der sie sich angesteckt hatten. In späterer Zeit suchte man solche Verheimlichungen mit der Konzession eines legalen Hausarrestes zu verhüten, sofern unter Androhung von Strafhaft eine geordnete Behandlung gesichert war und die Ansteckungsquelle genannt wurde. Diese Vorkehrungen führten einerseits zur Ausbildung von Fachärzten, die aus den Blatternärzten hervorgingen, andererseits zu der Kasernierung der Prostituierten in Bordellen. Den Syphiliskranken wurde der Besuch von Badeanstalten verboten, da durch sie die Verbreitung der

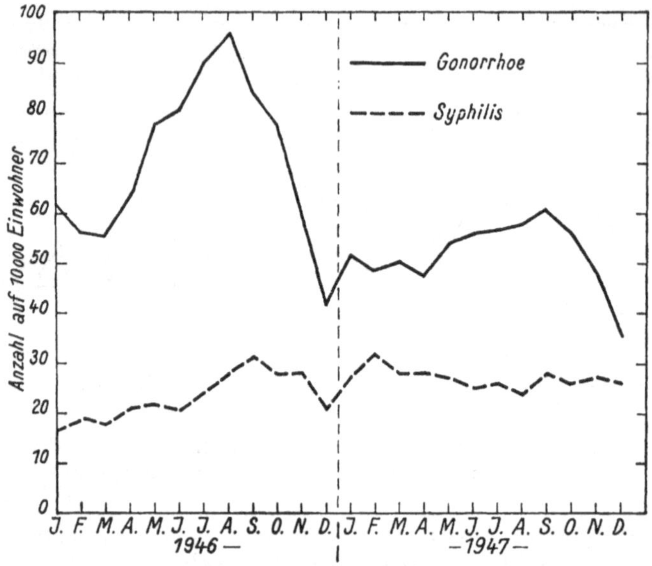

Abb. 40. Neuerkrankungen an Gonorrhoe und Syphilis in Bayern 1946—1947 (auf 10 000 der Bevölkerung und 1 Jahr)

Krankheit in erschreckendem Maße gefördert worden war. Die Wäscherinnen wurden angehalten, die Wäsche von Syphiliskranken getrennt von der gesunder Personen zu behandeln. Auch das für Kranke geltende *Heiratsverbot* war schon damals bekannt und in vielen Städten üblich. Der Ehekonsens wurde erst erteilt, wenn der Blatternarzt nach eingehender Untersuchung in einem Gutachten seine Zustimmung gab. Bei auftauchenden Zweifeln entschied eine Ärztekommission.

Der akute Verlauf forderte im 15. und 16. Jahrhundert keine so großen Opfer wie es Aussatz und Pest taten. Aber die Umwandlung in ein chronisches, nach außen wenig oder gar nicht auffallendes Leiden steigerte die sozialen Lasten und sozialhygienischen Aufgaben. Um die Mitte des 19. Jahrhunderts traten in manchen Städten Gonorrhoe und Syphilis doppelt so häufig auf wie die Tuberkulose und acht- bis neunmal so oft wie Pocken und Gelenkrheumatismus. In den Jahren 1925 bis 1930 war die Sterblichkeit auf 10000 Einwohner allein bei den bekannt gewordenen venerischen Krankheiten etwa doppelt so hoch wie bei Typhus und Scharlach; dagegen war die Sterblichkeit an Tuberkulose aller Organe vergleichsweise auf etwa das zwanzigfache angestiegen.

Der Einbruch einer so tückischen wechselvollen Krankheit in den Volkskörper verlangt größte Umsicht und wirksame Abwehr. Sie darf nicht erst einsetzen, wenn Ansteckungen bereits aufgetreten sind, sondern ist wirksamer als vorbeugende Fürsorge. Die erste Aufgabe ist also die sozialhygienische *Verhütung* von Geschlechtskrankheiten, die zweite ihre *Bekämpfung*.

Alle Zeiten von wirtschaftlichem Niedergang, von Kriegen und Nöten erzwingen eine soziale und psychische Umstellung der Menschen. So war es in der Vergangenheit, so erleben wir es auch jetzt. Millionen von Menschen wurden entwurzelt, verloren Heimat, Wohnung, Besitz, Angehörige und Existenz, sind unstet und verzweifelt. Der Mittelstand ist aufgerieben, der Gegensatz zwischen dem Heer der Verarmten und der Oligarchie der Reichen hat sich verschärft. Namentlich die Jugend blieb frühzeitig sich selbst überlassen, wurde früh-reif ohne jedoch die seelischen Merkmale ihres Alters verlieren zu können. Vermag schon bei gefestigteren Charakteren der jähe Übergang aus der Ordnung eines wohlbehüteten Daseins in das Wirrsal der Existenzlosigkeit eine Erschütterung des seelischen Gleichgewichts herbeizuführen, um wieviel leichter ist dies bei Jugendlichen zu erwarten, die infolge ihrer Suggestibilität, Kritiklosigkeit oder Leichtgläubigkeit, lebhaften Phantasie, Begeisterungsfähigkeit und Freude an neuen Entdeckungen und Erlebnissen schon geringfügigen Impulsen nachgeben. Mit dem Wandertrieb erwacht die Neugier, mit der ungewohnten Freiheit die Zügellosigkeit, während die Lust an Erwerb und Besitz in Raffgier verkehrt und der Geselligkeitstrieb zum Sexualismus verzerrt wird.

In Zeiten aufstrebender Wirtschaft legten disponierte Kreise auf eine subtile Erotik Wert. Sie förderte die Geschlechtskrankheiten und umgab sie mit dem Mantel der „Kavaliersleiden". Die soziale Depressionslage aber drängte einst wie jetzt weiteste Schichten auch solcher Menschen aus gesittetem Mittelstande auf den Weg des Abenteuers, die es früher nie für möglich gehalten hätten. Müheloser Verdienst und derbe Genußsucht sind die sich gegenseitig fördernden Antriebe. Demgemäß steigen die Geschlechtskrankheiten an, wenn der ruhige Strom des geordneten Gleichmaßes durch ungewöhnliche Ereignisse aufgewühlt wird; im Frieden durch alle Anregungen des Fremdenverkehrs, durch Ausstellungen, Messen, Kongresse, Volksfeste und Karneval, im und nach dem Kriege durch die Besetzung von Garnisonen und Standorten mit Soldaten, durch eine mehr oder minder bewußte Desperado-Stimmung der Bevölkerung, durch die mit der Destruktion des Wirtschaftslebens verknüpfte Fluktuation der Einwohner und durch die unruhige Geschäftigkeit der haltlos gewordenen Menschen. Wir finden eine Häufung von Geschlechtskrankheiten namentlich dort, wo junge kräftige Männer mit viel freier Zeit zusammenströmen. Mit der Nachfrage stellt sich auch das Angebot ein. Die Jugendlichen und Minderjährigen sind dementsprechend beängstigend stark an den Neuerkrankungen beteiligt, nämlich die männlichen mit 13—15 %, die weiblichen sogar mit 20 — 22 %.

Dabei hat die eingeschriebene Prostitution, der früher der überwiegende Anteil von Infektionen zugeschrieben wurde, an Bedeutung erheblich verloren. Sie war zu Beginn des ersten Weltkrieges nur noch bei etwa $^1/_3$ der frischen Ansteckungen beteiligt. Während der Luftangriffe im zweiten Weltkriege verloren die Prostituierten in den Mittel- und Großstädten ihre Standquartiere und Animierstätten, der Geschäfts- und Reiseverkehr nahm ab und das Straßenbild veränderte sich vollkommen. Jetzt sind die durch Prostituierte veranlaßten Infektionen nur noch mit höchstens 7—10 % zu veranschlagen. Ihre Überwachung bereitet keine Schwierigkeiten, sie kommen vielmehr allen gesundheitlichen Anforderungen sorgfältig nach und finden sich auch regelmäßig zu den angesetzten Untersuchungen ein.

Nach eingehenden Erhebungen in Hamburg, die mit Beobachtungen in anderen Großstädten übereinstimmen, stammten die Prostituierten in Bordellen zu fast 33 % aus den Kreisen der Berufslosen, zu 22 % aus Hausgehilfinnen, zu 18,5 %

aus dem Hotelgewerbe und zu 15,5 % aus Arbeiterinnen. Als Beweggrund für die Wahl des Gewerbes wurde von mehr als 70 % der Prostituierten Putzsucht, höherer Lebensanspruch, Notstand oder Arbeitslosigkeit, im Grunde also der „leichte Verdienst" angegeben; die übrigen führten Ungunst des Milieus an, wie schlechte häusliche Verhältnisse, Leichtsinn, Verführung, uneheliche Schwangerschaft und Einweisung in Kontrolle. In zunehmendem Maße wandern jedoch die Prostituierten aus den Bordellen ab und suchen sich „selbständig" zu machen. Sie lehnen sich an Zuhälter an und entweichen der gesundheitlichen Überwachung.

Damit vermehrt sich die Zahl der unter dem Schein von „Verhältnissen" verborgenen heimlichen Prostituierten. Sie gehen meist aus 5 Kategorien junger Mädchen hervor. Die jüngsten werden schon im Alter von 10—12 Jahren von nahen Verwandten oder Bekannten verführt und fallen später durch häufigen Stellenwechsel und Unstetigkeit auf. Bei anderen verleitet das schlechte Beispiel einer lebenslustigen Mutter zur Nachahmung, während der erzieherische Einfluß des Vaters fehlt. Der dritte Anlaß ist ein sog. „festes Verhältnis" mit Eheversprechen, das sich löst und in einen Wechsel der Freunde ausartet. Zufällige Reisebekanntschaften und Übernachtungen in Wartesälen, Bunkern und Massenquartieren bringen einen weiteren Teil auf die schiefe Bahn und schließlich sorgen erfahrene Freundinnen dafür, daß ein vereinsamtes Mädchen ohne Angehörige in den rechten Freundschaftskreis eingeführt wird.

Die starken *sozialen Einflüsse* zeigen sich auch in der Umschichtung der an den Erkrankungsziffern beteiligten Personenkreise. In der Zeit von 1913—1925 waren die Geschlechtskrankheiten vorwiegend ein zweifelhaftes Vorrecht der „Kavaliere", die sich ihre Partnerinnen am liebsten aus dem Gaststättengewerbe wählten. Nach repräsentativen Zählungen wurden Geschlechtskrankheiten unter den Neuzugängen beobachtet:

bei Kellnerinnen	in 30 %
bei Studenten	in 25 %
bei Kaufleuten	in 16,5 %
bei Arbeitern	in 8 %
bei Soldaten	in 5 %.

Während der Kriegsjahre 1939—1945 begann unter dem Einfluß der beruflichen Belastung eine Verschiebung, indem geringere Anstrengung und ausreichende Freizeit begünstigend auf die Verbreitung einwirkten. Unter den Neuerkrankungen der Jahre 1939—1940 wurden festgestellt:

Hausangestellte	mit 44 %
Straßenbahn- und Reichsbahnpersonal	mit 19 %
Arbeiterinnen	mit 12 %
Hausfrauen	mit 7 %
Gasthausangestellte	mit 6 %
Büroangestellte	mit 5 %
Schneiderinnen	mit 3 %
Friseusen	mit 1 %
Sonstige Berufe	mit 3 %.

Dieser Umschichtungsprozeß setzte sich in der Nachkriegszeit fort. Nach den Erhebungen der Jahre 1946 und 1947 waren in Nordrhein-Westfalen unter den Neuzugängen vertreten:

Hausangestellte	mit 22 %
Industriearbeiter	mit 18 %
Hausfrauen und Witwen	mit 14 %

Berufslose	mit 12 %
Bergarbeiter	mit 8 %
Berufslose Selbständige wie Rentenempfänger u. ä.	mit 8 %
Büroangestellte	mit 4 %
Handwerker	mit 4 %
Landw. Hilfskräfte	mit 3 %
Kaufleute u. Reisende	mit 3 %
Artisten sowie Angehörige von Bühne und Film	mit 2 %
Kellner und Kellnerinnen	mit 1,5 %
Akademische Berufe	mit 0,5 %

Faßt man die absichtlich gewählten Scheinberufe, wie die Hausangestellten und Hausfrauen sowie die Untätigen als Berufslose zusammen, dann sind diese mit 56 % an der Gesamtzahl beteiligt. Die sozialen Schwierigkeiten und der Mangel an geregelter, auskömmlicher Arbeit treibt den größten Teil dieser Frauen und Mädchen auf den Weg der geheimen Prostitution.

Auch die Entwicklung der *Jugendkriminalität* weist auf die sozialen Nöte der Gegenwart hin. Unter den Vergehen und Verbrechen der Jugendlichen überwiegen die Eigentumsdelikte, und zwar der einfache und der schwere Diebstahl; in weitem Abstande folgen Unterschlagung, Hehlerei und Betrug. Dagegen haben die Kapitalverbrechen der Jugendlichen, wie Mord, Raubüberfall und räuberische Erpressung um rund 60% abgenommen. Die Verurteilungen wegen Eigentumsdelikten stiegen aber in Nordrhein-Westfalen von 3,0% im Jahre 1934 auf 12,0% in den Jahren 1946/47 an. Die psychologische Analyse zeigt, daß es den Jugendlichen bei ihren Beschaffungsaktionen vor allem darauf ankommt, ohne Anstrengung und Überlegung die entbehrten Güter, namentlich Lebens- und Genußmittel sowie Tauschartikel hierfür zu erlangen. Die Gleichheit der Motive erklärt die Parallelität zwischen Jugendkriminalität und venerischen Infektionen.

Ihre Bekämpfung erfordert daher zunächst eine Besserung des sozialen Milieus in wirtschaftlicher, hygienischer und ethischer Beziehung. Die wirksamste Maßnahme wäre die Vermeidung jedes außerehelichen Verkehrs. Sie würde bedeuten, daß die unbedachte Verantwortungslosigkeit abnehmen und das Verantwortungsbewußtsein zunehmen müßte. Eine Frühehe ist jedoch heute noch viel schwieriger als in der Vergangenheit. Aber auch sie bietet keinen ausreichenden Schutz; denn die Gefahr liegt im wechselnden Geschlechtsverkehr, durch den eine junge Ehe oder ein sog. festes Verhältnis leichter gestört werden kann als eine bewährte Ehe und ein konstantes Verhältnis. Die Erfahrung festigt und bewahrt vor Unbedachtsamkeit, wie aus den Erhebungen über den Familienstand der Geschlechtskranken im Jahre 1947 hervorgeht. Die Ledigen sind mit 54 %, die Verheirateten mit 43 %, die Geschiedenen mit 2 % und die Verwitweten mit 1 % beteiligt.

In gleichem Sinne ist auch die Beobachtung zu verwerten, nach der etwa 40% der Mädchen, die mit weniger als 20 Jahren heirateten, bereits schwanger war. Die Zahl der unehelichen Geburten bewegte sich im Deutschen Reiche in den Jahren 1925—1930 zwischen 12,0 und 12,5 % aller Lebend- und Totgeborenen, nahm dann langsam ab und betrug im Jahre 1936 noch 7,8 %, im Jahre 1937 nur 7,7 %. In Nordrhein-Westfalen sank sie 1938 sogar auf 4,2 %, stieg jedoch 1946 auf 11,7 % und verringerte sich seitdem langsam auf 8,1 % im Jahre 1947 und auf 7,5 % im ersten Halbjahr 1948.

Der immer noch weitverbreiteten Ansicht, die sexuelle Abstinenz sei gesundheitsschädlich, muß durch sachliche *Aufklärung* mit der notwendigen Klarheit entgegengetreten werden. Sie ist vielfach nichts anderes als eine Beschönigung von

Erotik und Vergnügungssucht, die dazu dienen sollen, eine gähnende Langeweile mit Hilfe von Alkohol, Tabak und gleichgestimmten Partnern oder Partnerinnen auszufüllen. Die Anregung kommt in der Regel aus zweifelhaften Bekanntschaften, schlüpfriger Lektüre sowie prickelnden Filmen und Theaterstücken. Eine Normalisierung des Geschlechtslebens muß danach streben, es durch geschickte, aber auch sachverständige Aufklärung aus dem Zwielicht der phantasievollen Neugier herauszuführen in eine offene biologische Natürlichkeit. Die Schaffung einer angemessenen Häuslichkeit und Wohnkultur sorgt für einen freieren Interessenkreis, der durch eine anregende Gestaltung der Freizeit und eine Betätigung brachliegender Kräfte auszufüllen ist.

Die eingetretene Ansteckung muß so früh wie möglich festgestellt und ärztlich behandelt werden. Zu den *Geschlechtskrankheiten* gehören die *Gonorrhoe* (*Tripper*), die *Syphilis* (*Lues*), der *weiche Schanker* (*Ulcus molle*) und die sogenannte *vierte Geschlechtskrankheit* (*Lymphogranuloma inguinale venereum oder Nicolas Favresche Krankheit*) ohne Rücksicht darauf, an welchen Körperteilen die Krankheitserscheinungen auftreten. Je umfassender die Kenntnis von der Verbreitung der Geschlechtskrankheiten und ihrer Folgezustände innerhalb der Bevölkerung ist, desto wirkungsvoller können sich die sozialhygienischen Bekämpfungs- und Fürsorgemaßnahmen durchsetzen. Es ist daher anzustreben, einen Kataster der Geschlechtskrankheiten zu erlangen, aus dem zu ersehen ist, wie groß der Befall in der gesamten Bevölkerung nicht nur an akuten, sondern auch an chronischen, an behandelten und geheilten Zuständen ist, den *venerologischen Kataster*. Die Möglichkeit dazu bietet die Reihenuntersuchung mit der einfachen Blutprobe nach CHEDIAK, die bei positivem oder verdächtigem Ergebnis durch die weitere Nachprüfungen zu ergänzen wäre. Bisher liegen einigermaßen zuverlässige Übersichten erst bei den Lebensversicherungsgesellschaften vor. Unentbehrlich ist die regelmäßige Nachprüfung bei allen Blutspendern, damit Infektionen bei den Blutübertragungen mit Sicherheit vermieden werden. Auch alle Ammen und Nährmütter sowie Spenderinnen von Frauenmilch müssen in den Überwachungsdienst einbezogen werden. Um die Übertragung eines latenten Leidens auf den Nachwuchs zu verhüten, ist es dringend erwünscht, bei allen Schwangeren Blutuntersuchungen vorzunehmen, wenn möglich aber auch bei den Vätern unehelicher Kinder; obgleich der Wert dieser Prüfungen unterschiedlich beurteilt wird, sollte die Gelegenheit zur Erweiterung des venerischen Katasters nicht versäumt werden. Auch die regelmäßige prophylaktische Untersuchung aller Beschäftigten in der Nahrungsmittelindustrie, in Friseurgeschäften, Kinos, Bade- und Massageanstalten dient dem gleichen Ziele.

Das Reichsgesetz zur Bekämpfung der Geschlechtskrankheiten vom 18. 2. 27, das nach dem Fortschritt der Erfahrungen mehrfach bis zur Gegenwart ergänzt wurde, sah (im § 9) eine *ärztliche Anzeigepflicht* nur dann vor, wenn der Kranke sich der ärztlichen Behandlung entzog oder infolge seines Berufs oder seiner persönlichen Verhältnisse andere besonders gefährdete. Der Schutz der Gesellschaft verlangt jedoch, daß den Fürsorgestellen alle Geschlechtskranken bekannt werden, wie ja auch die anderen für die öffentliche Gesundheit bedrohlichen Infektionskrankheiten der Meldepflicht unterliegen. Gegen ihre Ausdehnung auf die venerischen Krankheiten wird meist eingewandt, daß dadurch das Vertrauensverhältnis zwischen dem Patienten und seinem behandelnden Arzt gestört und die Neigung zur irregulären Behandlung oder gar zur Vernachlässigung gefördert wird. Die dem Arzt und seinen Gehilfen durch den § 300 StGB auferlegte Schweigepflicht wurde durch das Gesetz zur Bekämpfung der Geschlechtskrankheiten und seine Ergänzungen besonders eingeschärft. Es darf jedoch eine Überspitzung der Geheimhaltung nicht auf Kosten der Allgemeinheit zu einer Verheimlichung führen. Die Schweigepflicht hat dort ihre Grenze, wo die Gewissenlosigkeit des anderen beginnt und die allgemeine Wohlfahrt in Gefahr gerät.

Durch eine chiffrierte oder anonyme Anzeigepflicht, die mehrfach den Ärzten auferlegt wurde, trat nirgends eine Benachteiligung der Kranken auf, wohl aber ergaben sich wesentliche Vorteile für die Ausdehnung der *Fürsorgemaßnahmen.* Eine namentliche Meldung der Erkrankten erfolgt regionär erst, wenn diese ihren Pflichten nicht sorgfältig nachkommen und ihre Umgebung gefährden. Die obligatorische Registrierung aller Geschlechtskranken und ihre Meldung an das Gesundheitsamt sichert jedoch unter Einhaltung der gebotenen Schweigepflicht in zuverlässigerem Umfange jede prophylaktische und ärztliche Hilfe.

Ihre Einheit wird in den *Beratungsstellen für Geschlechtskranke* bei den Gesundheitsämtern zusammengefaßt, die gehalten sind, ein ausreichendes Netz solcher Einrichtungen zu schaffen. Erfahrungsgemäß ist eine Beratungsstelle auf je 30000 bis 50000 Einwohner erforderlich. Auch Prophylaktorien, die besonders nachts geöffnet sind, können segensreich wirken. Die Beratungsstellen sollen von Fachärzten oder fachlich erfahrenen Ärzten geleitet werden. Ihre wichtigsten Aufgaben sind die Ermittlung der Infektionsquellen, die Sicherung einer zweckmäßigen Behandlung, die Bekämpfung der Prostitution und die nachgehende Fürsorge gemeinsam mit den Versicherungsträgern und Organen der Wohlfahrtspflege. Bei besonderer Widersetzlichkeit wird in Ausnahmefällen auch ein polizeilicher Nachdruck nicht zu entbehren sein. Ein Streifen- und Überwachungsdienst der Polizei, an dem sich die Mitarbeiter der Fürsorgestellen beteiligen, kann an einzelnen Orten und zu gewissen Zeiten erwogen werden, hat aber mitunter Mißmut hervorgerufen und die lichtscheuen Elemente in Schlupfwinkel vertrieben. Das Ergebnis von Razzien entsprach bei Wiederholungen selten dem Aufwand an Aufgebot.

Die *Erforschung der Infektionsquellen* wird dadurch erschwert, daß bei einem nicht unerheblichen Teil der Erkrankten trotz ihrer Verärgerung eine mehr oder minder starke seelische Bindung an den Partner eingetreten war und sie sich scheuen, ihn zu verraten. Mitunter ist auch nur der Vor- oder Kosename bekannt oder es kann in großen Strichen lediglich das Aussehen, die Kleidung oder ein besonderes Merkmal angegeben werden. Etwa die Hälfte aller Infektionen erfolgt unter Einfluß von Alkohol, durch den Aufmerksamkeit und Merkfähigkeit herabgesetzt wurden, sodaß die Beschreibungen ungenau sind. Die generelle Meldepflicht für Geschlechtskranke hat auch in ihrer chiffrierten Form das Ergebnis der Infektionsquellenforschung wesentlich verbessert. Während die früheren Resultate zwischen 20 und 25 % lagen und nur bei umsichtigen Kliniken und Beratungsstellen auf 35—40 % erhöht werden konnten, gelang es nunmehr etwa 75 % der gemeldeten Quellen aufzudecken und zu behandeln, somit bei fast 50% der festgestellten Geschlechtskranken die Infektionsquelle auszuschalten. Ohne Zweifel ist eine weitere Verbesserung zu erstreben und auch möglich.

Die wichtigste, dem Erkrankten obliegende Pflicht ist eine *frühzeitige und gründliche Behandlung durch einen approbierten Arzt.* Dies gilt in besonderem Maße für alle Schwangeren. Für die Behandlung Minderjähriger oder Entmündigter haben die Erziehungsberechtigten zu sorgen. Die Erfahrung hat gelehrt, daß die so vielgestaltigen Geschlechtskrankheiten nur von einem approbierten und ausgebildeten Arzt sachgemäß erkannt und behandelt werden können. Darum wurde ihnen allein dieses Recht, aber auch der sich daraus ergebende Pflichtenkreis übertragen. Die durch die Reichsgewerbeordnung festgelegte Kurierfreiheit wurde hier zum ersten Male aufgehoben und erstreckt sich nicht nur auf die Geschlechtskrankheiten, sondern auch auf Krankheiten oder Leiden der Geschlechtsorgane. Bis zu seiner

Heilung ist dem Erkrankten jeder Geschlechtsverkehr wie auch die Schließung einer Ehe verboten. Ein wissentlicher oder grobfahrlässiger Verstoß gegen die Verhaltensvorschriften löst die administrative und gerichtliche Verantwortlichkeit aus und kann zur Bestrafung führen.

Die Heilbehandlung kann ambulant oder stationär durchgeführt werden. Sie wird von der Beratungsstelle hinsichtlich ihrer Gründlichkeit und der Wiederholungskuren überwacht. Eine *Hospitalisierung* ist angezeigt: 1. bei allen Luetikern im ansteckenden Stadium, 2. bei Gefahr einer Weiterverbreitung der Geschlechtskrankheit und 3. bei Kranken, die sich der Behandlung entziehen. Nur bei Verdachtsfällen genügt die Vorlage eines ärztlichen Zeugnisses, wenn die Zuverlässigkeit des Patienten nicht fragwürdig ist. Erkrankte Prostituierte gehören stets in stationäre Behandlung. Nach ihrer Heilung sollten sie einer geregelten Arbeit zugeführt werden, vor allem in der Industrie und Landwirtschaft.

Die *nachgehende Fürsorge* soll sich von dem Erfolg der Behandlung, der Besserung sozialer Notstände und der sittlichen Festigung des Geheilten überzeugen. Sie ist im Einvernehmen mit den Jugend- und Pflegeämtern vorzunehmen und vor allem nötig bei: a) Jugendlichen und Minderjährigen, insbesondere bei wirtschaftlich, sozial, geistig oder sittlich Gefährdeten, b) Obdachlosen, c) Verwahrlosten und d) Personen aus unhygienischen, überbelegten Wohnungen. Eine Überweisung in Pflichtarbeit kann erforderlich werden bei Gefährdeten, Asozialen, die ihre Krankheit wissentlich und skrupellos verbreiten, sowie bei rückfälligen Prostituierten. Dabei sind die Pflegeämter und Arbeitsämter zu beteiligen. Eine Arbeitsschulung kann bei gleichzeitiger ärztlicher Überwachung der Geheilten in Fürsorgeerziehungsanstalten und Arbeitshäusern erfolgen.

Zur Bewältigung der umfangreichen Aufgaben und zur Aufbringung der beträchtlichen *Kosten* pflegen sich die öffentlichen Verwaltungsstellen, rechtlichen Versicherungsträger und Fürsorgeverbände zu Arbeitsgemeinschaften zusammenzuschließen. Eine zuverlässige Durchführung der Behandlung bis zur Heilung ist nur gewährleistet, wenn die Kosten der Behandlung für Arzt, Arzneimittel, Krankenhaus und Nachkur gesichert sind. Daher ist grundsätzlich eine Kostenlosigkeit notwendig und vorzusehen. Die Behandlung jeder frischen Erkrankung erfordert ohne Krankengeld und Nachkur einen Aufwand von durchschnittlich 150 DM; auf den Kopf der Wohnbevölkerung ergibt dies nach dem jetzigen Stande der Geschlechtskrankheiten einen Betrag von 1 DM jährlich. Die Steuerzahler haben somit auch ein wirtschaftliches, eigenes Interesse an der Bekämpfung der Geschlechtskrankheiten. In der Ostzone Deutschlands wurden daher Aktions- oder Sanierungsausschüsse unter Beteiligung der Einwohner eingerichtet, denen die Aufgabe zugefallen ist, die Mitarbeit der Bevölkerung zu intensivieren und die Gesundheitsbehörden zu unterstützen.

VII. Kapitel

Die Fürsorge bei Rheumatismus, Stoffwechselkrankheiten, inkretorischen Störungen und Krebs

Die sozialhygienischen Verknüpfungen und Auswirkungen bei rheumatischen Leiden, Stoffwechselkrankheiten, inkretorischen Störungen und bösartigen Neubildungen, insbesondere beim Krebs, werden erst in der Gegenwart mit Aufmerksamkeit verfolgt. Die Vergangenheit überließ sie jedoch der gesundheitlichen Verantwortung des Einzelnen und seiner Angehörigen, obwohl die erheblichen finanziellen Belastungen der privaten Initiative ebenso wie die bedeutenden Aufwendungen der Versicherungsträger auffielen. Der Grund für eine solche abwartende Haltung ist darin zu suchen, daß bei vielen Kranken weniger auf die Zeichen objektiver Störungen als auf die psychische Einstellung geachtet wurde, indem angenommen wurde, daß die mehr oder minder wirklich vorhandenen Beschwerden subjektiv stärker als notwendig bewertet würden, um einen erstrebten Zweck zu erzielen, einer unangenehmen Situation zu entgehen, sich einige bezahlte Freitage zu gönnen oder eine angenehme Kur zu erlangen. Infolgedessen fehlt bisher eine allgemeine, auf umfassende Beobachtungen gegründete Krankheitsstatistik. Es liegen nur regionäre Feststellungen bei Versicherungsträgern, Rheumabädern und einzelnen Krankenhäusern vor. Im wesentlichen muß jedoch die Lage der sozialen Gesundheitspflege nach der Sterblichkeitsstatistik beurteilt werden, die trotz ihrer Lücken und der ihr anhaftenden Unzulänglichkeiten doch ein eindrucksvolles Bild vermittelt, wenn ihre Entwicklungsreihe über einen längeren Zeitraum verfolgt wird.

Die *rheumatischen Leiden* belasten die Gesellschaft, ihre Wirtschaft und die Versicherungsträger als akuter Gelenkrheumatismus, chronische Arthritis und Weichteil-Rheumatismus in seinen mannigfaltigen Erscheinungs- und Verlaufsformen. Ihre Bedeutung liegt in der Neigung zu Rückfällen, dem Ausfall an Arbeitskraft, der gewöhnlich langen Dauer, den Nachkrankheiten, insbesondere den Herzfehlern und der vorzeitigen Invalidität. Der infektiöse Charakter wird durch allgemeine ätiologische Hilfsursachen und fokale Herde ausgelöst. Unter den äußeren Einflüssen kommt den Erkältungen, Durchnässungen und Abkühlungen besonders nach Anstrengungen mit starkem Schweiß eine besondere Bedeutung zu. Berufe, die ihnen ausgesetzt sind, sind daher auffallend disponiert.

Der *akute Gelenkrheumatismus* bevorzugt die jüngeren Lebensalter und befällt mit Vorliebe Menschen im Alter von 15 bis 30 Jahren. Sehr selten erkranken Kinder unter 6 Jahren und Greise. Die Geschlechter werden anscheinend ziemlich gleichmäßig gefährdet. Ein überstandener Krankheitsschub steigert die Empfindlichkeit für Rückfälle und die Neigung zur Ausbildung von Arthrosen. Das Auftreten in „Rheumatiker-Familien“ spricht für das Bestehen einer Gelenkdiathese im Sinne des „Arthritisme“ der Franzosen. Sie läßt sich in drei verschiedene Prozesse auflösen: einen Vererbungsfaktor, eine Infektion des lymphatischen Apparates und eine Beeinflussung durch das System der innersekretorischen Drüsen. Der Lymphatismus gehört mit seiner Hypoplasie des Gefäßsystems ebenso zu den kongenitalen Diathesen wie das Erscheinungsbild der Heberdenschen Knoten und beruht auf einer gleichsinnigen Veränderung des Keimplasmas. Man findet daher häufig fokale Herde an den Tonsillen bei Zeichen eines Status thymico-lymphaticus. Die *destruierenden Arthrosen* lassen wiederum Beziehungen zur Atheromatose erkennen, wie auch Ausfallserscheinungen an den inkretorischen Organen, namentlich den Keimdrüsen in den mittleren Lebensjahren deutlicher sind als im Jugendalter. Gerade klimakterische und postklimakterische Frauen neigen leichter zur Arthritis deformans und Polyarthritis chronica progressiva, während die Beziehung der destruierenden Polyarthritis zur Pubertätszeit weniger in die Augen fällt.

Die exogenen Einflüsse sprechen für klimatische Faktoren. Insbesondere darf angenommen werden, daß ein schroffer Wechsel von Witterung und Temperatur den Ausbruch von Erkrankungen befördert; denn als Prädilektionsgebiete gelten die Länder der gemäßigten Zone wie auch die Tropengegenden mit ihren scharfen Wärmekontrasten von Tag und Nacht. Dagegen sind maritime Distrikte und insbesondere Inseln infolge der ausgleichenden Einwirkung des Meeres auffallend wenig beteiligt, wie Japan und Madagaskar. In unseren Klimaten pflegen Frühjahr und Herbst eine Häufung der Erkrankungen zu bringen.

Die Vorliebe des akuten Gelenkrheumatismus für das blühende Schaffensalter und seine Neigung zu Rückfällen in unregelmäßigen Zeiträumen wie auch die Auslösung von Herzstörungen schaltet die Kranken frühzeitig aus dem Arbeitsprozeß aus und bedingt einen „Arbeitsknick" um das 45. bis 50. Lebensjahr. Sie werden für zahlreiche Berufe untauglich, müssen sich einer Umschulung unterziehen, um nicht vor der Zeit invalide zu werden, sind gegen andere Krankheiten widerstandsschwach und haben mit einer Verkürzung ihrer Lebensdauer zu rechnen. In welchem Umfange die sozialen Lebensbedingungen und besondere berufliche Belastungen mitwirken, läßt sich nur in großen Zügen angeben, da eine Morbiditätsstatistik erst im Entstehen begriffen ist. Die Übersichten der Vergangenheit unterscheiden gewöhnlich nicht zwischen akutem und chronischem Gelenkrheumatismus und trennen meist auch nicht die Gicht ab. Aus repräsentativen Zählungen im Bereiche der Landesversicherungsanstalt Weimar vom Jahre 1943 geht hervor, daß Männer und Frauen etwa gleichhäufig und gleichlange an Gelenkrheumatismus und Gicht erkranken. Es entfielen auf je 10000 Krankenkassenmitglieder

	bei Männern	bei Frauen
Krankheitsfälle	88	69
Krankheitstage	2826	2618

Nach der Mortalitätsstatistik des Jahres 1932 starben im Deutschen Reiche auf 10000 Lebende:

	Männer	Frauen
an akutem fieberhaften Gelenkrheumatismus	0,12	0,12
an chronischem Rheumatismus und Gicht .	0,18	0,38

Eindrucksvoller ist jedoch die zunehmende Entwicklung des Arbeitsknickes infolge von Krankheiten der Kreislauforgane, die zu einem beträchtlichen Anteil auf rheumatische Infekte zu beziehen sind. Es starben im Deutschen Reiche auf 10000 der mittleren Bevölkerung an Krankheiten der Kreislauforgane

im	Jahre	1905	14,2	im	Jahre	1918	18,2
,,	,,	1910	15,5	,,	,,	1919	17,0
,,	,,	1913	16,1	,,	,,	1920	16,8
,,	,,	1914	16,8	,,	,,	1925	1,76
,,	,,	1915	16,5	,,	,,	1930	19,8
,,	,,	1916	16,4	,,	,,	1936	19,3
,,	,,	1917	18,9	,,	,,	1937	20,0

Wie bei den Erkrankungen ist auch bei den Sterbefällen ein jahreszeitlicher Wechsel festzustellen. Im Herbst beginnt ein Anstieg bis zum Gipfelpunkt im Frühjahr, während in den Sommermonaten eine rückläufige Bewegung einsetzt. Dieser Verlauf zeigt eine bemerkenswerte Parallelität zu den Mortalitätskurven von Bronchitis und Lungenentzündung sowie der Altersschwäche, so daß der Gedanke naheliegt, daß interkurrente Erkrankungen mit jahreszeitlichem Wechsel das Ende der Herzkranken beschleunigen. Dagegen weisen die Todesfälle an Krebs und anderen bösartigen Neubildungen einen gleichmäßigen, langsamen, aber konstanten Anstieg auf.

Weit häufiger als der Gelenkrheumatismus tritt der sog. *Muskelrheumatismus* auf. Bei vorsichtiger Schätzung beträgt er als Ursache von kürzerer oder längerer Arbeitsunfähigkeit mindestens 75 % aller rheumatischen Erkrankungsformen. Jenseits des 35. Lebensjahres gibt es bei uns wohl kaum einen Menschen, den ein Hexenschuß, eine Myalgie oder eine Neuralgie nicht gelegentlich zu einer Ruhepause genötigt hätte. Männer leiden darunter häufiger als Frauen, und zwar etwa im Verhältnis von 100:65, wogegen die Dauer der Arbeitsunfähigkeit bei Frauen verhältnismäßig länger zu sein pflegt, indem sich das Verhältnis der Krankheitstage bei Mann und Frau auf 100:70 verschiebt. Nach der Leipziger Morbiditätsstatistik vor dem ersten Weltkriege wurden unter 100000 ein Jahr lang beobachteten männlichen Versicherten 3316 Krankmeldungen wegen Muskelrheumatismus mit insgesamt 59099 Krankheitstagen gezählt, während die weiblichen Versicherten mit 1816 Krankmeldungen und 38708 Krankheitstagen vermerkt wurden. Die Landesversicherungsanstalt Weimar gab für das Jahr 1943 auf 10000 Krankenkassenmitglieder an:

durch	Krankheitsfälle bei Männern	Krankheitsfälle bei Frauen	Krankheitstage bei Männern	Krankheitstage bei Frauen
Muskelrheumatismus	371	204	7568	4685
Neuritis und Neuralgie	132	141	3641	3675

Unter der Bezeichnung des Muskelrheumatismus verbirgt sich aber eine ganze Anzahl verschiedenartiger Krankheitszustände entzündlicher und nicht entzündlicher Natur, wie die echte rheumatische Muskelentzündung, die Neuritis, die Gicht, die Myalgie, die Muskelzerrung und der Muskelkater, aber auch toxische Zustände, statische Beschwerden und Projektionen innerer Leiden oder Veränderungen, ganz zu schweigen von der Bornholmer Krankheit und der Trichinose. Die schematische Eingliederung ätiologisch nicht zusammengehörender Prozesse in den Sammelbegriff des Muskelrheumatismus verleitet aber leicht zu symptomatischen, planlosen oder empirischen Behandlungsversuchen, die den Krankheitsverlauf weder beeinflussen noch verkürzen, aber große Aufwendungen an Zeit, Energie, Arzneimitteln, Material, Strom und Geld verursachen. Ihr systematischer Einsatz würde aber einen erheblichen Anteil freigeben, um eine *Fürsorge für Rheumatismuskranke* im Stile anderer Fürsorgezweige aufzubauen. Die ersten größeren Investitionen würden nach dem Ergebnis örtlicher Beobachtungen in kurzer Zeit beträchtliche Einsparungen durch Verkürzung der Krankheitsdauer und Steigerung der Leistungsfähigkeit einbringen.

Zunächst bedarf es jedoch einer klareren Abgrenzung des Muskelrheumatismus oder der Weichteilerkrankungen von symptomatisch ähnlichen Zuständen. Der echte, infektiöse und entzündliche Rheumatismus wird gekennzeichnet durch tastbare Gelosen, die als umschriebene Muskelschwielen und Gewebsverhärtungen gefühlt werden. Die Weichteile zeigen Veränderungen in der Konsistenz, Elastizität, im Tonus und in der Funktion, sie sind geschwollen, infiltriert und auf Druck und bei Bewegung schmerzhaft. Besonders charakteristisch ist das Auftreten von heftigen Schmerzen beim Übergang von Ruhe in Bewegung und von Bewegung in Ruhe.

Von diesen Zuständen sind die symptomatischen Rheumatosen abzugrenzen. Sie treten auf als Begleiterscheinungen zahlreicher Erkrankungen der Brust- und Bauchorgane und werden als Ausgleichsstörungen im Stoffwechselhaushalt durch den Kreislauf und das vegetative Nervensystem in die segmentären Weichteile projiziert. Entsprechend den so entstehenden hyperalgetischen HEADschen Zonen lassen sich dann auch entsprechend angeordnete Zonalgelosen im Unterhautgewebe feststellen.

Zur Bekämpfung und Verhütung einer so verbreiteten, in der sozialen Gesundheitspflege und im Wirtschaftsleben so eminent bedeutungsvollen Krankheitsgruppe reichen örtliche und regionäre Maßnahmen nicht aus, die sich ausschließlich an Kliniken, Krankenanstalten, Ambulatorien, Institute für physikalische Therapie und Kurorte anlehnen. Dazu ist der Kreis der Kranken und Gefährdeten viel zu groß. Es bedarf dafür einer Zentralstelle, in der die gesamte vorbeugende, heilende und nachgehende Fürsorge vereint wird. Sie muß imstande sein, alle Rat und Hilfe

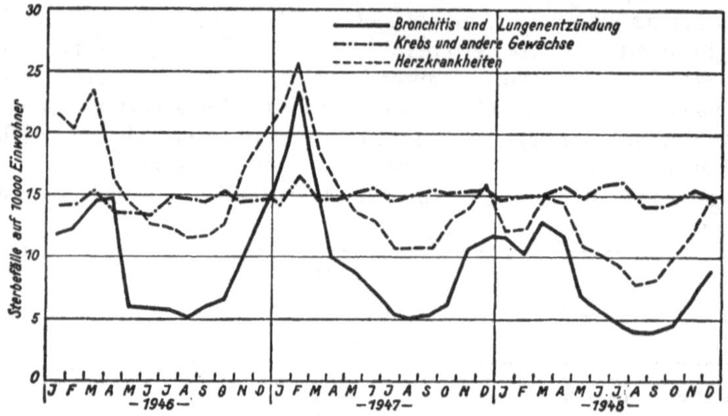

Abb. 41. Sterbefälle nach wichtigen Todesursachen in Nordrhein-Westfalen 1946—1948 (auf 10000 Einwohner und 1 Jahr)

Suchenden zu betreuen, die Wohnungsverhältnisse und Arbeitsplätze zu prüfen, die Witterungseinflüsse zu beobachten, den auslösenden Ursachen nachzugehen, die soziale und wirtschaftliche Lage festzustellen, die gewonnenen diagnostischen und therapeutischen Ergebnisse auszuwerten, den Heilplan aufzustellen und die nachgehende Fürsorge durchzuführen. Ihre Aufgabe ist es auch, mit allen Organisationen enge Fühlung zu halten, die bei der Versorgung der Kranken und Gefährdeten beteiligt sind: mit Ärzten, Krankenhäusern, Kliniken, Versicherungsträgern, Wohlfahrtsverbänden, Badeverwaltungen, Verbänden der freien Wohlfahrtspflege und Arbeitgebern ebenso wie mit wissenschaftlichen Forschungsinstituten und meteorologischen Stationen.

Diese „Rheumatiker-Fürsorgestelle“ bedarf einer gleichen Einrichtung und Reichweite wie die anderen Fürsorgestellen, z. B. die Tuberkulosefürsorgestellen, die Fürsorgestellen für Säuglinge und Kleinkinder, für Krüppel und für Geschlechtskranke. Die ambulante und klinische Behandlung wird in den Polikliniken und Krankenanstalten der Umgebung, aber auch in den Kurorten und Rheumabädern des Bezirks sichergestellt. Die Verbindung mit Ärzten der Fachabteilungen, mit Internisten, Chirurgen, Orthopäden, Hals-, Nasen-, Ohrenärzten, Zahnärzten gewährleistet eine sachgemäße Feststellung und Behandlung von Herdinfektionen, die Abgrenzung symptomatischer Rheumatosen mit ihren Grundleiden und planmäßige Anwendung optimaler Heilmaßnahmen. Die Einrichtung von besonderen Abteilungen für elektro-physikalische Behandlungen (mit Kurzwellenbestrahlung, Vierzellenbädern, örtlicher Wärmeanwendung, Paraffin-Ganzpackungen, Bestrahlungen und Bädern), von Massagestationen und Sauna-Trocken-Heißluftbädern erhöht den Behandlungseffekt und kürzt den Krankheitsverlauf ab. Die nach Abschluß der Kuren eingehenden Erfahrungsberichte werden ausgewertet und aus diesen Ergebnissen die Erkenntnisse über Ätiologie, Verlauf, sozialhygienische Bedingungen, wirtschaftliche Belastungen und rationelle Therapie gewonnen. Sie dienen der Forschung, ärztlichen Fortbildung, Schulung der Hilfskräfte, der Wohlfahrt unzähliger Menschen und der Verhütung eines Arbeitsknicks in den besten Lebensjahren.

Die sich am häufigsten als para-rheumatische Erkrankung manifestierende *Gicht*, die in dieser Erscheinungsform als Arthritis urica bezeichnet wird, gehört jedoch als konstitutionelle Funktionsstörung zu den Stoffwechselkrankheiten. Ihre Anfälle können sich daher nicht allein an den Gelenken der Gliedmaßen, sondern

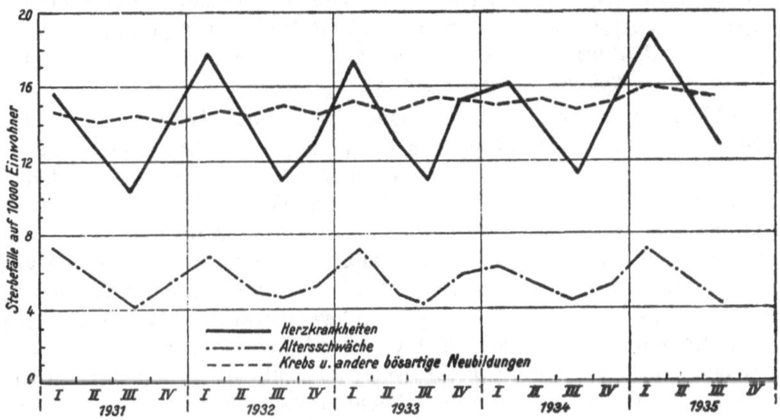

Abb. 42. Sterbefälle nach wichtigen Todesursachen in den deutschen Großstädten nach Vierteljahren 1931—1935 (auf 10000 der Bevölkerung und 1 Jahr).

auch atypisch lokalisieren: an der Wirbelsäule und besonders an der Halswirbelsäule, als Tarsalgien, Myalgien, Neuralgien und vor allem als Ischias, als Ekzem, Iritis und Episkleritis, als eitrige, aber sterile Urethritis, als Schrumpfniere, als Achylie mit Diarrhoen und Tenesmen sowie als Pachymeningitis haemorrhagica mit Verwirrtheitszuständen. Die für die soziale Gesundheitspflege bedeutungsvolle Unterscheidung in einen morbus divitum oder morbus pauperum ist noch nicht zuverlässig geklärt, da bisher nur klinische Untersuchungsreihen vorliegen, aber Übersichten in der Gesamtbevölkerung wegen des vielfach raschen Ablaufs der akuten Schmerzattacken fehlen. Die Beobachtungen über Wohlleben, Schlemmerei und reichliche Fleischkost werden ergänzt durch Feststellungen, nach denen körperliche und geistige Anstrengungen oder auch starke Durchnässungen mit heftiger Abkühlung vorausgingen. Der ätiologische Einfluß von Alkohol wird variiert durch die auslösende Wirkung von Bukettstoffen und aromatischen Estern in individuell verschiedenen Weinsorten. Das Ergebnis überschläglicher Feststellungen während der beiden Weltkriege läßt eine Abnahme der Stoffwechselstörungen um 25—30 % erkennen und spricht dafür, daß ein Zusammenhang mit einer knappen Ernährung besteht.

Die sozialhygienische Bedeutung der Gicht ist wesentlich geringer als die der rheumatischen Leiden. Es fehlen zwar noch Morbiditätsstatistiken, aber aus der

Todesursachenstatistik des Jahres 1932 für das Deutsche Reich ist zu entnehmen, daß 645 Sterbefällen an Gicht eine Zahl von 2016 Sterbefällen an akutem und chronischem Gelenkrheumatismus gegenübersteht. Die Mortalität an Gicht und Gelenkrheumatismus zeigt somit ein Verhältnis von 32:100. Bemerkenswert ist die höhere Beteiligung der Frauen. Es starben an Gicht 170 Männer und 475 Frauen; das Verhältnis beträgt somit 1:2,8. Auch im Vergleich zu den Todesfällen an Zuckerkrankheit ist die Gichtsterblichkeit gering. Die absoluten Zahlen verhalten sich wie 10320:645, so daß die Diabetesmortalität genau 16 mal höher ist als die Gichtmortalität. Auch hier sind die Frauen mit 5838 Sterbefällen stärker beteiligt als die Männer mit 4482 Sterbefällen, so daß sich ein Verhältnis von 1,3:1 ergibt.

Die *Fürsorge für Gichtkranke* läßt sich sowohl im Rahmen der Rheumatiker-Fürsorge wie der Fürsorge für Stoffwechselkranke durchführen. Sie erstreckt sich als heilende Fürsorge auf die Regelung einer häuslichen oder stationären Behandlung, als vorbeugende und nachgehende Fürsorge auf die Beschaffung einer zweckmäßigen Diät sowie einer Prüfung von Wohnung, Lebenshaltung und Arbeitsplatz. Bei eintretender Hilflosigkeit bedarf es einer Heimpflege.

Eine erhebliche Bedeutung kommt dagegen der *Zuckerkrankheit* (dem Diabetes mellitus) für die soziale Gesundheitspflege zu. Bei der Berechnung des Bedarfs an Insulin wurden im Lande Nordrhein-Westfalen alle Diabetiker in den Jahren 1947 und 1948 namentlich festgestellt und ihnen eine Bezugskarte für die Apotheken ausgefertigt. Ihre Zahl wurde mit rund 30,0 auf 10000 Einwohner ermittelt. Von ihnen waren im Mittel 8,0 auf 10000 Einwohner mit einem Tagesbedarf von mindestens 20 i. E. Insulin eingestellt. Diese Morbiditätsziffern stimmen mit den Beobachtungen in anderen europäischen und außereuropäischen Ländern weitgehend überein. Für England und Wales wird die Zahl der Diabetiker, die überhaupt Insulin brauchen, mit gleichfalls 3 auf 1000 oder 30 auf 10000 der Bevölkerung angegeben. Um eine Vorstellung von dem Ausmaße der Erkrankungen zu vermitteln, sei zum Vergleich darauf hingewiesen, daß im Deutschen Reiche die geschätzte Diabetes-Morbidität, die der gezählten von Nordrhein-Westfalen entsprach, genau so hoch war, wie die berichtigte Morbidität an Geschlechtskrankheiten nach den Reichszählungen von 1900 bis 1940 und nur um ein Viertel niedriger als der Jahresbestand an Kranken mit aktiver Tuberkulose aller Formen in der Vorkriegszeit.

Die Sterblichkeit an Diabetes nahm in Preußen während des ersten Weltkrieges ab, stieg aber nachher wieder an. Auf je 10000 Einwohner starben

im Jahre	1911	0,82	Zuckerkranke	im Jahre	1920	0,66	Zuckerkranke
„ „	1912	0,85	„	„ „	1921	0,75	„
„ „	1913	0,90	„	„ „	1922	0,79	„
„ „	1914	0,95	„	„ „	1923	1,16	„
„ „	1915	0,84	„	„ „	1926	1,32	„
„ „	1916	0,78	„	„ „	1927	1,39	„
„ „	1917	0.70	„	„ „	1928	1,53	„
„ „	1918	0,59	„	„ „	1929	1,40	„
„ „	1919	0,60	„	„ „	1932	0,62	„

Regionäre Beobachtungen zeigen, daß die Diabetessterblichkeit auch während des zweiten Weltkrieges abnahm. Die Mortalität auf je 10000 Einwohner im Stadtkreise Düsseldorf nahm folgenden Verlauf:

1936	3,3	1941	2,2
1937	2,7	1942	2,0
1938	3,2	1943	2,1
1939	3,0	1944	2,3
1940	2,9	1945	2,0

Verglichen mit der Sterblichkeit bei anderen Krankheiten im Deutschen Reiche und in Nordrhein-Westfalen entspricht sie etwa der Mortalität an Diphtherie, extrapulmonaler Tuberkulose und Appendizitis. In der Altersverteilung steigt die Sterblichkeit an Diabetes bis zum 45. Lebensjahr nur langsam an, erhebt sich dann aber auf das Fünffache und schnellt jenseits des 60. Lebensjahres auf das Zwanzigfache empor.

Die *Fürsorge für Diabetiker* wird am zweckmäßigsten besonderen Diabetesberatungsstellen übertragen, die an die Gesundheitsämter angeschlossen werden und ein so dichtes Netz bilden, daß alle Kranken ohne besondere Schwierigkeiten hinkommen können. Sie haben in der Gegenwart eine sechsfache Aufgabe: 1. die Feststellung und Betreuung aller Diabetiker ihres Bezirks, 2. die Sicherstellung der erforderlichen Diät, 3. die zweckmäßige Verteilung von Insulin, 4. die Belehrung der Kranken, 5. die Anleitung zu dosierter Muskelarbeit und 6. die Prüfung der sozialen Lage und Lebenshaltung. Die Bestimmung der Toleranzgrenze für Kohlehydrate und ihres Optimums wird in der Regel eine kurzfristige klinische Aufnahme erfordern und nur ausnahmsweise ambulant durchgeführt werden können. Daher ist es zu empfehlen, die Leitung der Diabetesberatungsstellen den Leitern der inneren Abteilungen an benachbarten Kliniken und Krankenhäusern zu übertragen, mindestens aber Fachärzte zu gewinnen.

Die Feststellung sämtlicher Diabetiker der Versorgungsbezirke ist nötig wegen der drohenden Verminderung der Leistungsfähigkeit, der Einbuße an Lebensfreude und der Gefahr einer Lebensverkürzung. Außer der wirtschaftlichen Einbuße ergibt sich dabei auch der notwendige Aufwand an Devisen für die Einfuhr von hochwertigen Lebensmitteln und Insulin.

Es ist anzunehmen, daß die Versorgung mit Fleisch und Fett noch auf viele Jahre hinaus schwierig bleiben wird. In der Vorkriegszeit konnte der Bedarf an Nahrungsmitteln in Deutschland nur zu etwa 80 % aus eigener Produktion gedeckt werden, während 20% vor allem hochwertiger und darum teurer Lebensmittel eingeführt werden mußten. Im Frieden betrug der animalische Anteil der Kost im Durchschnitt 30 %. Legt man nunmehr ein angenommenes Querschnittsmaß von 2650 Kalorien mit einem 25 %igen animalischen Anteil je Kopf und Tag zugrunde, dann ist die deutsche Eigenproduktion auf 55—60 % zurückgegangen, der Einfuhrbedarf somit entsprechend gestiegen. Mit der Abnahme der Schlachtviehbestände sank aber gleichzeitig die Ausbeute an Tierpankreas und somit die einheimische Insulinproduktion. Die Versorgung der Diabetiker mit Eiweißnahrung, insbesondere Fleisch und Fisch, sowie mit Fettprodukten wird daher auf lange Sicht über die Zuteilung von Krankenkost erfolgen müssen. Das begrenzte Gesamtkontingent läßt eine beliebige Ausweitung nicht zu ohne die Leistungsfähigkeit der übrigen Bevölkerung zu beeinträchtigen. Schon aus diesem Grunde ist eine individualisierende Einstellung des Kostmaßes nicht zu entbehren, und zwar zum Nutzen des Einzelnen wie der Gesamtheit.

Bei der Verteilung von Insulin ist zu bedenken, daß nur der kleinere Betrag des Bedarfs aus Inlandsproduktion gedeckt werden kann, während der größere eingeführt werden muß. Es wird daher noch auf längere Dauer festgestellt werden müssen, ob ein Diabetiker mit Diät allein harnzuckerfrei eingestellt werden kann oder ob er einer Zufuhr von Insulin bedarf. Im allgemeinen hat sich gezeigt, daß Kranke mit einem Tagesbedarf von weniger als 20 i. E. Insulin notfalls allein mit Diät behandelt werden können. Auch bei den insulinbedürftigen Kranken wird zu unterscheiden sein, ob sie insulinempfindlich oder insulinresistent sind.

Zu der ersten Gruppe gehören gewöhnlich Jugendliche, oft von asthenischem Typ. Sie neigen zur Progredienz, werden durch Azidose gefährdet und erleiden schon durch leichte Glykosurien eine anhaltende Toleranzeinbuße. Sie sprechen auf Insulin gut an und können es nicht entbehren. Zu der zweiten Gruppe gehören vorwiegend ältere Diabetiker mit häufig pyknischem Habitus. Bei ihnen hat sich vielfach eine inkretorische Umstellung eingespielt, indem Hypophyse, Schilddrüse und Nebenniere eine „kontrainsuläre" Regulation hervorrufen. Diese Formen pflegen nicht komagefährdet zu sein, bedürfen daher nicht unbedingt einer Behandlung mit Insulin. Zwischen dem *Insulinmangeldiabetes der Jugendlichen* und dem *Gegenregulationsdiabetes der Älteren* gibt es mannigfache Übergänge, so daß eine schematische Beurteilung niemals möglich ist. Diese Typeneinteilung dient lediglich einer raschen Orientierung, die durch exakte Untersuchung und Beobachtung geprüft werden muß.

Der Erfolg der Behandlung hängt in ausgesprochenem Maße von der verständnisvollen Disziplin des Diabetikers ab. Er muß Art und Ursache seines Leidens, des Verlaufs und der Gefahr von Zwischenfällen, ihrer Anlässe und Verhütung nicht nur kennen, sondern sorgfältig alle Fehler vermeiden. Nicht oft genug kann er darauf hingewiesen werden, daß er trotz seiner Insulingaben strenge Diät beobachten muß, die ihm erlaubten Kohlehydratmengen über den ganzen Tag verteilen soll und sein erprobtes Insulinpräparat ohne Wechsel anzuwenden hat. Die systematische *Erziehung zur Selbstzucht* ist schon der halbe Erfolg jeder Fürsorge.

Sie wird wesentlich unterstützt durch eine dosierte *Arbeitstherapie*. Es hat sich gezeigt, daß körperlich arbeitende Diabetiker auf ihre Diät trotz zeitbedingter höherer Kohlehydratzufuhr leichter eingestellt werden konnten als Kranke mit sitzender Tätigkeit. Dabei wurden auch geringere Mengen von Insulin gebraucht. In den arbeitenden Muskeln werden Zucker und Ketonkörper leichter verbrannt und infolge des regeren Umsatzes wohl auch die eigene Pancreasfunktion zu vermehrter Produktion von Insulin angeregt. Auf diese physiologischen Reaktionen muß schon bei der klinischen Einstellung geachtet werden, damit beim Übergang in Beruf, Bewegung und Arbeit nicht eine überraschende „Entlassungs-Hypoglykämie" auftritt. Bei der Krankenunterweisung soll auch auf die Möglichkeit einer „Sonntagsglykosurie" beim arbeitenden Diabetiker geachtet werden. Auch hier gilt der Grundsatz des Individualisierens, und zwar nicht nur bei den schweren Krankheitsformen mit eingeengter Lebensweise, sondern auch bei denen leichten und mittleren Zustandes mit größerem Spielraum.

Die Prüfung der sozialen Lage, des Berufs und der gesamten Lebenshaltung wird manche Hinweise auf die Ätiologie und eine zweckmäßige Durchführung der Behandlung ergeben. Je vielseitiger die gesammelten Beobachtungen ausgewertet werden, desto zuverlässiger wird der Nachweis von auslösenden Momenten, von Hilfsursachen, beruflichen Belastungen, seelischen Komponenten, toxischen Einflüssen, endogenen Motiven und exogenen Gründen zu erbringen und im Dienste der Gesundheitspflege zu verwenden sein.

Aus der Kenntnis einzelner Stoffwechselerkrankungen entwickelte sich allmählich der Ring der Hormonwirkungen und das geschlossene *System der Drüsen mit innerer Sekretion*. Zu ihnen gehören die Hypophyse, die Schilddrüse, die Epithelkörperchen, die Thymusdrüse, die Nebennieren, die Keimdrüsen (Geschlechtsdrüsen), die Epiphyse und das Pancreas. Ihr Einfluß auf die gesamte Vitalität, die Stoffwechselvorgänge, das Wechselspiel der Energien, die Aufnahme, Verteilung und den Ausgleich von äußeren Einflüssen und inneren Antrieben, die Steuerung der seelischen Vorgänge und die Harmonie der Kräfte werden erst in der Gegenwart zunehmend beachtet. Die von den endokrinen Drüsen produzierten Hormone stehen zueinander in Wechselwirkung, sie fördern oder hemmen einander in gesetzmäßiger Zugehörigkeit und vermitteln dem Körper den Kontakt mit der Umwelt in ähnlicher Weise wie die Sinnesorgane. Das System der endokrinen Drüsen wird durch hormonale und nervöse Einflüsse aufeinander auf das feinste abgestimmt und ohne Einfluß des aktiven Willens selbsttätig gesteuert. Das übergeordnete hormonale Zentrum

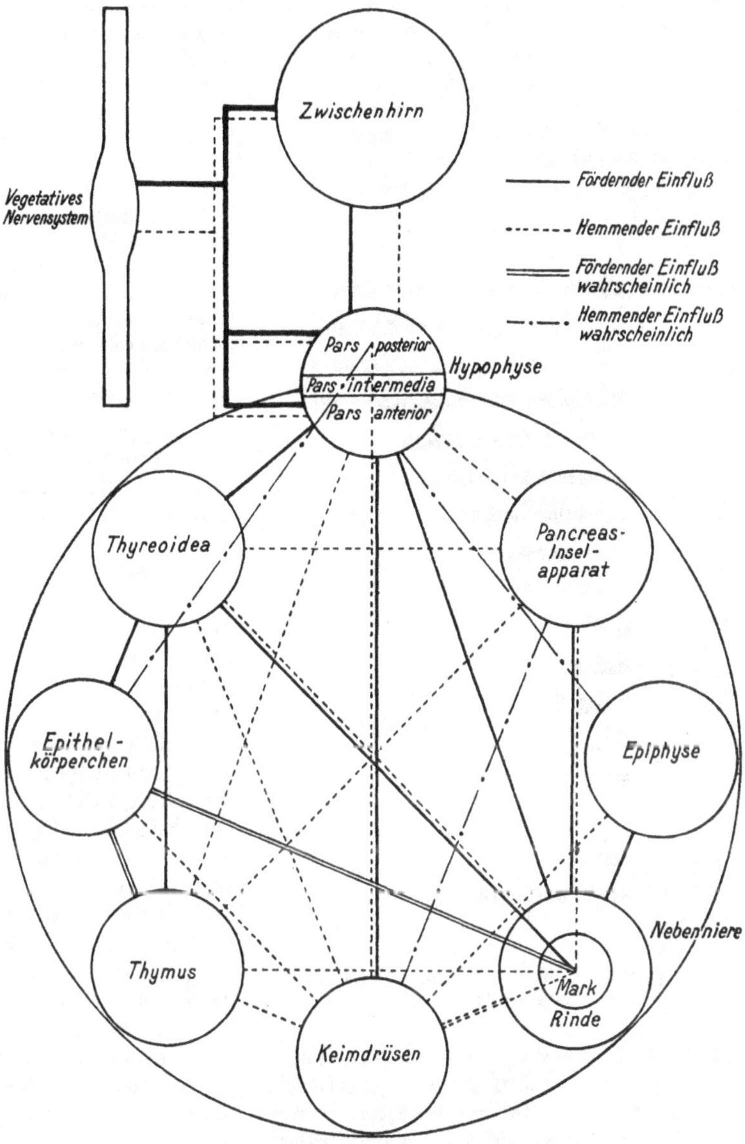

Abb. 43. Hormonales System

liegt im Vorderlappen der Hypophyse, während die nervöse Leitung dem vegetativen Nervensystem zukommt. Beide Funktionen werden zusammengefaßt im Zwischenhirn, so daß die Hormone auf das vegetative Nervensystem einwirken unp dieses auf die Produktion der Hormone Einfluß hat. Sie sind die Aktivatoren des Lebens, durch die das Wechselspiel in und mit der Umwelt erst möglich ist.

Wie man von einer „vegetativen Stigmatisation“ spricht, so kann man auch von „hormonalen Temperamenten“ reden. Sie charakterisieren die Reaktionsweise nicht nur von Individuen, sondern auch von Gruppen auf homologe Umwelteinflüsse und somatische

Veränderungen. Der Effekt wird verschieden sein, ob die Menschen eine gemischte oder einseitige Nahrung erhalten, ob ein Klima die vitalen Funktionen fördert oder beeinträchtigt, ob Wärme oder geophysikalische Bedingungen anregen oder erschlaffen und die Sonnenstrahlung, namentlich das ultraviolette Licht, bei klarer Luft ungehindert wirken kann oder durch eine dichte Dunsthülle von Staub, Rauch und Gasen absorbiert wird. Durch solche Zusammenhänge gewinnt die Funktion der inkretorischen Drüsen eine zunehmende sozialhygienische Bedeutung. Auch Organ- und Systemerkrankungen, die vielfach isoliert betrachtet zu werden pflegten, erscheinen dabei in größerem Zusammenhange. So haben auch die Infektionskrankheiten, insbesondere Diphtherie, Tuberkulose und Poliomyelitis durch ihre Beziehung zu den inkretorischen Drüsen und dem vegetativen Nervensystem einen besonderen Akzent erhalten.

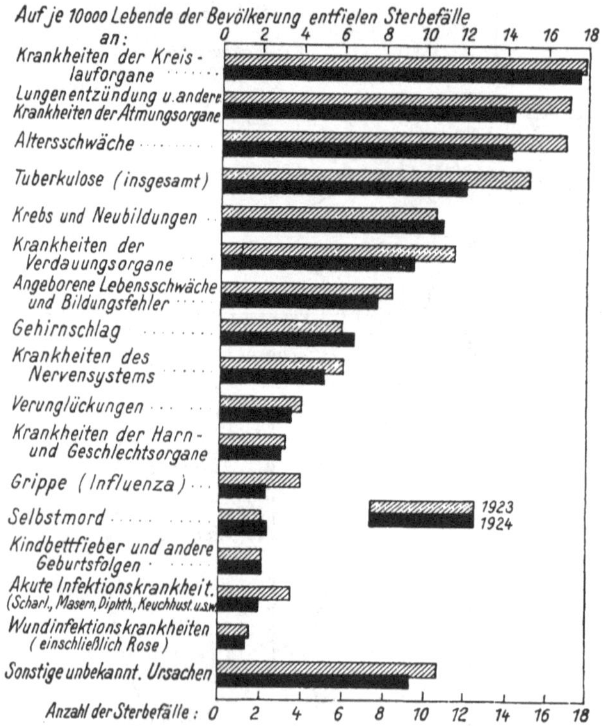

Abb. 44. Die Todesursachen im Deutschen Reich 1923 und 1924

Die Hypertrophie der Schilddrüse zum *Kropf* und sein Einfluß auf die körperliche und geistige Leistungsfähigkeit hat in den befallenen Gebieten schon seit Dezennien zu umfangreichen prophylaktischen Maßnahmen angeregt. In Europa sind als Kropfgegenden bekannt: die engen Alpentäler, die Pyrenäen, die Karpaten, der Schwarzwald und die deutschen Mittelgebirge sowie die Überschwemmungsgebiete von Flüssen. Da der Kropf in Küstengebieten nicht vorkommt, die Ausscheidung von Jod beim Kropf unter den Normalwert von 100 γ (1 γ = $^1/_{1\,000\,000}$ Gramm) absinkt und in Kropfgegenden der Jodgehalt der einheimischen Nahrungsmittel, der Luft, des Wassers und des Bodens geringer ist als in meeresnahen Gebieten, lag es nahe, eine Störung im Jodstoffwechsel anzunehmen. In der Schweiz führte man daher eine Jodprophylaxe des Kropfes ein und gab an die gesamte Bevölkerung ein sog. Vollsalz mit 5 mg Kaliumjodid auf 1 kg Kochsalz ab. Diesem Beispiele folgten Süddeutschland, Österreich und die USA. Mit dieser Darreichung können jedem Erwachsenen in den üblichen Tagesmengen von Salz im Mittel etwa 80 bis 100 γ Jod, also der Normalwert zugeführt werden.

Die Erfolge wurden nicht gleichmäßig bestätigt, doch wird angegeben, daß bei der Jugend die Kropfhäufigkeit abnahm. Bei älteren Menschen sah man hingegen keine Wirkung, beobachtete vielmehr häufig eine krankhafte Steigerung der Schilddrüsenfunktion mit dem Auftreten eines Hyperthyreoidismus bis zum Morbus Basedowii. Dies ist um so bemerkenswerter, als die Jodaufnahme in Küstenstrichen den mehrfachen Betrag der täglichen Vollsalzdosis ausmacht. Daher wird nunmehr der Jodmangel als Ursache bezweifelt, wie auch eine erbliche Veranlagung immer unwahrscheinlicher wird. Die Bindung des Kropfes an einzelne Gegenden, Wohnorte und Häuser, das epidemische

Auftreten in geschlossenen Gemeinschaften, in Pensionaten, Kasernen und Gefängnissen, das Auftreten von Kropf bei Personen, die kropffrei aus kropffreien Gegenden einwanderten und sein Verschwinden bei einer Übersiedlung in einen kropffreien Bezirk wiesen auf andere auslösende Momente hin. Darauf deutet auch die Schwellung der Schilddrüse während der Menstruation und in der Schwangerschaft hin, wie auch nicht übersehen werden darf, daß der Kropf bei Frauen häufiger vorkommt als bei Männern. In einigen Gebirgsbächen Indiens wurde das Wasser in ansteigenden Etagen kaskadenförmig angestaut, um die Fische in bestimmten Höhenlagen aufzuhalten. Man beobachtete, daß sie innerhalb eines begrenzten Niveaus kropfige Vergrößerungen der Hypo-

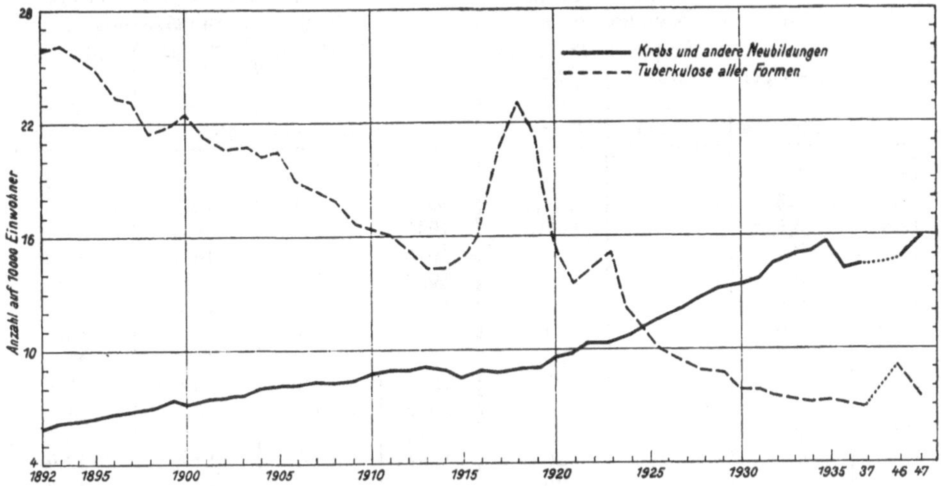

Abb. 45. Sterblichkeit an Krebs und anderen Neubildungen sowie an Tuberkulose aller Formen im Deutschen Reich von 1892—1937 und im Land Nordrhein-Westfalen von 1946—1947 (auf 10000 der mittleren Bevölkerung und 1 Jahr)

branchialfurche erhielten. Ob Emanationen aus dem Boden oder andere Umwelteinflüsse den Kropf erzeugen, ist eine noch offene Frage.

Die Persistenz eines großen Thymus findet man vereint mit einer Hyperplasie der lymphatischen Organe. Dieser Zustand wird als *Status lymphaticus* bezeichnet und nicht selten bei Kindern und auch bei Erwachsenen gefunden, die aus unerklärlichem Grund plötzlich sterben oder gegen Infektionskrankheiten auffallend widerstandsschwach sind. Auch bei Selbstmorden und tödlichen Verkehrsunfällen wurde eine Häufung von Hypertrophien und Entzündungen am lymphatischen Apparat, Thymushyperplasien und Koinzidenzen mit dem ovariellen Follikelsprung beobachtet, wie ja auch depressive Stimmungen zur Zeit der Menses außerordentlich häufig auftreten.

Weitere Hinweise auf die Beziehungen endogener Vorgänge zu exogenen Momenten bieten *Störungen an den Epithelkörperchen* mit Spasmophilie, Tetanie, Verringerung des Kalkstoffwechsels und Alkalose bei abundantem Erbrechen, Beeinflussungen der Adrenalinschüttung aus den Nebennieren bei Muskelarbeit, seelischer Erregung, Furcht und Tonusveränderungen sowie der Zusammenhang der zyklischen Vorgänge in den Gonaden mit der Hypophyse. Der Einfluß auf die Leistungen von Individuen und Gruppen, die Koppelung mit somatischen und psychischen Vorgängen sowie die Auslösung durch Milieuvorgänge bedürfen weiterer Beobachtungen.

Nächst den Krankheiten der Kreislauforgane gehören *Krebs* und andere *bösartige Neubildungen* zu den häufigsten Todesursachen. Erst dann folgen Altersschwäche, Gehirnschlag, Lungenentzündung und Tuberkulose. Eine Krankheitsstatistik für Krebs und krebsartige Geschwülste fehlt in Deutschland noch. Man muß sich daher damit begnügen, Schlüsse aus der Sterblichkeitsstatistik zu ziehen.

Vergleicht man miteinander die Entwicklung der Mortalitätsziffern von bösartigen Neubildungen, Krankheiten der Kreislauforgane und Tuberkulose aller Organe im Deutschen Reiche, dann zeigt sich, daß die Sterbeziffern bei Krebs und Kreislauferkrankungen langsam anstiegen, bei Tuberkulose jedoch stetig abnahmen:

Jahr	Sterblichkeit auf 10000 der mittleren Bevölkerung an			Jahr	Sterblichkeit auf 10000 der mittleren Bevölkerung an		
	Krebs- u. bösartigen Neubildungen	Kreislaufkrankheiten	Tuberkulose aller Formen		Krebs- u. bösartigen Neubildungen	Kreislaufkrankheiten	Tuberkulose aller Formen
1892	6,1		25,9	1913	9,1	16,1	14,3
1893	6,3		26,1	1914	8,9	16,8	14,3
1894	6,5		25,5	1915	8,5	16,5	14,8
1895	6,6		24,9	1916	8,8	16,4	16,2
1896	6,8		23,4	1917	8,8	18,9	20,6
1897	6,9		23,2	1918	8,9	18,2	23,0
1898	7,0		21,5	1919	9,0	17,0	21,1
1899	7,3		21,9	1920	9,6	16,8	15,4
1900	7,2		22,5	1921	9,8	16,7	13,6
1901	7,5		21,2	1922	10,4	18,1	14,2
1902	7,5		20,6	1923	10,5	17,8	15,1
1903	7,7		20,7	1924	10,8	17,6	12,0
1904	8,0		20,3	1925	11,3	17,6	10,7
1905	8,1	14,2	20,5	1926	11,7	17,8	9,8
1906	8,1	14,1	18,8	1927	12,2	18,9	9,3
1907	8,3	15,1	18,4	1928	12,8	19,9	8,8
1908	8,3	15,5	17,8	1929	13,2	21,3	8,7
1909	8,4	15,6	16,8	1930	13,4	19,8	7,9
1910	8,8	15,5	16,3	1931	13,7	21,0	7,9
1911	8,9	16,6	16,4	1936	14,3	19,3	7,1
1912	9,0	16,4	15,3	1937	14,5	20,0	6,9

Die Mortalitätskurven von Krebs und Tuberkulose überkreuzen sich daher nach dem Jahre 1924 (Abb. 45).

Der Einfluß der Kriegsjahre 1914 bis 1918 offenbart sich bei den Kreislaufstörungen und der Tuberkulose in einer sprunghaften Steigerung der Mortalität, bei den Krebskrankheiten jedoch in einer Verzögerung, die erst im Jahre 1919 ihren früheren Fortgang nimmt. Ob dafür Veränderungen in der ärztlichen Versorgung oder im Altersaufbau der Bevölkerung als Ursachen anzunehmen sind, wird sich wegen des Mangels an statistischen Morbiditätsunterlagen nicht mehr feststellen lassen.

Ein jahreszeitlicher Wechsel im Verlaufe der Sterblichkeit ist aber bei der Aufgliederung nach Vierteljahren und Kalendermonaten weder in den Übersichten der deutschen Großstädte aus den Jahren 1931—1935 noch des Landes Nordrhein-Westfalen aus 1946—1948 zu erkennen.

Alle deutschen Krebsstatistiken zeigen, daß die Altersklassen bis zum 30. Lebensjahre nahezu krebsfrei sind. Erst in der Zeit bis zum 40. Lebensjahre beginnt eine merkliche Erkrankungszunahme, besonders beim weiblichen Geschlecht. Dann steigt die Mortalitätsziffer rasch an, und zwar für Männer und Frauen nahezu gleichmäßig.

Die Verteilung der Krebs-Sterbefälle auf die einzelnen Organe bietet aber bei beiden Geschlechtern bemerkenswerte Unterschiede. Bei den Männern überwiegt der Magenkrebs, während erst in weitem Abstande Darm- und Lungenkrebs folgen. Bei den Frauen jedoch werden am häufigsten die Genitalorgane befallen. Nur wenig seltener wird aber auch der Krebs des Magens beobachtet. Auf je 100 Krebssterbefälle entfielen in Preußen und in einigen Großstädten Deutschlands in abgerundeten Zahlen:

an Krebs	bei Männern	bei Frauen
des Magens	50	33
der anderen Verdauungsorgane .	29	26
der Geschlechtsorgane	3	24
der Atmungsorgane	5	2
der übrigen Organe	13	15

Gruppiert man die Zahlen jedoch nach den Altersklassen von 30—60 und von mehr als 60 Jahren ein, dann wird das Bild bei den Frauen vom Krebs der Geschlechtsorgane beherrscht; es folgen sodann die Erkrankungen der Brust und in geringem Abstand die von Magen und Darm. Bei den Männern dominiert auch dann der Magenkrebs, dem der Krebs von Lungen und Darm folgt. Der Krebs der Geschlechtsorgane tritt dagegen fast verschwindend zurück.

Die soziale Gesundheitspflege hat sich daher der Krebserkrankungen im Leistungsalter mit besonderer Sorgfalt anzunehmen. Solange die Ätiologie nicht bekannt ist, wird es darauf ankommen, jede Geschwulstbildung und jede irreguläre Blutung vom ersten Auftreten an als krebsverdächtig anzusehen. Je früher die Behandlung mit Operation sowie Röntgen-Radiumbestrahlungen einsetzen kann, um so besser sind die Erfolge. Sie betragen bei beginnendem Gebärmutterkrebs 60—62 %, bei Brustkrebs und tiefsitzendem Mastdarmkrebs 70—80 % und auch bei inoperablem Gebärmutterkrebs kann in 25—28 % eine anhaltende Besserung erzielt werden.

Es ist daher die Aufgabe der *Krebsfürsorgestellen:*

1. alle Gefährdeten so früh wie möglich zu untersuchen und zu beraten,
2. für eine rasche, fachärztliche und klinische Behandlung zu sorgen,
3. den erzielten Heilerfolg zu überwachen und durch eine Nachbehandlung zu sichern,
4. einer wirtschaftlichen Notlage abzuhelfen,
5. eine ausreichende Haushilfe zu vermitteln oder anzuregen,
6. schädigende Hilfsursachen in Beruf und Lebensführung zu beseitigen,
7. eine planmäßige Volksbelehrung zu betreiben und dabei auf die frühen Kennzeichen des Krebses sowie auf seine Heilbarkeit hinzuweisen,
8. die Gesundheitspflegerinnen, Fürsorgerinnen, Hebammen und Gemeindeschwestern als unterweisende Hilfskräfte einzusetzen,
9. bei Vermeidung jeder Panikstimmung möglichst viele Reihenuntersuchungen anzuregen und durchzuführen sowie
10. Fortbildungskurse für Ärzte in der Frühdiagnose und -behandlung abzuhalten.

Die Beratungsstellen werden am besten an Kliniken und größere Krankenhäuser angegliedert und von einem erfahrenen Facharzt geleitet. Die Fürsorgestellen der Gesundheitsämter halten mit ihnen ebenso enge Verbindung wie mit allen Einrichtungen der öffentlichen Gesundheitspflege und den Trägern der Sozialversicherung. Dieser Zweig der Fürsorge beginnt sich erst wieder in der Gegenwart planvoll zu entwickeln und seine statistische Auswertung einzurichten. Der Besuch der Beratungsstellen war überall sehr rege. Damit ist erwiesen, daß die Einrichtungen einem dringenden Bedürfnis entsprechen.

VIII. Kapitel

Die Fürsorge für Abwegige

Der gewöhnliche Sprachgebrauch und die landläufige Pathognomonik unterscheiden mit unbekümmerter Sicherheit zwischen normalen und geisteskranken Menschen. Sie bedienen sich dieser Kategorien, um über Persönlichkeiten, ihre Leistungen und ihren Wert im sozialen Leben Urteile abzugeben, die das Opfer gewöhnlich schädigen oder herabsetzen, ausnahmsweise aber auch in einen unberechtigten Nimbus hüllen sollen. Nur selten wird aber bedacht, daß die gewohnte, durchschnittliche, unauffällige und darum als normal angesehene Geisteshaltung *fließende Übergänge zum abwegigen Verhalten* zeigt. Schon die große Dimension des normalen Typs ist vielgestaltig und darum schwer zu definieren. Es gibt eben nicht den wohlcharakterisierten normalen Menschen, sondern eine unübersehbare Zahl von Formen eines mittleren Bereichs. Dies entspricht dem Begriff der Evolution, der Verwendungsart des Individuums in der Gemeinschaft, den von ihm erwarteten oder erstrebten Leistungen und dem Standpunkt des Betrachters. Jenseits des breiten Variationsgipfels fallen die einen als schwierig, lästig, hilflos, bedenklich, gefährlich oder gesellschaftswidrig auf, die anderen aber als gewandt, gefällig, hilfsbereit, vertrauenerweckend, bedeutend, begabt oder genial. Auch nach den einzelnen Anlagen und Fähigkeiten bestehen große Unterschiede. Nach beiden Varitionseinrichtungen kann der Unterschied je nach der Einstellung oder Resonanzfähigkeit des Kritikers als abwegig empfunden werden. Daher können Pathographien als Biographien mit psychopathologischen Zügen des Seelenlebens auch über hervorragende Persönlichkeiten geschrieben werden ohne ihre Schöpfungen für Gesellschaft und Kultur zu beeinträchtigen.

Jede seelische Haltung wird geprägt durch das Leben in der Gesellschaft, sie erhält ihre spezifische Note durch den sozialen und historischen Zeitstil. Seine körperliche und seelische Veranlagung erhält der Mensch durch die Vererbung, aber seine Fähigkeiten werden geformt durch Tradition und Milieu. Unaufhörlich wirken sie auf ihn durch die ihn umschließende Gesellschaft. Auch bei gleicher psychischer Konstitution muß sich das Seelenleben unter dem Einfluß der variierenden sozialen Umwelt verschieden entwickeln. Gilt dies schon von den homonomen Antrieben, so lassen die mannigfaltigen Differenzen mit der Gesellschaft erst recht den Anlaß zu Seelenstörungen verständlich erscheinen.

Die Wahrscheinlichkeit einer *Manifestation von Erbanlagen* wird durch eine Reihe innerer und äußerer Umweltfaktoren bestimmt, die sich durch die Vorstellung einer Penetranz erläutern lassen. Die körperlichen Zustände werden verändert durch die vielseitigen Angebote der Zivilisation, durch Genußgifte und Rauschmittel, durch die technische Veränderung der Lebensführung, durch Arbeitseinflüsse und Unfälle, durch Infektionskrankheiten, insbesondere Syphilis, Tuberkulose, Malaria, Typhus, Meningitis, Grippe und Scharlach, durch Erschöpfung, Umstimmungen des vegetativen Nervensystems und der inneren Sekretion, durch seelische Belastungen und schicksalhafte Entwurzelung mit drückenden Sorgen und unüberwindlichen Nöten. Auch allgemeine, erschöpfende Krankheiten, wie schwere fieberhafte Leiden, Gicht, Diabetes, Stoffwechsel- und Ernährungsstörungen, Anämie, Leukämie und häufige Geburten können die nervöse Widerstandskraft schwächen. Zu diesen individuellen Einflüssen treten noch die kollektiven Impulse, die von Familie, Gruppen und Gemeinschaft ausgehen. In wechselnden Situationen wechselt auch die Gewalt der Antriebe, die herrschende Sitte entscheidet über Weltauffassung und Lebensführung, die überkommene Ethik bestimmt eine homonome oder heteronome Einstellung. Wo dies nicht ausreicht, vollendet die Erziehung und kehrt in extremen Positionen die traditionellen Anschauungen in ihr Gegenteil um.

Verschiedene Kulturepochen hatten ihre prägnanten Seelenstörungen in gleicher Weise wie ihre eigenen Begriffe vom sozialen und asozialen Verhalten. Während das Mittelalter von hysterischen Erscheinungen und psychischen Epidemien beherrscht wurde, traten damals schizophrene Zustände an Bedeutung im öffentlichen Leben zurück. Die Wirkungen von Besessenheit, Flagellantenzügen, Tanzwut und Hexenwahn können in der Gegenwart kaum noch verstanden werden. Aber die „Offenbarungen" von Schizophrenen und Psychopathen hört man auch unter aufgeklärten und psychologisch aufmerksamen Menschen als intuitive Erkenntnisse preisen. Gerade die heutige Zeit der politischen Enttäuschung flüchtet in das Gebiet der Psychologie, ohne jedoch eine scharfe Grenze gegen Parapsychologie, Spiritismus und Okkultismus zu ziehen.

Die Wechselwirkungen zwischen Persönlichkeit und Gesellschaft zeigen sich im *abwegigen Seelenleben* am Einfluß markanter Gestalten, an der Prägung des Wirtschafts- und Geisteslebens wie auch am Zeitgeist und an der massenpsychologischen Haltung. Die gesellschaftlichen Zustände wiederum färben abnorme Seelenzustände im Sinne des Kulturkreises und der gewandelten Situation. Auch bei organisch bedingten Psychosen bleibt eine solche Veränderung nicht aus. Die *Paralyse* verschiebt sich langsam in die einfachen Volksschichten und nimmt auch statt der agitierten häufiger eine depressive Form mit Remissionen an. Die Zunahme der Paralyse beruht nicht allein auf einer Vermehrung der Erkrankungen an Syphilis, sondern auch auf einer Steigerung der Zivilisation mit ihren vermehrten, aber auch veränderten Ansprüchen.

Wegen der Wandelbarkeit der psychischen Krankheitsbilder und ihrer gleitenden Übergänge zum traditionellen sozialen Verhalten des normalen Menschen ist es so schwierig, eine ausreichende Morbiditätsstatistik aufzustellen. Nur die extremen Grade des bunten Spektrums lassen sich mit brauchbarer Genauigkeit auseinanderhalten.

Nach der Zählung der geistig Gebrechlichen im Deutschen Reiche vom Jahre 1925/26 wurden insgesamt 112950 männliche und 108843 weibliche, zusammen 221793 Kranke festgestellt. Auf 100000 Einwohner sind dies 342,6 Gebrechliche. Sie verteilten sich nahezu gleichmäßig auf die Provinzen und Länder. Der *Begriff der geistigen Gebrechlichkeit* umfaßte ohne nähere Differenzierung: Geisteskrankheiten, geistig abnorme Zustände, gehäufte epileptische Anfälle, Schwachsinn und unbestimmte Geistesstörungen. Am stärksten betroffen waren bei beiden Geschlechtern die Altersklassen vom 20. bis 40. Lebensjahre. Es entfielen auf 10000 Lebende:

	Geistig-Gebrechliche	
	männliche	weibliche
angeboren	—	—
unter 5 Jahren	2,4	2,2
von 5—10 Jahren	17,9	13,4
von 10—15 Jahren	22,6	17,1
von 15—20 Jahren	33,4	26,4
von 20—30 Jahren	42,5	34,6
von 30—40 Jahren	54,8	42,8
von 40—50 Jahren von 50—60 Jahren	50,6	49,0
von 60—70 Jahren von 70—80 Jahren von 80 und mehr Jahren	48,9	55,8

Die Schätzungen nach den verschiedenen Krankheitsformen aus dem Jahre 1936 lassen erkennen, daß der *Schwachsinn* als Massenerscheinung am bedeutungsvollsten ist. Erst danach folgt die *Schizophrenie.* Für die Gesamtbevölkerung des Deutschen Reiches wurden angegeben:

Debile		2—3 %
Imbezille		½ %
Idioten		¼ %
Schwachsinnige	insgesamt	3—4 %
(darunter etwa 20—30 % durch äußere Schäden bedingt)		
Schizophrene		0,9 %
Manisch-Depressive		0,4 — 0,5 %.

Nach ihrer sozialen Zugehörigkeit kamen die *Manisch-Depressiven* prozentual am häufigsten aus den besser situierten Schichten, die Schwachsinnigen und *Epileptiker* mehr aus den minderbemittelten Kreisen, während die Schizophrenen dazwischen standen, jedoch näher den oberen Schichten.

Die Mortalitätsstatistik läßt seit dem Jahre 1905 eine Abnahme der Krankheiten des Zentralnervensystems erkennen. Nach dem internationalen Verzeichnis der Todesursachen (vom Jahre 1929) sind darunter einbegriffen: Hirnhautentzündung, Tabes dorsalis, progressive Paralyse, Schizophrenie und andere Geisteskrankheiten, Epilepsie und andere Krankheiten des Nervensystems wie Chorea, Neuritis, Paralysis agitans, multiple Sklerose und sonstige Krankheiten des Nervensystems. In der gleichen Zeit hielten sich die Todesfälle infolge von Gehirnschlag und Lähmungen auf annähernd gleicher Höhe zwischen 6,0 und 6,5 auf je 10000 Einwohner; doch seit dem Jahre 1932 ist ein Anstieg auf 8,7 und 9,6 zu vermerken. Die Todesursachenstatistik im Deutschen Reiche läßt für die Jahre 1892—1937 auf je 10000 der mittleren Bevölkerung folgende Bewegung erkennen:

Jahr	Krankh. d. Zentralnervensyst.	Gehirnschlag	Jahr	Krankh. d. Zentralnervensyst.	Gehirnschlag
1905	10,4	6,4	1920	6,1	5,8
1906	9,4	6,1	1921	5,8	5,8
1907	9,2	6,3	1922	6,0	6,4
1908	9,1	6,3	1923	6,0	5,9
1909	8,7	6,2	1924	5,1	6,5
1910	8,0	6,0	1925	4,7	6,6
1911	8,2	6,2	1926	4,7	6,3
1912	7,2	6,2	1927	4,5	6,5
1913	7,0	6,1	1928	4,3	6,5
1914	7,0	6,2	1929	4,4	6,7
1915	7,2	6,2	1930	4,0	6,3
1916	6,5	6,0	1931	3,8	6,5
1917	7,6	6,4	1932	4,0	8,7
1918	6,6	5,8	1936	3,4	9,6
1919	6,0	5,9	1937	3,2	9,6

Gleichwohl stieg die Frequenz der Heil- und Pflegeanstalten von 1911—1937 um fast das fünffache, während die Zahl der Krankenanstalten sich verringerte:

Jahr	Zahl der Anstalten	Krankenzugänge	
		absolut	auf 10000 Einwohner
1911	530	88253	11
1912	546	90520	12
1913	546	92453	
1914	518	83756	
1915	504	67660	
1916	487	71304	
1932		156452	23,9
1937	468	349985	51,5

Die *Aufwendungen* für die Unterbringung von Geisteskranken in Anstalten sind sehr erheblich. Sie wurden für die Vergangenheit mit durchschnittlich 2 RM je Kopf der Gesamtbevölkerung berechnet. Für jeden Hilfsschüler wurden jährlich in Deutschland 1015 RM ausgegeben. Dies ergab im Jahre 1937 für rund 85000 Hilfsschüler eine Summe von 86 ¼ Millionen RM.

Die große Bedeutung der Geisteskrankheiten, die sich daraus entnehmen läßt, rechtfertigt die Einrichtung von *Fürsorge- und Beratungsstellen für Geisteskranke* und ihre Angehörigen; sie können aber auch von Wohlfahrtsorganisationen, Behörden und Gerichten befragt werden. Als besondere Abteilungen der Gesundheitsämter sollen sie von Fachärzten für Psychiatrie, mindestens aber von psychiatrisch geschulten und erfahrenen Ärzten geleitet werden. Sehr vorteilhaft kann es sein, wenn die Fürsorgesprechstunden von den Ärzten benachbarter Psychiatrischer Kliniken, Heil- und Pflegeanstalten oder Sanatorien abgehalten werden.

In die Obhut dieser Außenfürsorge gehören nicht nur die organisch bedingten heteronomen Krankheitszustände, sondern auch die Psychopathien, die manisch-depressiven Psychosen, die symptomatischen Geistesstörungen, die Toxikosen, die Psychosen des Rückbildungsalters, die Epilepsie, die Schizophrenie, die Schwachsinnszustände, der Kretinismus und das Myxödem. Aber auch Nervenkranke werden sich Rat und Hilfe holen können.

Entsprechend den sozialen Wechselwirkungen zwischen dem Kranken und der Gesellschaft hat die Fürsorgestelle für Geisteskranke zwei große Aufgabenkreise zu erfüllen; sie hat sich des Einzelnen anzunehmen und die Gesellschaft zu schützen. In beiden ist die vorbeugende Tätigkeit der wichtigere Teil. Wenn jedoch eine Erkrankung oder ein Schaden bereits eingetreten ist, hat die ausgleichende, heilende und nachgehende Fürsorge einzusetzen. Vielfach werden sich aber auch soziale Prophylaxe und soziale Therapie gegenseitig zu ergänzen haben.

Die erste Aufgabe der Vorbeugung besteht darin, das Auftreten von erblichen Geisteskrankheiten zu verhüten. Dies gilt vor allem für die beiden häufigsten Geistesstörungen, nämlich den Schwachsinn und die Schizophrenie. Endogene Störungen sind bei etwa 70% aller Schwachsinnigen anzunehmen. Die *Schizophrenen* neigen durch die Art ihrer Charakteranlagen dazu, die hemmenden Maßnahmen der Beratungsstellen zu fördern oder ihnen wenigstens nicht zu widerstreben. Ihre Heiratsfrequenz ist bedeutend niedriger als die der übrigen Bevölkerung. Vor der Erkrankung liegt sie bei etwa der Hälfte des Durchschnitts, sinkt aber nach der Erkrankung bis auf ein Sechstel herab. Auch die Fruchtbarkeit pflegt geringer zu sein und verringert sich nach der Erkrankung auf 70 % des Betrages vor der Erkrankung. Trotzdem wird man ungeeignete Ehen zu verhüten streben, besonders dann, wenn beide Partner trotz des Fehlens von Krankheitserscheinungen aus schizophrenen Familien stammen.

Die Mittel dazu bieten die Bestimmungen des Ehegesetzes vom 20. Februar 1946, die sich mit der Ehefähigkeit, der Nichtigkeit einer Ehe und der Aufhebung einer Ehe befassen. Nach den §§ 2 und 3 kann ein Geschäftsunfähiger eine Ehe nicht eingehen. Wer in seiner Geschäftsfähigkeit beschränkt ist, bedarf zur Eingehung einer Ehe der Einwilligung seines gesetzlichen Vertreters, nötigenfalls auch der des Sorgeberechtigten; die Verweigerung ohne triftigen Grund kann durch eine Einwilligung des Vormundschaftsrichters ersetzt werden. Wurde gleichwohl eine Ehe im Zustande der Geschäftsunfähigkeit, der Bewußtlosigkeit oder einer vorübergehenden Störung der Geistestätigkeit geschlossen, dann ist sie nach § 18 nichtig. Eine Ehe kann ferner nach § 32 aufgehoben werden, wenn ein Ehegatte sich bei der Eheschließung über solche persönliche Eigenschaften des anderen geirrt hat, die ihn bei Kenntnis der Sachlage und bei verständiger Würdigung des Wesens der Ehe vor der Eingehung der Ehe abgehalten haben würden.

Die Ehescheu von Psychopathen braucht kaum jemals verstärkt zu werden. Sie sind ohnehin bestrebt, jeder neuen Belastung auszuweichen und werden bei Veränderungen ihrer Lebenslage von Skrupeln und Minderwertigkeitsgefühlen bedrängt. In dem Bestreben, bedenkliche Ehen zu verhüten, darf man jedoch nicht so weit gehen, neue Gefahrenmomente in schon vorhandene Eheschwierigkeiten hineinzutragen. Bei jeder solchen Beratung ist eine genaue Untersuchung beider Partner sowie eine sorgfältige Analyse von Familiengeschichte und Umweltfaktoren notwendig. Bei harmlosen, familiär nicht gebundenen Beschwerden stellt vielfach die Ehe mit einem gesunden Gatten das gestörte seelische Wohlbefinden wieder her. Dagegen pflegen sich zwei nervöse Menschen aufzureiben und die Erziehung der Kinder zu gefährden.

Schwieriger ist es dagegen, uneheliche Schwangerschaften und Geburten zu verhüten, wenn bei den Kindern geistige Abwegigkeiten zu befürchten sind. Die Schizophrenen bereiten auch hier weniger Sorgen als die andere Bevölkerung, weil ihr sexueller Trieb geringer ist und die Krankheit schon in frühem Lebensalter einzusetzen pflegt. Bei allen anderen Zuständen von geistiger Abwegigkeit bedarf es neben Belehrungen und Aufklärungen vor allem einer sorgfältigen Überwachung in der Familie, gebotenenfalls aber auch aller Maßnahmen des Jugendschutzes und der Verhütung von Verwahrlosung.

Eine *ätiologische Prophylaxe* und eine *kausale Therapie* ist bei allen Geistesstörungen möglich, bei denen die auslösenden Ursachen bekannt sind. Dazu gehören Fruchtschädigungen durch Gifte, Infektionen und Allgemeinleiden. Die Ermittlungen im Milieu werden Gefahren in der Lebensführung, in der Wohnung, am Arbeitsplatz, in der Ernährung und im Verkehr mit den Mitmenschen zu beachten haben. Innersekretorische Störungen, Traumen, Blutverluste, Blutkrankheiten, Erschöpfungszustände, seelische Schädigungen und Autointoxikationen erfordern eine ursächliche Behandlung. Generationspsychosen können während der Menstruation, in der Schwangerschaft, unter der Geburt und im Wochenbett auftreten. Bei Selbstmörderinnen trat in 35 % die Lebensmüdigkeit während der Menses auf. Die Umstellung des Stoffwechsels während der Schwangerschaft gefährdet disponierte Frauen auch durch die Chorea gravidarum und die Eklampsie. Eine Schwangerschaftsunterbrechung kann jedoch nur aus medizinischer Indikation erwogen werden, d. h. wenn eine ernste Gefahr für das Leben oder die Gesundheit der Frau besteht, und dies wird nur selten anzunehmen sein.

Die im Gefolge von Geistesstörungen zurückbleibenden Veränderungen von Persönlichkeit und Charakter erschweren die Eingliederung der Kranken in den Gesellschaftsprozeß. Ein erträglicher Grad von sozialer Fügsamkeit läßt sich durch Malariabehandlung, medikamentösen Heilkrampf mit Cardiazol oder Azoman, durch

Insulinschock, Elektrokrampf und Leukotomie des Stirnhirns erreichen. Es werden dadurch die affektiven Spannungen, Depressionen, Zwangsvorstellungen und Gewaltausbrüche beseitigt, so daß die Kranken meist euphorisch-unbekümmert werden, sich lenken lassen und auch einfache Tätigkeiten übernehmen können.

Bei Schlafentziehung, schwerer beruflicher Verantwortung, drückenden Sorgen, Aufregungen, Enttäuschungen und Erschöpfungszuständen wird die Fürsorgestelle für eine rechtzeitige und ausreichende *Erholung* einzutreten haben. Bei Psychopathen genügt es vielfach nicht, allein den Kranken durch eine ärztliche Erziehung vor Konflikten zu bewahren, sondern es ist meist ebenso nötig, die Eltern und eine einsichtslose Umgebung auf schädigende Momente mit allem Nachdruck hinzuweisen. Auf lange Zeit liegt dann die Lebensführung in der Hand des leitenden Arztes der Fürsorgestelle.

Auch eine *Auswahl und Dosierung der Arbeit* gehört bei manchen Kranken, Gefährdeten und Rekonvaleszenten zu seinen Aufgaben. Das Ziel seiner Maßnahmen ist es, seine Schützlinge unter Förderung ihrer ansprechbaren Anlagen einem, wenn auch nur bescheidenen Arbeitsprozeß zuzuführen und sie in die Gesellschaft als nützliche Mitglieder einzuordnen. Besondere Sorgfalt erfordert die ärztliche Hilfe bei der Berufswahl. Übertriebene Ansprüche der Eltern werden auf ein angemessenes, meist bescheidenes Maß herabgesetzt werden müssen, während andererseits auch besorgte Zaghaftigkeit überwunden werden muß. In graduellen Belastungsproben wird sich entscheiden lassen, welchem sozialen Niveau der Schützling gewachsen ist.

Die Gefahren, die der Gesellschaft und dem Kranken selbst drohen, werden am wirksamsten durch die *Aufnahme in einer Anstalt* beseitigt. Es soll damit nicht gewartet werden, bis das Maß der Leiden voll ist, bis die Kranken sich und ihre Familie um Ruf und Vermögen gebracht haben, sondern die Überweisung soll rechtzeitig erfolgen, ehe ein Schaden entstanden ist. In der gewohnten, sie bedrückenden oder beängstigenden Umgebung pflegt sich die Spannung zu vergrößern, während der Wechsel der Umgebung und der Eindrücke beruhigt. In der Klinik weicht der peinigende Zwang überwältigender Pflichten, löst sich die Hast der täglichen Anforderungen. Erregte Maniker und Paralytiker fühlen sich geborgen, werden ruhig und zugänglicher, Melancholiker und Schizophrene sperren sich nicht so unnahbar ab wie unter den fortgesetzten Erziehungskünsten in der Häuslichkeit.

In frühen Stadien und bei noch vorhandener Einsicht kann die Anstaltsaufnahme freiwillig erfolgen. Dafür eignen sich alle offenen Sanatorien und Heilanstalten ebenso wie die geschlossenen Kliniken oder Heil- und Pflegeanstalten. Die Dauer des Aufenthalts wird durch den Verlauf des Krankheitszustandes bestimmt, kann aber auf Verlangen des noch zurechnungsfähigen Kranken oder seiner sorgeberechtigten Angehörigen jederzeit beendet werden. Für die freiwillige Aufnahme sind eine ärztliche Bescheinigung und eine Zustimmungserklärung des Kranken erforderlich. Das ärztliche Zeugnis muß sich darüber aussprechen, daß der Kranke Verständnis für die Aufnahme in der Anstalt besitzt und sein Zustand die Aufnahme rechtfertigt.

Die zwangsweise Unterbringung in einer Irrenanstalt kann nur vom Gericht oder von der Polizeibehörde angeordnet werden. Zur Aufnahme verpflichtet sind nur die öffentlichen Anstalten, weil sie gehalten sind, den Kranken auch gegen seinen Willen zu verwahren und darum die notwendigen Einrichtungen gegen ein Entweichen zu treffen haben. Die privaten Anstalten und Sanatorien brauchen sich darauf jedoch nicht einzustellen, sind daher für unfreiwillige Aufnahmen nicht geeignet. Die gerichtliche Einweisung in eine Heil- und Pflegeanstalt kann aus zwei Gründen erfolgen: a) zum Schutze der öffentlichen Sicherheit, wenn der Kranke im Zustande der Zurechnungsunfähigkeit oder der verminderten Zurechnungsfähigkeit eine strafbare Handlung begangen hat und b) zur Feststellung des Geisteszustandes eines Beschuldigten im Strafverfahren.

Die zwangsweise Unterbringung in einer öffentlichen Anstalt durch die Ortspolizei ist nur bei *Gemeingefährlichkeit* des Kranken zulässig. Diese ist anzunehmen: 1. bei Lebensgefahr für den Kranken wegen Selbstmordabsichten, Nahrungsverweigerung und häuslicher Pflegeunfähigkeit, 2. bei einer durch den Kranken bereits herbeigeführten Störung der öffentlichen Sicherheit und Ordnung, z. B. bei Exhibitionisten oder Amokläufern, 3. bei einer unmittelbar bevorstehenden polizeilichen Gefahr, wie drohender Körperverletzung oder Brandstiftung. Die Ortspolizeibehörde bedarf zur Zwangseinweisung eines amtsärztlichen Gutachtens, das nur bei dringendem Notfall nachträglich durch das Zeugnis des Anstaltsleiters ersetzt werden darf. Die Entlassung des Kranken darf erst erfolgen, wenn nach dem Urteil des Anstaltsleiters die Gefahr beseitigt ist und die Ortspolizei ihre Einweisung wieder aufhebt.

In der Regel sind alle Kranken mit Sinnestäuschungen und Angstaffekten als gemeingefährlich anzusehen und bedürfen daher fast immer der Anstaltsaufnahme. Es müssen nicht immer Angriffe auf Leben und Gesundheit der Umgebung vorausgegangen sein. Auch rechtswidrige Beeinträchtigungen von Ehre, Vermögen und anderen Rechtsgütern begründen eine Verwahrung.

Eine Zwangseinweisung ist aufzuheben, wenn der Kranke geheilt oder soweit gebessert ist, daß er einer stationären geschlossenen Behandlung nicht mehr bedarf, wenn die Entmündigung abgelehnt oder aufgehoben ist, wenn der gesetzliche Vertreter die Entlassung verlangt und die Polizeibehörde dem Antrage zustimmt.

Nicht immer wird eine Rückkehr in die Familie und unmittelbar in die alte Umgebung zweckmäßig sein, auch nicht bei abgelaufenen Prozessen oder fixierten Abwegigkeiten. Eine Überleitung in fremde Familienpflege ist sehr oft vorteilhaft. Sie wird am besten im Bereiche einer Heil- und Pflegeanstalt unter ständiger Aufsicht ihrer Ärzte durchgeführt. Wo dies nicht möglich ist, übernimmt die Fürsorge- und Beratungsstelle selbst die *Überwachung*. Gleichzeitig kann eine Schutzaufsicht durch besonders ausgebildete Helfer und Helferinnen vorbereitet werden. Durch eine langsame Gewöhnung an das Leben in der Außenwelt läßt sich eine plötzliche seelische Überlastung vermeiden und ein Rückfall leichter verhüten.

Infolge ihrer seelischen und charakterlichen Veränderung und mangelnden Einfügsamkeit begehen solche Kranke leichter *strafrechtliche Verfehlungen* oder geraten in *zivilrechtliche Schwierigkeiten*. Sie vernachlässigen ihre Verpflichtungen im Beruf und gegen Behörden oder versäumen die Zahlung von Steuern, unternehmen Racheakte, schreiben fortgesetzt Eingaben und Beschwerden, machen gewagte Geschäfte und leichtsinnige Käufe, vermachen Besitz und Vermögen an Schmeichler und Schwindler, schließen unmögliche Ehen, begehen Zechprellereien oder Diebstähle. treiben Unfug und Ruhestörung oder fallen als Bettler und Vagabunden auf. Die Fürsorgestellen werden dann um Rat angegangen bei einer Prüfung der Zurechnungsfähigkeit, der Verhandlungsfähigkeit, der Zeugnis- und Eidesfähigkeit wie auch der Strafvollzugsfähigkeit nach dem Strafrecht, bei Zweifeln an der Geschäftsfähigkeit, bei der Entmündigung, der Einrichtung einer Vormundschaft oder Pflegschaft, der Prüfung von Testierfähigkeit, Deliktsfähigkeit und Haftpflicht sowie bei der Ehescheidung nach dem bürgerlichen Recht. Von den Fürsorgestellen wird daher die Kenntnis der einschlägigen Bestimmungen und eine Beherrschung der Methoden auf dem Gebiete der forensischen Psychiatrie erwartet. Sie sollen bestrebt sein, die Schützlinge vor Konflikten zu bewahren und sie in einer angemessenen Tätigkeit nützlich einzusetzen, damit sie ihren Lebensunterhalt ganz oder doch teilweise verdienen können.

Die leichte Ansprechbarkeit von Geisteskranken kann auch zu ihrer Ausnützung verleiten. Insbesondere wird immer wieder auch jetzt beobachtet, daß psychopathische Persönlichkeiten wegen ihrer gesteigerten Suggestibilität als geeignete Medien bei der öffentlichen Vorführung von Hypnosen verwendet werden. Die Schausteller gehen dabei nicht gerade sorgsam um, beherrschen auch die subtile Kunst nicht ausreichend, so daß nicht nur pathologische Reaktionen vorübergehend auftreten, sondern auch ernste und langdauernde Gesundheitsschädigungen zurückbleiben. Es wurden als Folge von erschütternden Suggestionen, unrichtigem Erwecken oder mangelhafter Desuggestionierung Krämpfe, Veitstanz, Tobsucht, Schlafsucht, Sprachlosigkeit, Katalepsie, Somnambulismus und selbst Todesfälle beobachtet. Wenn ein Laienhypnotiseur bei zurückbleibender Abspannung oder Erregung mit seltenen Speisen und Getränken zu helfen versucht, dann beweist er seine Hilflosigkeit und Fahrlässigkeit. Auch reizbare Zuschauer werden ungünstig beeinflußt, schläfrig oder ängstlich. Aus diesen Gründen wurden in vielen Kulturstaaten solche Schaustellungen verboten; auch in Deutschland sind sie untersagt und können verhindert werden. Schon die Ankündigung und Vermittlung solcher Vorführungen ist zu versagen. Dagegen fällt das Gedanken- oder Muskellesen, bei dem Muskelinnervationen als physiologische Erscheinungen infolge scharfen Denkens an einen Gegenstand auftreten, nicht unter die bedenklichen Experimente.

Die Häufung von *Selbstmorden* bei Geisteskranken berechtigt zu der Frage, ob Selbstmorde freie Willenshandlungen sind, die in Schicksalskrisen ihre psychologisch kausale Begründung finden, oder ob ihre statistische Entwicklung ein Maßstab für die Zunahme abnormer Seelenzustände ist. Die Deutung ergibt sich bei vollendetem Suicid aus pathologisch-anatomischen Befunden und statistischen Beobachtungen, bei versuchtem Freitod aus den Ergebnissen klinischer Untersuchungen.

Im Deutschen Reiche lag die Selbstmordhäufigkeit von 1891 bis 1937 mit geringen Schwankungen um 20,0 auf 100000 Einwohner. Der niedrigste Stand wurde 1918 mit 15,7 und der höchste 1932 mit 29,2 erreicht, worauf die Frequenz in den Jahren 1936 und 1937 auf je 28,0 zurückging. Im Lande Nordrhein-Westfalen betrug sie 17,0 im Jahre 1938 und 12,0 im Jahre 1947. Am häufigsten wurde als Todesart nach der Statistik für das Deutsche Reich das Erhängen gewählt. In weitem Abstande folgten Einatmen von Leuchtgas, Erschießen und Ertränken und erst dann Einnehmen von Giften und ätzenden Substanzen. Das Verbot von Waffen nach dem zweiten Weltkriege hat in Nordrhein-Westfalen die Selbstmordart beeinflußt. Am häufigsten wird auch jetzt das Erhängen angetroffen. Aber dann reihen sich Vergiftungen und Ertränken an, während die Verwendung von Feuerwaffen selten ist und vom Überfahrenlassen oder Hinabstürzen übertroffen wird. Die Frauen verüben zu allen Zeiten seltener Selbstmord als die Männer, die etwa zwei- bis dreimal häufiger vertreten sind.

In der Gliederung nach Altersklassen überwiegen bei den Männern die Jahrgänge von 50 bis 60, bei den Frauen von 45 bis 55 in absoluten Zahlen auf je 10000 Lebende der einzelnen Altersklassen, jedoch bei Männern und Frauen die Jahrgänge über 60. Die jahreszeitliche Selbstmordkurve hat ihren Gipfel im Frühjahr und fällt in den Monaten Mai bis August nur langsam, in den Herbst- und Wintermonaten aber rasch, um sodann im April jäh anzusteigen. Diese Bewegung ist durch die starke hormonale Umstellung des Körpers im Frühling und die größere psychische Reaktionsbereitschaft besonders labiler, psychopathischer Menschen zu erklären. Nach der Konfession sind jedoch in Deutschland keine Unterschiede zu erkennen. Der Anteil der Protestanten, Katholiken und Juden am Selbstmord entspricht ihrem bevölkerungsmäßigen Anteil, nämlich im Deutschen Reiche von 70:30:1, in Bayern von 30:70:1. Besonders hervorzuheben ist die Verringerung der Selbstmorde im Lande Nordrhein-Westfalen von 17,0 je 10000 Einwohner im Jahre 1938 auf 12,0 im Jahre 1947. Es geht daraus hervor, daß die Nöte und Sorgen der Zeit keinen Einfluß ausüben konnten.

Die pathologisch-anatomischen Untersuchungen ergaben in 43 % Gehirnveränderungen, die für eine Zurechnungsminderung oder -unfähigkeit sprachen. In

Bayern pflegte man erfolglose Selbstmörder zur Beobachtung in eine Heil- und Pflegeanstalt oder Nervenklinik zu überführen. Es zeigte sich, daß 35 % geisteskrank, 40 % psychopathisch und 25 % psycholabil oder hormonal gestört waren.

Diese Ergebnisse lassen erkennen, daß exogene Momente nur bei psychisch abwegigen Charakteren zu einer Lebensabsage führen. Die Wirkung verläuft über das hormonale und vegetative System. Sie ist nur beim Menschen zu beobachten, während

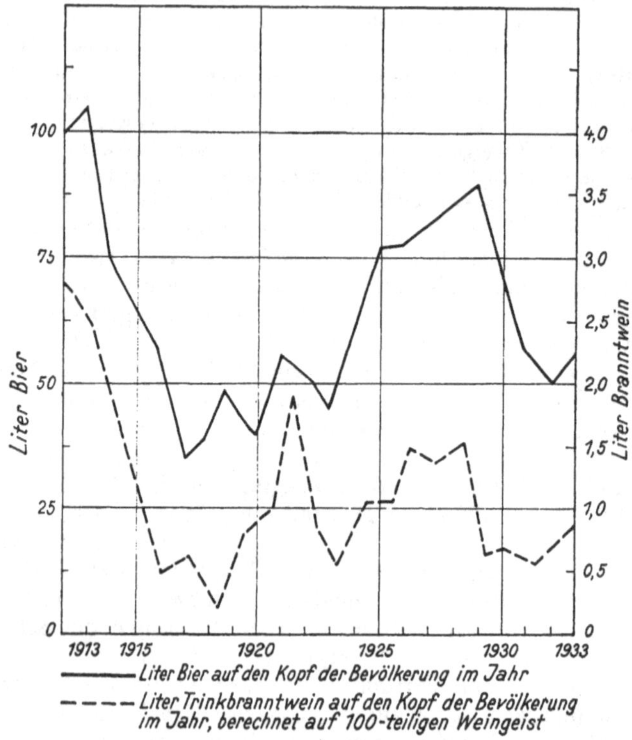

Abb. 46. Der Verbrauch von Bier und Trinkbranntwein im Deutschen Reich 1913—1933

ein Selbstmord bei Tieren unbekannt ist. Mit wenigen Ausnahmen muß daher das Suicid als Ausdruck einer Geistesstörung oder einer Psychopathie angesehen werden.

In enger Beziehung zu diesen Abwegigkeiten steht der *Mißbrauch von Genußgiften* und Rauschmitteln, insbesondere von Alkohol, Tabak, Schlafmitteln und Betäubungsmitteln. Ihre soziale Bedeutung beruht auf der hohen wirtschaftlichen Belastung von Familie und Allgemeinheit, dem ungehemmten Proselytentum mit einem Verlust an Arbeitskräften und der Verleitung zur Kriminalität. Der übermäßige Genuß eines dieser Mittel führt überaus häufig oder fast regelmäßig zum Gebrauch der anderen, so daß eine kombinierte Narkomanie auftritt.

Der Verbrauch von alkoholhaltigen Getränken hat im Deutschen Reiche seit 1913 abgenommen.

Auf den Kopf der Bevölkerung entfielen in Litern jährlich:

an	1913	1929	1930	1931	1932	1933	1934	1935	1936
Bier	102,1	88,6	79,4	60,4	51,4	50,7	56,0	58,0	58,7
Wein	3,4	4,6	5,0	5,2	4,0	3,6	4,8	6,2	6,7
Branntwein	2,8	1,4	0,8	0,7	0,6	0,8	0,9	1,0	1,0

Nach dem zweiten Weltkriege ging die Produktion von Bier und Branntwein sehr stark zurück, die Zuteilung von Wein war gering. Im Lande Nordrhein-Westfalen entfielen daher auf den Kopf der Bevölkerung im Jahre 1947 nur 2,4 Liter und im Jahre 1948 erst 5,0 Liter Bier. Bedenklich war jedoch die Verwendung von schwarzgebranntem Alkohol zu Trinkbranntwein, der infolge seines Gehalts an Fuselölen und einer Beimengung bedenklicher Geschmackstoffe zu Gesundheitsstörungen führte.

Vor dem ersten Weltkriege wurden in Deutschland jährlich fast 4 Milliarden Mark für Alkohol ausgegeben, nämlich 700 Millionen für Wein, 760 Millionen für Branntwein und 2500 Millionen für Bier. Dem Rückgang des Verbrauchs entsprach die Verminderung der Ausgaben auf 2,9 Milliarden im Jahre 1932 und auf 3,5 Milliarden im Jahre 1934, während gegenwärtig infolge der angestiegenen Preise, die etwa viermal so hoch sind wie in der Vorkriegszeit, keine entsprechende Einsparung erfolgt ist.

Die Zahl der wegen *Alkoholismus* in die öffentlichen und privaten Anstalten für Geisteskranke im Deutschen Reiche aufgenommenen Kranken hat gleichsinnig abgenommen und ging von 6792 im Jahre 1914 auf 2927 im Jahre 1937, also um 57 % zurück. Es wurden Heilverfahren durchgeführt:

im Jahre	bei Männern	bei Frauen	Zusammen
1914	6264	528	6792
1915	3119	409	3528
1916	1936	278	2214
1917	1013	179	1192
1918	944	168	1112
1919	1305	176	1481
1920	2115	263	2378
1932	1948	157	2105
1937	2722	205	2927

Der Umfang der Gefährdung, aber auch die zunehmende Einsicht gehen aus dem *Besuch der Fürsorge- und Beratungsstellen* hervor. Er stieg von 48299 im Jahre 1933 auf 73987 im Jahre 1937 für das Deutsche Reich. Am stärksten betroffen waren die Altersklassen von 30—50 Jahren mit 52 %.

Erfahrung und Statistik lehren, daß ein Drittel aller Verbrechen unmittelbar dem Alkohol zuzuschreiben ist. Bei einem weiteren Drittel ist er mitwirkende Ursache. Die weitaus größte Zahl der im Alkoholrausch verübten Delikte pflegt darum vor oder an Sonn- und Festtagen vorzukommen. Dabei überwiegen die Roheitsdelikte (Körperverletzung, Mord und Totschlag) mit etwa 55 %; dann folgen in weitem Abstand Widerstand gegen die Staatsgewalt, Beleidigung, Sachbeschädigung und Hausfriedensbruch.

Die Sitte des Gesellschaftstrinkens führt auch zum gleichzeitigen *Genuß von Tabak.* Sein Konsum hat seit 1913 langsam, aber fast stetig zugenommen. Er betrug als Rohtabak auf den Kopf der Bevölkerung jährlich:

1913	1,54 kg	1931/32	1,64 kg
1929/30	1,97 kg	1932/33	1,67 kg
1930/31	1,89 kg	1933/34	1,76 kg

Nach dem zweiten Weltkriege ist der Verbrauch in Deutschland gesunken, da sich die Einfuhr von Tabak verringert hat. Im Vergleich zu anderen Ländern ist er niedrig. In England entfallen auf den Kopf der Bevölkerung jährlich 2,25 kg und in den USA 3,15 kg Tabak. Nicht unbesorgt kann jedoch die Verwendung von selbstgebautem, unzureichend präpariertem Tabak hingenommen werden. Alle Anzeichen sprechen dafür, daß seine toxische Wirkung größer ist als die des fabrikmäßig zubereiteten Tabaks. Nach den klinischen und pharmakologischen Beobachtungen wirken die Gehaltstoffe und Brandprodukte auf das vegetative und hormonale System ein. Im peirpheren Kreislauf rufen sie Angiospasmen, in den glattmuskeligen Organen Spasmen und in den endokrinen Drüsen, insbesondere in der Hypophyse, in der Nebenniere, im Pankreas und in den Ovarien Veränderungen der Hormonschüttung hervor. Bezeichnend ist aber die subjektive Begründung für den Tabakgenuß. Bald dient er zur Anregung, bald zur Beruhigung. Da die erwartete Wirkung nicht immer eintritt, wird eine Unterstützung durch Kaffee und Tee oder aber auch durch Schlafmittel und Betäubungsmittel gesucht.

Zu diesen gehören die Arzneien, deren Verwendung den Einschränkungen nach dem Opiumgesetz vom 10. 12. 1929 unterliegen. Es sind dies Opiate, Kokain, Dolantin, Benzedrin (Aktedron, Elastonon) und Pervitin, nach § 42c des StGB aber auch Haschisch. Die Zahl der bekannt werdenden *Betäubungsmittel-Süchtigen* ist nicht groß, weil nur ein Teil von ihnen auffällig wird. Im Jahre 1937 standen in Deutschland nur 309 in offener Fürsorge, nämlich 169 Männer und 140 Frauen. Ihren Gipfel erreichten die Suchten in den Jahren 1922 und 1923, um dann wieder abzunehmen. Die Morphinisten waren im Jahre 1928 mit 0,56 auf 10000 Einwohner vertreten. In den Großstädten sind sie zwei- bis dreimal so häufig wie in den Mittelstädten und auf dem Lande. Von 1945 bis zum 31. 8. 1948 wurden in Nordrhein-Westfalen 113 Btm-Süchtige bekannt. Das Prädilektionsalter für den Beginn der Sucht liegt für Männer bei 30, für Frauen bei 33 Jahren. Die meisten von ihnen werden erst anstaltsbedürftig, wenn die Sucht 4½ Jahre gedauert hat. Infolge der sozialen Verschiebung tritt sie nicht mehr vorwiegend in wohlsituierten Kreisen auf, sondern hat sich auch auf die einfachere Bevölkerung verlagert. Das größte Kontingent stellen jetzt mit 25 % Frauen begüterter Kreise und des Mittelstandes je etwa zu gleichen Teilen, mit 22 % folgen Ärzte und Berufe der Heilfürsorge, mit 14 % Invaliden- und Wohlfahrtsrentenempfänger sowie mit 10 % Männer und Frauen des Arbeiterstandes.

Am beliebtesten ist trotz der Mannigfaltigkeit des neuzeitlichen Arzneischatzes das Morphin. Nächstdem kommt das Dilaudid, sodann folgen Eukodal und Dolantin, beide auch in Kombination. Aber es gibt kaum ein Betäubungsmittel, das nicht einer Sucht dient. Zur Ergänzung oder auch allein werden sodann Schlafmittel aller Art, mit Vorliebe aus der Barbitursäurereihe gebraucht. Die Zahl der Schlafmittelsüchtigen auch nur zu schätzen, ist kaum möglich.

Die *Kriminalität* dieser Gruppe umfaßt vor allem Urkunden- und Rezeptfälschungen, Diebstahl von Betäubungsmitteln, Betrug, Hehlerei und Schwarzhandel, dagegen sind andere Delikte, insbesondere Roheits- und Sittlichkeitsvergehen, ganz selten.

Der *sozialhygienischen Fürsorge* obliegen bei der Bekämpfung der Suchten an Aufgaben: 1. die Prüfung und Verbesserung der Lebenshaltung und Umweltverhältnisse, 2. die Belehrung und Festigung der Gefährdeten und Süchtigen, 3. die

Mitwirkung bei der Zuteilung von Genußmitteln und der Erteilung von Schankkonzessionen, 4. die Förderung aller Bestrebungen zur Kontingentierung der Produktion, 5. die Propagierung edlerer Genüsse einschließlich der Obst- und Fruchtsäfte, 6. die Durchführung von Entmündigungen, 7. die Vorsorge für Vormundschaften und Pflegschaften, 8. die Einleitung von Maßnahmen zur wirtschaftlichen Sicherung der Familie von Süchtigen, 9. die Überweisung in ein geschlossenes, halboffenes oder offenes Heilverfahren, 10. der Antrag auf Verwahrung, 11. die Vermittlung einer angemessenen Beschäftigung im Benehmen mit dem Arbeitsamt und 12. die nachgehende Fürsorge und Überwachung gemeinsam mit Fürsorge- und Wohlfahrtsverbänden, Behörden, Kliniken, Krankenanstalten und wissenschaftlichen Instituten.

Die *Kriminalitätsziffer* hat im Deutschen Reiche seit 1882 unter geringen Schwankungen zugenommen. Sie gibt an, wieviel Vergehen und Verbrechen gegen die Reichsgesetze auf je 100000 der strafmündigen, über 12 bzw. 14 Jahre alten Bevölkerung abgeurteilt wurden. Nach dem Höchststande von 1923 setzte eine leichte Abnahme ein, die jedoch von einem langsamen Anstieg gefolgt wurde. Die Kriminalitätsziffer betrug:

im Jahre 1882: 973 — im Jahre 1892: 830
im Jahre 1902: 882 — im Jahre 1912: 878
im Jahre 1923: 1962 — im Jahre 1925: 1251
im Jahre 1929: 1290

Ein langer Aufenthalt in der Strafanstalt bringt die Gefahr einer Fixierung von asozialen und antisozialen Neigungen, einer Unterweisung in der Technik von Gewohnheitsverbrechern und einer Lebensentfremdung. Die *Fürsorge für Strafgefangene* will über diese Schwierigkeiten hinweghelfen und stellt sich vier Aufgaben: 1. sie will als erzieherische Fürsorge den Gefangenen zu Ordnung und Zucht anleiten, seinen Willen zur Besserung stärken und ihn einer geeigneten Arbeit während der Strafhaft zuführen; 2. als vorbereitende Fürsorge sorgt sie dafür, daß mit Hilfe von Wohlfahrtsämtern, Arbeitsämtern, Betriebsräten, Gewerkschaften und Fürsorgevereinen für den Gefangenen nach der Entlassung Arbeit und Unterkunft beschafft wird. Auch die eigene Familie des Gefangenen wird auf die Rückkehr vorbereitet. Dem Häftling selbst wird nahegelegt, sich freiwillig in Schutzaufsicht einer Vereinigung oder einer Persönlichkeit seines Vertrauens zu begeben; 3. als Entlassungsfürsorge beschafft sie vor allem Arbeit und Unterkunft, nimmt sich jedoch auch anderer wirtschaftlicher Nöte an. Es werden aber auch Übergangsheime geschaffen, in denen die entlassenen Gefangenen beschäftigt werden; 4. als nachgehende Fürsorge überwacht sie die Lebensführung und hilft ihm beratend weiter, um ihn wieder zu einem nützlichen Mitgliede der Gesellschaft zu machen.

IX. Kapitel

Die Wohnungs- und Siedlungsfürsorge

Nächst der Nahrungssicherung gehört die Vorsorge für eine gesundheitlich zuträgliche Wohnung zu den fundamentalen Voraussetzungen der Lebensführung. Sie gewährleistet die Leistungsfähigkeit des Individuums ebenso wie den Bestand der Gesellschaft. Die *persönliche Wohnungshygiene* ist bestrebt, gesundheitlich einwandfreie Wohnstätten zu schaffen und alle schädigenden Einflüsse auszuschalten, die das körperliche und seelische Wohlbefinden wie auch die sittliche Haltung des Einzelnen zu beeinträchtigen vermögen. Sie reicht von der normierten Bescheidenheit eines Junggesellenheims oder einer Klein- und Kleinstwohnung bis zur individualisierenden Note eines Eigenheims oder der Ausdruckskultur einer Luxusvilla. In allen diesen Bauformen können die Ansprüche persönlicher Hygiene in ihrer Art vollkommen durchgeführt werden. Ihr Umkreis erstreckt sich auf das Haus und seine nähere Umgebung. Die *soziale Hygiene* richtet jedoch ihre Aufmerksamkeit auf den umfassenden Wirtschaftsbereich und alle Verbindungen, die zwischen dem Individuum und der Gesellschaft bestehen oder wirksam werden können. Sie untersucht die Beziehungen von Anteilsanspruch des Einzelnen, seiner Arbeitsleistung und seiner sozialen Stellung zu seiner Wohnweise sowie die Rückwirkungen auf die Gesellschaft.

Beide Aufgabenkreise fließen ohne scharfe Grenze ineinander über. Übersetzte, enge, feuchte, schlechte Wohnungen ohne Luft und Sonne mit mangelhafter Heizung, ungenügender Wasserversorgung, ungeregelter Beseitigung von Abwässern und Abfallstoffen sowie unzureichenden Aborten sind eine stete Gefahr für die Gesundheit der Bewohner, können aber auch Ausgangsherde für Epidemien werden. Wenn die Sicherung der Ernährung ein Problem des anbaufähigen Bodenraumes ist, dann ist die Erhaltung der Gesundheit ein Problem des Wohnungsraumes. In ihm verbringt der Mensch den größten Teil seines Lebens. Nasse, kalte, sonnenlose Wohnungen setzen die Widerstandskraft herab, lähmen die Arbeitsfreude und fördern die Entstehung von Erkältungskrankheiten, Rheumatismus, Asthma und Tuberkulose. Wenn sie außerdem noch überfüllt sind, geben sie Anlaß zu Zank und Streit, lassen ein geordnetes Familienleben nicht aufkommen und verleiten zum Wirtshausbesuch. Der entstehende Alkoholismus verschärft den Unfrieden, und es beginnt ein qualvoller Kreislauf. Die Einengung vieler Menschen verschiedenen Alters und Geschlechts auf engem Raum birgt auch sittliche Gefahren, namentlich für die heranwachsende Jugend, fördert die Kriminalität und die Ausbreitung der Geschlechtskrankheiten.

Zwischen der Wohndichte und der Sterblichkeit bestehen nahezu gesetzmäßige Parallelitätserscheinungen. In Berlin betrug die allgemeine Sterblichkeit im Jahre 1885 durchschnittlich 20,1 vom Tausend der Bevölkerung. Die Auszählung nach der Belegungsziffer ließ den ungünstigen Einfluß enger Wohnungen erkennen. Es starben in solchen mit 1 Zimmer 63,5, mit 2 Zimmern 22,5, mit 3 Zimmern 7,5 und mit 4 und mehr Zimmern nur 5,4 ‰. In Birmingham und seiner Gartenstadt

Bournville zeigte sich in den Jahren 1901 bis 1906 beim Vergleich der Sterblichkeit auf je 1000 der Bevölkerung ein bedeutsamer Unterschied. Es betrug:

in	die Kindersterblichkeit	die Erwachsenensterblichkeit
Birmingham	170,0	17,9
Bournville	78,8	7,4

Das weitläufig gebaute London war trotz seiner dichten Nebel von übertragbaren Krankheiten weniger bedroht als die Mietskasernenstadt Chicago. Es wurden auf je 1000 Einwohner vermerkt:

in	im Jahre	Infektionskrankheiten überhaupt	Diphtherie und Krupp	Typhus
Chikago	1890	40,90	10,51	8,40
Chikago	1891	56,10	10,87	15,96
London	1890	28,96	3,30	1,44

Einen frappanten Parallelismus zwischen der Mortalität, insbesondere der Kindersterblichkeit und den einzelnen Stadtbezirken in der Reihenfolge ihrer Übervölkerung fand man auch in Wien. Die Stadt Mannheim ordnete die Sterblichkeit (ohne die Kinder bis zu 5 Jahren) nach 5 Wohnklassen und fand in Wohnungen

mit 6 und mehr Zimmern	4—5 Zimmern	bis zu 3 Zimmern mit einer Wohndichte je Zimmer von		
		weniger als 2 Menschen	2—3 Menschen	mehr als 3 Menschen
eine Sterblichkeit von 10,3%	22,2%	23,4%	34%	42,2%

Auch die Tuberkulose-Mortalität steigt mit der Belegungsziffer der Wohnräume an. In Paris verglichen Juillerat und Fillassier zwei Häuserblocks mit gleichartigen Kleinwohnungen bescheidenster Art, aber verschiedener Stockwerkshöhe miteinander und gaben folgende Übersicht:

	Block I	Block II
Bebaute Fläche	80 %	56 %
Zahl der Geschosse	6	2
Sterblichkeit an Tuberkulose	9,66 ‰	3,47 ‰

Ihre Statistik hob hervor, daß die Tuberkulose-Sterblichkeit in einigen Mietskasernen bis zu 12,35 ‰ anstieg.

In Charlottenburg starben von je 10000 Einwohnern an Tuberkulose in

Wohnungen mit	in den Jahren 1905—1906	1910—1911
1 Zimmer	32,6	27,8
2 Zimmern	23,0	24,1
3 Zimmern	18,7	14,6
4 Zimmern	14,3	8,6
5 und mehr Zimmern	6,5	5,7

Es ist ersichtlich, daß die „*Wohndichte*" (oder Belegungsziffer) eines Landes oder Bezirks ein wichtiger Indikator für die Wohnkultur ist und bedeutungsvolle Rückschlüsse auf die sozialhygienischen Bedingungen gestattet. Die Wohndichte gibt als „Wohnungsdichte" und als „Wohnraumdichte" an, wieviel Personen durchschnittlich auf eine Wohnung bzw. einen Wohnraum entfallen. Nach der Reichswohnungszählung vom 16. Mai 1927 betrug die Wohnungsdichte 3,7, die Wohnraumdichte 0,98. Die Wohnungsdichte stieg später auf 4,3 und sank im Jahre 1935 auf 3,68. Am stärksten überfüllt waren im Jahre 1927 die Kleinwohnungen mit 1—3 Wohnräumen, nämlich zu 82,0 %; dagegen galt dies für Mittelwohungen (mit 4—6 Wohnräumen) nur bei 17,8 % und für Großwohnungen (mit 7 und mehr Wohnräumen) sogar erst bei 0,2 %.

In Verbindung mit der „*Behausungsziffer*" kann auf die Bauweise und die Hausformen geschlossen werden. Die Behausungsziffer zeigt an, wieviel Bewohner durchschnittlich auf ein bewohntes Gebäude entfallen. Als Grundlage der Berechnung darf aber nicht das Grundstück dienen, sondern muß das einzelne Haus gewählt werden. Es ist dann zu erkennen, ob bestimmte Städte oder Stadtteile als Gebiete von Mietskasernen oder von Einfamilienhäusern anzusehen sind. Ein Index von 10 bis 30 Personen deutet auf einen erheblichen Anteil an Mehrwohnungshäusern hin, ein solcher von 30 Personen und mehr zeigt das Massenmiethaus (die Mietskaserne) an. Für feinere Unterscheidungen nach Wohnungsarten liefert die Ziffer jedoch keine ausreichende Unterlage, weil in den verschiedenen Gegenden die Wohndichte (nicht die Behausungsziffer) starke Abweichungen aufweist.

Trotz einer starken Bautätigkeit bestand schon in der Vorkriegszeit eine erhebliche Wohnungsnot. Die ständige Zunahme der Bevölkerung, der Geburtenanstieg, eine verstärkte Landflucht, der Zug in industriereiche Bezirke und die Verwendung vorhandener Bauten für neue Zwecke haben den Zustand noch weiter verschärft. Im Jahre 1937 mußten in den Städten vielfach abbruchreife, unzureichende und hygienisch bedenkliche Räume, Hof- und Kellerwohnungen, Baracken und Wohnlauben benutzt werden. Aber auch auf dem Lande standen oft nur enge, dunkle und schwer belüftbare Wohnungen mit ungenügenden Schlafräumen zur Verfügung.

In Preußen wurde die Neubautätigkeit in den Jahren 1919 bis 1930 und auch später mit öffentlichen Mitteln kräftig gefördert. Der Zugang an Wohnungen in Wohngebäuden betrug:

im Jahre 1919	21 875	Wohnungen,
im Jahre 1920	46 783	Wohnungen,
im Jahre 1921	68 054	Wohnungen,
im Jahre 1922	80 048	Wohnungen,
im Jahre 1923	62 700	Wohnungen,
im Jahre 1924	57 953	Wohnungen,
im Jahre 1925	101 766	Wohnungen,
im Jahre 1926	125 499	Wohnungen,
im Jahre 1927	176 988	Wohnungen,
im Jahre 1928	189 822	Wohnungen,
im Jahre 1929	197 859	Wohnungen,
im Jahre 1930	201 877	Wohnungen,
Zusammen	1 331 244	Wohnungen.

Bei einer Einwohnerzahl von 38 176 000 ergibt dies einen jährlichen Wohnungszuwachs von 2,9 Wohnungen in 1,4 Wohngebäuden auf je 1000 Einwohner.

Durch den Krieg von 1939 bis 1945 wurde die Lage vollkommen verändert. Zahlreiche Städte und Ortschaften wurden durch Bombenabwürfe und Artilleriefeuer auf das schwerste beschädigt. Am stärksten betroffen wurde das Land Nordrhein-Westfalen. Verschont blieb kein einziger Kreis. In vielen Städten an Rhein und Ruhr wurden 30 bis 60 % aller Wohnungen zerstört. Von rund 3150000

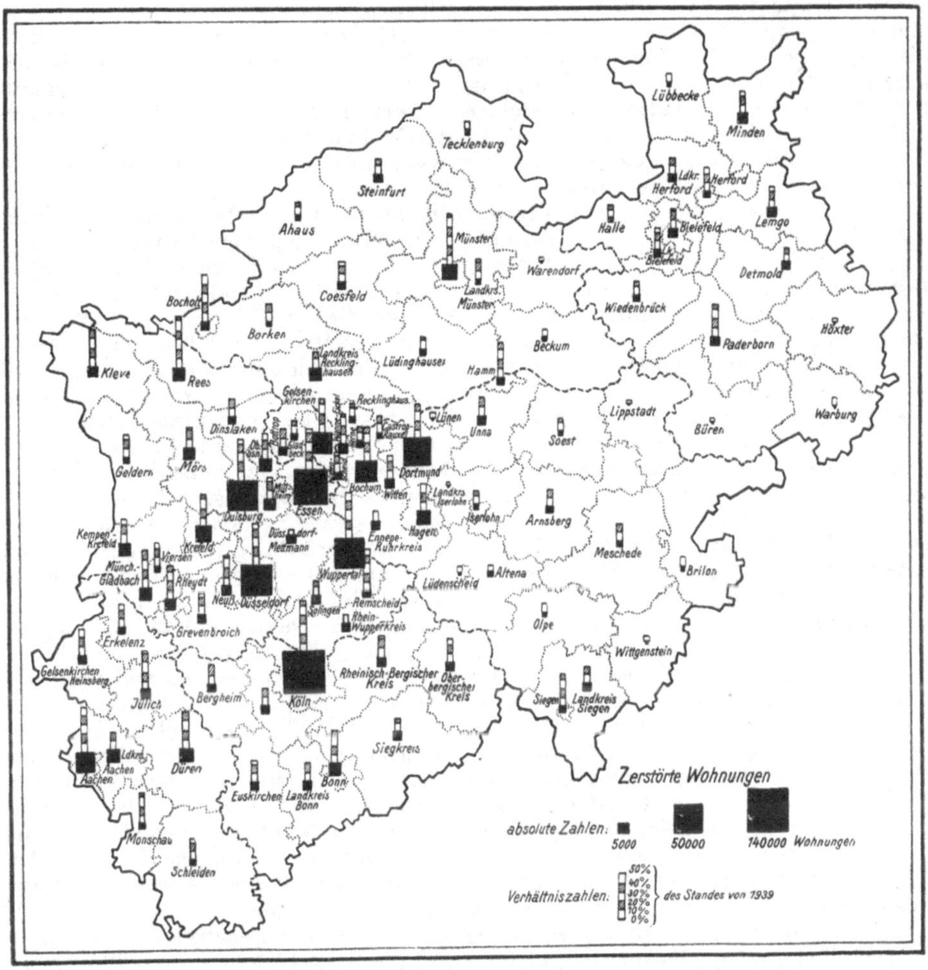

Abb. 47. Wohnungsverlust durch Kriegseinwirkung im Land Nordrhein-Westfalen.

Wohnungen nach dem Stande von 1939 büßte Nordrhein-Westfalen insgesamt fast 1000000 Wohnungen oder 31,3 % des Bestandes ein. Wollte man für jeden der 12,5 Millionen Einwohner einen Wohnraum entsprechend dem Index der Wohnraumdichte von 1927 erhalten, dann müßten 3,2 Millionen Wohnräume oder mindestens 1,5 Millionen Wohnungen erstellt werden. Dieser Betrag würde der Neubautätigkeit für ganz Preußen in zwölf Jahren von 1919 bis 1930 entsprechen.

Die Wohnungsnot wurde aber zusätzlich durch den Zustrom von rund einer Million Flüchtlingen gesteigert. Daher wohnten noch im Jahre 1948 etwa 700000 Menschen in Notbehausungen, Kellern und Bunkern. Die Wohnraumdichte stieg nach dem Stande vom 1. 7. 1948 im Maximum auf 1,92, im Minimum auf 1,26 und betrug im Durchschnitt 1,53, also 56 % mehr als 1927.

In ihren Wurzeln reicht diese Entwicklung, vom soziologischen Standpunkte betrachtet, zurück bis zum Beginn der Industrialisierung. Noch bis ins 16. Jahrhundert wurde von der Sippe gebaut. Daher besaß auch in den Städten jeder Bürger sein eigenes, wenngleich meist kleines und schmales Haus, das sog. „Dreifensterhaus". das auch die Werkstätten und die Unterkunft für die Gesellen enthielt. Eine Änderung brachte die Gütererzeugung durch die Industrie. Sie zog große Massen unbemittelter Arbeiter in die Städte, trennte die Wohnräume von den Arbeitsstätten und führte so eine Landflucht herbei. Die verstärkte Bautätigkeit ließ eine verschärfte Bodenspekulation aufkommen, die sich des Baulandes wie einer Ware bemächtigte. Mit der Arbeiterfrage verschärfte sich auch die Wohnungsfrage. Es mußten Wohnungen für die an Zahl zunehmenden Arbeiter geschaffen werden, und der Staat war genötigt, eine Bau- und Wohnungsfürsorge nach planmäßigen Richtlinien zu betreiben.

Zunächst beschränkte sich die Gesetzgebung auf baupolizeiliche Vorschriften. Diese verhinderten jedoch nicht, daß sich nunmehr die Anlage und Ausstattung der Häuser und Wohnungen nur nach der Rentabilität richtete ohne nach dem Bedarf zu fragen. Der Baugrund wurde so dicht besetzt wie nur möglich. Große Gebäudeblocks umschlossen enge Höfe und verbargen unfreundliche Hinterhäuser. Das angelegte Kapital mußte sich verzinsen, der Hausbesitzer lebte vom Überschuß der Mietbeträge über seine Kosten und wollte auch die Hypotheken abstoßen. Dies führte zu einer fortschreitenden Belastung des Mieters, die mit der Abnützung der Wohnungen und dem wirtschaftlichen Risiko begründet wurde. Für den Arbeiter und den einfachen Mittelstand erreichte der Mietanteil einen Betrag von einem Drittel seines Lohnes oder Einkommens.

Erst das 19. Jahrhundert versuchte die Wohnungsfrage nach volkswirtschaftlichen und sozialen Richtlinien zu lösen. An dieser Aufgabe beteiligten sich die Arbeitgeber, der Staat und die Gemeinden als öffentliche Hand, Privatleute und die Arbeiter selbst. Die Arbeitgeber begannen mit der Errichtung von Werkwohnungen, die billig an Arbeiter und Angestellte des Betriebes vermietet wurden oder gegen Ratenzahlungen in ihr Eigentum übergingen. Sie fanden sich auch bereit, die Arbeitszeit zu verkürzen, damit entfernter gelegene, günstige Wohnungen aufgesucht werden konnten. Die öffentliche Hand sollte hemmende Baupolizeiverordnungen aufheben, um die Erstellung kleiner, billiger Häuser nicht zu hindern, Baugenossenschaften fördern, Grundstücke anbieten und Darlehen oder Hypotheken gewähren. Einsichtige Private sollten durch eine Reform des Hypothekenwesens begünstigt werden. Den Arbeitern selbst oblag eine Pflege ihrer Wohnungen, die Gründung von Baugenossenschaften und der Erwerb von Eigenheimen. Ihre Sicherung gegen Krisen sollte dadurch erreicht werden, daß gleichzeitig eine kleine Landwirtschaft betrieben wurde. Als „Ackernahrung" brauchte sie nur so groß zu sein, daß eine Familie vom eigenen Ertrag des umgebenden Gartenlandes ernährt werden konnte, wenn die Arbeit in der Industrie vorübergehend ausfiel. Mit dieser Bindung an den Grund und Boden hoffte man zugleich einer Verstädterung vorzubeugen und bei Kleinbetrieben einer Landflucht zu begegnen.

Damit wurde klar, daß die Wohnung nicht nur eine Behausung sein durfte, sondern eine Kraftquelle für Gesundheit und Leistungsfähigkeit sein mußte. Dieser Gedanke rückte den Bau von Wohnhäusern aus dem engen Blickfeld privatwirtschaftlicher Berechnungen in den weiten Rahmen der *Ortschafts- und Landesplanung*. Er hat in der Gegenwart eine besondere Vertiefung erhalten. Weite Gebiete Deutschlands bedürfen des Wiederaufbaus, viele Städte und zahlreiche Dörfer warten auf ihre Herrichtung. Für manche Bezirke und Großstädte bedeutet dies eine völlig neue Planung. Die Gesundheitsämter, Hygieniker, Sozialhygieniker und Ärzte finden ein reiches Feld der Betätigung und dürfen nicht abwartend oder lässig beiseite stehen.

Das meist festliegende *Verkehrsgerüst von Land- und Wasserwegen* verlangt eine klare Gliederung des gesamten Gebietes nach volkswirtschaftlichen, sozialhygienischen und kulturellen Gesichtspunkten. Diese Aufgabe obliegt einer großzügigen

Landesplanung, die in engem Kontakt mit den Trägern besonderer Zuständigkeiten arbeitet. Ihre *Raumordnung* stützt sich auf die Landschaft und ihre geographische Lage, die Topographie des Ortes, die geologische Beschaffenheit des Bodens, die Bevölkerung nach Aufbau, Bewegung, soziologischer Struktur und Siedlungsdichte, die Industrie, den Verkehr, die Wirtschaft, die Hygiene, den Naturschutz, die geistige Kultur, die politischen Zusammenhänge, die ästhetische und künstlerische Gestaltung, die finanzielle Lage und die Beurteilung von Konjunktur und Depression.

Eine umfassende Berücksichtigung finden die Land- und Forstwirtschaft sowie die Wasserwirtschaft. In der Gegenwart steht die Ordnung der *Wohngebiete* stark im Vordergrund. Wenn ein bestimmtes Gebiet eine frische wirtschaftliche Entwicklung erkennen läßt und die Ansiedlung zahlreicher Menschen hervorruft, kann es nach dem Wohnsiedlungsgesetz vom 29. 9. 1933 als Wohnsiedlungsgebiet erklärt werden. Der dann erforderliche Wirtschaftsplan regelt die Abgrenzung von Flächen für Landwirtschaft, Industrie, Verkehr, Wohnungen und Erholung. Die örtlichen Pläne der Städte und Gemeinden haben sich diesen großen Richtlinien des Gebiets sinnvoll einzufügen. Dadurch werden auch Eingemeindungen, Umsiedlungen und sozialhygienisch erwünschte Dezentralisationen erleichtert, die Auseinandersetzungen zwischen Nachbarstädten verlieren an Schärfe. Der Umfang des notwendigen Wohnsiedlungsgebietes wird durch die örtlichen Bedürfnisse bestimmt. Er umfaßte im Lande Nordrhein-Westfalen (nach dem Stande von 1947) fast 35 % der Bodenfläche.

Der Plan für einen *Ortschafts- oder Städtebau*, wozu auch der Wiederaufbau zu rechnen ist, kann nicht entworfen werden, ohne daß völlige Klarheit über die Grundsätze und Ziele besteht, die durch die Eigenart der Ortschaft, ihre wirtschaftliche Bedeutung und ihre Verkehrslage bestimmt werden. Bei der Gestaltung sind in kleinerem, aber detaillierterem Maßstabe alle Erwägungen der Landesplanung zu treffen.

Die Entwürfe für eine Stadt oder ein Dorf unterscheiden sich nicht grundsätzlich, sondern nur graduell voneinander. Der Fernverkehr hängt von der Lage des Ausgangs und des Zieles, aber auch von dem Fassungsvermögen des Weges ab. Er soll das Leben der Stadt nicht stören, darum nicht durchqueren, sondern nur an der Peripherie berühren und so mit den Zentren von Industrie und Handel verbinden. Dagegen soll der Nahverkehr ausgebaut und verbessert werden. Je rascher und billiger die Beförderungsmittel sind, desto leichter gelingt es, die Städte aufzulockern und gesunde, preiswerte Wohnungen in den Außenbezirken zu erbauen, aber auch Gewerbebetriebe aus umschließenden Wohnungsgebieten oder von hochwertigem Boden in die Randzonen zu verpflanzen. In der Planung wird eine Aufteilung in gesunde Wohnflächen, günstig gelegene Industriegebiete, ausreichende Erholungsflächen, Gewerbelagen, beschränkte Industrieviertel, Wohnbezirke mit Kleingewerbe, reine Wohngebiete mit Staffelung der Bauweise und ein Stadtzentrum vorgesehen, in dem die Ämter, Geschäfte und Büros vereinigt werden. Die Leistungsfähigkeit einer Stadt und die Wirtschaftlichkeit ihrer Anlage wird in gleichem Maße bestimmt durch die richtige Wahl, Größe und Entwicklungsfähigkeit der City, wie auch durch die hygienische und sozialhygienische Gestaltung dieses komplizierten und empfindlichen Stadtkörpers.

Die *Wohnflächen und Arbeitsbezirke* schließen einander aus, bedingen sich aber gegenseitig. Man legt daher zweckmäßig die geräuschvollen Industriewerke abseits vom inneren Stadtverkehr in abgewandter Windrichtung, damit Rauch, Ruß, Gerüche und Lärm nicht über die Wohnstadt streichen können. Diese darf jedoch nicht so weit entfernt liegen, daß die Werksangehörigen zeitraubende und ermüdende Wege zurücklegen müssen. Ein gutes Verkehrsnetz muß beide Bezirke miteinander verbinden.

Die Wahl der Wohnlagen und Grünflächen ist nur wenig beschränkt, sofern der Baugrund trocken ist und das Grundwasser die Kellersohle nicht erreicht. Die Anlage der Straßen, Plätze, Freiflächen, Wohnungen, Hausgärten und öffentlichen Gebäude richtet sich nach der Wohnungsfunktion, die aus den sozialen Bedingungen der einzelnen Wohnungsteile und ihrer Bewertung als Wohn-, Schlaf- und Kochräume erwächst. Die Auswahl des Geländes, sein Anschluß an die Umgebung, seine Gestaltung und Erschließung sowie die Straßenführung entscheiden über die Wirtschaftlichkeit des Siedlungsplanes. Dabei ist zu prüfen, ob die Ausgaben für Baugrund, Haus, Hof und Garten in angemessenem Verhältnis zu den Erträgen aus Miete und Pacht, aber auch zum Verdienst der Mieter stehen. Jede Planung ist sozialhygienisch als verfehlt zu bezeichnen, wenn die Miete mehr als 12 bis 15 % des Einkommens erfordert.

Jedoch wird die Anlage von räumlich und kulturell in sich geschlossenen Gartenstädten für Deutschland eine auf weite Sicht unerschwingliche Leistung bleiben. Der persönlichen und öffentlichen Gesundheit kann in jeder Hinsicht genügt werden, wenn die Wohnstätten mit Gärten ausgestattet werden, Plätze für Erholung, Spiel und Sport vorhanden sind und die kulturellen Zentren in bequem erreichbarer Nähe liegen. Zur rationellen Planung zwingt aber auch der Mangel an Raum, die Fülle der Menschen und der vermehrte Bedarf an Ackerboden. Die Verlagerung zerstörter Stadtteile in die Umgebung oder die Gründung neuer „Trabantenstädte" mit mehr oder minder enger Bindung an den alten Stadtkern wird behindert durch die begrenzten Kontingente an Baustoffen, Stahl, Eisen und Kohle. In den verfallenen Straßenzügen liegen unersetzliche Werte an Schienen, Leitungsdrähten, Kabeln, Wasserleitungsrohren und Kanalisationssträngen, die zur erneuten Verwendung nötigen. Die meisten, Bebauungspläne werden daher wieder zu den früheren Anlagen zurückkehren müssen, ohne sie jedoch unverändert zu wiederholen.

Die *Grünflächen* einer Stadt können nicht lediglich als Zierden betrachtet werden, sondern verdienen stärkste Förderung als gesundheitliche Faktoren. Die Baumbestände, Sträucher und Rasen regeln die Wasserhaltung von Boden und Luft, halten ungünstige Winde ab, dämpfen den Staub und begünstigen die Erneuerung der verbrauchten Atmungsluft. Nicht mit Unrecht werden sie darum als die Lungen einer Stadt bezeichnet. Nicht genug zu schätzen ist auch die psychische Wirkung auf die Menschen, die gebotene Erholung und die Anregung zur Beobachtung der Natur. Als Mindestflächen je Kopf der Bevölkerung gelten: an Spielplätzen 2,5 qm, an Sportplätzen 3,0 qm, an Promenaden 0,5 qm, an Parkanlagen 2,0 qm, an Wäldern 13,0 qm und an Schrebergärten 7,5 qm. Die Gesamtfläche ist somit auf 28—30 qm je Kopf der Einwohner zu bemessen. Eine besonders günstige Wirkung auf die Lufterneuerung wird erzielt, wenn Zusammenhänge zwischen vorhandenen Parks und neuen Anlagen geschaffen werden oder von äußeren Grüngürteln breite Grünflächenkeile in den Stadtkern vordringen. Die über Industriestädten lagernden Dunsthüllen können wenigstens in der Nacht auf diese Weise aufgelockert werden.

Das Ansiedlungsgebiet kann übersichtlich aufgeteilt werden in Kreissegmente oder in Schachbrettform sowie in Kreissektoren oder in Radiärform. Aber auch andere den örtlichen Bedürfnissen angepaßte Gliederungen vermögen den Zweck zu erfüllen. In den beiden beigefügten Beispielen sind die natürlichen Grünflächen und Parks zum *Aufbau des Stadtbildes* verwandt. Die City nimmt mit Amtsgebäuden, Büros und Geschäftshäusern das Zentrum ein. Alle öffentlichen Einrichtungen können von den Wohnvierteln aus bequem erreicht werden. Gewerbliche Betriebe und Industrie liegen in den Außenbezirken, ohne die Wohngebiete zu stören. Der

Fernverkehr und die Eisenbahn berühren den Stadtrand, hindern jedoch nicht eine Erweiterung.

Am leichtesten lassen sich Planungen von Städten, Ortschaften und Siedlungen durchführen, wenn das Bauland der öffentlichen Hand gehört. Es wird dann am zuver-

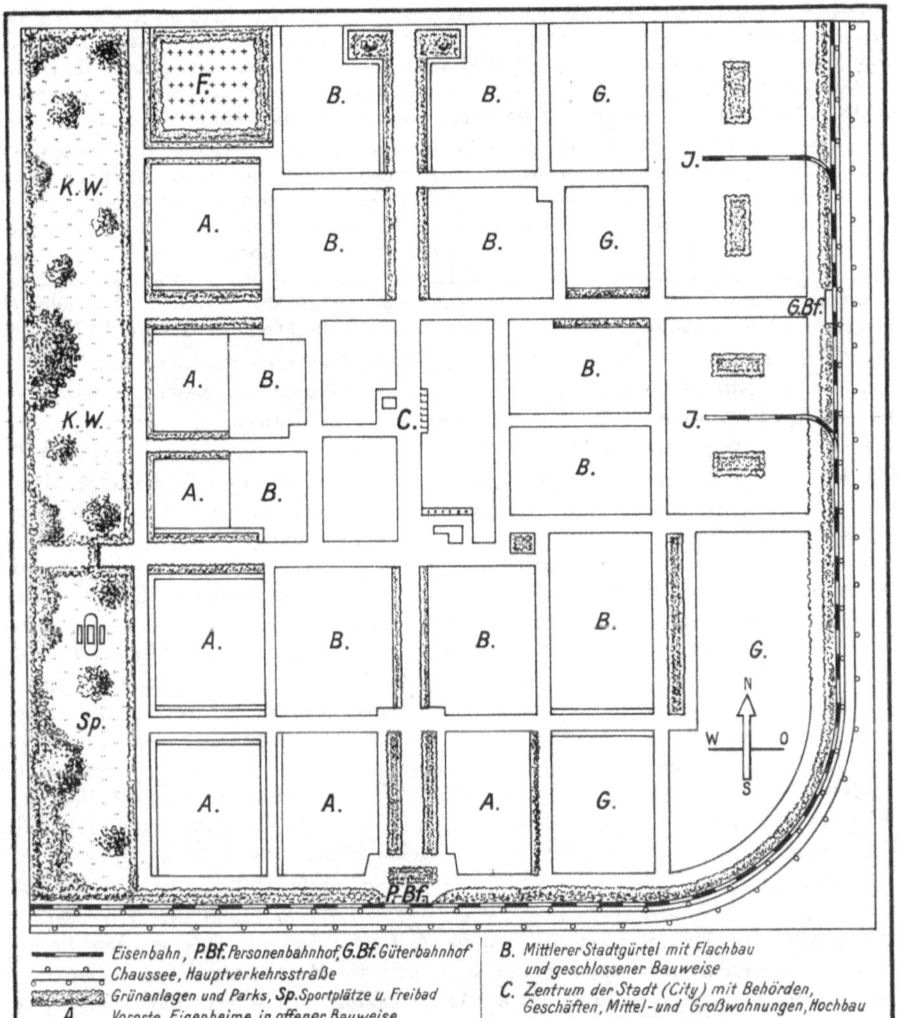

Abb. 48. Stadtplan mit schachbrettartiger Anlage.

lässigsten einer spekulativen Verteuerung des Bodens und einer Steigerung der Mieten vorgebeugt. Von diesen Erwägungen gingen die Bestrebungen der Bodenreform aus. Sie führte die Verschärfung des Gegensatzes zwischen arm und reich auf den Monopolcharakter des privaten Grundbesitzes zurück, der bei steigender Produktivität die Macht vergrößere und den Tribut an den Eigentümer erhöhe. Das Recht aller Menschen auf den Gebrauch des Landes sei jedoch so klar wie das Recht, die Luft zu atmen. Daher müsse die Gesellschaft als menschliche Gemeinschaft Eigentümerin und Nutznießerin des Grundwertes sein. Die deutsche Bodenreformbewegung milderte diese Ansprüche. Sie trat für eine Erhaltung und Erweiterung des Gemeindegrundbesitzes ein, verlangte den Erlaß eines Wohnungsgesetzes zum Schutze gegen die Bodenspekulation und forderte die Unterstützung von Baugenossenschaften. Diesen Anregungen entsprach sodann das Reichssiedlungsgesetz vom 11. August 1919 mit der Novelle vom 7. Juni 1923. Die Grundgedanken faßte die Reichsverfassung vom 11. August 1919 im Artikel 155 in das Versprechen: „Die Verteilung und Nutzung des Bodens wird von Staats wegen in einer Weise überwacht, die Mißbrauch verhütet und dem Ziele zustrebt, jedem Deutschen eine gesunde Wohnung und allen deutschen Familien, besonders den kinderreichen, eine ihren Bedürfnissen entsprechende Wohn- und Wirtschaftsheimstätte zu sichern.“

Das Reich suchte diese Aufgaben durch die Gesetzgebung über das Wohnungswesen sowie durch Regelung und Förderung des Siedlungswesens zu erfüllen. Die grundlegenden Bestimmungen, auf denen auch heute die Durchführung beruht, sind enthalten 1. in der Verordnung zur Behebung der dringendsten Wohnungsnot vom 7. Dezember 1919, 2. in der Bekanntmachung über Maßnahmen gegen Wohnungsmangel vom 23. September 1918, neugefaßt als Wohnungsmangelgesetz vom 26. Juli 1923 und als Wohnungsgesetz vom 8. März 1946, 3. im Reichsmietengesetz vom 24. März 1922, 4. im Reichssiedlungsgesetz vom 11. August 1919 und 5. im Reichsheimstättengesetz vom 10. Mai 1920.

Die Forderungen der *Wohnungs- und Siedlungsfürsorge* umfassen: den Neubau gesunder und billiger Wohnungen, die Wiederherstellung und Bewirtschaftung des Altwohnungsraumes sowie die Regelung der Mietverhältnisse.

Die Neubautätigkeit und die Anlage von *Siedlungen* verlangt zunächst die Beschaffung von geeignetem Bauland, das hauptsächlich von den Gemeinden sicherzustellen ist. Wenn solches Bau- oder Gartenland für Klein- und Mittelwohunngen in passender Lage zu angemessenem Preise nicht zur Verfügung steht, dann können bestimmte Grundstücke gegen Entschädigung enteignet oder mit Zwangspachtrechten belegt werden. Zunächst sind Landflächen der öffentlichen Körperschaften in Anspruch zu nehmen, die nicht für dringenden öffentlichen Bedarf benötigt werden. Es können aber auch schlecht bewirtschaftete oder ungenügend abliefernde Höfe, landwirtschaftlich genutzter Besitz aus Industrie- und Handelsunternehmungen sowie Bestände aus großen Gütern beschlagnahmt werden. Dagegen sind mittel- und kleinbäuerliche Betriebe weitgehend zu schonen. Vor allem ist „die Wertsteigerung des Bodens, die ohne eine Arbeits- oder Kapitalaufwendung auf das Grundstück entsteht, für die Gesamtheit nutzbar zu machen“; denn „die Bearbeitung und Ausnutzung des Bodens ist eine Pflicht des Grundbesitzers gegenüber der Gemeinschaft“, sagt Artikel 155 der Reichsverfassung vom 11. 8. 1919.

Das für Kleinsiedlungen und Kleingärten bestimmte Gelände soll in der Nähe der Wohngebiete und so verkehrsgünstig liegen, daß vor allem die Arbeitsstätten und öffentlichen Anstalten ohne großen Zeitaufwand erreicht werden können. Die Siedlerstellen müssen groß genug sein, um die Beschaffung des Lebensunterhaltes für die Familien aus dem Ertrag des Grundstückes wesentlich zu erleichtern und die wirtschaftliche Existenzgrundlage dauernd zu sichern, damit in absehbarer Zeit die Lasten der öffentlichen Fürsorge verringert werden können. Dies ist zu erwarten, wenn das Kleinsiedlungsland etwa 625 bis 1250 qm, der Kleingarten nicht weniger als 400 qm groß ist. Der Ertrag hängt von der Bodengüte ab. Sie muß in jedem Falle eine gärtnerische Nutzung zulassen und bei intensiver Bearbeitung wesentlich zum Unterhalte der Familie beitragen.

In seiner Lage muß sich die Siedlung in die Stadt- oder Dorfplanung einfügen. Reine Stadtsiedlungen sind zu vermeiden und durch eine gelockerte Siedlung abzulösen. Allzu ausgedehnte Einzelsiedlungen erfordern weite Wege zur Arbeitsstätte, bedingen Zeitverlust und unnötige Geldausgaben, erhöhen aber auch die Unfallgefahren. Günstige Formen sind die Stadtrand-, Garten-, Nebenerwerbs- und

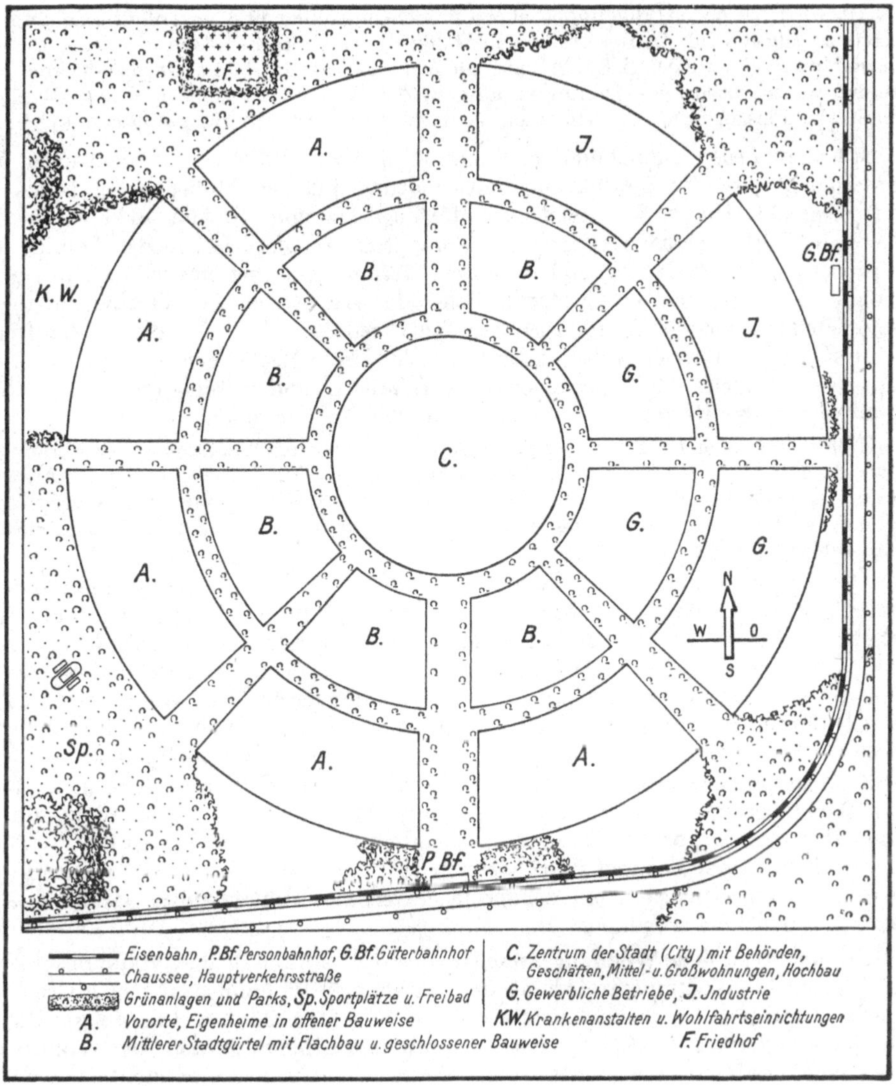

Abb. 49. Stadtplan mit radiärer Anlage

Wohnlaubensiedlungen. Größere Anlagen in ländlichen Bezirken sind die Bauernsiedlungen und die Landhaussiedlungen. Ihre Größe beträgt bei Heuerlingsstellen 2 bis 3 Hektar, steigt bei Gärtnerstellen bis zu 4 Hektar und darf bei bäuerlichen Anwesen als „Ein-Pferd-Stellen" eine Größe von 7 bis 8 Hektar, bei „Zwei-Pferd-Stellen" von 10 bis 15 Hektar erreichen. Sie werden zunächst für einige Probejahre pachtweise mit Kaufanwartschaft überlassen, können jedoch zur Begründung einer neuen Lebensgrundlage zu Eigentum übertragen werden.

Die zur Belebung der Neubautätigkeit und Schaffung von Siedlerstellen erforderlichen **Geldmittel** werden aus öffentlichen Fonds aufgebracht, soweit eigenes Kapital nicht vorhanden ist und Bankkredite nicht ausreichen. Die fehlenden Beträge werden als Darlehen vergeben, die hypothekarisch sicherzustellen und mit niedrigem Jahresanteil zu tilgen sind. In der Form von Baukostenzuschüssen dienen sie dazu, die das Eigenkapital übersteigende Spitze und die Verteuerung des Materials abzudecken, und werden durch ratenweise Zahlungen aufgebracht. Unter den mannigfaltigen Möglichkeiten der Finanzierung müssen auch vielfache Steuererleichterungen erwähnt werden.

Mit allen diesen Maßnahmen wird ein ordnender und die sozial-hygienischen Anforderungen leitender Einfluß auf die Gestaltung und Durchführung der Bautätigkeit ausgeübt. Durch das Reichsheimstättengesetz vom 10. Mai 1920 wurde der dauernde Besitz des als Heimstätte anerkannten Grundstückes in der Familie des Inhabers sichergestellt. Es sind darunter Einfamilienhäuser mit Nutzgarten (sog. Wohnheimstätten) oder landwirtschaftliche oder gärtnerische Anwesen zu verstehen (sog. Wirtschaftsheimstätten), zu deren Bewirtschaftung eine Familie in der Regel keine ständigen fremden Arbeitskräfte braucht. Diese Rechtsform verhindert einerseits einen Zugriff von Gläubigern des Inhabers, andererseits eine spekulative Veräußerung der Heimstätte zum Nachteile der Nachkommen.

Eine weitere Sicherung bieten die Baugenossenschaften und Siedlungsunternehmungen sowie die Bodenkreditinstitute und die Siedlungsbanken. Mit Unterstützung der Arbeitsämter kann das Bauen verbilligt werden, indem es in das Programm der Arbeitslosen- oder Erwerbslosen-Unterstützung einbezogen oder in der Form einer Gemeinschaftshilfe gefördert wird.

Der Verlust zahlreicher Gebäude und Altwohnungen erfordert besonders umfangreiche Hilfsmaßnahmen zu ihrer *Wiederherstellung*. Sie umfassen nicht nur erhebliche Geldmittel, sondern auch eine Zuteilung der knapp gewordenen Baustoffe. In weitestem Ausmaße ging man dazu über, auch Gebäude und Gebäudeteile als Wohnungen herzurichten, die ursprünglich dafür nicht vorgesehen waren. Die Erfahrungen aus der Zeit nach dem ersten Weltkriege haben gelehrt, daß die Teilung großer Wohnungen in mehrere selbständige, von denen auch jede eine Küche besitzen sollte, schwierig oder oft unmöglich, in jedem Falle aber kostspielig war. Die Wohnungsämter als die amtlichen Verwalter des vorhandenen Wohnraumes sind daher genötigt, der Notlage entsprechend Großwohnungen an mehrere Familien zu verteilen. Dieser Zustand führt vielfach zu Unzuträglichkeiten und widerspricht dem Erfahrungsgrundsatz, jeder Familie ein eigenes Schlafzimmer wie auch eine besondere Küche zuzubilligen.

Die unentbehrliche Wohnungszwangswirtschaft, die durch die Wohnungsgesetze der Länder den Wohnungsämtern als der zuständigen Wohnungsaufsicht übertragen wurde, verlangt heute mehr denn früher eine Regelung der *Mietverhältnisse*. Durch sie sollen in gleichem Maße Mieter und Vermieter geschützt werden. Der Wohnraum soll seinem bestimmungsmäßigen Zweck erhalten bleiben und darf nicht ohne zwingenden Grund anders verwandt werden, insbesondere nicht für gewerbliche Tätigkeiten. Damit ist auch gesagt, daß der Mieter die Räume pfleglich behandeln und erhebliche Belästigungen der Hausbewohner oder des Vermieters vermeiden muß. Die Zahlung einer angemessenen Miete ist für beide Vertragspartner von gleicher Bedeutung. Der Vermieter braucht sie, um seine Verpflichtungen erfüllen zu können. Der Mieter darf durch übersteigerte Forderungen nicht bedrückt werden. Die nach dem Reichsmietengesetz vorgesehene „gesetzliche Miete" geht von der am 1. Juli 1914 gezahlten sog. Friedensmiete aus. Von ihr werden die darin enthaltenen Beträge für Betriebs- und Instandsetzungskosten sowie Nebenleistungen abgezogen und so die sog. Grundmiete errechnet. Zu ihr werden sodann die Aufwendungen an Zinsendienst, Betriebskosten und Instandsetzungsarbeiten zugeschlagen. Im Vergleich zum Jahre 1938 haben sich die Wohnungsmieten im allgemeinen bis jetzt ziemlich unverändert auf gleicher Höhe gehalten, während die Kosten der gesamten Lebenshaltung um etwa 40 % angestiegen sind. An dieser Verteuerung sind am stärksten beteiligt die Aufwendungen für Bekleidung und die Ausgaben für Genußmittel. In Nordrhein-Westfalen erhöhte sich der Index von 100 im Jahre 1938 auf 238,5 im Oktober 1948 für Kleidung und von 100 im Jahre 1938 auf 233,0 für Genußmittel im Oktober 1948.

In den Jahren 1939 bis 1946 wurden keine Wohnungen gebaut. Die Ausgaben der Gemeinden und Gemeindeverbände für das Wohnungswesen waren schon früher merklich zurückgegangen und betrugen:

im Jahre	in Millionen RM	in % von 1927/28
1927/28	1765	100,0
1928/29	1750	99,2
1929/30	1850	104,0
1930/31	1435	81,3
1931/32	605	34,3

Dagegen nahm die Bevölkerungszahl seit 1939 um durchschnittlich 10% zu. In den vier Besatzungszonen war die Entwicklung nicht ganz gleichartig. Bestand und Vermehrung betrugen:

in der	in Millionen Einwohnern im Jahre 1939	1946	als Zunahme (+) oder Abnahme (—) in %
Amerikanische Zone	14	17	+21
Britische Zone	20	22	+10
Französische Zone	6	6	± 0
Russische Zone	15	17	+14
Stadt Berlin	4	3	—25
zusammen	59	65	+10

Die schon bestehende Wohnungsnot wurde durch den Verlust von Gebäuden, und die Ströme von Flüchtlingen, Umsiedlern, Rückwanderern und Heimkehrern verschärft. Von der gewaltigsten *Völkerbewegung* aller Zeiten in Europa, die während der Kriegsjahre 1939/45 durchgeführt wurde, ist die deutsche Verschiebung im Inlande eine Teilerscheinung. Sie hatte wesentlich ernstere Auswirkungen wirtschaftlicher, sozialer, psychischer und ethischer Art als in den vom Kriege nicht unmittelbar betroffenen Ländern. Da Deutschland etwa 10 % seiner Einwohner durch den Krieg verlor, nämlich 4 Millionen Soldaten und 2 Millionen aus der Zivilbevölkerung, ist die Zunahme in den vier Besatzungszonen westlich der Oder-Neiße-Linie auf die Evakuierung der Deutschen aus Ostpreußen, Pommern, Schlesien, Westpreußen, der Grenzmark und dem Auslande zurückzuführen.

Ihre Zahl betrug nach dem Stande vom 1. Januar 1948 insgesamt 10,25 Millionen. Von ihnen wurden in der amerikanischen Zone 3,35 Millionen, in der britischen 3,95 Millionen und in der russischen 2,95 Millionen aufgenommen. Der Anteil an der Gesamtbevölkerung beläuft sich im Mittel auf 15%, bewegt sich aber in den verschiedenen Zonen zwischen 16 und 19 %. Dieser hohe Betrag von besitz- und heimatlos gewordenen Menschen birgt eine Reihe von Gefahrenmomenten, die abgefangen werden müssen, wenn nicht für die Zukunft unabsehbare Komplikationen sich vorbereiten sollen. Die wichtigsten Aufgaben sind außer der Ernährung ihre Unterbringung in Wohnungen und Berufen. Am 1. Juli 1948 lebten noch 3,7% der Flüchtlinge in der Doppelzone in Lagern, 17,8 % wurden aus öffentlichen Mitteln unterstützt und 78,5% waren in Berufsarbeit vermittelt. Besonders glücklich sind solche Lösungen, durch die geschlossene Gruppen mit ihrer Spezialleistung in Gebieten angesiedelt werden, die der Heimat ähnlich sind. Dies gelang bei den Sudetendeutschen und Schlesiern, die ihre böhmische Glaskunst in den Vorbergen der Eifel wieder aufbauten und der Gegend zu neuem Ruf verhalfen, selbst aber ein neues Heimatgefühl erlangten.

Diese sich aus der natürlichen Lage ergebenden Ziele verfolgen die neu entstandenen Flüchtlingsgesetze. Sie sehen es als die vornehmste Pflicht aller Deutschen an, den Verdrängten nach besten Kräften zu helfen, sie in ihrer Gemeinschaft aufzunehmen und ihnen eine neue Heimat zu geben. Das organische Aufgehen in der einheimischen Bevölkerung wird durch eine volle Eingliederung und Einbürgerung gewährleistet, indem die Umsiedler den deutschen Staatsangehörigen in ihren Rechten und Pflichten gleichgestellt werden. Damit wird auch der Anspruch auf Gewährung von sozialen Leistungen anerkannt. Er umfaßt die Zuweisung der erforderlichen Wohnräume und Nebengelasse nach den Vorschriften der Wohnraumbeschaffung, die Ausstattung mit den notwendigen Bekleidungs-, Gebrauchs- und Einrichtungsgegenständen, die Gewährung von Leistungen aus der öffentlichen Fürsorge beim Vorliegen von Hilfsbedürftigkeit, die Berufslenkung und Arbeitszuweisung unter Berücksichtigung der bisherigen Tätigkeit oder Ausbildung sowie die Gewährung von Krediten, um wieder eine Existenz zu gründen. Für die geistige und kulturelle Einfügung dienen vor allem Heimatabende, auf denen ein gegenseitiger Gedankenaustausch erfolgt, der durch Künstler, Schriftsteller und Gelehrte vertieft werden sollte.

Die Überfüllung von Rumpf-Deutschland, dessen Siedlungsdichte je qkm von 167 auf 185 anstieg und in Nordrhein-Westfalen mit 346 den Höchstbetrag erreichte, hat in vielen Bedrängten den Wunsch nach einer *Auswanderung* in das Ausland geweckt. Er kann gegenwärtig jedoch nur ausnahmsweise erfüllt werden, da nur wenige Länder beschränkte Einwanderungskontingente zugelassen haben. Vor einer Anwerbung durch private Gesellschaften ist zu warnen. Die Landesflüchtlingsämter vermögen nicht nur Flüchtlinge, sondern auch andere Auswanderungslustige zuverlässig zu beraten, bis die vorbereiteten Auswandererberatungsstellen eingegerichtet werden.

Bei einer solchen Auswanderung aus wirtschaftlichen Beweggründen, wie sie in Deutschland schon nach 1871 und besonders von 1880 bis 1893 einsetzte, sind Vorteile und Nachteile gegeneinander abzuwägen. Das Einwanderungsland erhält zwar in der Regel kostenlos Arbeitskräfte, verliert aber durch Heimsendung, Erbschaft und Rückwanderung den gewonnenen Leistungserfolg. Das Mutterland büßt dagegen mit vielfach wertvollen Menschen das für sie aufgewendete Erziehungskapital ein, dessen staatliche Zuschüsse allein mit 1000 bis 5000 Goldmark für jeden Bürger zu veranschlagen sind. Die für beide Länder zu erwartenden Vorteile bestehen dagegen in der Anregung von dauernden Handelsbeziehungen und der in ihrem Gefolge sich anbahnenden Völkerversöhnung.

X. Kapitel

Die Förderung der Gesundheitspflege

Die Leistungsfähigkeit des Einzelnen wird bestimmt durch seinen Gesundheitszustand, die Kulturkraft eines Volkes durch sein soziales Wohlbefinden. Beide Aggregate gehen ineinander über, eines hängt vom anderen ab, das eine ist die Voraussetzung für das andere. Um eine planvolle Gesundheitspflege treiben zu können, muß man aber wissen, was man zu tun hat. Man muß die Mittel und Wege zum sozialen Wohlbefinden kennen und muß imstande sein zu beurteilen, warum andere Maßnahmen versagen oder schädlich sind. Die seit jeher geübte Form der Unterweisung ist die Belehrung, die sich in der Neuzeit zur *gesundheitlichen Volksbelehrung* erweitert hat und alle Mittel des modernen Nachrichtendienstes benutzt.

Es muß aber gefragt werden, ob es genügt, eine Gesundheitspflege zu lehren, ob die Kenntnis hygienischer Grundsätze und das Wissen um sozialhygienische Bedingungen ausreicht, ein zweckmäßiges Verhalten zu sichern, ob die Erkenntnis des Besseren stark genug wirkt, es auch zu befolgen. Die tägliche Erfahrung lehrt immer wieder, daß viele Menschen in ihren besten Jahren Geld ausgeben, um das Leben zu genießen und ihre Gesundheit zu ruinieren, während sie in vorgerücktem Alter alles aufwenden, um sie wieder herzustellen. Dem juvenilen Genuß folgt die virile Heilkur und die senile Entsagung.

Nur bei affektbetonten Erlebnissen und affektiven Einstellungen ist eine Ansprechbarkeit auf belehrende Unterweisungen zu erwarten. Der verschwommene Inhalt „eines Interesses" reicht dafür nicht aus. Im Jugendalter ist die sexuelle Neugier sehr groß. Sie verdichtet sich unter dem Impuls des Sexualtriebes zu einer verschämt zurückgehaltenen Wißbegierde. In gleichem Maße steigt das Bestreben, sich meist auf heimlichen Wegen eine Kenntnis von den Generationsorganen, den geschlechtlichen Vorgängen und den Geschlechtskrankheiten zu verschaffen. Das sexuelle Interesse reicht jedoch nicht aus, um 20 % der Minderjährigen vor einer Ansteckung zu bewahren und zu verhüten, daß die jungen Menschen im Alter von 21 bis 25 Jahren das größte Kontingent aller Geschlechtskranken stellen. Solche Beobachtungen wiederholen sich auch bei einer Reihe von anderen Gesundheitsschädigungen, wie beim exzessiven Gebrauch von Genußmitteln, bei Erkältungs- und Infektionskrankheiten allgemeiner Art sowie bei Überanstrengungen.

Anders ist es jedoch, wenn der Wunsch nach Belehrung aus einer verpflichtenden Verantwortung weniger für sich selbst als für andere entsteht, wenn eine Aufgabe für Angehörige oder die Familie zu erfüllen ist. Dann wird die durchgeführte Kur zu einem starken Erlebnis. Es zwingt zu einer Beschäftigung mit der Krankheit und zu einer Vertiefung der eigenen Erkenntnisse. Die Lehren von der Unfallverhütung wirken bei der von den Gefahren bedrohten Belegschaft eines Betriebes nachhaltiger als bei einer andersartigen Bevölkerungsgruppe. Kurse über die Pflege und Ernährung der Säuglinge werden von jungen Müttern mit ernster Anteilnahme aufgenommen und haften daher besser als bei Schülerinnen und jungen Mädchen, denen der Stoff bestenfalls anregend ist. Unterweisungen über Wert und Durchführung von Schutzimpfungen wirken nur zu gewissen Zeiten und auf bestimmte Kreise, besonders bei Infektionsgefahren für Kinder. Die Schutzmaßnahmen gegen die Verbreitung von Krebsleiden haben früher mitunter zur Krebsfurcht oder aber zur Ablehnung geführt, werden aber in der Gegenwart auf das sorgsamste beachtet, weil der harte Existenzkampf eine stete Arbeitsfähigkeit erfordert und ein langes Krankenlager nicht duldet. Aus diesen Beobachtungen geht hervor, daß die gesundheitliche Volksbelehrung zwei Gesichtspunkte zu beachten hat: sie muß sich an die Kreise wenden, die vor allem von den besonderen Gefahren bedroht sind, und darf keine blasse Theorie sein, sondern muß individuell angepaßte Anschaulichkeit mit einführender Praxis verbinden.

Dadurch wird die hygienische Volksbelehrung zu einer *sozialhygienischen Volkserziehung*. In ihrer Methodik bedient sie sich der Erfahrungen, die in der Psychologie von Werbung und Propaganda (Reklamepsychologie) gemacht wurden. Als künstlerisch angewandte Wissenschaft verwirft sie jede Übertreibung und alle unlauteren Lockmittel, betont Ernst und Wahrheit, vermeidet aber auch die Sensation, für die ohnehin bei weiten Kreisen der Bevölkerung eine große Vorliebe besteht; sie hütet sich vor allen Maßnahmen, die bei ängstlichen Gemütern eine Neigung zur Hypochondrie auslösen könnten. Dagegen ist sie bestrebt, anschaulich und allgemeinverständlich zu sein. Durch Einwirkung auf die Sinne, insbesondere das Gesicht, erregt sie eine individualisierende Aufmerksamkeit. An sie knüpfen die ichbetonten und sozialverbundenen Vorstellungsreihen an, lösen intellektuelle, ästhetische und ethische Gefühlswirkungen aus und regen die Willensbildung an. Damit die Kette der psychischen Glieder, die von der auffangenden Aufmerksamkeit über die bewußten und unbewußten Mechanismen des Seelenlebens bis zum Entschluß führen, nicht vorzeitig abreißt, müssen die angewandten Werbemittel eine intensive Gedächtniswirkung besitzen. Mit Hilfe von Assoziationen soll auch noch lange nach dem ersten Eindruck eine Reproduktion und eine Fortsetzung des Gedankenganges von der egozentrischen Einstellung zur sozialen Einfügung möglich werden.

Die Wirksamkeit eines Unterweisungsverfahrens wird durch den Empfängerkreis bestimmt. Durch zahlreiche Experimente sind die Grundsätze für die günstige Gestaltung der Werbemittel bereits geklärt, so daß es nur noch darauf ankommt, aus den besonderen Konstellationskomplexen die jeweiligen Eigentümlichkeiten aufzufinden. Sie lassen sich nicht immer mit einiger Sicherheit vorhersagen, sondern müssen nach den vorausgegangenen Versuchen jeweils so weit abgeändert werden, bis die erforderliche Wirkung eintritt. Diesem Zweck müssen auch die jeweils zu wählenden Erziehungsfaktoren angepaßt werden. Es sind dies: Wort, Schrift, Bild, Beispiel, Vorteil, Überzeugung und Pflichtbewußtsein. Sie verfolgen das Ziel, eine klar erfaßte Vorstellungsreihe mit einem affektiven Akzent zu versehen, an einen subjektiven oder objektiven (persönlichen oder gesellschaftlichen) Aufgabenkreis zu binden und in konstante Stimmungslage zu erheben. Dabei hilft wirksam die Weckung des assoziativen Gedächtnisses durch alle Sinneseindrücke. Das Gehörte muß durch Beispiele und Anschauung unterstützt werden, durch Darstellung natürlicher Vorgänge, durch Darbietung von Modellen, Moulagen und Präparaten, aber auch durch statistische Reihen, Abbildungen und Filme. Es muß berücksichtigt werden, daß bei verschiedenen Menschen bald das visuelle, bald das akustische Gedächtnis überwiegt. Die Unterweisungsmethodik muß daher beiden Komponenten Rechnung tragen.

Die Anregung der Willensbildung geht jedoch leicht verloren, wenn die Willensübung fehlt. Die seelische Festigung bedarf eines bildenden und erfüllenden Inhalts, einer Aufgabe. Der Überschuß an Kraft und Betätigungsdrang will abgefangen und gelenkt werden, brachliegende Fähigkeiten suchen nach Erfüllung. Die durch die hygienische, gesundheitliche Belehrung gegebenen Anregungen können darum nicht das Ende von Lehrgängen und Kursen sein, sondern erwarten ihre Erfüllung durch eine Erziehung zur praktischen *Gestaltung der Freizeit*, durch die ein seelischer Ausgleich zwischen der Enge einer Berufspflicht und der Weite von Menschenpflicht geboten werden kann.

Die Gesundheitspflege erstrebt nicht nur im negativen Sinne ein Freisein von Krankheitserscheinungen, sondern in positivem eine Steigerung von Wohlbefinden und Leistungsfähigkeit. Ihre Förderung beansprucht nicht nur der einzelne Mensch für seinen Wirkungsbereich, sondern erwarten auch die Völker der ganzen Erde. Ein ungleicher Stand von Gesundheitspflege und Gesundheitsfürsorge gefährdet auch den Bestand anderer Völker und Staaten, während ein Optimum an gesundheitlichem Wohlbefinden die Völkerverständigung begünstigt und den Frieden sichert. Es hat daher mehr als nur symbolhafte Bedeutung, wenn der Gedanke des olympischen Friedens in der Gegenwart von neuem auflebt. Während der Festwochen, die einem edlen, musischen und gymnastischen Wettstreit dienten und einer kulturellen Schau von begeisterndem Gepränge dienten, ruhten alle Waffen und jeder Hader, so daß die Gäste selbst der entferntesten Landstriche unbehelligt ihre Weihefahrt vollenden konnten. Der soziale Gedanke feierte seine größten Triumphe. Mit anderer Intention wurde er im Mittelalter als Treuga Dei (Gottesfriede) für die Hauptfeste und bestimmte „gebannte" Festwochen nachgeahmt, aber nicht erreicht.

Die moderne Lebensführung belastet den heranwachsenden, aber auch den erwachsenen Körper in der Regel außerordentlich einseitig. Er muß sich in seinen Reaktionen auf die Mechanisierung von Arbeit und Wirtschaft, namentlich in den immer größer werdenden Städten einstellen, ist den mannigfaltigen Schädlichkeiten der Industrialisierung ausgesetzt, entbehrt bei typisierter Berufsarbeit der anregenden Wirkungen von Licht, Luft und Bewegung, muß sich vor Witterungswechsel durch eine nicht immer zweckmäßige Kleidung und Wohnweise schützen und zwingt einzelne Organe zu forcierter Funktion, während andere über Gebühr untätig bleiben müssen. Den notwendigen harmonischen Ausgleich kann in der Gegenwart nur eine *rationelle Körperpflege* schaffen. In ihrer individuellen Übung sucht sie Schädigungen zu verhüten, die Leistungsfähigkeit des Körpers zu steigern, ein dauerndes Wohlbefinden zu erreichen und dadurch die geistige Spannkraft zu erhöhen. Je früher sie in der Jugend beginnt, desto geringere Anstrengungen erfordert die regelmäßige Durchführung, desto leichter gelingt es aber auch, krankhafte Anlagen zu körperlichen Fehlern zurückzuhalten oder zu bessern wie auch den Körper bis in das hohe Alter hinein gesund zu erhalten.

Es ist ein bestechender Gedanke, anzunehmen, der durch geistige Arbeit ermüdete Körper könne durch physische Ausarbeitung wieder erfrischt, gewissermaßen abgelenkt werden. Man versuchte, den Mangel an Zeit für *Leibesübungen* bei angestrengter Berufsarbeit durch eingeschobenes Turnen zu überwinden, mußte aber besonders in den Schulen beobachten, daß infolge von Pausenübungen bei verkürzter Erholungszeit die geistige Spannkraft eher nachließ als angeregt wurde. Neuere Nachprüfungen haben gezeigt, daß die geistige Ermüdung von der körperlichen abhängt. Schon Aristoteles lehrte (in Kapitel 16 seiner ältesten Politik), daß es nicht anginge, „sich zugleich körperlich und geistig anzustrengen; denn es liegt in der Natur dieser beiden Anstrengungen, daß sie entgegengesetzt wirken: die körperliche Anstrengung beeinträchtigt die geistige Arbeit und diese die körperliche Leistungsfähigkeit". Es ist daher notwendig, in den Schulen die Turnstunden so anzusetzen, daß der Unterricht in den wissenschaftlichen Fächern nicht behindert wird. Nur kurzdauernde, leichte Entspannungsübungen können zwischen den Unterrichtsstunden wie auch zur kleinen Aufmunterung bei geistigen Anstrengungen von Vorteil sein.

Eine natürliche Körperkultur ist bestrebt, die biologischen Anlagen zu entfalten und durch hygienische, soziale und pädagogische Fürsorge eine Körperpflege und körperliche Erziehung zu erreichen. Sie hat schon in der Kindheit einzusetzen und ist besonders bei der Großstadtjugend notwendig. Die gesteigerte Tätigkeit der Muskeln regt den Kreislauf und die Atmung an, so daß bei dosierten Übungen Herz, Lungen und Haut, in reaktiver Weise aber auch die anderen Organe gekräftigt werden. Bei jedem Training muß jedoch eine Übermüdung vermieden werden, d. h. es darf nur bis zur beginnenden Ermüdung fortgesetzt werden, die mit der Zeit und bei größerer Gewandtheit immer später auftritt. Wird diese Erfahrungsregel nicht beachtet, dann können schwere, langdauernde oder gar irreparable Organschäden, namentlich an den Kreislauforganen hervorgerufen werden.

Die erreichte Straffheit des Körpers geht auch auf die geistige Haltung über. Die Griechen erstrebten dieses Ziel einer körperlichen und geistigen Harmonie als *Kalokagathia*, durch die Persönlichkeiten wie aus einem Guß entstehen sollten. Die neue Sozialpsychologie weist mit den ideomotorischen Bewegungen und dem CARPENTERschen Effekt nach, daß der Erfolg einer guten Leibesschulung sich nicht nur in leichten, freien, anmutigen Bewegungen anzeigt, sondern auch Kraft und Selbstbewußtsein in Haltung und Blick erkennen läßt. Sind erst einmal die körperlichen Hemmungen und Verstimmungen besiegt, dann wird der Körper zum Instrument und Ausdrucksmittel der Persönlichkeit. Sie entwickelt Willenskraft und Selbstzucht, Gemeinsinn und Edelmut, aber auch Temperament und ästhetisches Gefühl, soweit dafür Anlagen vorhanden sind.

Das Ideal einer Ausbildung bewertet in gleichem Maße die gymnastische und die musische Schulung. Die einseitige Betonung der einen oder der anderen verändert auch den Charakter. Wer nur die Leibesübungen pflegt, wird hart, heftig, jähzornig, unzugänglich oder rücksichtslos, während eine rein musische Beschäftigung wohlgesittet, einsichtig und milde, aber auch weich und zaghaft macht. So erleben wir es bei den einzelnen Menschen, in verschiedenen Völkern und in ganzen Kulturepochen. Das antike Vorbild der an Leib und Seele vollkommen und harmonisch gebildeten Persönlichkeit konnte nur in den kleinen Stadtstaaten erreicht werden, in denen sich jeder Bürger ohne Hast am öffentlichen Leben beteiligen konnte und mit dem Nachdruck seiner individuellen Eigenart bewertet werden mußte. Es wurde von den Römern übernommen, ließ sich aber in dem wachsenden Weltreich nur in kleinen auserwählten Kreisen pflegen. Im Berufssport der Gladiatoren und Rennfahrer verrohten Kraft und Geschicklichkeit zum blutigen Siegestaumel. Das Mittelalter pflegte den Sport in den Kampfspielen der Turniere, verflachte sie aber mit dem Verfall des Rittertums zu den Reiterkunststücken der sog. Karusselle. Je mehr sich eine Jenseitskultur ausbreitete und die gelehrte Bildung in das Volk drang, desto mehr wurden körperliche Erziehung und Körperkultur vernachlässigt. Erst die Zeit der Renaissance erweckte beide wieder zu neuem Leben, das vom Rationalismus und den Philanthropisten, von Männern wie COMENIUS, FRANKE, BASEDOW, PESTALOZZI und LORINSER mächtig entfacht wurde. In der Neuzeit wurde der Wert von volkstümlichen Übungen zielbewußt propagiert, so daß im Jahre 1896 die Olympischen Spiele durch Baron DE COUBERTIN wieder eingeführt werden konnten.

Diese Form der Verbreitung eines im Kern gesunden Gedankens hatte aber auch ihre Gefahren. Sie erweckte wie im Altertum den Berufssport und veränderte die allgemeine Teilnahme zu einer bloßen Arenabegeisterung. Beides hat der Entwicklung von Gymnastik und Körperkultur außerordentlich geschadet. Die gesunden

Ansätze in der Zeit nach dem ersten Weltkriege, die den gesundheitlichen Wert mit ästhetischen Zielen der Leibesschönheit verknüpften, wurden durch die später einsetzenden Übertreibungen sowie die unnötigen Überlastungen der Jugend von neuem in Mißkredit gebracht.

Die persönliche Körperkultur und die allgemeine Gesundheitspflege brauchen einfache, volkstümliche Übungen, wie sie bereits im Altertum in der Gymnastik von der Athletik unterschieden wurden. Während diese Spitzenleistungen im Wettkampf erzielen wollte, diente die Gymnastik der gleichmäßigen Ausbildung des Körpers bei Jung und Alt. Auch die Bezeichnung „Sport" lehnt sich an diese Auffassung an, denn sie bedeutet im ursprünglichen Sinne der Engländer und Amerikaner nichts anderes als „Erholung", „Spiel" oder „Anregung". Ihre Grundformen sind Lauf, Wurf, Sprung, Ringkampf, Bewegungs-, insbesondere Ballspiele, Schwimmen, Fechten, Tanz und Bergsteigen. Es versteht sich von selbst, daß alle diese gymnastischen Übungen in frischer, guter Luft, also möglichst im Freien, mindestens aber in genügend großen und staubfreien Räumen vorgenommen werden sollen. Erstrebt wird eine Anregung aller Muskeln und eine Reizwirkung auf die Haut durch Licht, Luft und Wasser. Vom Schwimmen sagte E. Du Bois-Reymond, es sei geradezu ein „Turnen der Hautmuskeln". Die vollendete und doch nicht überlastende Muskelschule wechselt rhythmisch zwischen Spannung und Entspannung zwischen Dehnung und Lockerung. Im Jugendalter übt sie mächtige Wachstumsreize aus und wird als „Ausdrucksgymnastik" zum Ausgleich von körperlichen Mängeln und Haltungsanomalien verwendet.

In den einfachsten Formen kann die Gymnastik als Freiübung, als Wandern und als Bewegungsspiel von jedermann betrieben werden, ohne daß eine lästige Einbuße an Zeit und Kraft zu besorgen ist. Für die Freiübungen sind eine Reihe von Systemen entstanden, die in den Elementen auf die Grundgymnastik mit Haltungs-, Dehn-, Reck- und Geschicklichkeitsübungen zurückgehen. Das Wandern verbindet mit der vielseitigen Körperstählung auch den ästhetischen Genuß von Landschaft und Natur; als Bergsteigen verschafft es dazu die Wirkungen des Höhenklimas und die angeregte Stimmung infolge der weiten Ausblicke. Unter den Bewegungsspielen eignen sich insbesondere die Ballspiele auch für ältere Jahrgänge.

Nach ihrem Zweck und ihrer Wirkung lassen sich die volkstümlichen Sportarten unterscheiden in: 1. Kraftübungen zur Anregung der Muskulatur und Festigung der Körperkonstitution, wie Turnübungen, Gehen, Laufen, Springen, Rudern, Werfen und Stoßen; 2. Geschicklichkeitsübungen zur Förderung von Aufmerksamkeit und Wendigkeit wie die meisten Wintersportarten, Schwimmen, Fechten, Reiten, Radfahren, niedere Jagd, Angel- und Netzfischerei; 3. Mutübungen zur Prüfung und Steigerung von Unerschrockenheit und Kaltblütigkeit wie hohe Jagd, Parforcejagd, Pferderennen, Bergsport, Segelsport und Segelfliegerei. Neben dem individuellen hygienischen Wert ist der erzieherische für die soziale Gemeinschaft zu berücksichtigen. Die enge Verknüpfung der Gymnastik mit seelischen Vorgängen, die Verschiedenheit der Persönlichkeiten und die Unterschiede in der Reaktionsweise nötigen zu struktur-psychologischen Bestimmungen, die in der Sportpsychologie bzw. der Psychologie der Leibesübungen ihren Niederschlag gefunden haben. Sie stellt fest: 1. den Einfluß von Muskelanstrengungen auf Erholung, seelische Anregung und Ermüdung sowie auf die Funktion von Sinnesorganen und Nervensystem, 2. die Eignung einzelner Personen und Bevölkerungsgruppen für bestimmte Sportarten oder gymnastische Übungen und 3. die psychologischen Voraussetzungen für erfolgreiche Übungen und Leistungssteigerungen.

Diese Aufgaben werden vom *sportärztlichen Beratungsdienst* wahrgenommen, der sich auf *Sportberatungsstellen* verteilt. Sie können am zweckmäßigsten bei den Gesundheitsämtern eingerichtet werden, so daß die Verbindung zur öffentlichen Gesundheitspflege mit Vorteil ausgenutzt wird. Aber auch private Organisationen können solche Einrichtungen treffen, wenn ihre Unterhaltung gerechtfertigt und möglich ist. In der Regel genügt eine nebenberufliche Tätigkeit der Ärzte und des Personals. Im Jahre 1937 waren im Deutschen Reiche 373 Sportberatungsstellen vorhanden, von denen 319 oder 85 % von den Gesundheitsämtern getragen wurden. In ihnen ließen sich 44245 Personen beraten. Nur 101 Sportvereine mit insgesamt 7000 Mitgliedern hatten eine regelmäßige sportärztliche Beratung eingeführt.

Einen unentbehrlichen Bestandteil der Körperkultur bildeten auch die *Bäder*. Sie entwickelten sich in vieler Beziehung gleichsinnig wie der Sport und die Leibesübungen. Im Altertum war der Gebrauch von Bädern ebenso wie das gymnastische Festspiel eng mit dem religiösen Kult verbunden. Die körperliche Reinigung war nicht nur Symbol, sondern auch Kennzeichen der geistigen Entsühnung. Je mehr erkannt wurde, daß die sakralen Handlungen das Wohlgefühl vermehrten und der Gesundheitspflege dienten, desto vielseitiger wurde auch die profane Anwendung. Griechen und Römer benutzten ihre natürlichen See- und Flußbäder, übernahmen aber von den Orientalen die warmen Bäder zur Erfrischung wie auch zu Heilzwecken. Besonders bei den Römern waren warme Bäder immer beliebt. Sie wußten genau so wie später die Japaner, daß sehr heiße, ganz kurz genommene Bäder infolge der starken Gewebsdurchblutung und der Ausschwemmung von Ermüdungsstoffen ungemein erfrischend wirkten.

Die Reinlichkeitsliebe und Badeleidenschaft der Römer wurde geradezu ein „Schlemmen in Sauberkeit, dessen durchdachten Luxus unsere Gegenwart nicht von fern wieder erreicht hat". Die Villen der Vornehmen enthielten prunkvolle Baderäume, die genau so eingerichtet waren, wie die öffentlichen Bäder in Kleinstädten und die mächtigen Thermen der Großstädte. Das Areal der Diokletiansthermen in Rom war so groß, daß es den stattlichen Bau des Reichsgerichts in Leipzig neunmal hätte aufnehmen können. Nicht kleiner waren auch die Thermen des Trajan und des Caracalla.

Solche weitläufigen Anlagen dienten nicht nur zum Baden, sondern waren Zentren des geselligen und kulturellen Lebens. Man ging hin, um sich zu erholen, zu promenieren, Neuigkeiten zu erfahren, Schriftsteller und Dichter zu hören, die ihre neuesten Werke vortrugen, Gymnastik zu treiben, Schönheitspflege anwenden zu lassen und die letzten Erzeugnisse der Mode zu bewundern. In den Grundzügen stimmten die Privatbäder mit den kleinen und großen öffentlichen Thermen überein. Nach dem Entkleiden im Apodyterium bereitete man sich im lauwarmen Luftbade des Tepidarium auf das heiße Bad im Caldarium vor, das auf amphitheatralisch ansteigenden Bänken zunehmende Wärmegrade bot. Die Heizung war eine ausgedehnte Fußboden- und Wandheizung, das Hypokauston. Nach Wahl ging man entweder in das über dem Heizraum liegende Schwitzbad des Sudatoriums oder in das kalte Frigidarium, worauf die Schwimmer zur Piscina gelangten. Im Destrictarium ließ man sich trockenreiben, massieren und parfümieren. Zur Gymnastik waren Palaestra, Ephebeum und Conisterium bestimmt, für die beliebten Ballspiele das Sphaeristerium, für den Lauf das Stadium und der Xystos. Der weiteren Erholung und Anregung dienten ein Theater, eine Bibliothek und Vortragsräume. Seine Einkäufe besorgte man in den umrahmenden Läden und speiste in den Büfetts. Für die Versorgung der Bäder und Thermen mit einwandfreiem Wasser wurden keine Mühe und Kosten gescheut. Über weite Tagereisen führten die Aquädukte kristallene Bergquellen herbei.

Mit der enthaltsamen Genügsamkeit unserer Gegenwart würden sich weder die Mittelmeervölker noch die Orientalen leicht abfinden können. Viele tausende Menschen in Stadt und Land müssen wochenlang ein reinigendes, erfrischendes Vollbad entbehren. Die Notlage zwingt wider Willen zu einer Einschränkung des Badens, besonders in den Wintermonaten, in denen es vor allem schmerzlich vermißt wird. Alle Bestrebungen, ausreichende und gesunde *Volksbäder* zu schaffen, sind daher aufs lebhafteste zu begrüßen und verdienen mit allen Mitteln gefördert zu werden.

Nach ihrem gesundheitlichen Zweck unterscheidet man *Reinigungsbäder*, *Erfrischungsbäder* und *Heilbäder*. Die Wirkung der Bäder ist verschieden, nicht nur nach dem Grade der Reinheit des Wassers und dem Gehalt an gelösten oder suspendierten Stoffen, sondern auch nach der Temperatur des Wassers. Das kalte Bad mit einer Wärme von 15 bis 25 Grad Celsius entzieht dem Körper Wärme, führt zunächst zu einer Kontraktion der Hautgefäße, die in der folgenden Reaktionsphase von einer stärkeren Durchblutung der Haut abgelöst wird und verändert dadurch die Blutverteilung im Körper. Der gleichzeitig ausgeübte Nervenreiz löst rhythmische Kontraktionen und Erschlaffungen an der glatten Muskulatur des Blutgefäßsystems aus, die wie aktive Übungen wirken und die Herztätigkeit, die Zirkulation, die Atmung und indirekt den Stoffwechsel anregen. Die kalten Bäder sind sehr starke Reize, die nur mit Vorsicht angewendet werden dürfen. Sie eignen sich nicht für Schwächlinge, Kinder, Greise und Kranke mit Kreislaufschwäche. Die erwünschte Abhärtung des Körpers muß daher einschleichend begonnen werden. Man fängt mit dem wesentlich milder wirkenden Luftbad an, geht dann langsam zu kühler werdenden Waschungen über und schließt erst dann an Wärme abnehmende Bäder an. Die warmen oder indifferenten Bäder von 35 Grad Celsius beruhigen und machen müde. Sie eignen sich daher auch für protrahierte Anwendungen. Heiße Bäder von mehr als 35 Grad bis zu 45 Grad Celsius rufen als starke Reize eine rasche, intensive Erweiterung der Hautgefäße mit Schweißausbruch hervor und steigern den Stoffwechsel sehr lebhaft. Ihre Wirkung wird erhöht durch Dampfbäder und Heißluftbäder.

Der hygienische Wert der Bäder beruht in erster Linie auf der Reinigung und Pflege der Haut, der Anregung ihrer Atmung und Elastizität sowie der Entfernung von Infektionskeimen. Reaktiv wird aber auch der Stoffwechsel beschleunigt, die Funktion der inkretorischen Drüsen belebt und die Ausscheidung der Abbauprodukte begünstigt. Beim Baden und Schwimmen in offenem Wasser erhält die Haut außerdem Impulse durch das Sonnenlicht und die bewegte Luft. Der zügige, weiche Widerstand des Wassers verlangt eine Tätigkeit fast aller Muskeln des Körpers ohne sie schroff zu belasten. Die Rückwirkung auf die seelischen Vorgänge beruht auf einer allgemeinen Steigerung des Wohlbefindens und der Spannkraft. Die Aufmerksamkeit wird erhöht, die Sinnesorgane werden geschärft, die Ermüdbarkeit ist verzögert und der Schlaf vertieft. Das subjektive und objektive Erlebnis der Leistungsbesserung wird bei regelmäßiger Übung nicht gern durch vermindernde Genüsse beeinträchtigt, am wenigsten durch Genußmittel, Nikotin und Rauschgifte. Es ist bekannt, daß Sportliebhaber nicht nur während ihrer Trainingszeit, sondern gewohnheitsmäßig enthaltsam leben. Wenn jedoch der Bäderbetrieb nur dazu herhalten soll, der Genußsucht willkommene Gelegenheiten zu bieten, hat er mit einer Körperkultur nichts zu tun. Die erwartete Erholung verkehrt sich in das Gegenteil, wenn bis tief in die Nacht hinein getanzt, geschwärmt, gespielt und gelärmt wird. Es ist nicht müßig, darauf hinzuweisen, da auch in der Gegenwart in zunehmendem Maße sog. Bäder eröffnet werden, in denen die Zügellosigkeit durch ein gesundheitliches Mäntelchen verhüllt werden soll.

Ein Schwelgen in Reinlichkeit werden wir uns so bald nicht leisten können. Der Mangel an Bädern muß jedoch überwunden werden. Sie sind die notwendige gesundheitliche Ergänzung des Wohnungsbaues. Badeeinrichtungen im Freien lassen sich leichter herrichten als solche in geschlossenen Räumen. Stets ist jedoch darauf zu achten, daß unbedenkliches Wasser verwendet wird, regelmäßig erneuert werden kann, Unglücksfälle so weit wie möglich verhütet werden und Einrichtungen für Erste Hilfe vorhanden sind.

Für das *Baden im Freien* eignen sich Flüsse, Wasserläufe und stehende Gewässer, wie Seen und Teiche, wenn sie genügende Wassermengen auch in Zeiten großer Trockenheit führen und zu keinen gesundheitlichen Bedenken Anlaß geben. Vor allem darf das Badewasser nicht durch Zuflüsse verunreinigt werden. Es sollte nie versäumt werden, eine Gelegenheit zum Schwimmen zu schaffen, um diesen gesunden Sport zu fördern und die Jugend zu unterweisen. Die Ergänzung durch ein Luft- und Sonnenbad mit Gelegenheit zu Gymnastik, Turnen und Spiel bereitet keine Schwierigkeiten und verteuert die Anlage kaum. Bade- und Schwimmanstalten sind im Freien möglichst außerhalb des Ortes und oberhalb von bedenklichen Zuflüssen anzulegen. Regelmäßige bakteriologische Prüfungen des Badewassers bewahren vor unerwarteten Gesundheitsstörungen. Der für Schwimmer bestimmte Teil ist von dem für Nichtschwimmer vorgesehenen Badegebiet abzugrenzen. Auskleidehallen oder eine genügende Anzahl von verschließbaren Auskleidezellen sind vorzusehen. Die Aborte müssen so angelegt sein, daß die Abwässer nicht in die Badeanstalt gelangen können. Für die Rettung Verunglückter bedarf es der nötigen Hilfsmittel und Apparate. Eine Anleitung zur Wiederbelebung Ertrunkener sollte in Plakatform deutlich lesbar angebracht werden.

Die Freibäder können nur im Sommer benutzt werden, die Körperpflege soll aber während des ganzen Jahres geübt werden. Die Anlage von *geschlossenen Badeanstalten* ist daher nicht zu entbehren. Ihre Größe wird bestimmt durch die wirtschaftliche Lage des Kostenträgers, durch den Zuspruch und die für die Besucher vorgesehenen Leistungen. Die einfachste Form des Volksbades ist das Brausebad. Einrichtung und Betrieb erfordern so geringe Mittel, daß es zu sehr niedrigem Preise abgegeben werden kann. Als Einrichtung der Wahl sollten Brausebäder dort vorgesehen werden, wo eine größere Zahl von Personen serienweise regelmäßig einer Reinigung bedarf, wie in Schulen, Pensionen, Erziehungsanstalten und Fabriken. Die günstige Entwicklung solcher Anlagen wurde durch den Krieg jäh unterbrochen. Im Jahre 1937 waren von 63118 Schulen in Deutschland bereits 4939 oder 8% mit Brause- oder Planschbädern ausgestattet. Ein regelmäßiger Schwimmunterricht wurde in 9338 Schulen oder in 15% erteilt.

Für die Herrichtung von Wannenbädern eignen sich als Badezellen nur Räume, die mindestens 3 m Höhe und 2,5 × 2,0 qm Grundfläche besitzen, gutes Tageslicht haben, heizbar und gut zu lüften sind. Auf einwandfreie Abflüsse und sichere Geruchverschlüsse ist zu achten. Die Wannen bedürfen eines Rauminhalts von 200 Litern bei einer Länge von 1,25 m und einer Breite von 0,5 m an der Bodenfläche. Für ein Brausebad sind mindestens 80 Liter Wasser anzunehmen.

Die Hallenschwimmbäder sind als Freibäder aufzufassen, die in geschlossene Räume verlegt wurden. Damit der Straßenschmutz nicht in die Hallen geschleppt werden kann, bedarf es einer Trennung der äußeren Umgänge zu den Umkleidekabinen von den inneren um das Schwimmbecken. Bevor dieses benutzt werden kann, wird eine Vorreinigung in Brauseräumen vorgenommen. Sie enthalten Einzelbrausen und Wannen zur Fußreinigung. In den Frauenabteilungen sind auch Sitzwannen oder Bidets vorzusehen.

Als *Heilbäder* oder medizinische Bäder dienen natürliche oder künstliche Bäder. Zu den ersteren gehören Solbäder, Kohlensäure oder Sauerstoff enthaltende Gasbäder, Schwefelbäder, Moor-, Schlamm- und Fangobäder. Die künstlichen medizinischen Bäder werden mit Zusätzen zum Badewasser hergerichtet. Am häufigsten werden benutzt: Kohlensäure und Sauerstoff, Schwefel, Koch- oder Seesalz, Sublimat, aromatische Kräuter oder Extrakte, Fichtennadeln und Kleie.

Die in den letzten Jahren besonders empfohlenen *Saunabäder* beruhen auf uralten Erfahrungen. Sie werden nicht allein in Finnland eifrig benutzt. Auch die

Eskimos und viele nordamerikanische Indianerstämme lieben sie als Schwitzbäder in besonderen Badehäusern. Die Eskimos reiben sich mit Schnee ab und erreichen das Schwitzen durch ein entfachtes Feuer. Die Indianer gießen Wasser über stark erhitzte Steine und erzielen eine starke Hitze mit Dampfstößen.

Auch die Sauna ist ein solches trockenes Heißluftbad mit Temperaturen von 70 bis 90 Grad Celsius. Die glühend heißen Steine des Ofens werden vom Badegast zwei- bis dreimal mit je ¼ Liter Wasser oder Absud von Birkenblättern, Fichtennadeln oder Wacholder übergossen, so daß kurze, prickelnde Wasserdampfstöße entstehen. Die relative Luftfeuchtigkeit soll 25 bis 35% nicht überschreiten, da sonst das Trockenschwitzbad den Charakter eines Dampfbades annimmt. Um dies zu vermeiden, muß die Innenbekleidung des Baderaumes und die Ausstattung aus Holz bestehen, da sich sonst Kondenswasser bildet und abtropft. Eine Originalsauna besteht aus Holz.

Der volksgesundheitliche Wert des Saunabades besteht in der Durchwärmung des ganzen Körpers, der Reinigung durch kräftiges Schwitzen, der Elastizitätsübung für die Gewebe durch periodisch eingefügte kühle Brausen und kurze Luftbäder, der Anregung des Stoffwechsels und der Entmüdung. Dadurch beugt es Erkältungskrankheiten und Ernährungsstörungen vor, hilft rheumatische Leiden und Neuritiden rascher zu überwinden, stellt die verlorengegangenen Reservekräfte wieder her und löst psychische Verkrampfungen. Die einfache Bauform und Betriebsweise gestattet es, die Bäder mit geringen Gestehungskosten zu errichten. Nicht zu entbehren ist eine regelmäßige ärztliche Überwachung, damit nicht durch wahllose Anwendung einer so intensiven Reizform mehr Schaden als Nutzen gestiftet wird.

Abwandlungen zu Heilbädern sind die Heißluftbäder und Dampfbäder. Das irisch-römische Bad entwickelte sich aus den Methoden des Altertums. Der Badegast läßt sich zunächst anwärmen, gelangt sodann in einen auf 45 Grad Celsius temperierten Raum und begibt sich in den auf 56 Grad gebrachten Schwitzraum. Für diese Heißluftanwendung bedarf es stark beheizter, nicht zu enger Räume, die reichlich, aber zugfrei gelüftet und fußwarm sein müssen. Eine laue Abgießung und eine Abkühlung im Kaltraum beschließt die kurmäßige Anwendung. Die russischen Dampfbäder brauchen gegen Feuchtigkeit unempfindliche Wände und gegen Abtropfen gesicherte gewölbte Decken. Der Dampf wird in den geschlossenen Raum eingeleitet und bestreicht von unten her auch die Lattenbänke, auf denen die Badenden ruhen. In verschiedenen Höhen des Raumes werden nach oben zunehmende Wärmegrade erzielt. Nach 15 bis 25 Minuten ist ein starker Schweißausbruch erfolgt. Er wird durch eine kalte oder laue Dusche beendet, kann aber auch statt ihrer durch ein laues Bad abgeschlossen werden.

Die natürlichen Heilfaktoren von Boden und Klima werden in den Kurorten erschlossen. Warme Quellen wurden in erster Reihe als schmerzlindernd und heilend empfunden. Die therapeutische Anwendung von Mineralwässern und bioklimatischen Wirkungen ließ eine ganze Reihe von Badeorten entstehen, für die klare Begriffsbestimmungen notwendig sind. Eine Ortschaft kann nur dann als Heilbad oder Bad gelten, wenn sie „natürliche, ortsgebundene und von der medizinischen Wissenschaft anerkannte und durch entsprechende praktische Erfahrung bewährte Heilmittel des Bodens besitzt". Als solche gelten Heilquellen, Moor, Schlamm, Schlick, Kreide und Ton. Ein heilklimatischer Kurort muß ein ausgesprochen gesundheitsförderndes Klima besitzen, dessen Eigenschaften wissenschaftlich anerkannt und durch Erfahrung bestätigt wurden. Ein Seebad muß an oder in unmittelbarer Nähe der Meeresküste liegen. Als Luftkurorte dürfen sich Plätze bezeichnen, die ein erholungsförderndes Klima besitzen. Unter Sommerfrischen, Winterfrischen, Erholungsorten und Wintersportlagen versteht man landschaftlich bevorzugte Gegenden, die erfahrungsgemäß klimatisch günstig liegen und der Erholung dienen.

Im Deutschen Reiche gab es im Jahre 1937 insgesamt 994 derartige Kurorte, nämlich 588 Bäder mit einfachen Thermen oder Mineralquellen, 151 Seebäder und 255 heilklimatische Kurorte. Dazu gab es noch 136 Heilquellen oder heilkräftige Moore, die nicht zu den Bädern oder Kurorten gerechnet wurden, sowie zahlreiche Sommerfrischen im Gebirge, im Wald, an den Binnenseen und den Flüssen. Die Auswahl war also groß, die Indikationsbreite sehr vielseitig. Auf je 68000 Einwohner entfiel ein Kurort von anerkannter Qualität.

Damit wirtschaftliche Erwägungen nicht stärker bewertet werden, als den Angaben über Nutzen und Leistung von noch nicht genügend erforschten Quellen dienlich ist, hat das sogenannte Quellenschutzgesetz eine Mitwirkung der Gesundheitsbehörden vorgeschrieben. Natürliche oder künstlich erschlossene Mineral- und Thermalquellen, deren Erhaltung wegen ihrer Heilwirkung aus überwiegenden Gründen des öffentlichen Wohles notwendig erscheint, werden geschützt und können zu gemeinnützigen Quellen erklärt werden. Für sie kann ein Schutzbezirk festgelegt werden, in dem Bohrungen, Ausgrabungen und andere Arbeiten untersagt sind, wenn durch sie der Bestand der Quelle, ihre Ergiebigkeit oder Beschaffenheit gefährdet wird. Wenn zu befürchten ist, daß Stoffe, die in fließende oder benachbarte Gewässer eingeführt werden, die Zusammensetzung der Heilquelle verändern, dann sind zweckmäßige Vorkehrungen vorzunehmen.

Von anerkannten Kurorten muß verlangt werden, daß sie auch sonst alle gesundheitlichen Voraussetzungen erfüllen. Dazu gehören: gutes Trinkwasser, einwandfreie Beseitigung der Abwässer und Abfallstoffe, Anwesenheit mindestens eines Arztes während der Kurzeit, Sicherstellung einer ausreichenden Arzneiversorgung, geschultes Pflege- und Badepersonal, Schutz vor Lärm, Staub und Rauch, Versorgung mit einwandfreien Lebensmitteln, Einrichtung hygienischer Wohnräume für die Gäste sowie Einrichtung eines Rettungs- und Krankentransportdienstes.

Der *sozialhygienische Wert der Kurorte und Bäder* ist in der Lösung aus dem bedrückenden Milieu, der körperlichen Erholung und der seelischen Umstimmung zu sehen. Der Erschöpfte findet Ablenkung im Umgang mit Gleichgesinnten und in der Naturbeobachtung, wird aber auch durch die Erfolge an anderen Kurgästen aufgerichtet. Die erzwungene Ruhe nötigt den Rekonvaleszenten, sich intensiv mit seinem Gesundheitszustand zu beschäftigen, er wird für Belehrungen zugänglicher und lernt eine seinem Körperzustand angemessene Lebensführung. Die Einfühlung in die Leiden und Freuden anderer Menschen und Berufskreise macht ihn verständnisvoller, bewahrt ihn vor egozentrischer Einspinnung und erweitert seinen Blick für die gemeinsamen Aufgaben der Gemeinschaft.

XI. Kapitel

Die Fürsorge im Beruf

Die Arbeit des Menschen entwickelt sich aus dem Spiel und beruht auf dem Bewegungsdrang, der seine Ursache im Energiewechsel und dem aus ihm hervorgehenden Spieltrieb hat. Beim Kinde ist sein Spiel eine ernste Arbeit und jede Tätigkeit ein Spiel. Auch bei den Naturvölkern gehen Spiel und Arbeit ohne merkliche Grenze ineinander über, so daß es auch heute noch außerordentlich schwer ist, sie an einen planvollen Produktionsgang zu gewöhnen. Andererseits wird eine zielbewußte, erfolgreiche Arbeit, die Genuß bereitet, zum heiteren Spiel, das alle Mühen vergessen läßt, wie man es besonders in der Kunst und Wissenschaft erleben kann.

Spiel und Arbeit haben ihre gemeinsamen und unterscheidenden Kennzeichen. Das Spiel ist die sorglose oder behütete lustbetonte Übung der körperlichen und geistigen Anlagen, die ihrer Entwicklung zu Fertigkeiten dient. In der Arbeit dagegen sehen wir die vorsorgende, willensbetonte Betätigung der körperlichen und geistigen Fähigkeiten, die dazu bestimmt ist, den Bedarf durch Erwerb zu befriedigen, um die Lebenserhaltung und Lebensführung zu sichern. Beiden Energieäußerungen gemeinsam sind in der urwüchsigen Form zwei Merkmale, einmal Lust und freier Wille, sodann die gleichmäßige Beanspruchung von Körper und Geist.

In diesem Sinne ist die arbeitsame Tätigkeit ein Beruf, der aus innerem Antriebe, aus einer Berufung hervorgeht. Er ist Eignung und Freude, ein Ausdruck des Charakters und ein prägendes Siegel für Lebensauffassung, Lebenshaltung und soziale Stellung. Arbeit und Beruf sind ähnlich, aber nicht identisch. Die gewandteste Arbeit bleibt Routine, wenn sie der inneren Neigung ermangelt, sie verliert nicht den Akzent der „arebeit“ und des „πόνος“ mit der Sinndeutung von Last, Mühe, Not und Pein. Der Beruf umschließt die Arbeit, aber die Arbeit ist nicht immer der Beruf. Soll die Arbeit zum Beruf werden, dann erfordert der Leistungserfolg kongruente Anpassungen in der körperlichen Konstitution des Menschen, in seiner psychischen Einstellung, am Arbeitsprozeß und in der gesellschaftlichen Eingliederung. Es entscheidet nicht ein Maximum an Produktionsmenge, sondern ein Optimum. Eine Überlastung der Kräfte führt vorzeitig zur Erschöpfung, während eine rationelle Ökonomie zur Geschicklichkeit und Steigerung des Erfolges auf weitere Sicht beiträgt.

Nach der körperlichen Eignung erfolgt die Wahl von Kraftberufen und von Schwächlingsberufen, wobei auch anregende und hemmende Entwicklungsimpulse veranschlagt zu werden pflegen. Die Voraussetzungen für ein prognostisches Urteil geben die Erfahrungsgrundsätze der *Arbeitsphysiologie*. Sie erstrecken sich auf die Begriffe von Anstrengung und Reprise, wie sie in Ermüdung und Erholung, Ernährung, Übung, Arbeitszeit und Arbeitsbedingungen gegeben sind.

Der *Nutzeffekt der Ernährung* kann nicht auf die einfache Formel gebracht werden, daß jeder den Erhaltungs- oder Ruhewert übersteigenden Zugabe von kalorischen Energien auch eine proportionale Zunahme des Arbeitswertes entsprechen müßte. Nach den neueren Untersuchungen kann man jedoch annehmen, daß der Mensch je Kilogramm Körpergewicht stündlich je eine Kalorie braucht, um im Erhaltungsgleichgewicht zu bleiben. Der Ruhewert eines Erwachsenen von 70 kg Körpergewicht beträgt danach in 24 Stunden rund 1700 Kalorien. Die Mittelwerte für eine vorwiegend sitzende oder leichte Arbeit liegen bei 2400 Kalorien, für mittelschwere Arbeiten bei 3000 Kalorien und für schwerste Arbeit bei 3500 bis 4000, ausnahmsweise auch bis 4500 Kalorien.

Nach experimentellen Untersuchungen werden verlangt:

	Kalorien pro Stunde
für Näh- u. Schreibarbeiten	10— 20
„ Schneider	46— 50
„ Schreibmaschinenschreiber	50— 55
„ Buchbinder	65— 80
„ lesende Beschäftigung	73
„ Schuhmacher	77—122
„ weibl. Tagelöhnerarbeiten	81—157
„ Steinarbeiten	90
„ Staubarbeiten	110
„ gehende Beschäftigung	150—270
„ Zimmerarbeiten	155
„ Malerarbeiten	160
„ Kohlefördern	320
„ Schmiedearbeit	350
„ Mauern	380
„ Holzsägen	420

Der Erfolg einer Arbeit hängt jedoch weniger von der groben Kraft ab, als von der *Übung*. Im Beginn geht jede körperliche und geistige Tätigkeit nur langsam vonstatten, bis sich der „Neuling“ eingearbeitet hat. Dieser Vorgang stellt eine Einsparung an Anstrengung und Zeitaufwand dar, indem sich die Aufmerksamkeit auf die wesentlichen Momente konzentriert, verzögernde Umwege und vermeidbare Handgriffe unterlassen werden, das Muskelspiel rationiert wird und das Produkt von Weg und Kraft sich verringert. Dabei wird vorausgesetzt, daß eine natürliche, steigerungsfähige Eignung für die erforderte Leistung vorhanden ist und damit eine Übungsfähigkeit besteht. Die mit der Zeit erlangte Geschicklichkeit geht jedoch wieder verloren, wenn die Tätigkeit ausgesetzt wird. Sie kann jedoch rascher wieder aufgeholt werden, als sie erworben wurde.

Je schwerer und anstrengender eine Arbeit ist, desto früher führt sie zur *Ermüdung*. An den Muskeln macht sie sich durch einen Ermüdungsschmerz bemerkbar, bei geistiger Überlastung durch Erschwerung von Konzentration, Auffassung und Kombinationsvermögen. Wenn keine ausreichende Erholung eintritt, kommt es zur Überanstrengung und Erschöpfung. Ein fortgesetzter Raubbau an den physischen und psychischen Kräften geht schließlich in eine vorzeitige Abnützung über, die irreparabel wird und dann als Arbeits- oder Lebensknick bezeichnet wird. Er macht den betroffenen Menschen unzufrieden, mürrisch und mißgünstig, bedeutet aber auch für die Gemeinschaft eine schwere, langdauernde Belastung.

Es liegt daher nahe, den Leistungseffekt dadurch zu verbessern, daß eine konzentrierte, anstrengende Arbeit über einen größeren Zeitraum verteilt wird. Die Erfahrung zeigt jedoch, daß auch bei solchen Versuchen physiologisch-biologische Grenzen gesetzt sind. Bei einer übermäßigen Verlängerung der Arbeitszeit steigt trotz einer Verringerung des Kraftaufwandes die Produktion nicht mehr in gleichem Maße an. Die körperlichen und geistigen Ermüdungserscheinungen offenbaren sich mit den zunehmenden Arbeitsstunden in Ausschußleistung und vertrödelter Zeit, während ein frischeres Tempo mit eingeschalteten kurzen Pausen die Leistungen zu erhöhen vermag. Die individuelle Ermüdbarkeit ist zwar verschieden groß, schwankt aber nur in engen Grenzen um einen Mittelwert von etwa 8 Stunden. Der **natürliche Rhythmus** des Menschen geht auf eine Dreiteilung des Tages zurück und ist eingespielt auf 8 Stunden Arbeit. 8 Stunden Erholung in ausgleichender Beschäftigung und 8 Stunden Schlaf.

Wegen des periodischen Wechsels von Impulsen und Ermüdungsreaktionen ist das Bedürfnis nach *Ruhepausen* physiologisch und dient der Leistungssteigerung. In der Regel nimmt die Erschöpfung bis zur Mittagsstunde zuerst langsam und dann rasch zu, so daß die Produktionskurve eine natürliche Senkung erfährt. Durch eine größere Erholungspause von etwa einer Stunde wird die Leistungsfähigkeit wiederhergestellt. Außer dieser Hauptpause zeigt sich aber auch ein Bedürfnis nach kurzen Unterbrechungen während der Vor- und Nachmittagsstunden, die bei körperlicher Arbeit zum Verschnaufen, bei geistiger Arbeit zur Bewegung dienen. Solche Kurzpausen zur Ausgleichsreaktion dürfen aber nicht über wenige Minuten ausgedehnt werden, da sonst ein Übungsverlust mit einem Unlustgefühl zu erwarten ist, wie die Erfahrung lehrt. Die Tagesrhythmik wird abgeschlossen durch eine genügend lange Nachtruhe. Das **Schlafbedürfnis** ist individuell verschieden und wird bestimmt durch Alter, Anstrengung und Ernährung. In den ersten Stunden des Schlafes wird der größte Anteil der Restitution erreicht. In dieser Zeit pflegt die Schlaftiefe am intensivsten zu sein. Die Erholung tritt während der Nacht rascher und nachhaltiger ein als während des Tages, weil der Schlaf infolge des Tageslärms, des Tageslichtes und im Sommer wegen der Luftwärme oberflächlicher ist. Für den Erwachsenen bedarf es einer Nachtruhe von 7 bis 9 Stunden, die nach der individuellen Leistungsökonomie und dem persönlichen Rhythmus zu bemessen ist.

Die **ungeteilte Arbeitszeit** mit nur kurzdauernden Erholungspausen hat sich aus dem Bestreben entwickelt, die weiten Anmarschwege in den Großstädten und ausgedehnten Industriegebieten zu vermeiden. Der Vorteil besteht in einer besseren Tageseinteilung, die dem Schaffenden Gelegenheit gibt, seinen eigenen Neigungen in der Freizeit nachzugehen. Die Nachteile erscheinen als stärkere Ermüdung nach Arbeitsschluß, weil eine länger anhaltende Willensanspannung erfordert wird.

Dem zyklischen Verlauf der Lebensfunktionen, die sich dem periodischen Wechsel von Witterung, Licht und Jahreszeiten anpassen, entspricht auch das natürliche Verlangen nach größeren Zäsuren in Wochen und Arbeitsjahre mit entsprechenden Erholungspausen. Die *Wochenendruhe* von anderhalb Tagen, die für die meisten Berufe am Samstagmittag beginnt, bedeutet nicht nur ein intensives Leistungsaktivum, sondern auch eine Reserve seelischer Zufriedenheit, weil damit die Gelegenheit geboten wird, individuelle Aufgaben zu erfüllen oder Neigungen zu befriedigen, für die im Laufe der Woche keine Zeit übrig bleibt. Es muß jedoch vorausgesetzt werden, daß die Ruhepause wirklich als Entlastungsausgleich verwendet wird und nicht zu einer mißbräuchlichen Belastung der Gesundheit und Arbeitsfreude ausartet. Die nicht selten festzustellende Zunahme der Betriebs- und Verkehrsunfälle am Montag sollte eine nachdrückliche Warnung sein. Die Gewährung eines **Jahresurlaubs** ist gleichfalls biologisch gerechtfertigt.

Eine anregende Umstellung mit dem befreienden Gefühl, wieder einmal Herr seiner Zeit und seiner Neigungen sein zu dürfen, stellt sich erst in 2 bis 3 Tagen ein, so daß ein Erholungswert erst nach einer Woche, meist erst nach 8 bis 10 Tagen anzusetzen ist. Er wird um so größer sein, je gründlicher ein Milieuwechsel durchgeführt wird und völlig andere Eindrücke einwirken.

Der Leistungswert jeder Arbeit wird erhöht durch *gute Arbeitsbedingungen*. Sie sind am größten bei den Berufen des Landmannes und Gärtners, die in gesunder, frischer Luft die Natur und das Leben der Tiere beobachten können, eine ausreichende Ernährung haben und den Schädigungen durch enge Wohndichte am wenigsten ausgesetzt sind. Für die moderne Großstadt- und Industriearbeit ist der

Schutz vor einer Gefährdung von Gesundheit und Leben ein besonders wichtiges Erfordernis. Er hat zu berücksichtigen, daß die Arbeitsfähigkeit und Arbeitslust erhöht werden durch ein gutes, den Augen zuträgliches Licht, eine dem körperlichen Wohlbefinden angepaßte Wärme, durch reine Luft, freundliche Räume und Reinlichkeit. Dagegen belasten Hitze, Lärm, Staub und Luftdruck den Blutkreislauf und die Atmung, so daß Ermüdung und Erschöpfung rascher eintreten als unter günstigen Umgebungszuständen.

Im modernen Wirtschaftsleben hat der Konkurrenzkampf ständig an Schärfe zugenommen. Die unlustbetonten Momente im Arbeitsprozeß haben sich gleichsinnig vermehrt und rücken die geistigen Arbeitsbedingungen weit stärker als früher in den Vordergrund. Unter den Aufgaben und Zielen der *Arbeitspsychologie* verdienen vor allem Lust und Rhythmus mit ihren Auswirkungen auf Anregung und Tempo besondere Berücksichtigung. Arbeitsimpuls und Reizfrequenz sind bei den einzelnen Menschen außerordentlich verschieden. Es wäre ein verhängnisvoller Versuch, wollte man es unternehmen, strenge und gleichartige Normen für alle Menschen anzuwenden, ohne die Mannigfaltigkeit der *Arbeitstypen* zu berücksichtigen. Es gibt wohl kaum zwei Individuen des gleichen Gesellschaftskreises, die in ihrem persönlichen Tempo und ihrer Ermüdungskurve vollkommen übereinstimmen. In einfachster Weise läßt sich der Unterschied bestimmen, indem man mit dem Zeigefinger rhythmisch auf die Tischplatte klopfen läßt und den Prüfling durch eine Unterhaltung oder durch Fragen ablenkt. Nach kurzer Zeit stellt sich im Klopfversuch das eigene Tempo ein, das eine charakteristische Ermüdungsform erkennen läßt.

Dieser psychischen Reaktionsbereitschaft entspricht der Verlauf von Anregung, Antrieb und Gewöhnung, aber auch von Arbeitsfreude, Bedürfnis nach Abwechslung und Erholung sowie Neigung zu freier oder selbständiger Gestaltung des Arbeitsvorganges. Der Leistungserfolg wird größer sein, wenn sein Rhythmus dem persönlichen Tempo angepaßt ist und ein Spielraum für die Einfügung eigener Methodik oder freier Erfindungen bleibt. Der psychische Verlauf wird lustbetont begünstigt durch Singen, Gleichklang, Musik, Pausen, Ausgleichsübungen, Feiertage, Verkürzung der Arbeitszeit als Belohnung sowie durch Stellenwechsel und Vertrauensaufgaben.

Besonders wertvoll erweist sich eine belebende Rhythmik bei der Gruppenarbeit, in der die Bewegungen nach Zeitfolge und Intensität gegenseitig abgestimmt werden. Auch der unlustige und schwächliche Kamerad wird mitgerissen. Der Arbeitsprozeß wirkt aber erschöpfend und sogar qualvoll, wenn der technische Rhythmus nicht mit dem individuellen Tempo übereinstimmt und Disharmonien den Kraftaufwand teilweise paralysieren. Es tritt dann eine vorzeitige Erschöpfung und Arbeitsunlust auf.

Der gegen die arbeitstechnische Rationalisierung der Arbeit erhobene Vorwurf, er presse den Menschen zu ständiger Höchstleistung und entwürdige ihn zur willenlosen, unpersönlichen Maschine, ist nur dort berechtigt, wo sich der Mensch dem Arbeitssystem anpassen muß, während die physikalischen Hilfsmittel dazu bestimmt sind, eine Erleichterung und Teilung der Arbeit zu erzielen. Der Leistungseffekt wird aber ohne Überlastung des Menschen erhöht, wenn die Maschine auf das physiologische Tempo eingestellt wird. Die Rationalisierung der Arbeit nach dem TAYLOR-System will durch Vermeidung unnötiger Bewegungen und Wege an Zeit sparen. Dies soll erreicht werden durch eine Verbesserung der technischen Hilfsmittel und eine Anpassung der menschlichen Leistungen an die optimalen Bedingungen von körperlicher Konstitution und seelischer Ansprechbarkeit. Die empirische Betriebsführung nach TAYLOR wurde verbessert durch das BEDAUX-System, das nicht nur die Komponenten von Zeit und Weg veranschlagt, sondern auch den persönlichen Faktoren von Energie, Intelligenz und Ermüdung Rechnung zu tragen bestrebt ist. Eine Individualisierung nach Rhythmus und Befriedigung ist in diesem Sinne auch bei der Fließ- und Bandarbeit erreicht worden. In der Fließarbeit reihen sich einzelne Bearbeitungsvorgänge in lückenloser Folge zeitlich und örtlich fortschreitend so aneinander, daß die Fertigung vom Rohmaterial bis zum fertigen Produkt in kraftsparender Serienleistung durchgeführt wird. Dabei wird der Transport der Gegenstände so weit wie möglich mechanisiert. Bei der Bandarbeit wird das Werkstück am laufenden Band in gleichbleibenden Zeitabschnitten fortbewegt und muß während der Verweildauer bearbeitet werden. Beide Vorgänge der fortlaufenden Arbeit lassen sich nach Geschwindigkeit, Intervall und Leistungsauslese auf ein Optimum individualisieren.

Gegen eine *Mechanisierung der Arbeit* wird vielfach eingewendet, sie vergrößere die Gefahr einer einseitigen Belastung und erhöhe damit die vorzeitige Ermüdung. Die Folge davon sei eine übermäßige Abnutzung der Kräfte und eine verfrühte Invalidität. Der rasche Aufbruch verminderе auch eine Einsatzmöglichkeit in vorgerücktem Alter. Eine Arbeitsrationalisierung läßt sich aber auch physiologisch gestalten, indem die technischen und wirtschaftlichen Verbesserungen zur Ausnutzung von Rohstoffen und Arbeitsmitteln dazu dienen, den Menschen schwere, aufreibende Verrichtungen abzunehmen. Die zweckmäßige Organisation des Betriebes vermag die Maschinen der Arbeitsform anzupassen, versucht aber nicht, den Menschen in den Zwang der Maschine einzupressen. Ihr Prinzip ist eine soziale Arbeitsökonomie, die sich bestrebt, die menschliche Arbeitskraft sparsam, pfleglich und zweckmäßig anzusetzen. Sie schafft die Voraussetzungen zu einer *Fürsorge im Beruf* als einem Schutz vor gesundheitlicher, geistig-sittlicher, wirtschaftlicher und gesellschaftlicher Beeinträchtigung.

Die arbeitstechnischen Hilfsmittel erhöhen die Arbeitsleistung und vereinfachen den Arbeitsgang, indem sie Zeit, Weg und Kraft raffen. Die Zeitverkürzung kommt der Hauptzeit zugute, die für die Änderung der Formung notwendig ist, weil die zur Vorbereitung des Arbeitsplatzes dienende Einrichtezeit und die mit der Erledigung von Nebenarbeiten, wie Einspannen, Abmessen, Prüfen, Anstellen, Schmieren u. ä. verbrachte Nebenzeit weniger beansprucht wird. Auf diese Weise wird eine durchschnittliche Einheitszeit und eine Minimalzeit erreicht, die aus Normzeit, Zuschlagszeit (Nebenzeit) und. Verlustzeit (Lohnempfang, Bedürfnisbefriedigung, Abwesenheit und Besprechungen) besteht.

Die Analyse des Arbeitsganges läßt je zwei Formen von Arbeitsteilung und Arbeitsvereinigung erkennen, die für die Beurteilung des Leistungseffektes von Bedeutung sind. Die gesellschaftliche Arbeitsteilung führt zur Ausbildung von gesonderten Berufen oder Erwerbszweigen, bedeutet also eine Spezialisation der Menschen und ihrer Tätigkeiten. In den einzelnen Fachgebieten erfolgt sodann eine technische Arbeitsteilung, durch die ein Arbeitsvorgang in seine Teilprozesse zerlegt wird. Der für die Steigerung der Produktivität wichtigere und darum entscheidende Abschnitt ist aber die Synthese zum Erzeugnis oder zum Leistungsergebnis. Für das einzelne Arbeitsstück entscheidet die Zusammenfügung der Teilprozesse durch eine kleine oder große Vielheit von Personen. Der gesellschaftliche Nutzen wird erreicht durch die Arbeitsgemeinschaft oder Kooperation. Dabei werden mehrere Arbeitsarten als Haupt- oder Nebenprozesse, auch in der Form von Nebengewerben in einer gesellschaftlichen oder beruflichen Einheit zusammengefaßt, die für die Bildung von Berufsverbänden entscheiden. Das berühmteste Beispiel einer technischen Kooperation ist die von Adam Smith genannte Herstellung der Stecknadel, die 16 verschiedene Teilarbeiten in derselben Fabrik umfaßt. Die gesellschaftliche Kooperation ist vor allem in der Landwirtschaft zu beobachten, wo neben dem Grundbetrieb noch eine Schmiede, eine Brennerei, eine Gastwirtschaft und eine Müllerei vorhanden sind.

Die gesellschaftlichen Voraussetzungen für Leistungssteigerungen sind begründet in dem Streben nach *Lohn* und *Ehre*. Die ursprünglichere und darum den idealen Wert des Menschen betonende Form ist die Anerkennung und Wertschätzung, die ein Erfolg bei den Artgenossen, bei der Umwelt und in sublimierter Konzentration bei der Nachwelt findet. Es ist zweifellos, daß die Gewährung eines materiellen Gewinns die Produktivität und die Produktion erhöht. In Wirtschaft und Geisteswelt wird von dem Impuls durch Lohn, Gehaltserhöhung sowie Beteiligung an Gewinn und Ertrag reichlich Gebrauch gemacht. Aber immer wieder taucht das psychische Motiv der Ehre und des Geltungsbedürfnisses bis zur Ruhmsucht als treibende Kraft auf. Selbst bei einfachen Aufgaben erweist sich ein ausreichendes Maß von Selbständigkeit und eigener Verantwortung als belebend. Die Anerkennung in den Augen der Mitmenschen drückte sich bei allen Völkern und zu allen Zeiten in klingenden Titeln und dekorativen Auszeichnungen aus, zieht sich jedoch in der kühler abwägenden Gegenwart zum Aufstieg in eine günstigere soziale Position zusammen. Bezeichnend ist hierfür der Wandel vom gesellschaftlichen System der Unfreiheit zu dem der freien Arbeit. Die Leistungseffekte in Sklaverei oder Erbuntertänigkeit wurden begrenzt durch Furcht und Ressentiment, konnten daher erst vermehrt werden, als wenigstens eine persönliche Freiheit in korporativer Gebundenheit erreicht wurde. Das System des freien Schaffens und Strebens öffnete den Weg in die Neuzeit, gefährdete aber zuzeiten den Erfolg durch Startum oder Skrupellosigkeit. Der Gegenzug wurde sodann die staatliche Bindung des freien Arbeitsvertrages zum Schutze des Einzelnen wie der Gesellschaft.

In ihr lassen sich die einzelnen *Arbeitstypen* nach den Arbeitskurven unterscheiden. Diese variieren nach persönlicher Anlaufzeit, individuellem Tempo und Ermüdungsreaktion. Wenn die Höchstleistung am Anfang der Kurve liegt, tritt entsprechend dem raschen Ablauf der Einstellungen auch eine frühe Ermüdung ein. Bei der zweiten Form wird der Höhepunkt der Leistung nach einer kurzen Periode der Einarbeitung erreicht. Die Ermüdung erfolgt dann langsamer. Der dritte Typ braucht eine längere Übung oder Gewöhnung und leistet sein Maximum erst spät, ermüdet aber auch nur langsam. Von diesen Grundtypen gibt es mehrfache Abweichungen, die durch den Arbeitsgang und die Lage der Pausen hervorgerufen werden. Eine Teilung der Arbeitszeit um die Mittagsstunde ruft bei der Mehrzahl der Menschen einen Vormittags- und einen Nachmittagsgipfel der Leistungskurve als biologisch-physiologische Erscheinung hervor. Spätaufsteher pflegen sich durch einen Abendgipfel hervorzutun. Aber es gibt nach Temperament und Stimmung auch unregelmäßige Wellen, wie sich auch Witterungseinflüsse und Jahreszeiten in Leistungsschwankungen ausprägen können.

Das entscheidende soziale Produkt der Arbeitsmenge oder die Summe der Arbeitsleistungen hängt von vier gesellschaftlichen Faktoren ab. Der Altersaufbau einer Bevölkerung entscheidet durch die Größe der produktiven Jahrgänge. Eine zahlenmäßige Vermehrung der Einwohner vergrößert die Produktion schon durch die Menge der arbeitenden Individuen, auch wenn die persönliche Leistung verhältnismäßig klein bleibt. Eine biodynamische Steigerung der Quantität und Qualität wird erreicht durch eine sinngemäße Arbeitsökonomie, während die Löhnungsmethodik einen individuellen Impuls darstellt. Jeder Schaffende sucht seine Arbeit so teuer wie möglich zu verkaufen. Er bevorzugt daher den Leistungslohn als Akkord- und Stücklohn oder aber das Prämienlohnsystem. Dabei entsteht jedoch die Gefahr, daß sich der Arbeiter überarbeitet und vorzeitig erschöpft. Gänzlich abgelehnt wird das Trucksystem, bei dem der Verdienst in Naturalien oder in einer Kaufanweisung für einen vom Arbeitgeber unterhaltenen Laden ausgewiesen wird. Die Umrechnung erfolgte vielfach mit Schmälerung des Lohnsatzes und unter Lieferung von Waren minderer Qualität, so daß die meisten Länder diese Form des Naturallohnes verboten haben. In Deutschland geschah dies durch die §§ 115 bis 119b der Reichsgewerbeordnung. Der Arbeitgeber hat hingegen andere Bestrebungen als der Arbeitnehmer, er wünscht hochwertige Leistungen bei niedrigen Löhnen. Ein Ausgleich dieser Gegensätze wird erreicht durch die Vermittlungen von Staat und Gewerkschaften sowie durch eine erhöhte Fürsorge.

Die *Aufgaben dieser Fürsorge* erstrecken sich über die vier Voraussetzungen jeder produktiven Leistung und verfolgen einen gesundheitlichen, einen geistig-sittlichen, einen wirtschaftlichen und einen gesellschaftlichen Schutz. Die staatliche Fürsorge, die Betriebswohlfahrt und die karitative Hilfe, die sich in ihren Bestrebungen ergänzen und vereinigen, umfassen alle Arbeiter in Industrie, Handel und Landwirtschaft, die Angestellten sowie die Beamten, überlassen ihnen aber das eigene Maß von Verantwortung. Die Universalität der Fürsorge ist notwendig, weil die eigenartigen Verhältnisse jedes Berufes die Gesundheit des einzelnen zu schmälern, aber auch zu fördern vermögen, mag es sich um Fabrikarbeiter, Handwerker, Landwirte, Künstler, Beamte oder Gelehrte handeln. Die rechtlichen Grundlagen sind enthalten in der Reichsgewerbeordnung (RGewO), im BGB, im Handelsgesetzbuch und im Beamtenrecht.

Den *Schutz gegen Berufsschädlichkeiten* ordnet die Gewerbeordnung (in ihrem § 120a) und verpflichtet die Gewerbeunternehmer, die Arbeitsräume, Betriebseinrichtungen, Maschinen und Gerätschaften so einzurichten und zu unterhalten und den Betrieb so zu regeln, daß die Arbeiter gegen Gefahren für Leben und Gesundheit soweit geschützt sind, wie es die Natur des Betriebes gestattet. Insbesondere ist für genügendes Licht, ausreichenden Luftraum und Luftwechsel, für Beseitigung des bei dem Betriebe auftretenden Staubes, der sich entwickelnden Dünste und Gase sowie der entstehenden Abfälle zu sorgen. Ebenso sind die notwendigen Vorrichtungen anzubringen, um die Arbeiter gegen gefährliche Berührungen mit Maschinen oder Maschinenteilen oder gegen andere in der Natur der Betriebsstätte oder des Betriebes liegende Gefahren, namentlich auch gegen Fabrikbrände und Explosionen, zu schützen. Endlich sind zur Sicherung eines gefahrlosen Betriebes Vorschriften über die Ordnung des Betriebes und das Verhalten der Arbeiter zu erlassen.

Für Betriebsgruppen und Unternehmen, die besondere gesundheitliche Gefahren mit sich bringen, genügen aber diese allgemeinen Schutzvorschriften nicht. Für sie können daher noch besondere Maßnahmen angeordnet werden. Solche Sonderverordnungen wurden in großer Zahl erlassen und beziehen sich vor allem auf den Schutz vor gewerblichen Giften, vor Staubschädigungen, vor Milzbrandinfektion, vor Hitzeschädigungen, vor Feuer- und Explosionsgefahr, umfassen aber auch den besonderen Schutz der weiblichen und jugendlichen Arbeiter.

Als wichtigste Sondervorschriften seien genannt: Die Verordnungen und Bekanntmachungen für Bleibetriebe, Buchdruckereien und Schriftgießereien, für Anlagen zum Vulkanisieren von Gummiwaren, für Steinbrüche, Steinhauereien und Steinmetzbetriebe, für Glashütten und Glaswarenbetriebe, für Roßhaarspinnereien und die Borstenindustrie, für Anstreicherarbeiten in Schiffsräumen, für Arbeiten in Druckluft (Caisson-Arbeit) und für Preßluftbetriebe, für Zigarrenfabriken, für Haarhutfabriken und zum Schutze gegen Schädigungen durch Röntgenstrahlen und radioaktive Stoffe in nichtmedizinischen Betrieben.

Nach den Bestimmungen von § 618 BGB und § 62 HandelsGB ist der Arbeitgeber verpflichtet, Betrieb und Betriebseinrichtungen so zu gestalten und die Arbeit so zu regeln, daß der Dienstverpflichtete gegen Gefahr für Leben und Gesundheit nach Möglichkeit geschützt ist. Dies gilt auch für den Ausschluß infektiöser Angestellter und Arbeiter von den gemeinsamen Arbeitsräumen. Bei einer Aufnahme in die häusliche Gemeinschaft sind für Wohn- und Schlafraum, Verpflegung und Erholung alle Einrichtungen zu treffen, die mit Rücksicht auf Gesundheit, Sittlichkeit und religiöses Empfinden erforderlich sind. Für kaufmännische Angestellte in offenen Verkaufsstellen gelten die gleichen Anforderungen zum Schutze von Gesundheit, guten Sitten und Anstand, insbesondere für Wasch- und Ankleideräume sowie für Abortanlagen. In offenen Verkaufsstellen und den dazugehörenden Schreibstuben (Kontoren) ist für die dort beschäftigten Gehilfen und Lehrlinge ausreichende und geeignete Sitzgelegenheit bereitzustellen. Für die übrigen Verkaufsstellen verlangt die Vertragspflicht nach § 62 des HandelsGB eine gefahrlose Einrichtung und Unterhaltung der Büros und Arbeitsstätten.

Arbeitszeit, Arbeitstempo, Sonntagsruhe und Mehrarbeit sind durch die *Arbeitszeitordnung* geregelt. Sie hält für Arbeiter und Angestellte grundsätzlich am Achtstundentag und an der Achtundvierzigstundenwoche fest. Jedoch sind Ausnahmen bis zu 10 Stunden und unter gewissen Bedingungen auch für weitere Verlängerungen zulässig, wenn es die Produktion und andere öffentliche Ziele erfordern. Für Bergwerke, Bäckereien und Konditoreien sowie für Krankenanstalten gelten besondere Verordnungen. Das Pflegepersonal in Krankenpflegeanstalten darf in der Siebentage-Woche nicht mehr als 60 Stunden beschäftigt werden. Die tägliche Arbeitszeit soll in der Regel 10 Stunden nicht überschreiten und durch angemessene Pausen von mindestens $1\frac{1}{2}$ Stunden unterbrochen sein. Für den Nachtdienst, für Arbeiten in den Röntgen- und Radiumabteilungen, im Laboratoriumsdienst und auf den Infektionsstationen gelten besondere Regelungen. Auch der Urlaub ist abgestuft.

Neben der allgemeinen Überanstrengung durch eine zu schwere oder zu lang dauernde Tätigkeit können auch einzelne Körperteile oder Organsysteme durch einseitige Beanspruchung überlastet werden. Es treten dann Störungen in Muskelgruppen, Sinneswerkzeugen und Kreislaufbezirken auf, wie sie als Schreibkrampf, Harthörigkeit, Schwachsichtigkeit, Haltungsstörungen, Plattfüße, Krampfadern, Hämorrhoiden und nervöse reizbare Schwäche beobachtet werden.

Einer einseitigen Abnutzung des Körpers und einer monotonen Belastung der geistigen Anlagen muß daher durch konträre *Ausgleichsübungen und -tätigkeiten* vorgebeugt werden. Wer durch seinen Beruf zu körperlicher Anstrengung und Bewegung in freier Luft genötigt ist, wird in seiner Freizeit ausruhen und sich durch geistige Anregungen zerstreuen. Wer jedoch vorwiegend geistig tätig ist und seinen Dienst in geschlossenen Räumen sitzend oder stehend verrichten muß, wird das Bedürfnis haben, seinen Körper während der Freizeit in Spiel, Sport, Gartenarbeit oder handwerklichen Übungen zu bewegen. Immer ist auch zu bedenken, daß die Unrast des modernen, gehetzten Erwerbslebens manche Fähigkeiten brachliegen läßt. Das kulturelle Drittel der Tageseinteilung soll dazu dienen, Liebhabereien zu pflegen und schlummernde Anlagen zu entwickeln.

Eindrucksvoller und eingreifender als die schleichend eintretenden Gesundheitsstörungen sind die *Betriebsunfälle*. Ihre häufigsten Ursachen sind Verletzungen durch Arbeitsmaschinen, Transport- und Hebearbeiten, Einstürze, Umfallen von Gegenständen, Fall von Treppen, Leitern und Gerüsten, aber auch Verbrennung, Verätzung, Explosion, Elektrizität, Ersticken, Ertrinken, Vergiftung und Infektion. Das größte Unfallrisiko trägt der Tiefbau, dann folgen Steinbrucharbeiten, Bergwerke, Baugewerbe, Binnenschiffahrt und Schmiedebetriebe. Die günstigsten Bedingungen weisen die Lederindustrie, die Papierverarbeitung und die Tabakfabriken auf.

Die Schwere der Unfälle in gewerblichen Betrieben nahm bis zum Jahre 1910 dauernd ab, stieg dann bis zum Jahre 1917 an und verringerte sich wieder bis zum Jahre 1920. Von 100 Verletzten erlitten:

im Jahre	den Tod	dauernde Erwerbsunfähigkeit völlig	dauernde Erwerbsunfähigkeit teilweise	vorübergehende Erwerbsunfähigkeit
1889	15,93	2,80	52,21	29,06
1910	7,87	0,42	25,36	66,35
1917	13,16	0,34	28,43	58,07
1920	11,23	0,34	29,37	59,06

Die in den Jahren 1924 bis 1932 auf 0,45 je 1000 Versicherte eingetretene Verringerung der tödlichen Unfälle ist teilweise auf die hohe Arbeitslosigkeit und die eingeführte Kurzarbeit zurückzuführen. In den Jahren 1932 bis 1937 nahmen die Unfälle wieder zu. Sie betrugen:

im Jahre	absolut	auf je 1000 Versicherte	an entschädigungspflichtig. Unfällen je 1000 Versicherte	an Entschädigten in % aller gemeldeten Unfälle
1932	827000	33,9	3,6	11
1933	929600	36,8	2,9	8
1934	1173600	44,1	3,1	7
1935	1354300	47,2	3,1	7
1936	1527300	50,5	2,9	6
1937	1789200	56,5	3,0	5

Die geistig-sittliche Fürsorge geht von der Erfahrung aus, die in der Freude an der Arbeit eine Quelle von Befriedigung und Leistungssteigerung erkennt. Die ästhetische Gestaltung des Arbeitsplatzes durch Licht, Farben, Blumen, Reinlichkeit, Schmuck und bei Monotonie auch durch Musik trägt dazu wesentlich bei; doch darf die „Schönheit der Arbeit" nicht ein leeres Schlagwort bleiben. Auch kleine versteckte Gefährdungen sind zu beseitigen, wie sie in unbequemen Zwangshaltungen, schlechtem Sitz, ständig gespannter Aufmerksamkeit, ungünstigem Licht, Zugluft oder unmotiviertem Tempo zu finden sind.

Den Schutz der Sittlichkeit fordern die §§ 120b und c der RGewO vom Gewerbeunternehmen. Er ist verpflichtet, diejenigen Einrichtungen zu treffen, die geeignet sind, die guten Sitten und den Anstand zu wahren. Insbesondere ist auf eine Trennung der Geschlechter bei der Arbeit, in Ankleide- und Waschräumen, sowie in den Bedürfnisanstalten zu achten. Jugendliche Arbeiter unter 18 Jahren dürfen nicht in Anlagen oder Abteilungen beschäftigt werden, durch die sie sittlich gefährdet werden können. Weiblichen Angestellten unter 16 Jahren ist in Gast- und Schankwirtschaften das Bedienen der Gäste untersagt. Um einen Animierbetrieb zu verhüten, muß ein angemessener Barlohn an Kellnerinnen gewährt und eine Provision für den Verkauf von Getränken verhindert werden. Es wird auch eine Freizeit verlangt, die den Besuch der Fortbildungsschule und kultureller Veranstaltungen zuläßt.

Der wirtschaftliche Schutz umfaßt die Gewährung eines angemessenen, die Lebenshaltung sichernden Lohnes oder Verdienstes, die Sicherung des Arbeitsplatzes, die Wahrung von Kündigungsfristen und die Bildung von Betriebsräten, denen die Vertretung der beruflichen, wirtschaftlichen und sozialen Interessen der Arbeiter, Angestellten und Beamten obliegt. Einer ernsten Fürsorge bedarf die *Heimarbeit*, da sie besondere Gefahren für Leben, Gesundheit oder Sittlichkeit der Beschäftigten, aber auch für die öffentliche Gesundheit bringen kann. Sie ist ein besonderer, aus dem Handwerk entstandener Zweig der Hausindustrie, der vorwiegend in den deutschen Mittelgebirgen Ursprung und Sitz hat, hier bis zu 30% der Bevölkerung umfaßt und sich unter dem Zwange der Nachkriegsnöte auch in den Großstädten ausbreitet.

Infolge der Auswirkungen auf die Lebensführung der Familien greift die wirtschaftliche Haltung vielfach in die gesellschaftliche Fürsorge über. Die soziale Gerechtigkeit erwartet außer dem angemessenen Lohn auch eine Anerkennung von Leistungen und einen beruflichen Aufstieg. Die Scheidung in begünstigte und zurückgesetzte Bevölkerungskreise ist das uralte Motiv von sozialen Kämpfen, die mit den vielgestaltigsten Gründen bis in die Neuzeit ausgetragen werden. Der Gegensatz von

Innenseiter und Außenseiter kann aber nur geschlichtet werden, wenn die Leistung als Maß der gesellschaftlichen Bewährung anerkannt wird. Der elastische Schwung der Jugend und die reife Erfahrung des Alters müssen sich gegenseitig ergänzen, um die wichtigen Stellungen nicht zu sperren, sondern an Könner zu übertragen. Die Arbeitsaufsicht und der gewerbeärztliche Dienst müssen ergänzt werden durch eine Fürsorge im Betrieb und in der Freizeit, damit durch eine einseitige Überlastung ein vorzeitiger Lebensknick vermieden und die Entwicklung ungenutzter Fähigkeiten angeregt wird. Dies kann geschehen durch Kurse und Vorträge in Volkshochschulen, Fortbildungslektüre, Bastelschulen, Wanderungen sowie Beobachtungen und Beschäftigungen in der Natur. Ungeeignet jedoch sind Ablenkungen, die zu Ermüdung und Erregung führen, namentlich unter dem Einfluß von Alkohol, Tabak, lasziven Genüssen und luxuriöser Ausgelassenheit. Die Betriebswohlfahrtspflege vermag diese Bestrebungen zu fördern durch eine planmäßige Wohnungs- und Ernährungsfürsorge in Wohnkolonien, Konsumvereinigungen, Heimgärten, landwirtschaftlichen Kleinbetrieben, Milchküchen, Kinderhorten, Badeanstalten, Sportplätzen, Erholungsheimen, Büchereien, Ferienreisen und Exkursionen, aber auch durch wirtschaftliche Förderung mit Spar- und Pensionsklassen, Gewinnbeteiligung und Kleinaktien. Der Schutz des Familienlebens erfordert eine *Schonung von Frauen und Kindern.* Die Berufsfürsorge der Gegenwart verbietet grundsätzlich jede Kinderarbeit und verlangt, daß Frauen und Jugendliche von schwerer oder gesundheitsgefährdender Arbeit befreit bleiben.

Die nähere und weitere Umgebung von gewerblichen und industriellen Betrieben kann aber auch unmittelbar oder mittelbar gefährdet werden, insbesondere durch Feuer, Explosionen, Starkstrom, Lärm, Erschütterungen, Verunreinigung der Luft durch Rauch, Ruß und Staub, üble Gerüche und giftige Gase, Verschmutzung des Bodens, Gefährdung des Grundwassers und der Wasserläufe sowie durch verschiedenartige Abfallstoffe. Der *Anwohnerschutz* erfordert daher eine eingehende Prüfung aller Planungen von Gewerbebetrieben und aller Veränderungen von bereits bestehenden Anlagen. Später sich zeigende Gefährdungen sollen durch technische Auflagen im Rahmen der Möglichkeit beseitigt werden, damit die öffentliche Gesundheit nicht geschädigt wird. Die Überwachung obliegt den Gesundheitsämtern, Gewerbeämtern und Gewerbeärzten.

Trotz aller Prophylaxe und Fürsorge kommen in allen Berufen immer noch zahlreiche Gesundheitsschädigungen vor. Sie auszugleichen oder zu mildern ist die Aufgabe der *sozialen Medizin,* die sich dabei der Sozialversicherung gegen Krankheit, Unfall, Alter und Invalidität sowie zum Schutze gegen Arbeitslosigkeit und zur Sicherung der Hinterbliebenen bedient. Seit dem Jahre 1925 wurden in Deutschland auch eine Reihe von *Berufskrankheiten* den Unfällen gleichgestellt. Sie umfassen Erkrankungen durch Gifte, radioaktive Stoffe, Röntgenstrahlen, karzinogene Substanzen, Erschütterungen, Preß- und Druckluft, Lärm, Blendung, Staubarten und Infektionen.

Von besonderer Bedeutung für die soziale Fürsorge im Beruf sind die den Berufsgenossenschaften und Landesversicherungsanstalten übertragenen zusätzlichen Aufgaben. Sie sollen nicht nur bestrebt sein, Folgen von Erkrankungen und Unfällen zu beseitigen, den Verletzten dem Erwerbsleben wieder zuführen und notfalls einen Berufswechsel vorzubereiten, sie sollen auch *vorbeugende Heilverfahren* durchführen, um eine drohende Invalidität oder Berufsunfähigkeit zu verhüten. Dies gilt auch für die Angestelltenversicherung. Mit bestem Erfolg werden solche Kuren in eigenen Anstalten der Versicherungsträger durchgeführt. Aber auch die offene Fürsorge für Tuberkulöse und Geschlechtskranke erfährt eine ausgiebige Förderung.

Liste der derzeit meldepflichtigen Berufskrankheiten

Lfd. Nr.	Berufskrankheit		Unternehmen
I	II		III
1	Erkrankungen durch Blei oder seine Verbindungen	(zu 1 bis 10:) mit Ausnahme von Hauterkrankungen. Diese gelten als Berufskrankheit nur insoweit, als sie Erscheinungen einer durch Aufnahme der schädigenden Stoffe in den Körper bedingten Allgemeinerkrankung sind oder gemäß Nr. 15 entschädigt werden müssen	Zu 1 bis 18b: Alle Unternehmen
2	Erkrankungen durch Phosphor oder seine Verbindungen		
3	Erkrankungen durch Quecksilber oder seine Verbindungen		
4	Erkrankungen durch Arsen od. seine Verbindungen		
5	Erkrankungen durch Mangan oder seine Verbindungen		
6	Erkrankungen durch Benzol oder seine Homologen		
7	Erkrankungen durch Nitro- u. Amidoverbindungen d. Benzols, seiner Homologene und deren Akömmlinge		
8	Erkrankungen durch Halogen-Kohlenwasserstoffe		
8a	Erkrankungen durch Salpetersäure-Ester		
9	Erkrankungen durch Schwefelkohlenstoff		
10	Erkrankungen durch Schwefelwasserstoff		
11	Erkrankungen durch Kohlenoxyd		
12	Erkrankungen durch Röntgenstrahlen und radioaktive Stoffe		

Lfd. Nr.	Berufskrankheit	Unternehmen
I	II	III
13	Erkrankungen an Hautkrebs oder zur Krebsbildung neigende Hautveränderungen durch Ruß, Paraffin, Teer, Anthrazen, Pech und ähnliche Stoffe	
14	Erkrankungen an Krebs oder anderen Neubildungen, sowie Schleimhautveränderungen der Harnwege durch aromatische Amine	
15	Schwere oder wiederholt rückfällige berufliche Hauterkrankungen, die zum Wechsel des Berufes oder zur Aufgabe jeder Erwerbstätigkeit zwingen	
16	Erkrankungen durch Erschütterung bei Arbeit mit Preßluftwerkzeugen und gleichartig wirkenden Werkzeugen und Maschinen, sowie durch Arbeit an Anklopfmaschinen	
16a	Erkrankungen durch Arbeit in Druckluft	
17	a) schwere Staublungenerkrankung (Silikose) b) Staublungenerkrankung (Silikose) in Verbindung mit aktiv-fortschreitender Lungentuberkulose	
18	a) Schwere Asbeststaüblungenerkrankung (Asbestose) b) Asbeststaublungenerkrankung (Asbestose) in Verbindung mit Lungenkrebs	
19	Erkrankungen an Lungenkrebs	Unternehmen zur Herstellung von Alkalichromaten und ihrer Weiterverarbeitung zu Chromfarben.
20	Erkrankungen der tieferen Luftwege und der Lunge durch Thomasschlackenmehl	Thomasschlackenmühlen, Düngemittelmischereien und Betriebe, die Thomasschlackenmehl lagern und befördern
20a	Erkrankungen der tieferen Luftwege und der Lunge durch Aluminiumstaub	Alle Unternehmen
20b	Erkrankungen der tieferen Luftwege und der Lunge bei Berylliumgewinnung	Unternehmen zur Gewinnung von Beryllium aus seinen Erzen oder Zwischenprodukten der Erzverarbeitung

Lfd. Nr.	Berufskrankheit	Unternehmen
I	II	III
21	Schneeberger Lungenkrankheit	Unternehmen des Erzbergbaus im Erzgebirge
22	Durch Lärm verursachte Taubheit oder an Taubheit grenzende Schwerhörigkeit	Unternehmen der Metallbearbeitung und -verarbeitung
23	Grauer Star	Unternehmen zur Herstellung, Bearbeitung und Verarbeitung von Glas; Eisenhütten, Metallschmelzereien
24	Wurmkrankheit der Bergleute	Unternehmen des Bergbaus
25	Tropenkrankheiten, Fleckfieber, Skorbut	Alle Unternehmen
26	Infektionskrankheiten	Krankenhäuser, Heil- und Pflegeanstalten, Entbindungsheime u. sonstige Anstalten, die Personen zur Kur und Pflege aufnehmen, ferner Einrichtungen und Tätigkeiten in der öffentlichen und freien Wohlfahrtspflege und im Gesundheitsdienste sowie Laboratorien für naturwissenschaftliche und medizinische Untersuchungen und Versuche
27	Infektiöse Gelbsucht, BANGsche Krankheit, Milzbrand, Rotz und andere von Tieren auf Menschen übertragbare Krankheiten.	Tierhaltung und Tierpflege sowie Tätigkeiten, die durch Umgang oder Berührung mit Tieren, mit tierischen Teilen, Erzeugnissen und Abgängen zur Erkrankung Veranlassung geben.

Für die Beamten sind die Fürsorgemaßnahmen im Beamtenrecht enthalten, wobei es dahingestellt bleiben kann, ob es als Teil des Arbeitsrechts anzusehen ist. Es regelt in ähnlicher Weise wie die Sozialversicherung der Arbeiter und Angestellten die Aufwendungen des Beamten bei Erkrankungen, seine Unfallversorgung und die Versetzung in den Ruhestand.

Beihilfen in Höhe von 60%, ausnahmsweise auch von 80—100% der Auslagen werden gewährt bei Erkrankungen, Heilstätten- und Badekuren, Geburten, Zahnbehandlungen und Todesfällen. Wird ein Beamter durch einen Dienstunfall, dessen Begriff den Bestimmungen der RVO angeglichen ist, verletzt, so wird ihm und seinen Hinterbliebenen eine Unfallfürsorge gewährt, die insbesondere in einem Heilverfahren, einem Ruhegehalt bei Dienstunfähigkeit und einer Hinterbliebenenversorgung bei seinem Tode besteht. Erreicht ein Beamter die Altersgrenze oder wird er infolge von Krankheit dienstunfähig, dann wird er in den Ruhestand versetzt und erhält ein Ruhegehalt. Auch die Versorgung der Witwen und Waisen ist geregelt.

Die Übernahme dieser verschiedenartigen Sozialversicherungszweige in eine Einheitsversicherung wird in allen Ländern und Staaten lebhaft erörtert, teilweise auch bereits erprobt. Dabei wird von den Erfahrungen ausgegangen, die von der Internationalen Organisation des Arbeitsschutzes gemacht wurden. Das Internationale Arbeitsamt des Völkerbundes in Genf sammelte als erste Einrichtung dieser Art die Erfahrungen über Arbeitsschutz aus allen Ländern, faßte sie in Sammelberichte zusammen, erörterte neue Aufgaben und unterstützte den Ausbau von Arbeitsrecht und Arbeitsschutz in aufnahmebereiten Staaten. Es wurde als internationale Arbeitsorganisation nunmehr den Vereinten Nationen eingegliedert, stellt die gesammelten Ergebnisse zur Verfügung und arbeitet weiterhin internationale Normen für Stellung und soziale Lage von Arbeitnehmern in jeder Beschäftigungsart aus. Im Wirtschafts- und Sozialpolitischen Rat der UNO beschäftigt sich der Ausschuß mit den wirtschaftlichen Schwankungen, untersucht ihre nationalen und internationalen Methoden, analysiert die Informationen über Beschäftigung oder Arbeitslosigkeit und fördert in allen Ländern die Vollbeschäftigung.

XII. Kapitel

Rettungsdienst und Krankenhausfürsorge

Der Rettungsdienst ist ein besonderer Zweig der *Krankenfürsorge* und hat die Aufgabe, dem Einzelnen bei Unfällen und plötzlichen Erkrankungen die erste Hilfe zu bringen, aber auch weiten Teilen der Bevölkerung bei Katastrophen und Epidemien rasch beizustehen. Er entwickelte sich auf der Grundlage der natürlichen sozialen Antriebe aus der privaten karitativen Tätigkeit und greift dort ein, wo die Verbindung zwischen geordneter Lebensführung und ungewöhnlichen Zuständen oder Ereignissen fehlt und die vorhandenen Mittel von Individuum und Bevölkerungsgruppen nicht ausreichen, um einer unerwarteten Notlage abzuhelfen. Der Aufschwung von Industrie und Handel, die Steigerung des Verkehrs und die dadurch hervorgerufene Zunahme der Gefahren verpflichteten die Gemeinschaft und den Staat, sich in zunehmendem Maße aller gemeinnützigen Bestrebungen zur Verbesserung des *Rettungswesens* anzunehmen. Die erste deutsche Organisation des Samariterwesens schuf im Jahre 1882 der Chirurg FRIEDRICH VON ESMARCH in Kiel. Er verlangte vor allem eine sachgemäße Ausbildung der Nothelfer und führte darum einen Samariterunterricht ein. Gemeinsam mit dem Roten Kreuz wurden zahlreiche Samaritervereine und Ortsgruppen gegründet, in denen durch regelmäßige Übungen und Kurse unter der Leitung von Ärzten eine ständige Hilfsbereitschaft und Schlagfertigkeit gesichert wurde. Die gesammelten Erfahrungen veranlaßten die Gründung eines „Zentralkomitees für das Rettungswesen in Preußen" im Jahre 1903 und die Herausgabe eines „Leitfadens für erste Hilfe" im Jahre 1911.

Ihren Niederschlag fanden sie in Leitsätzen und den „*Grundsätzen für die Ordnung des Rettungs- und Beförderungswesens*" vom 30. 11. 1912, die noch heute als Richtlinien gelten. Sie stellen fest:

„I. Das Rettungswesen bezweckt die erste Hilfe bei plötzlichen Erkrankungen und Unfällen. Eine Weiterbehandlung nach Leistung der ersten Hilfe ist von den Aufgaben des Rettungswesens ausgeschlossen.

II. Das Rettungswesen ist zu organisieren mit Hilfe des ärztlichen Standes, soweit er zur Mitarbeit bereit ist.

III. Den Mittelpunkt des Rettungswesens bilden am zweckmäßigsten die öffentlichen Krankenanstalten.

IV. Mit der Organisation des Rettungswesens ist zugleich eine solche des Krankentransportwesens zu verbinden."

Der mit der Industrialisierung einsetzende Ausbau des Verkehrsnetzes in Deutschland ließ es für zweckmäßiger erscheinen, nur in größeren Städten ansehnliche, aufnahmefähige Krankenhäuser mit allen neuzeitlichen Einrichtungen zu erstellen, jedoch auf Landkrankenhäuser zu verzichten. Man wandte ein, daß diese nur in beschränktem Maße Hilfe leisten könnten und schwierigere Behandlungen doch an

Kliniken und größere Krankenanstalten abgeben müßten, in die jeder Kranke rasch und schonend überführt werden könne. Die Erfahrungen der Gegenwart haben einen grundsätzlichen Wandel herbeigeführt. Es zeigte sich, daß auch die besten Verkehrswege leicht unterbrochen werden können. Man mußte sogar kleine ländliche *Krankenanstalten zu Stützpunkten* für den Rettungsdienst ausbauen. Dies gelang um so leichter, als kein Mangel an gut ausgebildeten Ärzten bestand. Ein weitverzweigtes Netz von planvoll verteilten Krankenhäusern hat sich als notwendig erwiesen. Auch auf lange Sicht wird es nicht möglich sein, darauf zu verzichten, solange der Mangel an Wohnungen die häusliche Pflege einschränkt und eine Krankenhausbedürftigkeit bei vielen Zuständen eintritt, die früher in der Familie behandelt wurden.

Auch heute noch bilden die Krankenhäuser den Mittelpunkt des gesamten Rettungswesens. Den Zubringerdienst mit der ersten Versorgung übernehmen zahlreiche private und behördliche Einrichtungen, wie Rettungswachen, ständige oder fliegende Sanitätswachen, Polizei- oder Feuerwachen und Krankenbeförderungsstellen. In ihnen ist ein ärztlicher Wachdienst dort einzurichten, wo ein Bedürfnis vorliegt. Soweit er nicht von den Ärzten der Krankenhäuser versehen wird, sollen möglichst viele Ärzte beteiligt werden. Die Vereinbarungen, Bedingungen und Dienstvorschriften werden mit den Ärzteorganisationen getroffen.

Wo ärztliche Gründe diesen ständigen ärztlichen Wachdienst nicht gestatten, ist die Leistung der ersten Hilfe durch Laienhelfer zu sichern, die durch Ärzte ausgebildet sind und beaufsichtigt werden. Um auch in ärztlich besetzten Rettungswachen die Nothilfe in Abwesenheit des Arztes und bis zu seiner Ankunft zu gewährleisten, soll überall mindestens ein berufsmäßiger Samariter vorhanden sein. Er geht auch dem wachhabenden Arzt bei den Hilfeleistungen zu Hand.

Dieser Wachdienst braucht zur Erfüllung seiner Aufgaben eine ausreichende, den örtlichen Bedürfnissen angepaßte Zahl von geeigneten, hellen, heiz- und lüftbaren Räumen, die mit Lagerstätten versehen sein müssen, damit auch Bewußtlose und Gehunfähige versorgt werden können. Für die Aufbewahrung von Krankenbeförderungsmitteln und Gerätschaften bedarf es weiterer Abstellräume. Es sollte darauf sorgfältig gehalten werden, daß die für die Leistung der ersten Hilfe bestimmten Räume nicht zu anderen Zwecken benutzt werden.

Da die Krankenhäuser die Zentren des ärztlichen Rettungsdienstes sind, wird Wert darauf zu legen sein, daß in allen Krankenhäusern für eine erste Hilfeleistung gesorgt ist und namentlich in den größeren Anstalten ein ständiger ärztlicher Bereitschaftsdienst eingerichtet wird. Ist jedoch ein Arzt nicht stets anwesend, dann muß bis zu seiner Ankunft die erste Hilfe durch geeignetes Pflegepersonal geleistet werden. Ein besonderer Nothilferaum ist nicht zu entbehren und wird von jedem Krankenhaus verlangt. Wo es sich durchführen läßt, sollte er möglichst in der Nähe des Krankenhauseinganges abseits von den sonstigen Krankenräumen vorgesehen und mit der nötigen Ausstattung eingerichtet werden.

Besondere Vorkehrungen erfordert die Versorgung Bewußtloser, Alkoholiker, Epileptiker und Geisteskranker. Als zweckmäßig haben sich erwiesen Mittel zur Wiederbelebung und Beruhigung, Vorrichtungen zur Erwärmung und Abkühlung sowie Vorbereitungen zur Darreichung von Voll- und Teilbädern. Wenn Geisteskranke, die sich oder andere gefährden, nicht sofort in einer Irrenanstalt untergebracht werden können, sollen sie vorläufig in einem Krankenhaus aufgenommen werden.

Die *Rettungsstellen und Nothilfestationen* werden planmäßig über das Land verteilt und dürfen insbesondere an Gefahrenpunkten nicht fehlen. Im Landverkehr sind die großen Verkehrskreuzungen, an den Wasserstraßen die Häfen und Umschlagplätze, beim Luftverkehr die Landungsstellen vor allem zu berücksichtigen. In den Dörfern und Ortschaften sind die Gemeindepflegestationen, die mit Krankenschwestern besetzt sind und die Unfallhilfsstellen des Roten Kreuzes geeignet, Stützpunkte des Rettungsdienstes zu bilden. An sie gelangen die Meldungen von Unfällen und plötzlichen Erkrankungen durch alle neuzeitlichen Meldeeinrichtungen, wie Fernsprecher, Telegraph, Postunfallmeldung, Feuermelder und Rundfunk, aber auch durch persönliche Botenübermittlung.

Bei Katastrophen infolge von Wasser, Feuer und Naturgewalten sind umfassende Sicherungsmaßnahmen notwendig. Ein organisierter Einsatz von Ärzten, Krankenschwestern und Nothelfern ist bei Volksfesten, Massenversammlungen und -aufzügen vorzubereiten. An diesem Dienst beteiligen sich die vorhandenen Einrichtungen staatlicher und privater Krankenfürsorge oder das Rote Kreuz, die Feuerwehr, die Polizei und die Werkhilfe größerer Betriebe. Die Kreisstellen des Rettungsdienstes müssen in der Lage sein, die Verletzten und Kranken an Krankenhäuser mit freien Betten zu überweisen. Dazu ist ein sog. Bettennachweis nötig, durch den vermieden wird, daß Fehlüberweisungen und Stauungen von Krankentransporten eintreten. In regelmäßigen Zeitabständen, notfalls auch täglich melden dazu alle Krankenhäuser ihre freien Krankenbetten an die Verteilerstelle.

Mit der Vorbereitung von Hilfsmaßnahmen darf jedoch nicht gewartet werden, bis ein Notstand eintritt oder eine Gefahr bevorsteht. Vorbeugende Planungen, die immer wieder auf ihre Einsatzfähigkeit geprüft werden müssen, sind schon in ruhiger Zeit zu treffen. Stets ist eine Störung im Verkehr und im Nachrichtendienst zu berücksichtigen. Darum sollen sich *Unfallfürsorge und Katastrophenschutz* nicht nur auf die Vorsorge für Hilfskrankenhäuser mit der notwendigen Ausstattung an Krankenbetten, Wäsche, ärztlichem Gerät und Kücheneinrichtung beschränken, sondern haben auch Vorräte an Lebensmitteln und Arzneien anzulegen wie auch die Einteilung von Ärzten und Krankenpflegepersonal so vorzubereiten, daß die Versorgung der Kranken ohne auswärtige Unterstützung wenigstens mehrere Tage gesichert ist. Da in solchen Notzeiten stets übertragbare Krankheiten in größerer oder gar epidemischer Zahl aufzutreten pflegen, darf die Erstellung von Absonderungsmaßnahmen nicht versäumt werden.

Der Umfang des Rettungsdienstes geht allein aus der großen Zahl der im Deutschen Reich alljährlich tödlich Verunglückten hervor. Sie betrug im Jahre 1913 bis 1937 absolut 22000 bis 32000, im Mittel 25000 Personen jährlich. Auf je 100000 Einwohner entfielen:

1913	38,0 Personen	1931	35,3 Personen
1925	38,0 Personen	1932	35,5 Personen
1928	42,0 Personen	1936	44,0 Personen
1929	44,0 Personen	1937	47,0 Personen
1930	40,6 Personen		

Davon waren rund ein Drittel Verkehrsunfälle durch Eisenbahn, Straßenbahn, Kraftwagen, Krafträder, Landfahrzeuge und Luftfahrzeuge. Die absolute und relative Zahl der tödlichen Unglücksfälle in Deutschland ist etwa ebensogroß wie die Zahl der Todesfälle infolge von Krankheiten der Harnwege sowie nichtvenerischen der Geschlechtsorgane (vgl. Abb. 44 S. 182).

Als bemerkenswert soll hervorgehoben werden, daß die Verkehrsunfälle insgesamt wie auch die tödlich verlaufenen Verkehrsunfälle im Lande Nordrhein-Westfalen im Vergleich zur Vorkriegszeit in den Jahren 1947 und 1948 trotz der außerordentlichen körperlichen Belastungen nicht zugenommen haben. Es betrugen:

im Jahre	die Verkehrsunfälle überhaupt		die tödl. Verkehrsunfälle	
	absolut	auf 100000 Einwohner	absolut	auf 1000000 Einwohner
1938	50930	426	1536	12,8
1947	17620	145	1460	12,0
1948	22380	178	1572	12,5

Eine so ausgedehnte, weitverzweigte Organisation braucht auch eine eigene Verwaltung, die am zweckmäßigsten von den Dienststellen des öffentlichen Gesundheitswesens übernommen werden sollte. Die örtlichen Aufgaben sind meist auf die Gemeinden übergegangen, die für die notwendigen Einrichtungen sorgen und die praktische Durchführung ihren eigenen Organisationen anvertrauen, wie den Gesundheitsämtern, der Feuerwehr, dem Fuhrpark und der Polizei. Die erheblichen Kosten werden aus öffentlichen Mitteln am zuverlässigsten aufgebracht. Für die geleistete Hilfe wird aber auch eine angemessene Gebühr von allen Zahlungsfähigen erhoben. Wenn geeignete freiwillige Körperschaften vorhanden sind, kann ihnen der Vollzug des Rettungswesens übertragen werden. Sie brauchen dann ausreichende Zuschüsse aus öffentlichen Mitteln, um ihren Auftrag erfüllen zu können. Dafür nehmen jedoch die Stellen der öffentlichen Verwaltung an der Organisation und Aufsicht teil. Diese sollte in ärztlich-technischer Beziehung für die Anstalten und Betriebe des gesamten Rettungswesens den Ärzten der Gesundheitsämter obliegen.

Diese Regelung hindert jedoch nicht, daß besondere Gefahren, wie sie in der Industrie, im Bergbau, im Verkehrswesen, auf Binnengewässern, zur See und im Gebirge auftreten, mit eigenen Maßnahmen bekämpft werden. Durch die Unfallversicherung sind auch die Berufsgenossenschaften verpflichtet, für einen Ausbau des Sicherheitsdienstes und der Unfallverhütung zu sorgen. Sie beteiligen sich daher maßgeblich an der Verwaltung und Aufsicht im Rettungsdienst, insbesondere von Industrie und Gewerbebetrieben.

In den Gruben werden die Unfälle im allgemeinen mit wachsender Tiefe der Schächte häufiger, obwohl Organisation, Technik und zahlreiche Unfallverhütungsvorschriften der Knappschafts-Berufsgenossenschaft um eine bessere Sicherheit bemüht sind. Die Besonderheiten der Grubenunfälle schufen einen eigenen zuverlässigen und sorgfältig ausgebauten Rettungsdienst. Das Studium von Grubensicherheit, Unfallverhütung im Bergbau und Unfallursachen wurde nachhaltig durch das Grubensicherheitsamt gefördert. Die im Bergbau vorkommenden Unfälle werden hauptsächlich durch vier Anlässe ausgelöst: 1. durch Gesteinsdruck, Stein- und Kohlenfall, den sog. „Sargdeckel", dem man durch den stützenden, festigenden Ausbau der Stollen zu begegnen sucht, 2. durch Wasserandrang, das sog. „Ersaufen" der Gruben, gegen das die Wasserhaltung eingerichtet ist, 3. durch Luftverschlechterung, die sog. matten, heißen und bösen oder schlagenden Grubenwetter, die durch gute Ventilation, die sog. „Wetterführung" bekämpft wird und 4. durch Schachtunfälle, namentlich durch Abstürzen des Förderkorbes, die durch Fangvorrichtungen und Seilkontrollen verhindert werden sollen.

Bei Eisenbahnunfällen stehen zur Hilfeleistung besondere Hilfszüge auf bestimmten Bahnhöfen jederzeit so fahrbereit, daß sie in möglichst kurzer Zeit zu einer Unfallstelle abgesandt werden können. Sie bestehen aus einem Arztwagen, der zur Aufnahme schwer verletzter Personen eingerichtet ist, und einem Gerätewagen. Bei Tage sollen die Hilfszüge spätestens 30 Minuten, bei Nacht spätestens 45 Minuten nach dem Eintreffen der Unfallmeldung abfahren. Zur Sicherung des Rettungsdienstes auf der Strecke und in den Werkstätten sind Rettungs- und Verbandkästen in den Gepäckwagen, Personen- und D-Zügen, den Schlaf- und Speisewagen sowie in den Bahnhöfen und Hauptwerkstätten vorhanden. Die Einsatzbereitschaft des Eisenbahn-Rettungsdienstes wird durch Alarmübungen in wiederkehrender Folge geprüft.

Auf Binnengewässern und an Hafenplätzen versehen Organisationen der Behörden, wohltätige und Sportvereine, die Deutsche Lebensrettungsgesellschaft und das Rote Kreuz den Rettungsdienst. Seine Hilfsmittel sind Kähne und Motorboote, Rettungsstangen mit Haken, Rettungsleinen mit Korkschwimmern, Rettungsbojen zum Zuwerfen und der Einsatz von Rettungsschwimmern. An gefährdeten Stellen werden Rettungstafeln mit Anweisungen zur Wiederbelebung Ertrunkener ausgehängt.

Das Rettungswesen zur See wird durch die Deutsche Gesellschaft zur Rettung Schiffbrüchiger geregelt. Es umfaßt die Rettungseinrichtungen an Bord der Seeschiffe und die Rettung Schiffbrüchiger vom Land aus. Nach den Vorschriften der Seeberufsgenossenschaft sind Rettungsboote, -bojen und -gürtel entsprechend der Zahl der Passagiere für die Seeschiffe vorgeschrieben. Die Rettungsstationen am Land sind mit Rettungsbooten, Ankerraketen, Leinengewehren zum Zuschießen einer Leine, Korkwesten, Raketengeräten und Hosenbojen ausgerüstet.

Im Gebirge hat die Deutsche Bergwacht zahlreiche Rettungs- und Unfallmeldestellen eingerichtet. Der Verband umschließt viele Touristenvereinigungen und Behörden. Seine Reichweite erstreckt sich über die Alpen und die deutschen Mittelgebirge. Auch das Rote Kreuz beteiligt sich am Rettungsdienst in Bergnot.

Die sinngemäße, notwendige Ergänzung des Rettungsdienstes ist der *Krankentransport* oder das Krankenbeförderungswesen. Als ausführendes Personal werden dazu herangezogen: berufsmäßige Krankenpfleger und -pflegerinnen, Krankenträger, Mitglieder des Roten Kreuzes, Angehörige gemeinnütziger Vereinigungen, Heilgehilfen und Nothelfer, Desinfektoren und Feuerwehrleute. Sie sollen durch Ärzte auf ihre gesundheitliche Eignung untersucht, gegen Pocken und jeweils drohende Infektionskrankheiten geimpft und für ihren Dienst ausgebildet sein. Bei der Beförderung von Personen, bei denen das Vorliegen einer übertragbaren Krankheit, nicht mit Sicherheit ausgeschlossen werden kann, ist eine wasch- und desinfizierbare Schutzkleidung anzulegen. Jede Krankenbeförderung soll möglichst von zwei Personen ausgeführt werden. Beim Transport von kranken Frauen und Kindern ist zu beachten, daß wenigstens eine weibliche Person zur Begleitung gewählt wird, falls nicht Angehörige mitkommen. Im allgemeinen soll die Krankenbeförderung nicht von einer vorgängigen Bezahlung abhängig gemacht werden. Von Zahlungsfähigen ist eine angemessene Gebühr zu erheben. Jedoch ist anzustreben, daß Personen, die an ansteckenden Krankheiten leiden, unentgeltlich oder auf öffentliche Kosten befördert werden.

Bei Infektionskrankheiten sollen Beförderungsmittel, die dem öffentlichen Verkehr dienen, nach Möglichkeit nicht benutzt werden. In jedem Falle sind sie und alle dabei gebrauchten Gegenstände sorgfältig zu reinigen und durch staatlich geprüfte Desinfektoren zu desinfizieren.

Bei der Überweisung von Kranken in ein Krankenhaus empfiehlt sich die Ausfertigung eines Aufnahmescheines, der außer den Personalien auch Angaben über die Art der Krankheit oder den Krankheitsverdacht enthält. In kleinen Städten und auf dem Lande werden die Einrichtungen für die Krankenbeförderung am zweckmäßigsten den vorhandenen Krankenhäusern zugeteilt. In großen und mittleren Städten werden sie an schnell und leicht erreichbaren Stellen der Stadt bereitgestellt, wie in Krankenhäusern, Rettungs- und Sanitätswachen, Polizeiwachen, Feuerwachen, Bahnhöfen oder in größeren Betrieben mit ständiger Dienstbereitschaft.

Die Art und Zahl der Beförderungsmittel sowie der Personalbestand richten sich nach der Größe der Gemeinde, der Zahl ihrer Einwohner, der Entfernung der Krankenanstalten und den örtlichen Verkehrsverbindungen. Das neuzeitliche Transportmittel der Wahl ist der Krankenkraftwagen, der mit Stoßdämpfern, Beleuchtung, Heizung, Lüftung, Bahren, Begleitersitz und allen notwendigen Einrichtungen ausgestattet und hygienisch hergerichtet ist. Für Ferntransporte gibt es ähnlich eingerichtete Flugzeuge und Krankenschiffe. Bei ihrer Abfertigung müssen die Vorschriften der internationalen Sanitätsabkommen beachtet werden. Sie umfassen insbesondere vorbeugende Maßnahmen, die Absonderung ansteckungsverdächtiger Kranker, die Desinfektion und die Entwesung von Ungeziefer jeder Art.

In kleinen oder abgelegenen Ortschaften werden Behelfseinrichtungen beschafft werden müssen. Wenn Tragbahren nicht vorhanden sind, können sie in einfachster Weise aus Decken und Holmen hergerichtet werden. Räderbahren und Fahrradbahren sind nur dann zweckmäßig, wenn gute Wege vorhanden und die Entfernungen nicht zu groß sind. Sonst sollten lieber Pferdewagen gewählt werden, die mit Tragbahren ausgestattet sind, wenn nicht der Zusammenschluß mehrerer Gemeinden zu einem Zweckverband zu erwägen ist, dem die Beschaffung und Unterhaltung eines Krankenkraftwagens obliegen soll.

Unter den Mitteln der ärztlichen Hilfe im Krankenhaus hat die *Blutübertragung* in der Gegenwart eine besondere Bedeutung erlangt. Noch vor 15 bis 20 Jahren gelang es verhältnismäßig leicht, für die wenigen Frischbluttransfusionen genügend Spender zu gewinnen. Die Anforderungen sind aber unter dem Eindruck der günstigen Erfahrungen während des zweiten Weltkrieges erheblich gestiegen. In Ländern mit einem gut ausgebauten Blutspenderdienst entfallen jährlich 2 bis 3 Spender auf jedes Krankenhausbett. Dies entspricht bei einem Index von 5 Krankenhausbetten auf je 1000 Einwohner einer Bluttransfusion bei jedem 65. bis 100. Einwohner. Der Bedarf an Übertragungen unmittelbar vom lebenden Spender wurde mit etwa 2,5 auf 1000 Einwohner bestimmt, während der Anteil der Plasmatransfusionen 7,5 bis 12,5 auf je 1000 Einwohner betrug.

Diese hohen Ansprüche können nur befriedigt werden, wenn eine große Zahl von Spendern bereitsteht und der Transfusionsdienst zuverlässig aufgebaut wird. Dafür sorgen zwei Formen der Einrichtung: Die *Blutspenderorganisation* beschafft die notwendigen Spender, während die *Transfusionsorganisation* für Blutkonserven sorgt. Diese braucht zur Erfüllung ihrer Aufgaben ein geschultes Personal, besonders hergerichtete Räume sowie Auffang- und Aufbewahrungsgefäße, elektrische Kühlschränke und zur Herstellung von Trockenplasma auch umfangreiche maschinelle Ausstattungen.

Die Werbung für einen ausreichenden Stab von Blutspendern beruht auf dem internationalen Rechtsgrundsatz der persönlichen Freiheit. Jede Blutabgabe ist ein freiwilliger Entschluß. Er erhält seine besondere Note durch die Zustimmung zu einer Körperverletzung, die nicht zum eigenen Vorteil, sondern zum Nutzen eines anderen Menschen dient. Die „Verpflichtung", zu der sich der Spender entschließt, hat bisher das Maß einer ethischen Bindung nicht überschritten. Es könnte aber in besonderen Lagen gefragt werden, ob bei organisierten und vor allem bei bezahlten Spendern der freiwillig übernommene Dienst nicht auch rechtliche Konsequenzen auslöst. Keinesfalls dürfen bei aller gebotenen Sorgfalt durch die Blutspende Schäden für den Spender und für den Empfänger entstehen.

Aus diesen Überlegungen entstehen für die Spenderorganisation vier grundsätzliche Aufgaben: 1. Die mit den Mitteln der Werbung gewonnenen und sich meldenden Blutspender werden registriert und erhalten einen Spenderausweis mit Richtlinien über ihre Pflichten. Ein Teil des Bestandes scheidet aus mannigfaltigen Gründen, wie Wegzug, Krankheit, Ferien, häufige Blutabgaben oder Behinderung vorübergehend oder dauernd aus. Er muß daher ergänzt werden, wobei auch mit den verbliebenen Spendern ein reger Kontakt gewahrt bleiben muß, um die Spendefreudigkeit anzuregen. 2. Der Blutspender darf durch die Blutentnahme nicht geschädigt werden und 3. dem Empfänger nicht schaden. Wir kennen eine ganze Reihe von Infektionskrankheiten, die durch eine Bluttransfusion unmittelbar auf den Empfänger übertragen werden können. Es sind dies vor allem jene, deren Erreger im Blute kreisen, wie Syphilis, Malaria, Rückfallfieber und Kala-Azar, aber auch Influenza, Masern, Windpocken, Fleckfieber, Tuberkulose und Gonorrhoe. Auch die Hepatitis epidemica oder der Icterus infectiosus erwies sich selbst im Trockenplasma noch nach langer Zeit als ansteckungsfähig. Der Spender ist daher verpflichtet, wahre Angaben über seinen Gesundheitszustand zu machen, damit geprüft werden kann, ob er mit Rücksicht auf den Kranken zum Spenderdienst geeignet ist und ihm selbst ohne Bedenken eine Blutentnahme zugemutet werden darf. Die anamnestischen Erhebungen erstrecken sich deshalb auf alle wichtigen Zustände, die genannten Infektionskrankheiten, allergische Störungen, frühere Serumeinspritzungen und Impfungen, serologische Untersuchungen, chronische Vergiftungen (Nikotin, Alkohol, Blei u. a.), erhaltene Transfusionen, aber auch auf Krankheiten der blutbildenden Organe und der anderen Organsysteme. Bei der eingehenden klinischen Untersuchung des gesamten Körperzustandes sind auch Blutbild, Blutsenkungsgeschwindigkeit, Gerinnungszeit, Blutungszeit, Blutfarbstoffgehalt und Wassermannsche Reaktion nebst Ergänzungsprüfungen zu beachten. 4. Eine soziale Einstellung genügt allein meist nicht, um eine ausreichende Zahl von Blutspendern zu gewinnen. Die Werbung muß auch auf die berufliche Belastung und den der Blutspende folgenden Leistungsverlust Rücksicht nehmen. Während einige Länder entsprechend der allgemeinen Lebenseinstellung den freiwilligen unbezahlten Spender bevorzugen, vertreten andere die Auffassung, der Blutspender habe grundsätzlich einen Anspruch auf Vergütung, Nahrungsmittelzulagen, Erstattung der Barauslagen und Ersatz des Lohnausfalles. Auch gemischte Systeme werden angetroffen, so der bezahlte Spender in Industriegegenden und der unbezahlte in ländlichen Bezirken.

Die Transfusionsorganisation hat zunächst konserviertes Blut in seinen verschiedenen Arten zuzubereiten, wie Konserven von Vollblut, Plasma, Trockenplasma, Serum, Rekonvaleszentenblut und Spezialabfüllungen mit Zusätzen, übernimmt aber auch die gesamte Untersuchung des Blutes von Spender und Empfänger, also die ausführliche Bestimmung der Blutgruppen und Untergruppen, die Untersuchung der Blutfaktoren und des Rhesusfaktors, die Titerbestimmung beim Universalspender, die serologischen Kontrollen auf Lues und die mikroskopische, bakteriologische oder morphologische Prüfung. Eine besondere Form des Transfusionsdienstes ist die sog. *Blutbank.* Die Idee stammt von Corelli in Rom, wurde aber erst in Amerika nach dem Prinzip von Ausgaben und Einnahmen an Blut ausgebaut. Sie trennt besonders scharf den zeitlichen Unterschied zwischen Blutentnahme und Blutübertragung. Wenn ein Patient Blut erhalten soll, schickt der anfordernde Arzt eine Probe Empfängerblut ein und erhält von der Bank die für den Kranken passende Konserve, nachdem sie die Blutgruppe bestimmt hat. Der Empfänger zahlt seine Gebühr ein, indem er Angehörige, Freunde oder Bekannte zur Blutentnahme in die Blutbank schickt. Ihre Blutgruppe braucht mit seiner eigenen nicht übereinzustimmen, da sich bei dem großen Umsatz der Ausgleich mit den natürlich vorhandenen Blutgruppenanteilen von selbst einstellt. Eine solche Blutbank kann ein großes Krankenhaus allein versorgen, aber auch den Dienst für mehrere Krankenhäuser oder einen Landesteil übernehmen. Auf Anfordern übernimmt sie mit einem besonderen Stabe von Mitarbeitern auch die Transfusion am Kranken selbst. Sie befaßt sich jedoch nicht nur mit den praktischen Aufgaben, sondern dient auch der wissenschaftlichen Forschung.

Die Organisation des Bluttransfusionsdienstes, der die internationale Bezeichnung S.T.S., d. h. Service de Transfusion Sanguine trägt, läßt sich in folgende Übersicht bringen:

I. Blutspenderdienst:

A. Krankenhäuser mit Gelegenheitsspendern.
Dazu gehören hauptsächlich Landkrankenhäuser, die auf sich selbst angewiesen sind und mit einem kleinen Kreis von Gelegenheitsspendern Frischblutübertragungen vornehmen.

B. Krankenhäuser mit einer Spenderorganisation:

1. Krankenhäuser mit eigener Spenderorganisation. Diese Form ist die häufigste. Sie umfaßt kleinste und größte Einrichtungen, namentlich in Nord- und Südamerika, Deutschland, Frankreich und der Schweiz;
2. Krankenhäuser mit fremder Spenderorganisation. Durch diese Einrichtungsform werden die Krankenhäuser in vielen Einzelaufgaben entlastet.
   a) Spenderorganisation des Roten Kreuzes, vorwiegend in England, Belgien, Holland, Dänemark und der Schweiz;
   b) Anschluß an die Organisation eines großen Hospitals, das als „supplying hospital" bezeichnet wird, wie in New York;
   c) Anschluß an ein selbständiges Transfusionsinstitut, das den gesamten Blutspende- und Transfusionsdienst übernimmt, wie in Moskau, Leningrad, Paris und Lissabon;
   d) Ausführung durch staatlich überwachte Spenderorganisationen, die im ganzen Lande den Blutspenderdienst übernehmen. Die Spender werden vollständig untersucht den Krankenhäusern zur Verfügung gestellt.

II. Bluttransfusionsdienst:

1. Außer den Blutspendern werden auch konserviertes Blut und konservierte Blutbestandteile wie Plasma, Serum und Blutkörperchenaufschwemmungen bereitgestellt.
2. Blutbanken oder Hämotheken.
3. Transfusionsabteilungen größerer Hospitäler mit eigenen Räumen und eigenem Personal oder kleinerer Krankenanstalten ohne räumliche und personelle Trennung.
4. Selbständige Transfusionsinstitute.

Eine lebendige Verbindung zwischen Krankenhaus, Familie und Arbeitsstätte vermittelt die **Krankenhausfürsorge**, die auch als *„Fürsorgedienst im Krankenhaus"* bezeichnet wird. Der Erfolg der ärztlichen Behandlung in den Krankenhäusern und Polikliniken wird nicht nur durch Krankheitsform und Konstitution bestimmt, sondern auch durch die sozialen Ursachen und Verknüpfungen. Ihre Aufklärung ist aber auch für den Dauererfolg der Therapie und die Wiederaufnahme der Arbeit von entscheidender Bedeutung. Daraus ergeben sich für die Krankenhausfürsorge drei Aufgaben:

1. die Prüfung von Umweltbedingungen in der Familie, an der Arbeitsstätte und in der sozialen Stellung, die zur Entstehung des Leidens führten oder den Verlauf bestimmten;
2. die Beseitigung sozialer Notstände, von denen ein ungünstiger Einfluß auf den Heilungsverlauf zu erwarten ist, wie Bedrückung durch häusliche Sorgen, wirtschaftliche Schwierigkeiten, Furcht vor Strafe, Unterbrechung der Behandlung wegen Geldmangels oder aus sozialen Gründen;

3. die Regelung von Familienleben und Arbeitsbedingungen vor der Entlassung aus der Krankenhausbehandlung, um die Rekonvaleszenz und die Wiedereingliederung in die Berufstätigkeit zu sichern.

Das Pflegepersonal der Krankenhäuser ist durch seine regelmäßigen Pflichten bereits so stark belastet, daß ihm diese umfangreichen Aufgaben nicht auch noch zusätzlich zugemutet werden dürfen. Außerdem setzen sie besondere Fachkenntnisse voraus, die nur von Krankenhausfürsorgerinnen oder von Gesundheits- und Wohlfahrtspflegerinnen beherrscht werden. Mit der Familie, dem Arbeitgeber, den Behörden, den Versicherungsträgern und zahlreichen Personen sind viele Verhandlungen nötig, so daß die Einstellung von Fachkräften bei großen Krankenanstalten nicht zu umgehen ist. Der Fürsorgedienst im Krankenhaus darf kein abgeschiedenes Eigenleben führen, sondern muß eine wirksame Verbindung zwischen geschlossener und offener Gesundheitsfürsorge sein, aber auch die Wohlfahrtspflege ergänzen. Sein Ausbau steht noch in den Anfängen. Von 6495 Krankenanstalten, die 1937 inDeutschland vorhanden waren, hatten nur 315 oder 4,8% eine soziale Krankenhausfürsorge mit vollbeschäftigten eigenen Fürsorgekräften. Es bleibt also noch viel zu tun übrig, und zwar nicht nur in den Mittelstädten und Landkreisen, sondern auch in den Großstädten.

Literatur-Verzeichnis

I. Teil

I. Kapitel

1. Alexandrow, G., Über die modernen bürgerlichen Theorien der gesellschaftlichen Entwicklung. SMA-VERLAG, Berlin 1947.
2. Angell, R. C., The Integration of American Society. Mc Graw,Hill Book Co., London 1941.
3. Dunn, L. C. and Dobzhansky, Th., Heredity, Race and Soziety. Penguin Books, New York 1946.
4. Feibleman, J., The Theory of Human Culture. Duell, Sloan and Pearce, New York City 1947.
5. Grundy, F., Handbook of Social Medicine. Gibbs, Bamforth & Co, Luton 1945.
6. Hemming, W., Abbau der Souveränität ? (Völkerrecht und Souveränität). Nordwestdeutsche Hefte 1947, Heft 10, S. 1.
7. Huizinga, J., Im Schatten von morgen. Deutsche Ausgabe 1945.
8. Klesse, M., Muß der Arbeiter verelenden ? Das Sozialistische Jahrhundert 1948, Heft 5/6, S. 86.
9. Laun, R., Heteronomie und Autonomie des Rechts. Hamburger Akademische Rundschau, I. Jahrgang 1946/47, 9. Heft, S. 361.
10. Mayer, J., Social Science Principles in the Light of Scientific Method. Duke University Press, Durham 1941.
11. Noll, B., Zeitalter der Feste. Nietzsches Idee einer Weltkultur der Zukunft. Verlag H. Bouvier & Co, Bonn 1947.
12. Pieper, J., Thesen zur sozialen Politik. Verlag Josef Knecht, Frankfurt a. m., 4. Aufl. 1947.
13. Renner. K., Die neue Welt und der Sozialismus. The Fortnightly, London 1946.
14. Samter, Das Eigentum und seine soziale Bedeutung. 1903.
15. Saslawski, D., Von der Sowjetdemokratie. SMA-Verlag, Berlin 1946.
16. Schilling, O., Augustinus, seine Naturrechtslehre, Staatslehre und Gesellschaftslehre. Staatslexikon von H. Sacher, Verlag Herder & Co, Freiburg i. B. 1926, I. Bd. S. 441.
17. v. Schoenebeck, H., und Kraiker, W., Hellas, Bilder zur Kultur des Griechentums. Verlag August Hopfer, Burg b. M. 1943.
18. Sokolka, L. J., Sozialismus oder Staatskapitalismus. Neuer Weg 1947, Nr. 14. Freior Verlag Düsseldorf.
19. Stalin, J., Marxismus und nationale Frage. SMA-Verlag, Berlin, 3. Aufl. 1946.
20. Stalin, J., Über dialektischen und historischen Materialismus. Aus: Fragen des Leninismus. Verlag für fremdsprachl. Literatur, Moskau 1947.
21. Tischleder, P., Leo XIII., seine Staatslehre, seine Soziallehre und seine praktische Staatskunst. Staatslexikon von H. Sacher, Verlag Herder & Co., Freiburg i.B. 1929.
22. Umrath, E., Neo-Sozialismus. Das sozialistische Jahrhundert 1948, Heft 5/6, S. 82.

II. Kapitel

1. v. Bortkiewicz, L., Bevölkerungswesen. Verlag B. G. Teubner, Leipzig-Berlin, Aus Natur und Geisteswelt Bd. 670. 1919.
2. Brill, H. L., Indien. Das sozialistische Jahrhundert, 2. Jahrg. 1948, Heft 5/6, S. 83.
3. Gerfeldt, E., Biologisches Leistungsklima und Gemeinschaftswertung. Medizin. Welt 1940, Nr. 43, 44 und 45.
4. Godwin, W., Inquiry on Population.
5. Grieb, Chr. Fr., Gesellschafts-Oekonomie. Stuttgart 1852.
6. Hefele, H., Machiavelli, seine politische Tätigkeit, sein politisches Denken, seine politische Idee und seine politische Wirkung. Staatslexikon von H. Sacher, Verlag Herder & Co., Freiburg i. B. 1929.
7. Lange, F. A., Die Arbeiterfrage. 1865, Neudruck 1910 (Kröner-Verlag).
8. Lenin, W. J., Die Aufteilung der Welt unter die Großmächte. Verlag für fremdsprachl. Literatur, Moskau 1946.
9. Messner, J., Marx und Marxismus. Staatslexikon von H. Sacher, Verlag Herder & Co., Freiburg i. B. 1929.
10. Ortes, G., Riflessioni sulla popolazione delle nazioni per rapporto all'economia nazionale. 1794.
11. Quetelet, L. A. J., Physique sociale. 1869 (deutsch von Dorn 1914-1921).
12. Rheinfelder, H., Alexis de Tocqueville, sein politisches Wirken, sein politisches Schrifttum und seine Würdigung. Staatslexikon von H. Sacher, Verlag Herder & Co., Freiburg i. B. 1932.
13. Schilling, O., Augustinus, seine Naturrechtslehre, Staatslehre und Gesellschaftslehre Staatslexikon von H. Sacher, Verlag Herder & Co., Freiburg i. B. 1926.
14. Schöps, H. J., Ein Vorläufer Spenglers (Karl Friedrich Vollgraff). Die Welt 1948, Nr. 86.
15. Tischleder, P., Leo XIII., seine Staatslehre, seine Soziallehre und seine praktische Staatskunst. Staatslexikon von H. Sacher, Verlag Herder & Co., Freiburg i. B. 1929.
16. Toynbee, A. J., Weltkulturen stoßen zusammen. Harpers Magazine, New York 1947.
17. Umanskij, J. N., Die Persönlichkeit in der sozialistischen Gesellschaft. Neue Welt 1947. Heft 20, S. 23.
18. Völkerrechtliche Probleme. The Times 1948.
19. Weber, A., Europa - Das dritte Element. Das Sozialistische Jahrhundert 1948, Heft 5/6 S. 62.
20. Wilson, Ch. M., The Lacandone Indians. Natural History, New York 1947.

III. Kapitel

1. Britt, St. H., Social Psychology of Modern Life. Farrar and Rinehart, New York 1943.
2. Eulenburg, F., Über Möglichkeit und Aufgaben einer Sozialpsychologie. Jahrb. d. Gesetzgebung, Verwaltung und Volkswirtschaft im Deutschen Reich, 1900.
3. Fischer, A., Psychologie der Gesellschaft. Handb. d. vergleichenden Psychologie, hrsg. von G. Kaffka, Bd. 2, 1922.
4. Frankl, L. and Mayer-gross, W., Personality change after prefrontal Leucotomy. The Lancet No. 6484, 1947, pag 820.
5. Göring, M. G., Kriminalpsychologie. Handb. d. vergleichenden Psychologie, Bd. 3., hrsg. von G. Kaffka. 1922.
6. Gerfeldt, E., Temperament und Krankheit. Medizin. Welt 1937, Nr. 11.
7. Gerfeldt, E., Biodynamik und Kulturpsychologie. Öffentl. Gesundheitsdienst, Teil B, 1942, Heft 15 und 16.
8. Lange, J., Verbrechen als Schicksal. 1929.

9. Le Gros Clark, W. E., The connections of the frontal lobes of the brain. The Lancet 1948, No. 6497, pag. 353.
10. Lenz, A., Grundriß der Kriminalbiologie. 1929.
11. Lombroso, C., Die Ursachen und Bekämpfung des Verbrechens. 1902.
12. Moncrieff, A., Psychology in General Practice. Eyre and Spottiswoode, London 1945.
13. Nonnenbruch, W., Neuralpathologie. Ärztl. Wchschr. 1947, Nr. 68/70, S. 1089.
14. Pollitz, P., Psychologie des Verbrechers (Kriminalpsychologie). Verlag B. G. Teubner, Leipzig-Berlin 1925.
15. Russel, W. R., Functions of the frontal lobes. The Lancet 1948, No. 6497, pag. 356.
16. Scheidt, W., Die vegetativen Steuerungen. Verlag Richard Hermes, Hamburg, 1947.
17. Simmel, G., Exkurs über Sozialpsychologie (in seiner „Soziologie"). 1908.
18. Stolzenberg, H. L., Sozialpsychologie. 4 Teile, 1914-1922.
19. Störring, G. E., Über Grundfragen der medizinischen Psychologie. Renaissance-Verlag Düsseldorf 1948.
20. Studies of the frontal lobes. The Lancet 1948, No. 6497, pag. 372.
21. Weber, M., Zur Methodik sozialpsychologischer Enquenten. Arch. f. Sozialwissenschaft und Sozialpolitik. 1909.
22. Wulffen, Kriminalpsychologie. 1926.

IV. Kapitel

1. Abderhalden, E., Aktuelle Probleme der Ernährung. Med. Klinik 1947, Nr. 12, S. 503.
2. Boyd Orr, J., Brot sichert den Weltfrieden. The Forum, New York 1947.
3. Chittenden, Ökonomie der Ernährung. 1905 (deutsch 1910).
4. Damm, H. und Damm, E., Butter aus Kohle- oder ? Wirtschaftsspiegel 1947, S. 136.
5. Fritz, E., Zur Anatomie der Hungerzustände. Sanitätswarte, Stuttgart 1947, S. 21.
6. Fitzgerald, D. A., Bericht über die Welternährungslage vor dem Internationalen Notstandsernährungsrat auf der 4. Versammlung in Washington am 26. 5. 1947.
7. Fitzgerald, D.A., Weltknappheit an Lebensmitteln - wie lange noch? United Nations, World, New York, 1947.
8. Geist, G., Synthetische Fette, Südd. Apoth. Ztg. 1947, S. 40.
9. Gerfeldt, E., Unsere Nahrungs- und Genußmittel. Verlag G. Thieme, Leipzig, 1935.
10. Hamann, H., Das Agrarproblem im westlichen Deutschland. Verlag M. u. H. Schaper, Hannover, 1946/47.
11. Hindhede, Eine Reform unserer Ernährung. 1908.
12. Hindhede, Mein Ernährungssystem. 1911.
13. Hindhede, Die neue Ernährungslehre. 1922.
14. König, J., Nahrung und Ernährung des Menschen. 1926.
15. Krautwald, A., Synthetisches Fett als Nahrungsmittel. Das Deutsche Gesundheitswesen, 1948, Heft 12, S. 354.
16. Leyton, B. G., Effects of slow starvation. The Lancet, 1946, No. 6412, S. 73.
17. Luciani, L., Das Hungern. 1890.
18. Malthus, Th. R., An Essay on the Principles of Population. London 1788/1806. (Deutsche Übersetzung von Valentine Born, 2 Bände, 1905).
19. Mangold, E. und Columbus, A., Der Eiweiß- und Kalorienverlust für die menschliche Ernährung beim Umweg der Nahrungsmittel über die Fütterung der Nutztiere. Dtsch. Gesundheitswesen, 1946, S.700.
20. Meiklejohn, A. P., Nutrition in Europe. The Lancet 1946, No. 6399, pag. 585.

21. Mielck, O., Die Ernährungswirtschaft Europas und der Mittelmeerländer im Durchschnitt 1935 - 1938. Ztschr. f. Agrarpolitik u. Landwirtschaft, 1942, S. 360.
22. Pirquet, System der Ernährung. 4 Teile, 1917 - 1920.
23. Ricardo, D., Principles of Political Economy and Taxation. London 1819.
24. Rudolph, W., Nahrung und Rohstoffe aus dem Meer. Wissenschaftl. Verlagsgesellschaft Stuttgart, 1946.
25. Rudolph, W., Nahrung aus dem Meer. Ärztl. Forschung, 1947, S. 43.
26. Wiele, Über die Ernährungslage in den vereinigten Westzonen Deutschlands unter besonderer Berücksichtigung des Ruhrgebietes. Aus den Friedr. Krupp-Altenhof-Krankenanstalten in Essen. 1948.
27. Thomas, K., und Weitzel, G., Über die Eignung des Kunstfettes aus Kohle als Nahrungsmittel, D. m. W. 1946, S. 18.

V. Kapitel

1. Bauer, E., Vererbungslehre. 3. Auflage, 1922.
2. Bouterweek, H., Pädagogik und Zwillingsforschung. Eugenik 1932, S. 157.
3. Galton, F., Hereditary Genius, its Laws and Consequences. 1869 (deutsch von Neurath 1910).
4. Goldschmidt, R., Die Bestimmung des Geschlechts und ihre Kontrolle. Eugenik 1932, S. 25.
5. Hertwig, R., Abstammungslehre und neuere Biologie. 1927.
6. 't Hooft, F. W., Altern von Bevölkerungen. Eugenik 1930/31, S. 204.
7. Just, G., Die Persönlichkeit als biologisches Problem. Eugenik 1932, S. 97.
8. Just, G., Das Umweltproblem. Eugenik 1930/31, S. 192.
9. Leininger, H., Vererbung. 1925.
10. Muckermann, H., Vererbung. Biologische Grundlagen der Eugenik. 1932.
11. Wilson, E. B., The Cell in Development and Inheritance. 1925.

VI. Kapitel

1. Bateson, Mendels Principles of Heredity. 1909.
2. Bauer-Fischer-Lenz, Menschliche Erblichkeitslehre. Lehmanns Verlag München, 1923
3. Darwin, L., What is Eugenics. 1928 (deutsch 1931).
4. Fischer, M., Geschichte der Bluterkrankheit. Eugenik 1932, S. 119.
5. Galton, F., Inquiry into Human Faculty and its Development. 1883.
6. Glatzel, H., Eineiige Zwillinge. Eugenik 1930/31, S. 130.
7. Goldschmidt, R., Mechanismus und Physiologie der Geschlechtsbestimmung. 1920.
8. Hoffmann, H., Vererbung und Seelenleben. 1922.
9. Just, G., Erziehungsprobleme im Lichte der Erblehre und Eugenik. 1932.
10. Just, G., Praktische Übungen zur Vererbungslehre. 1927.
11. Kloos, G., Das Genie-Problem im Lichte moderner Forschung. Eugenik 1932, S. 77/115.
12. Ostermann, Eugenik im Dienste der Volkswohlfahrt. Eugenik 1932, S. 241.
13. Siegmund, G., Gregor Mendel und der Mendelismus. 1932.
14. Swerdlow, G. M., Mutterschaft, Ehe und Familie im Sowjetgesetz. SMA-Verlag Berlin, 1946.
15. Tietze, F., Der gegenwärtige Stand der Sterilisierungsgesetze in den Vereinigten Staaten von Amerika. Eugenik 1930/31, S. 59.

VII. Kapitel

1. von Buddenbrock, W., Die Sexualhormone der Wirbeltiere. Ärztl.Forschung 1948, Heft 9/10, S. 165.
2. Dendy, A., Outlines of Evolutionary Biology. London, Constable & Comp., 4. Edit. 1938.
3. Fetscher, R., Gemeinnützige Überseesiedlung. Eugenik 1932, S. 217.
4. Frederking, W., und Dittmann, W., Die Krisis der Ehe. Nordwestdeutsche Hefte 1947, Heft 10, S. 30.
5. Galton, F., Natural Inheritance. 1889.
6. Goldschmidt, R., Mechanismus und Physiologie der Geschlechtsbestimmung. 1920.
7. Goodrich, E. S., Studies on the Structure and Development of Vertebrates. London, Macmillan and Co., 1930.
8. Hainisch, Landflucht. Eugenik 1932, S. 133.
9. Nachtsheim, H., Warum noch Erbbiologie? Nordwestdeutsche Hefte 1947, Heft 10, S. 38.
10. Ostermann, Naturgrenzen geistiger Bildung. Eugenik 1930/31, S. 136.
11. Pringsheim, H., Die Variabilität niederer Organismen. 1910.
12. Schallmayer, Vererbung und Auslese. 1918.
13. Stubbe, H., Künstlich erzeugte Mutationen. Eugenik 1930/31, S. 97.
14. Veit, O., Über das Problem Wirbeltierkopf. Thomas-Verlag Kempen, 1947.
15. Wettstein, R., Das Problem der Evolution und die moderne Vererbungslehre. Eugenik 1932, S. 17.

VIII. Kapitel

1. Domagk, G., Pathologische Anatomie und Chemotherapie der Infektionskrankheiten Verlag Georg Thieme, Stuttgart, 1947.
2. Fischer, A., Geschichte des Deutschen Gesundheitswesens. 2 Bände. Verlag F. A. Herbig, Berlin, 1933.
3. Grotjahn, A., Soziale Pathologie. Verlag von August Hirschwald, Berlin, 1915.
4. Gundel, M. u. a., Die ansteckenden Krankheiten. Verlag Georg Thieme, Leipzig, 1942.
5. Gütt, A., u. a., Der Amtsarzt. Verlag Gustav Fischer, Jena, 1936.
6. Hallermann, W., Bemerkungen über die Sexualität in den Entwicklungsjahren der Jugendlichen. Arch. f. Kinderheilkunde, 1947, 134. Bd., 1. Heft, S. 22.
7. Klein, W., u. a., Der Amtsarzt. Verlag Gustav Fiseher, Jena, 1943.
8. Klesse, M., Säuglings- und Tuberkulosesterblichkeit. Dt. Gesundheitswesen 1946, Heft 22, 1947, Heft 18.
9. Möller, B., Gesundheitswesen und Wohlfahrtspflege im Deutschen Reiche. Verlag Urban & Schwarzenberg, Berlin-Wien, 1923.
10. Raettig, J., Epidemiologische Besonderheiten der beiden letzten Jahre. Dt. Gesundheitswesen 1948, Heft 3, S. 67.
11. Rimpau-Rapmund-Sannemann-Bundt, Die Infektionskrankheiten. Handbücherei für Staatsmedizin, Bd. VII/VIII. Carl Heymanns Verlag, Berlin, 1928.
12. Scheidt, W., Anthropologie der Lungentuberkulose und der spinalen Kinderlähmung. Verlag Richard Hermes, Hamburg, 1948.
13. Schlossberger, H., Kriegsseuchen. Verlag Gustav Fischer, Jena, 1945.
14. Schütt-wollenweber, Der Arzt des öffentlichen Gesundheitsdienstes. Verlag Georg Thieme, Leipzig, 1937.
15. Wildführ, G., Der Einfluß des Klimas auf die Verbreitung übertragbarer Krankheiten Ärztliche Forschung 1947, Heft 12/13, S. 223.
16. Wüllenweber, G., Ärztliches Denken am Krankenbett. Verlag Georg Thieme, Stuttgart 1947

IX. Kapitel

1. Beruf und sozialer Aufstieg. Tabelle aus „Wirtschaft und Statistik" 1930.
2. von der Gablentz, O., und Mennicke, C., Deutsche Berufskunde. Verlag Bibliographisches Institut Leipzig, 1930.
3. Gerfeldt, E., Berufsfreude und Berufslenkung. Medizin. Welt 1936, Nr. 50.
4. Gerfeldt, E., Persönlichkeit, Leistungsstil und Berufsbild. Medizin. Welt 1938, Nr. 1.
5. Gerfeldt, E., Biologisches Leistungsklima und Gemeinschaftswertung. Medizin. Welt 1940. Nr. 43, 44, 45.
6. Gerfeldt, E., Ärztliche Standeskunde.- Gewerbliche Berufskrankheiten, S. 57. Verlag H. H. Nölke, Hamburg, 1947.
7. Giese, F., Handbuch psychotechnischer Eignungsprüfungen. 2. Auflage, 1925.
8. Klemm und Fiedler, Aus der Praxis der Berufsberatung. 1930.
9. Koelsch, F., Lehrbuch der Gewerbehygiene (Band I). Verlag Ferdinand Enke, Stuttgart 1937.
10. Koelsch, F., Lehrbuch der Arbeitshygiene (Band II), - Spezielle Berufshygiene. Verlag Ferdinand Enke, Stuttgart, 1946.
11. Linser, K., Das neue Zentralinstitut für Sozial- und Gewerbehygiene in der Ostzone. Dt. Gesundheitswesen 1948, Heft 12, S. 384.
12. Moede, Lehrbuch der Psychotechnik. 1930.
13. Münsterberg, H., Psychologie und Wirtschaftsleben. 1912.
14. Zentralinstitut für Sozial- und Gewerbehygiene, Verordnung über das Dt. Gesundheitswesen 1948, Heft 12, S. 384.

X. Kapitel

1. Auerbach, F., Die graphische Darstellung. Aus Natur und Geisteswelt. Verlag B. G. Teubner, Leipzig-Berlin. 2 Auflage, 1918.
2. Fischer, A., Gesundheitsstatistik. Abschnitt II in „Gesundheitswesen und Wohlfahrtspflege im Deutschen Reiche" von B. Möllers, Verlag Urban & Schwarzenberg, Berlin-Wien 1923.
3. Geppert, M. P., Medizinische Statistik. In: Naturforschung und Medizin in Deutschland 1939-1946, Bd. 66, Hygiene, Teil I, Allg. Hygiene. Dieterich'sche Verlagsbuchhandlung Wiesbaden 1948.
4. Gottstein, Medizinische Statistik. Handbücherei für Staatsmedizin, 14./15. Band. Carl Heymanns Verlag, Berlin 1927-1930.
5. Kisskalt, Einführung in die Medizinalstatistik. 1919.
6. Marbe, K., Grundfragen der angewandten Wahrscheinlichkeitsrechnung und theoretischen Statistik. Verlag C. H. Beck, München, 1934.
7. Prinzing, F., Handbuch der medizinischen Statistik. Verlag Gustav Fischer, Jena, 1930
8. Reichsgesundheitsblatt.
9. Schwéers, O., Soziale Hygiene - Gesundheitsführung (Wissenschaftliche Grundlagen und Methoden nebst Statistik). Abschnitt VII in „Der Amtsarzt" von Gütt u. a. Verlag von Gustav Fischer, Jena, 1936.
10. Statistische Jahrbücher für das Deutsche Reich.
11. Statistische Jahrbücher für den Freistaat Preußen.
12. Statistische Jahrbücher Deutscher Städte.
13. Winkler, W., Statistik. Verlag von Quelle & Meyer, Leipzig (Wissenschaft und Bildung), 1925.

XI. Kapitel

1. Clay, H. H., The Sanitary Inspector's Handbook. H. K. Lewis & Co., London, 5. Edit., 1942.
2. Geschlechtskrankheiten, Maßnahmen zur Bekämpfung der G. in der sowjetischen Besatzungszone Deutschlands vom 7. 8. 1945. Dt. Gesundheitswesen 1945, Heft 1/2, S. 31.
3. Geschlechtskrankheiten, Bekämpfung der. Verordnung vom 29.10. 1935. Dt. Gesundheitswesen 1945, Heft 1/2, S. 32.
4. Geschlechtskrankheiten, Bekämpfung der. Befehl Nr. 030 vom 12. 2. 1946. Dt. Gesundheitswesen 1945/46, Heft 13, S. 389.
5. Gesundheitswesen, Verordnung über den Aufbau des öffentlichen G. in der sowjetischen Besatzungszone vom 18. 9. 1945. Dt. Gesundheitswesen 1945, Heft 1/2, S. 28.
6. Gütt, A., u. a., Der Amtsarzt. Verlag Gustav Fischer, Jena, 1936.
7. Hygienisch-epidemiologische Stationen, (Zentralstellen), Der Aufbau der — sowie der Kontrollstellen und deren Einordnung in das Seuchenmeldewesen. Anweisung vom 22.9. 1945. Dt. Gesundheitswesen 1945, Heft 1/2, S. 28.
8. Klein, W., Der Amtsarzt. Verlag Gustav Fischer, Jena, 1943.
9. Möllers, B., Gesundheitswesen und Wohlfahrtspflege im Deutschen Reiche. Verlag Urban & Schwarzenberg Berlin-Wien, 1923.
10. Rajchmann, L., United Nations Health Organisation. The Lancet 1946, No. 6399, pag. 584.
11. Reiter - Möllers - Hallbauer, Sammlung Deutscher Gesundheitsgesetze. 3 Bände. Friedrich A. Wordel Verlag, Leipzig, 1940, 1941, 1944.
12. Schütt-Wollenweber, Der Arzt des öffentlichen Gesundheitsdienstes. Verlag Georg Thieme, Leipzig, 1937, 1939, 1941.
13. Seuchenbekämpfung, Mitverantwortung der Bevölkerung bei der. Verordnung vom 31. 10. 1945. Dt. Gesundheitswesen 1945, S. 30.
14. Solbrig-Frickhinger, Organisation des öffentlichen Gesundheitswesens im Deutschen Reich und in den Ländern. Handbücherei für Staatsmedizin, Band I. Carl Heymanns Verlag, Berlin, 1927.
15. Swift, St., Sanitary Administration. Butherworth & Co., London, 2. Edition, 1944.
16. Übertragbare Krankheiten, Bekämpfung. Anordnung vom 17. 9. 1945. Dt. Gesundheitswesen 1945, S. 29.
17. World Health Organisation. The Lancet 1946, No. 6399, pag. 577.
18. World Health Conference. The Lancet 1946, No. 6411, pag. 58.
19. World Health Organisation. British Medical Journal 1946, No. 4463, pag. 92.
20. Zetkin, M., Zum dreißigsten Jahrestage der russischen sozialistischen Revolution (Entwicklung und Leistungen des Gesundheitswesens). Dt. Gesundheitswesen 1947, Heft 20, S. 625.

XII. Kapitel

1. Arbeitslosigkeit und Arbeitslosenversicherung. Art. im Handwörterbuch der Staatswissenschaften. 4. Aufl. 1923.
2. Bauer, St., Arbeiterschutz und Völkergemeinschaft. 1918.
3. Boesler, F., Sozialetat und soziale Belastung. 1931.
4. Gütt, A., u. a., Der Amtsarzt. Verlag Gustav Fischer, Jena, 1936.
5. Klein, W., u. a., Der Amtsarzt. Verlag Gustav Fischer, Jena, 1943.
6. Palmer, M. B., Soziale Gesundheitspflege: Das Experiment von Packham. Harper's Magazine, New York 1947 (Übersetzung).
7. Ministerialblatt für die innere Verwaltung.
8. Möllers, B., Gesundheitswesen und Wohlfahrtspflege im Deutschen Reiche. Verlag Urban & Schwarzenberg, Berlin-Wien, 1923.

10. Reichsarbeitsblatt.
11. Reichsgesundheitsblatt.
12. SCHÜTT-WOLLENWEBER, Der Arzt des öffentlichen Gesundheitsdienstes. Verlag Georg Thieme, Leipzig, 1937.
13. Soziale Praxis und Archiv für Volkswohlfahrt.
14. TÖBBEN, H., Die Jugendverwahrlosung und ihre Bekämpung. 1927.
15. Volkswohlfahrt (Ministerialblatt des Ministeriums für Volkswohlfahrt).

II. Teil

I. Kapitel

1. ACHELIS, TH., Soziologie. Verlag G. J. Göschen, Leipzig, Bd. 101 der „Sammlung Göschen".
2. BAISCH, Gesundheitslehre für Frauen. Verlag B. G. Teubner, Leipzig-Berlin, Bd. 538 der Sammlung „Aus Natur und Geisteswelt".
3. BÄUMER, G., Die Frau in Volkswirtschaft und Staatsleben der Gegenwart, 1914.
4. BERNHARD, P., Die Sterilität des Weibes. Verlag Ferdinand Enke, Stuttgart 1947.
5. BIRK, W., Säuglings- und Kleinkinderpflege. Verlag Ferdinand Enke, Stuttgart 1946.
6. BORUTTAU, H., Fortpflanzung und Geschlechtsunterschiede des Menschen. Verlag B. G. Teubner, Leipzig-Berlin, Bd. 540 der Sammlung „Aus Natur und Geisteswelt".
7. BRUGSCH, TH., Allgemeine Prognostik oder Lehre von der ärztlichen Beurteilung des gesunden und kranken Menschen. Verlag Urban & Schwarzenberg, Berlin-Wien, 2. Aufl., 1922.
8. GAEBEL, K., Die Erwerbstätigkeit der Frau im Lichte der Statistik. Arbeitsbl. f. d. Brit. Zone 1948, H. 7/8, S. 264.
9. Gesetz über die Beschäftigung vor und nach der Niederkunft vom 16. 7. 1927.
10. GINS, H. A., Impfungen und ihre Technik. Dt. Ärztekalender 1948, S. 260. Verlag Urban & Schwarzenberg, Berlin-München.
11. GOTTSCHEWSKI, G. H., Gegenwirkstoffe. Ärztl. Forschung 1948, 20 (370).
12. v. GRUBER, M., Gesundheitspolitik und Gesundheitsgesetzgebung. Verlag B. G. Teubner, Leipzig-Berlin, Bd. 534 der Sammlung „Aus Natur und Geisteswelt".
13. Heiratsstatistik. Art. im Handwörterbuch der Staatswissensch., 3. Aufl. 1923fg.
14. HESSE, R., Abstammungslehre und Darwinismus. Verlag B. G. Teubner, Leipzig-Berlin, Bd. 39 der Sammlung „Aus Natur und Geisteswelt".
15. HETSCH, H., Verhalten bei Seuchengefahr. Dt. Ärztekalender 1948, S. 263. Verlag Urban & Schwarzenberg, Berlin-München.
16. KLEINSCHMIDT, H., Kinderheilkunde. In: Naturforschung und Medizin in Deutschland 1939—1946, Bd. 76. Dieterichsche Verlagsbuchhandlung Wiesbaden 1948.
17. KÜSTNER, H., Geburtshilfe und Frauenheilkunde. Verlag Joh. Ambros. Barth, Leipzig, (4. Aufl.), 1946.
18. LANGE, H. und BÄUMER, G., Handbuch der Frauenbewegung 1901—1906.
19. LEHMANN, E., Experimentelle Abstammungs- und Vererbungslehre. Verlag B. G. Teubner, Leipzig-Berlin, Bd. 379 der Sammlung „Aus Natur und Geisteswelt".
20. MARTIUS, H., Die geburtshilflichen Operationen. Verlag G. Thieme, Stuttgart, 6. Aufl., 1948.
21. MORGAN, L. H., Systems of Consanguinity and Affinity of the Human Family. 1869.
22. RAPMUND, O. und DIETRICH, E., Ärztliche Rechts- und Gesetzeskunde. 1913.
23. REITER, Wirkung der Adoption auf die Entwicklung unehelich geborener Kinder. Eugenik 1930/31, S. 180.

24. Schmidt, H., Grundlagen der spezifischen Therapie und Prophylaxe bakterieller Infektionskrankheiten. Verlag Bruno Schulz, Berlin-Grunewald 1940.

25. Sommer, G., Geistige Veranlagung und Vererbung. Verlag B. G. Teubner, Leipzig-Berlin, Bd. 512 der Sammlung „Aus Natur und Geisteswelt".

26. Stoeckel, W., Lehrbuch der Geburtshilfe. Verlag Gustav Fischer, Jena.

27. Titmuss, R. M., Parenthood and social change. Lancet 6534, 797 (1948).

28. v. Verschuer, O., Die Wirkung von Genen und Parasiten im Körper des Menschen. Ärztl. Forschung 1948, 20 (378).

II. Kapitel

1. Abderhalden, R., Vitamine, Hormone, Fermente. Verlag Urban & Schwarzenberg, Berlin-München-Wien, 2. Aufl., 1945.

2. Bernhard, P., Über das Rauchen der Frau. Hoheneck-Verlag, Büren 1948.

3. Bernhard, P., Der Einfluß des Zigarettenrauchens auf die schwangere Frau. Zentr. Bl. f. Gynäkol., 70. Jahrg., 1948, H. 1, S. 18.

4. Birk, W., Säuglings- und Kleinkinderpflege. Verlag Ferdinand Enke, Stuttgart 1946.

5. Brown, A., Scientific construction of the normal childs diet. Lancet 6536, 877 (1948).

6. Bühler, F., Differentialdiagnose innerer Krankheiten. Verlag Urban & Schwarzenberg, Berlin-München 1947.

7. Children and the family. Lancet 6536, 29 (1948).

8. David, M., Körperliche Verbildungen im Kindesalter und ihre Verhütung. Verlag B. G. Teubner, Leipzig-Berlin, Bd. 321 der Sammlung „Aus Natur und Geisteswelt".

9. Goeters, W., Säuglingsernährung (Beitrag im Dt. Ärztekalender). Verlag Urban & Schwarzenberg, Berlin-München-Wien, 1947, (S. 288—316).

10. Grasset, E. und Megevand, E., Scharlach und Scharlachbehandlung mit Penicillin. Documentation Médicale des Internat. Komitees v. Roten Kreuz Genf, 1948, Nr. 21 (35).

11. Kaupe, W., Der Säugling, seine Ernährung und seine Pflege. Verlag B. G. Teubner, Leipzig-Berlin, Bd. 154 der Sammlung „Aus Natur und Geisteswelt".

12. Lust, F. und v. Pfaundler, M., Krankheiten des Kindesalters. Verlag Urban & Schwarzenberg, Berlin-München-Wien, (3. Aufl.), 1946.

13. Meyer, H., Säuglingsernährung (Beitrag im Taschenbuch der Therapie von M. T. Schnirer). Verlag Kurt Kabitzsch, Leipzig, 1938.

14. Naish, F. C., Morbidity and feeding in infancy. Lancet 6543, 146 (1949).

15. v. Pfaundler, M., Krankheiten des Kindesalters. Verlag Urban & Schwarzenberg, Berlin-München-Wien, (4. Aufl.), 1947.

16. Roth, Säuglingsfürsorge. Verlag B. G. Teubner, Leipzig-Berlin, Bd. 509 der Sammlung „Aus Natur und Geisteswelt".

17. Spranger, W., Lehrbuch für Säuglings- und Kinderschwestern. Verlag Urban & Schwarzenberg, Berlin-München-Wien (8. Aufl.) 1946.

18. Wilbrandt, R., Frauenarbeit. Verlag B. G. Teubner, Leipzig-Berlin, Bd. 106 der Sammlung, ‚Aus Natur und Geisteswelt".

III. Kapitel

1. Burgerstein, L., Schulhygiene. Verlag B. G. Teubner, Leipzig-Berlin, Bd. 96 der Sammlung „Aus Natur und Geisteswelt".

2. Ewald, G., Lehrbuch der Psychiatrie und Neurologie. Verlag Urban & Schwarzenberg, Berlin-München-Wien, (2. Aufl.), 1948.

3. Eckardt, F., Das Turnen. Verlag B. G. Teubner, Leipzig-Berlin, Bd. 583 der Sammlung „Aus Natur und Geisteswelt".

4. Fiebiger, J., Die tierischen Parasiten der Haus- und Nutztiere sowie des Menschen. Verlag Urban & Schwarzenberg, Berlin-München-Wien, (4. Aufl.), 1947.

5. Fröbel, F., Die Menschenerziehung. 1826, neu hrsg. von Zimmermann 1913.

6. Gins, H. A., Impfungen und ihre Technik. Dt. Ärztekalender 1948. Verlag Urban & Schwarzenberg, Berlin-München-Wien.

7. Hartnacke, W., Naturgrenzen geistiger Bildung. Verlag Quelle & Meyer, Leipzig 1930.

8. Hetsch, H., Verhalten bei Seuchengefahr. Dt. Ärztekalender 1948. Verlag Urban & Schwarzenberg, Berlin-München-Wien.

9. Kauders, O., Vegetatives Nervensystem und Seele. Verlag Urban & Schwarzenberg, Berlin-München-Wien, (3. Aufl.), 1947.

10. Kohlrausch, E., Bewegungsspiele. Sammlung Göschen, Bd. 96.

11. Küster, F., Rechtsgrundlagen und Gegenwartsforderungen in der Berufsberatung. Arbeitsbl. f. d. Brit. Zone 1948, H. 7/8, S. 271.

12. Lehmann, Ed., Erziehung zur Arbeit. Verlag B. G. Teubner, Leipzig-Berlin, Bd. 459 der Sammlung „Aus Natur und Geisteswelt".

13. Lindenberg, W., Jugendverwahrlosung und Jugendkriminalität als soziales und sozialpsychologisches Problem. Dt. Gesundheitswesen 1948, H. 3, S. 65.

14. Maennel, B., Vom Hilfsschulwesen. Verlag B. G. Teubner, Leipzig-Berlin, Bd. 73 der Sammlung „Aus Natur und Geisteswelt".

15. Mathis, H., Caries dentium. Verlag Urban & Schwarzenberg, Berlin-München-Wien 1947.

16. Mathis, H., Die sogenannte Parodontose. Verlag Urban & Schwarzenberg, Berlin-München-Wien 1948.

17. Molle, F., Die Berufsnachwuchslenkung in der britischen Zone. Arbeitsblatt f. d. Brit. Zone 1948, H. 7/8, S. 259.

18. Montessori, M., Selbsttätige Erziehung im Kindesalter. (Deutsche Ausgabe 1913.)

19. Montessori, M., Montessori-Erziehung für Schulkinder. 1926.

20. Müller, R., Medizinische Mikrobiologie. Verlag Urban & Schwarzenberg, Berlin-München-Wien, (3. Aufl.), 1947.

21. Pabst, A., Die Knabenhandarbeit in der heutigen Erziehung. Verlag B. G. Teubner, Leipzig-Berlin, Bd. 40 der Sammlung „Aus Natur und Geisteswelt".

22. Petersen, J., Die öffentliche Jugendfürsorge. Verlag B. G. Teubner, Leipzig-Berlin, Bd. 161/162 der Sammlung „Aus Natur und Geisteswelt".

23. Pollitz, P., Strafe und Verbrechen. Verlag B. G. Teubner, Leipzig-Berlin, Bd. 323 der Sammlung „Aus Natur und Geisteswelt".

24. Ruttmann, W. J., Berufswahl, Begabung und Arbeitsleistung. Verlag B. G. Teubner, Leipzig-Berlin, Bd. 522 der Sammlung „Aus Natur und Geisteswelt".

25. Schilling, F., Das deutsche Fortbildungsschulwesen. Verlag B. G. Teubner, Leipzig-Berlin, Bd. 256 der Sammlung „Aus Natur und Geisteswelt".

26. Seitz, W. und Ballowitz, K., Die Infektionskrankheiten, ihre Entstehung und Behandlung. Verlag Urban & Schwarzenberg, Berlin-München-Wien 1947.

27. Tews, V. J., Großstadtpädagogik. Verlag B. G. Teubner, Leipzig-Berlin, Bd. 327 der Sammlung „Aus Natur und Geisteswelt".

28. Timerding, H. E., Sexualethik. Verlag B. G. Teubner, Leipzig-Berlin, Bd. 592 der Sammlung „Aus Natur und Geisteswelt".

29. Wiemann, W., Jugendpflege. Verlag B. G. Teubner, Leipzig-Berlin, Bd. 434 der Sammlung „Aus Natur und Geisteswelt".

30. Wirth, D., Einführung in die klinische Diagnostik der inneren Erkrankungen und Hautkrankheiten der Haustiere. Verlag Urban & Schwarzenberg, Berlin-München-Wien, (2. Aufl.), 1945.

31. Zander, R., Die Leibesübungen und ihre Bedeutung für die Gesundheit. Verlag B. G. Teubner, Leipzig-Berlin, Bd. 13 der Sammlung „Aus Natur und Geisteswelt".

32. Ziegler, Th., Über Universitäten und Universitätsstudium. Verlag B. G. Teubner, Leipzig-Berlin, Bd. 411 der Sammlung „Aus Natur und Geisteswelt".

IV. Kapitel

1. Bumke, O., Lehrbuch der Geisteskrankheiten. Springer-Verlag, Berlin-Göttingen-Heidelberg, (7. Aufl.), 1948.
2. Bumke, O., Gedanken über die Seele. Springer-Verlag, Berlin-Heidelberg, (4. Aufl.), 1948.
3. Bürklen, K., Blindenpsychologie. 1924.
4. Jaspers, K., Allgemeine Psychopathologie. Springer-Verlag, Berlin-Heidelberg, (5. Aufl.), 1948.
5. Kretschmer, E., Psychiatrie. Bd. 83 von „Naturforschung und Medizin in Deutschland 1939—1946". Dieterichsche Verlagsbuchhandlung Wiesbaden 1948.
6. Lehmann, G., Taubstummenunterricht und Taubstummenfürsorge im Deutschen Reich. 1932.
7. Maier, G., Soziale Bewegungen und Theorien bis zur modernen Arbeiterbewegung. Verlag B. G. Teubner Leipzig-Berlin, Bd. 2 der Sammlung „Aus Natur und Geisteswelt".
8. Manes, A., Grundzüge des Versicherungswesens. Verlag B. G. Teubner, Leipzig-Berlin, Bd. 105 der Sammlung „Aus Natur und Geisteswelt".
9. Sasse, H., Geschichte der Augenheilkunde. Ferdinand Enke Verlag, Stuttgart, 1947.
10. Strehl, K., Handbuch der Blindenwohlfahrtspflege. 1930.
11. Weber, A., Armenwesen und Armenfürsorge. Sammlung Göschen Bd. 346.
12. Werner, H., Geschichte des Taubstummenproblems. 1932.

V. Kapitel

1. Bayerisches Statistisches Landesamt, Die Tuberkulose in Bayern 1947. München 1948 (Heft 144).
2. BCG-Schutzimpfung in der UdSSR. Tuberkulosearzt 1948, H. 2, S. 288.
3. Brednow, W., Röntgenatlas der Lungenerkrankungen. Verlag Urban & Schwarzenberg, Berlin-München-Wien (6. Aufl.) 1948.
4. Bundt, Die Entstehung, Verhütung und Bekämpfung der einzelnen Infektionskrankheiten. Carl Heymanns Verlag, Berlin 1928 (Handbücherei f. Staatsmedizin Bd. VII/VIII).
5. Cairns-Duthie-Smith, Intrathecal Streptomycin in Meningitis. The Lancet 6414, 153 (1946).
6. Cathie, I. A. B., Behandlung von Hirnhauttuberkulose mittels Streptomycin. Deutscher Neudruck nach dem Post Graduate Medical Journal, Juli 1948.
7. Daniels, M. and D'Arcy Hart, P., Tuberculosis in the British Zone of Germany with a Section of Berlin. London 1948.
8. Daniels, M. and D'Arcy Hart, P., Prevalence of Tuberculosis in Western Germany. The Lancet 6543, 157 (1949).
9. Domagk, G., Pathologische Anatomie und Chemotherapie der Infektionskrankheiten. Verlag Georg Thieme, Stuttgart 1947.
10. Dufourt, A., Die bösartigen tuberkulösen Erstinfektionen beim Erwachsenen. Medizin. Rundschau 1948, Nr. 6, S. 28.
11. Gerfeldt, E., Die schwierige Psittacosis-Diagnose. Med. Welt 1939 S. 621.

12. GRIESBACH, R., Die Tuberkulose-Bekämpfung. Verlag Georg Thieme, Stuttgart (2. Aufl.) 1948.

13. GRUMBACH, A., Wesen, Sinn und Methodik einer Tuberkulose-Schutzimpfung. Dokumentation Médicale der Med. Abt. d. Internat. Komitees vom Roten Kreuz, Genf 1948, Nr. 21, S. 2.

14. HEAF, F., Tuberkulose in der Industrie. Brit. Medic. Journ. 4486, 975 (1946).

15. HÖRING, O. F., Die Grundlagen der Immunität in neuzeitlicher Betrachtung. Ärztl. Forschung 1948, S. 1.

16. ICKERT, F., Die Tuberkulose in der Britischen Zone. Verlag Schmorl & v. Seefeld Nachf., Hannover 1948.

17. Kampf gegen die Tuberkulose im Deutschen Volk:
  a) Befehl Nr. 297 des Obersten Chefs der Sowjetischen Militärverwaltung vom 3. 10. 1946 über die Tuberkulosebekämpfung;
  b) Anweisungen der Deutschen Zentralverwaltung für das Gesundheitswesen vom 9. 12. 1946 über Maßnahmen zur Bekämpfung der Tuberkulose innerhalb der Deutschen Bevölkerung;
  c) Documentation Médicale der Med. Abt. des Internat. Komitees vom Roten Kreuz, Genf 1948, Nr. 22, S. 8—21.

18. KAYSER-PETERSEN, E. J., Die Tuberkulose des Menschen. Verlag Georg Thieme, Leipzig 1942 (Die ansteckenden Krankheiten, hrsg. von M. Gundel).

19. KISSKALT, Rohmilch oder pasteurisierte Milch? Kempen 1932.

20. KLESSE, M., Beitrag zum quantitativ-exogenen Tuberkuloseproblem und Wege zur Feststellung des wirklichen Tuberkuloseverlaufs im zweiten Weltkrieg. Dt. Gesundheitswesen 1946, H. 22, S. 688.

21. KLESSE, M., Über die Bedeutung der Tuberkulosestatistik für die Beurteilung der Volksgesundheit unter Berücksichtigung des Winters 1946/47. Dt. Gesundheitswesen 1947, S. 567.

22. KOESTER, F., Die Bekämpfung der Tuberkulose. Verlag Georg Thieme, Leipzig 1939 (Der Arzt des öffentlichen Gesundheitsdienstes).

23. KÜHNE, Milieu und Tuberkulose. Dt. Gesundheitswesen 1947, S. 649.

24. MALLUCHE, H., Sulfonamid- und Thiosemicarbazidtherapie der Tuberkulose. Ärztl. Forschung 1948, S. 197.

25. MAYER, E. G. und ZAKOVSKY, J., Anordnung der normalisierten Röntgenaufnahmen. Verlag Urban & Schwarzenberg, Berlin-München-Wien (6. Aufl.) 1948.

26. MÖLLERS, B., Tuberkulose. Verlag Urban & Schwarzenberg, Berlin-Wien 1923 (Gesundheitswesen und Wohlfahrtspflege im Deutschen Reich, hrsg. von Bernh. Möllers).

27. MORDASINI, E., 18 Monate Streptomycin in einer Tuberkuloseheilstätte. Schweiz. med. Wschr. 1948, 78 (605).

28. POHLEN, K., Gesundheitsstatistisches Auskunftsbuch für das Deutsche Reich. Verlag Rich. Schoetz, Berlin 1936 (Veröff. a. d. Gebiet d. Med. Verw., Bd. XLVI).

29. Reichsministerium des Innern, Der öffentliche Gesundheitsdienst im Deutschen Reiche 1937. Verlag Rich. Schoetz, Berlin 1939 (Veröff. a. d. Gebiet d. Med. Verw. Bd. LIII).

30. SCHEIDT, W., Anthropologie der Lungentuberkulose und der spinalen Kinderlähmung. Rich. Hermes Verlag, Hamburg 1948.

31. SCHUMBURG, W., Die Tuberkulose, Wesen, Verbreitung, Ursache, Verhütung und Heilung. Verlag B. G. Teubner, Leipzig-Berlin, Bd. 47 der Sammlung „Aus Natur und Geisteswelt".

32. STANDFUSS, R., Die Tuberkulose der Tiere. Verlag Georg Thieme, Leipzig 1942 (Die ansteckenden Krankheiten, hrsg. von M. Gundel).

33. Statistisches Landesamt Düsseldorf, Monatszahlen Nordrhein-Westfalen 1948.

34. Tattersall, N., Tuberculosis in Canada. The Lancet 6399, 585 (1946).

35. Tattersall, N., The Tuberculosis service and the future. The Lancet 6411, 37 (1946).

36. Volhard, E., Die immunbiologische Bedeutung der Pleuritis tuberculosa. Ärztl. Forschung 1948, S. 10.

37. Wallgreen, A., Calmette-Impfung. Stockholm 1948.

38. Wernli, A., Prinzipielles zum Arbeitstraining der Lungentuberkulösen. Schweiz. med. Wschr. 1948, 78 (597).

VI. Kapitel

1. Befehl Nr. 25 des Höchstkommandierenden der Sowjetischen Militärverwaltung in Deutschland: Über die Maßnahmen zur Bekämpfung der Geschlechtskrankheiten in der sowjetischen Besatzungszone Deutschlands vom 7. 8. 1945. Dt. Gesundheitswesen 1946, H. 1/2, S. 31.

2. Durchf.-Anweisung der Deutschen Zentralverwaltung für das Gesundheitswesen in der sowjetischen Besatzungszone vom 29. 10. 1945 betr. Bekämpfung der Geschlechtskrankheiten. Dt. Gesundheitswesen 1946, H. 1/2, S. 32.

3. Befehl Nr. 030 der SMV vom 12. 2. 1946 betr. Bekämpfung der Geschlechtskrankheiten. Dt. Gesundheitswesen 1946, H. 1/2, S. 389.

4. Ausführende und ergänzende Bestimmungen zum Befehl Nr. 030 der SMV vom 12. 2. 1946 durch die Deutsche Zentralverwaltung für das Gesundheitswesen.

5. Durchf.-Anweisung der Deutschen Zentralverwaltung für das Gesundheitswesen in der sowjetischen Besatzungszone betr. Maßnahmen zur Abstellung noch bestehender Mängel in der Durchführung des Befehls Nr. 030. Dt. Gesundheitswesen 1946, H. 17, S. 533.

6. Bertaccini, G., Penicillin bei der Behandlung von Syphilis — Indikationen und Grenzen. Documentation Médicale des Internat. Komitees vom Roten Kreuz, Genf, 1948, Nr. 22 (25).

7. Calmes, M., Krieg und Prostitution. Aus: Bacchus, Mars, Venus von Wilhelm Mogge. Hoheneck-Verlag 1947.

8. Gerfeldt, E., Organisation der Bekämpfung der Geschlechtskrankheiten in Nordrhein-Westfalen. Z. f. Haut- u. Geschl.-Krkh. 1947, H. 8/9.

9. Gerfeldt, E., Umwelt und Anlage in der Epidemiologie der Geschlechtskrankheiten. Dermat. Wschr. Bd. 119, H. 9, S. 56 (1948).

10. Gerfeldt, E., Sozialbiologische Wandlungen der Geschlechtskrankheiten. Z. f. Haut- u. Geschl.-Krkh. 1948, H. 10.

11. Griffith, E. F., Sex Problems. In: Moncrieff, A., Psychology in General Practice. Verlag Eyre and Spottiswoode, London 1945.

12. Hallermann, H., Bemerkungen über die Sexualität in den Entwicklungsjahren des Jugendlichen. Arch. Kinderheilkde. 1947, 134. Bd., 1. H., S. 22.

13. Hämel, J., Über Reihenuntersuchungen auf Syphilis. Dermat. Wschr. 1947, Bd. 119, H. 2, S. 93.

14. Hämel, J., Die ärztliche Schweigepflicht und Geschlechtskrankheiten. Dt. Gesundheitswesen 1948, Nr. 21, S. 653.

15. Hopf, G., Moderne Erfassung der Infektionsquellen bei den venerischen Krankheiten. Ärztl. Wschr. 1947, H. 59/60, S. 955.

16. Langer, E., Die fürsorgerische Bekämpfung der Geschlechtskrankheiten. Sonderdruck im Verlag Paul Schulze 1947.

17. Roeschmann, H., Zur Prostitutionsfrage. Z. f. Haut- u. Geschl.-Krkh. 1948, H. 1/2, S. 30.

18. Schaller, K. F., Die Verdienstmöglichkeiten und Lebensunterhaltungskosten der Prostituierten. Z. f. Haut- u. Geschl.-Krkh. 1948, Nr. 3/4, S. 129.

19. SCHÖNFELD, W., Lehrbuch der Haut- und Geschlechtskrankheiten. Verlag G. Thieme, Stuttgart, (4. Aufl.), 1947.

20. SCHUMBURG, W., Geschlechtskrankheiten, ihre Verbreitung, Bekämpfung und Verhütung. Verlag B. G. Teubner, Leipzig-Berlin, Bd. 9 der Sammlung „Aus Natur und Geisteswelt".

21. STRECKER, R., Handbuch zur Aktion „Jugendschutz". Hoheneck-Verlag, Büren 1948.

22. TIMERDING, H. E., Sexualethik. Verlag B. G. Teubner, Leipzig-Berlin, Bd. 592 der Sammlung „Aus Natur und Geisteswelt".

VII. Kapitel

1. ABDERHALDEN, R., Vitamine, Hormone, Fermente. Verlag Urban & Schwarzenberg, Berlin-München, (2. Aufl.) 1945.

2. ARNDT, F., Die Bedeutung des Rheumatismus in der Invalidenversicherung. Z. f. Rheumaforschg. 1943 (6), 7, 305.

3. BAER, H., und WOLF, D., Maskuline Stigmatisierung der Frau. Arch. f. Psych. u. Nervenkrkh. 1948, Bd. 180, H. 3/4 (390/397).

4. BERENSI, G., und MATTHES, K., Über die Rolle des Sapropeels in der Ätiologie des. Kropfes. Schweiz. med. Wschr. 78, 813 (1948).

5. BLEULER, M., Untersuchungen aus dem Grenzgebiet zwischen Psychopathologie und Endokrinologie. Arch. f. Psych. u. Nervenkrkh. 1949, Bd. 180, H. 3/4 (271).

6. BRUGSCH, TH., Allgemeine Prognostik. Verlag Urban & Schwarzenberg, Berlin-Wien 1922 (2. Aufl.).

7. CURRY, M., Über Ursachen und Bedeutung der Wettereinflüsse auf den Organismus. Ärztl. Forschg. 1948, S. 81.

8. Empire Rheumatism Council. Lancet 6533, 780 (1948).

9. ESCH, P., Über die Aufgaben des freipraktizierenden Arztes bei der Bekämpfung des Krebses, insbesondere des Gebärmutterkrebses. Mitteilungsbl. d. Ärztekammer Nordrhein-Westfalen 1947, Nr. 2.

10. FREUND, E., Stoffwechselgenese, Diagnose und Therapie bösartiger Tumoren nach FREUND-KAMINER. Taschenbuch d. Therapie von SCHNIRER, Verlag C. Kabitzsch, Leipzig 1938.

11. GORDON, M., Is Rheumatism a Virus disease? Lancet 1948, No. 6506 (697) und No. 6507 (740).

12. GRAMM, H., Die Krebssterblichkeit in Leipzig in den letzten 20 Jahren. Dt. Gesundheitswesen 1948, H. 18, S. 562.

13. GREENWOOD, M., Simple statistics of cancer. Lancet 6533, 781 (1948).

14. GROTJAHN, A., Soziale Pathologie. Verlag August Hirschwald, Berlin 1915.

15. HEIN, K., Krebsprobleme. Ärztl. Forschg. 1948, II, S. 33.

16. HEINSEN, H. A., Richtlinien für die Versorgung Zuckerkranker mit Insulin. Ärztl. Wschr. 1948, S. 64.

17. HEINSEN, H. A., Die Behandlung der Zuckerkrankheit in Notzeiten. Verlag Urban & Schwarzenberg, Berlin-München 1948.

18. KARSTEN, H., Das richtige Saunabaden. Sauna, 1948, Nr. 1.

19. KAUDERS, O., Vegetatives Nervensystem und Seele. Verlag Urban & Schwarzenberg, Berlin-München 1947 (3. Aufl.).

20. KRAUSS, H., Über die Bewährung der Blutegel- und Schröpfbehandlung beim peripheren Rheumatismus. Dt. Gesundheitswesen 1948, H. 17, S. 519.

21. KRETZ, J., Die Allgemeinbehandlung der Krebskranken und Krebsgefährdeten. Verlag Urban & Schwarzenberg, Berlin-München 1946.

22. KRETZ, J., Krebsfeindliche Diät. Verlag Urban & Schwarzenberg, Berlin-München (4. Aufl.) 1946.

23. Mallwitz, A., Grundsätzliches über die Sauna. Arch. d. Badewesens 1948, Nr. 2.

24. Marquardt, H., Ergebnisse der Zytologie und der Zytogenetik in ihrer Bedeutung für eine Grundlagenforschung der Chemotherapie der Tumoren. Ärztl. Forschg. 1948, S. 407.

25. Paetzold, F., Beobachtungen zur Ernährungslage. Arbeitsblatt f. d. Brit. Zone 1948, H. 7/8, S. 256.

26. Pannhorst, R., Der Diabetes mellitus als Regulationsstörung und Erbkrankheit. Ärztl. Wschr. 1948, S. 7.

27. Pfeiffer, G., Neue Wege der Kropfverhütung durch biologisches Jod. Forschungen und Fortschritte 1934, Nr. 1.

28. Pojer, J., Le Rhumatism—problème global. Schweiz. med. Wschr. 1948, 78 (618).

29. Rein, H., Physiologie des Menschen. Springer-Verlag, Berlin-Heidelberg (9. Aufl.). 1948.

30. Rudolph, W., Hormone der Pflanzen. Ärztl. Forschg. 1948 (II), S. 53.

31. Scheidt, W., Die vegetativen Steuerungen. Rich. Hermes Verlag, Hamburg 1947.

32. Vogel, M., Grundsätzliches zur Rheumaforschung und Rheumabekämpfung. Dt. Gesundheitswesen 1948, H. 17, S. 513.

VIII. Kapitel

1. Bernhardt, P., Der Einfluß des Zigarettenrauchens auf die schwangere Frau. Zentralbl. Gynäk. 1948, H. 1, S. 18.

2. Bernhard, P., Der Einfluß der Tabakgifte auf die Gesundheit und die Fruchtbarkeit der Frau. 1949 (2. Auf.).

3. Bluhm, A., Alkoholismus schädigt das Erbgut. Eugenik 1930/31, S. 26.

4. Le Bon, G., Psychologie der Massen. Verlag Kröner, Leipzig 1932.

5. Bumke, O., Lehrbuch der Geisteskrankheiten. Verlag Bergmann, München 1948.

6. Bumke, O., Gedanken über die Seele. Springer-Verlag, Berlin-Heidelberg 1948.

7. Cope, Z., Economic aspects of tobacco addiction. Lancet 1948, No. 6492, 199.

8. Criminal an the bench. Lancet 6534, 816 (1948).

9. Ewald, G., Lehrbuch der Psychiatrie und Neurologie. Verlag Urban & Schwarzenberg, Berlin-München-Wien (2. Aufl.) 1948.

10. Frankl, L., and Mayer-Gross, W., Personality change after prefrontal Leucotomy. Lancet 6484, 820. 1948.

11. Grammatica, F., Programm zu einer „Forschungszentrale für das Studium der sozialen Abwehr" und einer Reform des Strafrechts auf dem internationalen Kongreß in San Remo. 1948.

12. Gruber, B. G., Der Alkoholismus. Verlag B. G. Teubner, Leipzig, Bd. 103 der Sammlung „Aus Natur und Geisteswelt".

13. Grundy, F., Handbook of Sozial Medicine. Gibbs, Bamforth & Co., Luton. 1945.

14. Hellpach, W., Traumdeutung oder Traumforschung? Ärztl. Forschg. 1948, S. 39.

15. Hellpach, W., Psychom und Graphom. Ärztl. Forschg. 1948, S. 52.

16. Heyer, G. R., Menschen in Not, Ärztebriefe aus der therapeutischen Praxis. Hippokrates-Verlag Marquardt & Co., Stuttgart 1943.

17. Ilberg, G., Geisteskrankheiten. Verlag B. G. Teubner, Leipzig-Berlin, Bd. 151 der Sammlung „Aus Natur und Geisteswelt".

18. Jaspers, K., Allgemeine Psychopathologie. Springer-Verlag, Berlin-Heidelberg. 1948.

19. Kretschmer, E., Psychiatrie. Bd. 83 von „Naturforschung und Medizin in Deutschland 1939—1946". Verlag Dieterich, Wiesbaden 1948.

20. Nonnenbruch, W., Neuralpathologie. Ärztl. Wschr. 1947, Nr. 69/70, S. 1089.

21. Russel, W. R., Functions of the frontal lobes. Lancet 6497, 356 (1948).
22. Schulze und Ellger, Gefängniskunde. 1925.
23. v. Skramlik, E., Ein einfacher Beweis für die Giftigkeit des Tabakrauches. Z. f. Hygiene u. Inf. Krkh. 1947 Bd. 127, H. 5, S. 414.
24. Stern, E., Die krankhaften Erscheinungen des Seelenlebens. — Allgemeine Psychopathologie. Verlag B. G. Teubner, Leipzig-Berlin, Bd. 764 der Sammlung „Aus Natur und Geisteswelt".
25. Taylor, St., The Psychopath in our midst. Lancet 6540, 32 (1948).
26. Tönnis, W., Pathogenese und Klinik der gedeckten Hirnverletzungen, Ärztl. Forschg. 1948, S. 179.
27. Trömner, E., Hypnotismus und Suggestion. Verlag B. G. Teubner, Leipzig-Berlin, Bd. 199 der Sammlung „Aus Natur und Geisteswelt".
28. World mental health. Lancet 6534, 819 (1948).
29. Wulffen, Kriminalpsychologie. 1926.
30. Zentralverband zur Bekämpfung des Alkoholismus: Der Alkoholismus, seine Wirkungen und seine Bekämpfung. Verlag B. G. Teubner, Leipzig-Berlin, Bd. 145 der Sammlung „Aus Natur und Geisteswelt".

IX. Kapitel

1. Albrecht, G., Handwörterbuch des Wohnungswesens. 1930.
2. Auswanderungsstatistik. Statistik des Deutschen Reiches (Bd. 336), 1927.
3. Brinkmann, A. E., Deutsche Städtebaukunst in der Vergangenheit. 1911.
4. Bruck und Wormbrock, Deutsche Siedlungsprobleme. 1930.
5. Bruck, W. F., Die Deutsche Siedlung. 1932.
6. Le Corbusier, Städtebau. 1929.
7. Emigration et Immigration. Legislation et Traités, Genf 1922.
8. Ferenczi, Kontinentale Wanderungen und die Annäherung der Völker. 1930.
9. Flüchtlingsgesetz für Bayern vom 19. 2. 1947.
10. Flüchtlingsgesetz für Nordrhein Westfalen vom 2. 6. 1948.
11. Griesebach, Einzel- und Genossenschaftssiedlung. 1920.
12. Ilass und Klinke, Bauhandbuch, Jahrbuch für Wohnungs-, Siedlungs- und Bauwesen. Seit 1927.
13. Internationales Arbeitsamt, Die Wohnungsbauprobleme Europas nach dem Krieg. 1924.
14. Külz, Hygienischer Ratgeber für Auswanderer 1921.
15. Ministerpräsident Nordrhein-Westfalen: Grundlagen der Landesplanung Nordrhein-Westfalen. Droste-Verlag Düsseldorf 1947.
16. Nussbaum, H. Chr., Die Hygiene des Wohnungswesens. Sammlung Göschen Bd. 363.
17. Pohle, L., Die Wohnungsfrage (2 Bände). Sammlung Göschen Bd. 495/496.
18. Preußisches Ministerium für Landwirtschaft, Domänen und Forsten: Die deutsche ländliche Siedlung. 1931.
19. Reichsarbeitsministerium, Denkschrift über die Wohnungsnot und ihre Bekämpfung. 1927.
20. Schulte im Hofe, A., Auswanderung und Auswanderungspolitik. 1918.
21. Schwan, B., Die Wohnungsnot und das Wohnungselend in Deutschland. 1929.
22. Sozialministerium Nordrhein-Westfalen: Flüchtlingsbetreuung. Gesellschaft für Buchdruckerei und Verlag, Düsseldorf 1947.
23. Statistisches Landesamt Nordrhein-Westfalen: Monatszahlen Nordrhein-Westfalen. Jahrgang 1948.

24. Wegweiser, Mitteilungsblatt für das Flüchtlingswesen. Herausgeber: Sozialministerium Nordrhein-Westfalen, 1. Jahrg. 1948.
25. Wolf, P., Städtebau. 1919.
26. Wolf, P., Wohnung und Siedlung. 1926.

X. Kapitel

1. Altrock, H., Kleine Sportkunde. 1928.
2. Archiv des Badewesens. 1. Jahrgang 1948.
3. Bäder-Almanach. Seit 1913.
4. Bode, R., Ausdrucksgymnastik. (2. Aufl.) 1923.
5. Bode, R., Rhythmus und Körpererziehung. 1923.
6. Bücher, K., Arbeit und Rhythmus. (5. Aufl.). 1919.
7. Bukh, N., Grundgymnastik. 1926.
8. Diem-Mallwitz-Neuendorff, Handbuch der Leibesübungen. 1923/24.
9. Eckart, F., Das Turnen. Verlag B. G. Teubner, Leipzig-Berlin, Bd. 583 der Sammlung „Aus Natur und Geisteswelt".
10. v. Feuchtersleben, E., Zur Diätetik der Seele. Verlag Ph. Reclam, Leipzig.
11. Fischer, A., Geschichte des Deutschen Gesundheitswesens. Berlin 1933 (2 Bände).
12. Fraser, F., Medicine in the New Social Order. Lancet 6543, 131 (1949).
13. Jores, A., Psychosomatische Therapie. Ärztl. Forschg. 1949, S. 481.
14 Karsten, H., Die Sauna. Hasenclever-Verlag, Düsseldorf 1948.
15. Kohlrausch, E., Bewegungsspiele. Sammlung Göschen Bd. 96.
16. Marbe, Psychologie der Werbung. 1927.
17. Martin, Deutsches Badeleben in vergangenen Tagen. 1906.
18. Matthias, Die Körpererziehung. Seit 1923.
19 Preiss, E., Neue Wege der Körperkultur. 1927.
20 Rapmund-Dietrich, Ärztliche Rechts- und Gesetzeskunde, Abschnitt Badearzt. Verlag G. Thieme, Leipzig. 1913.
21. Die Sauna, Mitteilungen des Saunabundes, 1. Jahrgang 1948.
22. Schulte, Die Psychologie der Leibesübungen. 1928.
23. Solbrig-Bundt-Böhm, Handbücherei für Staatsmedizin, Bd. X, Bäder und Kurorte. Carl Heymanns Verlag, Berlin 1928—1930.
24. Steinhausen, G., Kulturgeschichte der Deutschen im Mittelalter. Leipzig 1921, Bd. 88 der Sammlung Wissenschaft und Bildung.
25. Suren, Deutsche Gymnastik. 1924.
25. Valentich, Der moderne Sport. 1923.
27. Zander, R., Die Leibesübungen und ihre Bedeutung für die Gesundheit. Verlag B. G. Teubner, Leipzig-Berlin, Bd. 13 der Sammlung „Aus Natur und Geisteswelt".

XI. Kapitel

. Beruf und sozialer Aufstieg. Tabelle aus „Wirtschaft und Statistik" 1930.
2. v. der Gablentz, O., und Mennicke, C., Deutsche Berufskunde. Verlag Bibliographisches Institut Leipzig 1930.
3. Gaebel, K., Die Erwerbstätigkeit der Frau im Lichte der Statistik. Arbeitsblatt f. d. Brit. Zone. 1948, H. 7/8. S. 264.
4. Gerfeldt, E., Berufsfreude und Berufslenkung. Med. Welt 1936, Nr. 50.
5. —, Persönlichkeit, Leistungsstil und Berufsbild. Med. Welt 1938, Nr. 1.

6. —, Biologisches Leistungsklima und Gemeinschaftswertung. Med. Welt 1940, Nr. 43, 44 und 45.
7. —, Ärztliche Standeskunde (Abschnitt: Gewerbliche Berufskrankheiten). Verlag H. H. Nölke, Hamburg. 1947.
8. Hartnacke, W., Naturgrenzen geistiger Bildung. Verlag Quelle & Meyer, Leipzig 1930.
9. Heaf, F., Tuberkulose in der Industrie. Brit. Medical Journal 4486, 975 (1946).
10. Koelsch, F., Lehrbuch der Gewerbehygiene. Bd. I. Verlag Ferd. Enke, Stuttgart 1937.
11. Lehrbuch der Arbeitshygiene. Bd. II, Spezielle Berufshygiene. Verlag Ferd. Enke, Stuttgart 1946.
12. Krohn, J., Die Regelung der Löhne und Arbeitsbedingungen. Arbeitsblatt f. d. Brit. Zone, H. 7/8, S. 282.
13. Kuczynski, J., Die Geschichte der Lage der Arbeiter in Deutschland von 1800 bis in die Gegenwart (2 Bände). Verlag „Die Freie Gewerkschaft", Berlin 1947.
14. Kuster, F., Rechtsgrundlagen und Gegenwartsforderungen in der Berufsberatung. Arbeitsblatt f. d. Brit. Zone, 1948 H. 7/8, S. 271.
15. Linser, K., Das neue Zentralinstitut für Sozial- und Gewerbehygiene in der Ostzone. Dt. Gesundheitswesen 1948, H. 12, S. 384.
16. Manes, A., Die Arbeiterversicherung. Sammlung Göschen Bd. 267.
17. Molle, F., Die Berufsnachwuchslenkung in der britischen Zone. Arbeitsblatt f.d.Brit. Zone 1948, H. 7/8, S. 259.
18. Plewes-Barron-Thompson-Newell, Rehabilitation in Industry. Lancet 6331, 699 (1948).
19. Roth, Gewerbehygiene. Sammlung Göschen Bd. 350.
20. Seelmann, H., Die Reichsversicherung. Verlag B. G. Teubner, Leipzig-Berlin, Bd. 380 der Sammlung „Aus Natur und Geisteswelt".
21. Sombart, H., Die gewerbliche Arbeiterfrage. Sammlung Göschen Bd. 209.
22. Tönnies, F., Die Entwicklung der sozialen Frage. Sammlung Göschen Bd. 353.
23. v. Zwiedineck-Südenhorst, Arbeiterschutz und Arbeiterversicherung. Verlag B. G. Teubner, Leipzig-Berlin, Bd. 78 der Sammlung „Aus Natur und Geisteswelt".

XII. Kapitel

1. Blood for transfusion. Lancet 6531, 693 (1948).
2. Bull — Ricketts — Squire — Maycock — Spooner — Mollison — Paterson, Dextran as a plasma substitute. Lancet 6543, 134 (1949).
v. Esmarch, F., Die erste Hilfe bei plötzlichen Unfällen. (44. Aufl.), 1922.
4. Fonio, A., Die Handhabung des Spitaltransfusionsdienstes. Verlag Hans Huber, Bern 1948.
5. Meyer, G., Die soziale Bedeutung des Rettungswesens. 1906.
6. Preußisches Ministerium für Volkswohlfahrt: 25 Jahre Preußische Medizinalverwaltung. 1927.
7. Rapmund — Dietrich, Ärztliche Rechts- und Gesetzeskunde, I. Bd., Abschnitt Krankentransport und Rettungswesen S. 266 und 559. Verlag G. Thieme, Leipzig 1913.
8. Reichskanzler: Grundsätze für die Ordnung des Rettungs- und Beförderungswesens vom 30. 11. 1912.
9. Schürch — Willenegger — Knoll, Blutkonservierung und Transfusion von konserviertem Blut. Springer-Verlag, Wien 1942.
10. Thorsen, G., Dextran as a plasma substitute. Lancet 6543, 132 (1949).
11. Willenegger, H., und Boitel, R, Der Blutspender. Verlag Benno Schwabe & Co. Basel 1947.

Sachregister

Im Rahmen des Kliniker erscheinen:

Innere Medizin, Einführung in die Medizinische Klinik

Professor Dr. M. Bürger, Direktor der Medizinischen Universitätsklinik, Leipzig

Allgemeine Chirurgie

Professor Dr. H. Klose, Direktor und Chefarzt der Chirurgischen Abteilung des Krankenhauses im Friedrichshain, Berlin, in Zusammenarbeit mit Professor Dr. E. Simon, Minden und Oberarzt Dr. G. Wittig, Berlin

Spezielle Chirurgie

Professor Dr. H. Klose, Direktor und Chefarzt der Chirurgischen Abteilung des Krankenhauses im Friedrichshain, Berlin, in Zusammenarbeit mit Dr. G. Grundmann, Tübingen, Oberarzt Dr. G. Wittig, Berlin, Dr. H. Weber, Berlin und Oberarzt Dr. B. Janik, Berlin

Kleine Chirurgie

Dr. H. Kohler, Oberarzt am Krankenhaus im Friedrichshain, Berlin

Gynäkologie

Professor Dr. E. Bracht, Direktor der Städtischen Frauenklinik Neukölln, Berlin

Geburtshilfe

Dozent Dr. Dr. W. Pschyrembel, Dirigierender Arzt der Frauenklinik am Krankenhaus im Friedrichshain, Berlin

Allgemeine Pathologie

Professor Dr. H. Loeschcke, Direktor des Pathologischen Institutes der Universität Rostock

Spezielle Pathologie

Professor Dr. R. Hückel †, ehem. Direktor des Pathologischen Institutes am Krankenhaus im Friedrichshain, Berlin und Dr. K. Plenge, Direktor des Pathologischen Institutes am Krankenhaus Neukölln I, Berlin

Pathologische Physiologie

Dozent Dr. H.-J. Oettel, Direktor und Chefarzt der Inneren Abteilung des Wenckebach-Krankenhauses, Berlin

Klinische Chemie und Mikroskopie

Professor Dr. H. Franke, Oberarzt der Medizinischen Universitätsklinik, Leipzig, unter Mitarbeit von Dr. G. Hilgetag, Wolffen

Therapeutische Technik

Professor Dr. W. Grunke, Chefarzt des Stadtkrankenhauses Burg bei Magdeburg

Perkussion und Auskultation

Professor Dr. G. Landes, Chefarzt der Medizinischen Abteilung des Stadtkrankenhauses, Landshut

Urologie

Dr. W. Paetzel, Dirigierender Arzt der Urologischen Abteilung am Krankenhaus Neukölln I, Berlin

Orthopädie

Dr. G. Neumeyer, Chefarzt der Orthopädischen Klinik der Städtischen Krankenanstalten, Erfurt

Neurologie

Professor Dr. H. Scheller, Direktor der Universitäts-Nervenklinik, Würzburg

Psychiatrie

Professor Dr. H. Schwarz, Direktor der Universitäts-Nervenklinik, Greifswald

Ophthalmologie

Professor Dr. H. Gasteiger, Direktor der Universitäts-Augenklinik, Berlin

Rhino-Oto-Laryngologie

Dr. Dr. W. Hüsten, Dirigierender Arzt der Hals-Nasen-Ohrenklinik des Krankenhauses Am Urban, Berlin

Pädiatrie

Professor Dr. H. Hungerland, Direktor der Universitäts-Kinderklinik, Homburg / Saar

Dermatologie

Professor Dr. A. Proppe, Direktor der Universitäts-Hautklinik, Kiel

Venerologie

Professor Dr. E. Langer, Direktor der Universitäts-Hautklinik, Berlin

Pharmakologie und Toxikologie

Professor Dr. M. Kiese, Direktor des Pharmakologischen Universitäts-Institutes, Marburg

Hygiene

Professor Dr. B. Schmidt, Abteilungsvorsteher am Hygienischen Institut der Stadt und Universität Frankfurt a. M.

Grundriß der Sozialhygiene

Professor Dr. E. Gerfeldt, Ministerialrat, Abteilungsleiter im Sozialministerium Nordrhein-Westfalen, Leiter des Sozialhygienischen Institutes der Medizinischen Akademie, Düsseldorf

Bakteriologie

Professor Dr. J. Kathe, Direktor des Hygienischen Universitäts-Institutes, Rostock

Biophysikalische Strahlenkunde

Professor Dr. H. Schreiber, Universitäts-Institut für Strahlenforschung, Berlin

Medizinische Röntgenologie

Dr. W. Klut, Chefarzt am Franziskus-Krankenhaus, Berlin

Klinische Elektrokardiographie

Dozent Dr. F. Schennetten, Oberarzt der I. Medizinischen Universitäts-Klinik, Berlin

Klinik der Berufskrankheiten

Dr. P. Rößing, Dirigierender Arzt der Inneren Abteilung am Krankenhaus im Friedrichshain, Berlin

Infektionskrankheiten

Professor Dr. H. Brugsch, Kommissarischer Direktor der Universitäts-Kinderklinik der Charité Berlin

Die Tuberkulose

Dr. K. Braun, Direktor des Krankenhauses Kreuzberg, Berlin

Die Tuberkulose im Kindesalter

Dr. E. Huth, Tuberkulose-Krankenhaus Heckeshorn, Berlin

Die geschichtliche Entwicklung der Heilkunde

Professor Dr. P. Diepgen, Direktor des Medizinhistorischen Institutes der Universität Mainz

FSC
www.fsc.org
MIX
Papier | Fördert gute Waldnutzung
FSC® C083411

Zeitfracht Medien GmbH
Ferdinand-Jühlke-Straße 7
99095 Erfurt, Deutschland
produktsicherheit@kolibri360.de